U0196963

基础医学领域
本科教育教学改革试点
工作计划（“101 计划”）
研究成果

高等学校基础医学类专业
人才培养战略研究报告暨核心课程体系

基础医学领域本科教育教学改革试点
工作计划工作组　组编

乔　杰　主编

北京大学医学出版社

GAODENG XUEXIAO JICHU YIXUELEI ZHUANYE RENCAI PEIYANG ZHANLÜE YANJIU BAOGAO JI HEXIN KECHENG TIXI

图书在版编目（CIP）数据

高等学校基础医学类专业人才培养战略研究报告暨核心课程体系 / 乔杰主编. -- 北京 : 北京大学医学出版社，2024.8. --ISBN 978-7-5659-3184-0

Ⅰ. R4

中国国家版本馆 CIP 数据核字第 2024CD2399 号

高等学校基础医学类专业人才培养战略研究报告暨核心课程体系

主　　编：乔　杰

出版发行：北京大学医学出版社

地　　址：（100191）北京市海淀区学院路 38 号　北京大学医学部院内

电　　话：发行部 010-82802230；图书邮购 010-82802495

网　　址：http://www.pumpress.com.cn

E-mail：booksale@bjmu.edu.cn

印　　刷：北京信彩瑞禾印刷厂

经　　销：新华书店

责任编辑：刘云涛　郭　颖　　**责任校对：**靳新强　　**责任印制：**李　啸

开　　本：787 mm × 1092 mm　1/16　　**印张：**29　　**字数：**710 千字

版　　次：2024 年 8 月第 1 版　2024 年 8 月第 1 次印刷

书　　号：ISBN 978-7-5659-3184-0

定　　价：95.00 元

本书编委会

主　编　乔　杰

编　委（按姓氏笔画排序）

王　韵　王青青　王庭槐　王慷慨　孔　炜
左　伋　乔　杰　闫剑群　李　和　李昌龙
杨　莉　杨恩策　沈百荣　张　燕　张卫光
张炜真　张晓明　陆利民　陈学群　武宇洁
罗自强　胡清华　袁正宏　徐　薇　高兴亚
高国全　郭晓奎　黄文华　梁　莉　彭宜红
鲁友明

前言

PREFACE

写作背景

2021年11月，教育部决定在部分高校实施计算机领域本科教育教学改革试点工作（简称“101计划”)。2022年决定在数学、物理、化学、基础医学、生命科学等基础学科领域启动“101计划”。“101计划”是从基础学科领域本科生出发，从教育教学的基本规律和基础要素着手，培养未来在基础研究和应用领域的创新型领军人才。2023年4月，在北京大学举行了基础学科“101计划”启动会。根据部署，用2年时间，从核心课程、核心教材、核心实践项目和核心优质师资这几个小切口，解决教育教学大问题，实现基础学科人才培养的强突破。

基础医学“101计划”以培养未来能够引领我国医药卫生事业和高等医学教育事业发展的拔尖人才为目标，充分体现各学科的交叉融合。依据教育部的部署，基础医学“101计划”由北京大学作为牵头单位，11所获批基础医学拔尖学生培养计划2.0基地的高校共同参与讨论，以“夯实基础、引领创新”为原则，以学生为中心，聚集顶尖专家、集合优质资源，探索基础医学拔尖人才培养的新模式和新路径。以为国家培养杰出的医学科学家作为工作总目标，重点任务是打造国际一流的核心课程、核心教材、核心实践项目以及核心优质师资团队。

写作思路

本书是在教育部高等教育司的指导下，在基础医学“101计划”工作组和秘书处的统一协调下，由11所参与高校、14门核心课程建设组的骨干教师共同完成。本书是基础医学“101计划”开展1年来的建设成果的综合展示，可以从多角度体现基础医学“101计划”的总体思想和工作思路。本书给出了基础医学类专业人才培养战略研究报告、14门核心课程的体系与目标等，以及11所基础医学拔尖学生培养计划2.0基地高校的基础医学类专业人才培养方案。因此，本书为基础医学类专业课程体系建设与教材建设提供了较全面的资料，可作为国内相关高校进行人才培养的直接参考依据。

本书的内容沿如下思路展开：

（1）对国内基础医学类专业人才培养的现状、模式、需求等进行调研、分析和总结。

（2）针对基础医学“101计划”的14门核心课程，厘清并凝练知识点，构建课程体系，并以此为基石支撑课堂教学和教材编写工作。

（3）汇集11所高校的基础医学类专业人才培养方案，为其他相关院校制定教学计划提供参考。

本书结构

本书共分为 3 个部分。

第 1 部分“高等学校基础医学类专业人才培养战略研究报告”：在对全国开设基础医学类专业高校进行调研的基础上，全面梳理了基础医学类专业的发展历史和目前的开设单位情况。总结了 11 所基础医学拔尖学生培养计划 2.0 基地高校的拔尖人才培养模式、主要的拔尖人才培养路径、课程体系的国内外现状以及人才需求等。同时全面介绍了基础医学“101 计划”的基本情况与建设进展。

第 2 部分“高等学校基础医学类专业核心课程体系”：全面介绍了基础医学“101 计划”重点建设的 14 门核心课程的知识体系，对每门课程的课程定位、课程目标和课程设计进行了简要介绍，并列出了每门课程的重要知识点，明确了知识点之间的关联。

第 3 部分“高等学校基础医学类专业人才培养方案”：给出了教育部基础医学拔尖学生培养计划 2.0 基地高校的基础医学类专业的培养方案和教学计划，目的是促进 11 所参与高校之间的信息交流，以及供相关院校的教师和学生参考。

致谢

感谢教育部高等教育司领导对本书的构思、框架及全文给予了高屋建瓴的指导。感谢参与基础医学“101 计划”的 11 所基础医学拔尖学生培养计划 2.0 基地高校的大力支持，他们组织专家和教师积极参与 14 门核心课程建设、教材编写和知识点的梳理工作，提供了各基地的基础医学类专业培养方案和教学计划。感谢参与基础医学类专业人才培养调查的开设基础医学类专业的 51 所高校，为基础医学类专业的发展历史和现状提供了依据。

感谢基础医学“101 计划”指导组和专家组的韩启德院士、陈国强院士、詹启敏院士、巴德年院士、金力院士、沈洪兵院士、宋尔卫院士、邬堂春院士、魏于全院士、周宏灏院士、高天明院士和吕毅副校长在基础医学“101 计划”启动和开展过程中给予的指导与建议。

本书第 1 部分“高等学校基础医学类专业人才培养战略研究报告”由工作组组长、北京大学医学部王韵教授和秘书处张燕起草，由上海交通大学郭晓奎教授和北京大学医学部王维民教授负责修订。第 2 部分“高等学校基础医学类专业核心课程体系”分别由 14 门核心课程的负责人与参与建设的教师共同完成，北京大学医学出版社进行整理和审核。第三部分“高等学校基础医学类专业人才培养方案”由秘书处张燕负责收集和整理。

感谢基础医学“101 计划”秘书处和工作组的各位领导和老师在本书成书过程中给予的支持和帮助，他们是：王芳、王昊、王淑珍、吕鸣芳、吴砂、张岩、孟列素、郭亚东、袁栎、梁伟波、徐薇、武宇洁、晏汉姣、肖世维、谢灵丹、张祎、王裕苗。

最后要感谢北京大学医学出版社的赵欣、刘云涛、郭颖、孙敬怡等各位编辑老师在白皮书的内容、编辑、出版等方面给予的大力支持。

由于内容较多，时间较紧，难免会有疏漏和不当之处，敬请各位读者批评指正。

本书编写组

2024 年 4 月

目录

CONTENTS

第1部分

高等学校基础医学类专业人才培养战略研究报告

基础医学是研究人体生命和疾病现象本质及其规律的科学，是临床医学乃至整个现代医学发展的基石。其主要任务是应用现代科学技术阐释正常人体和疾病状态的结构和功能，研究疾病的本质和防治的基础理论。

基础医学在社会发展中具有举足轻重的地位。首先，作为医学教育的基石和核心，基础医学在医学人才培养中具有重要的作用，与临床医学、口腔医学、预防医学、护理学等专业人才培养紧密衔接，其发展直接决定着新型医学人才的素质和发展潜力。其次，作为连接基础研究与临床应用的桥梁，基础医学的发展关系着医学新趋势的形成和发展，以及医学新知识和新技术的涌现。任何医疗技术的创新或者治疗方法的改进都离不开基础医学的研究成果，它不断推动医学的创新和发展，为人类的生命健康保驾护航。

随着社会和科技的发展，医学模式一直不断演变和革新，从神灵医学到“医学 +X”交叉发展，医生的职能也在发生改变，从以治病为主逐渐转变为全面健康管理。此外，现代医学也面临一系列挑战：由于人口老龄化、人口迁移，导致疾病谱改变，脑血管疾病、神经退行性疾病、肿瘤及糖尿病等代谢性疾病的发生率显著增加；互联网时代的信息爆炸和知识更新快，学生接受知识的方式发生改变，民众获取医学知识的途径大大拓展。诊断技术方法不断进步，人的寿命不断延长，带病生存现象增多。在生理寿命延长的同时，如何提升健康寿命也是一个亟待解决的医学难题，民众对医疗的期望值增大，对医生的要求不再仅限于疾病治疗，而是要求医生具备“五星级医生”（five star doctor）的水平。

“五星级医生”是 1992 年由 WHO 人力教育开发处 Boelen 博士提出的概念。即：医疗保健提供者（care provider）：根据患者预防、治疗和康复的总体需要，提供高质量、综合的、持续的和个体化的卫生保健服务；保健方案决策者（decision maker）：从伦理、费用与患者等多方面的情况，综合考虑和合理选择各种诊疗新技术；健康知识传播者（health educator）：主动、有效地增强群体的健康保护意识；社区健康倡导者（community leader）：参与社区保健决策，平衡与协调个人、社区和社会对卫生保健的需求；健康资源管理者（service manager）：协同卫生部门及其他社会机构开展卫生保健，真正做到人人享有卫生保健。2016 年 8 月，习近平总书记在全国卫生与健康大会上提出了树立“大健康”理念、培养一流医学人才、服务健康中国建设的目标。“没有全民健康，就没有全面小康”也对医学模式的改变提出了新的要求。因此，医学的任务不再仅限于疾病诊疗，而是要综合疾病发生前的预防和疾病发生后的治疗与康养，为人们提供“生命全周期，健康全过程”的医疗服务（图 1-1）。

综上所述，在新时代大健康背景下，医学教育的发展迎来了新的机遇和挑战。“健康中国”战略对基础医学发展提出了新的要求，对基础医学专业人才培养提出了更高的标准。为了选拔培养一批基础学科拔尖人才，建设一批国家青年英才培养基地，2018 年《教育部等六部门关于实施基础学科拔尖学生培养计划 2.0 的意见》首次将基础医学专业纳入国家基础学科人才培养计划范围。2020 年，《国务院办公厅关于加快医学教育创新发展的指导意见》中指出，推进“医学 +X”多学科背景的复合型创新拔尖人才培养，深化基础医学人才培养模式改革。在“基础学科拔尖学生培养计划 2.0”中，强化高端基础医学人才和药学人才的培养。加强与国际高水平大学和科研机构的交流合作，培养具有国际

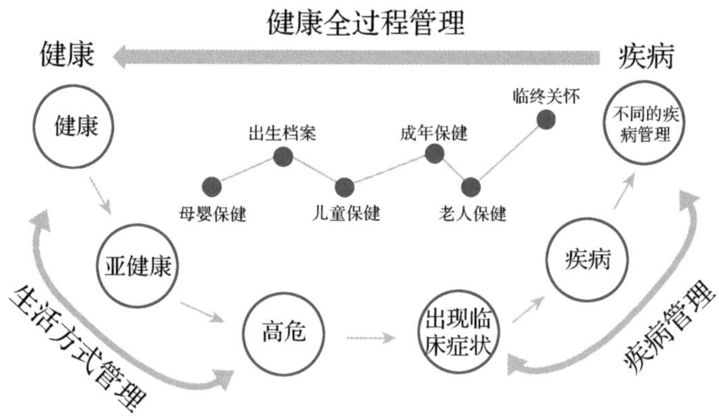

图 1-1　生命全周期、健康全过程管理模式图

视野的高层次拔尖创新医学人才，进一步明确了培养基础医学拔尖人才是服务国家卫生健康事业发展的重大战略任务和需求，也是加快医学教育创新发展的重要保障。紧跟学科发展趋势，加快自主基础医学拔尖人才培养，成为新时代我国基础医学教育面临的光荣而艰巨的任务。

1 基础医学类专业人才培养基本情况

鉴于基础医学的重要性，国家从 20 世纪 90 年代开始，加紧进行自然科学基础研究和教学人才的培养。在教育部的指导下，设立了基础医学专业，着力解决我国基础医学教育和科研工作人才紧缺的问题。北京大学作为首个开设基础医学专业的院校，自 1977 年开始招生，并于 2001 年率先改革，实行“八年一贯，本博融通”的长学制。进入 21 世纪，尽管现代医学与生物技术飞速发展，基础医学学科却并未能顺应时代潮流得以兴旺，反而出现了学科发展不平衡、人才严重流失、师资队伍萎缩、经费不足和管理体制落后等重大问题。这些问题严重阻碍了基础医学的发展，甚至影响到医学人才的培养质量。教育部高度重视基础医学所面临的困难和挑战。经过深入调研，进一步明确了基础医学专业的地位、重要性以及其对国家发展的重大意义，并逐步增加了开设基础医学专业的高校数量。同时，为了丰富基础医学人才培养模式，2016 年教育部批准上海交通大学开设生物医学科学专业，该专业与基础医学专业同属基础医学门类。基础医学作为国家元实力和健康力的体现，为了充分发挥其基础医学的重要作用，教育部于 2018 年将基础医学纳入“基础学科拔尖学生培养计划 2.0”。此外，为了服务国家重大战略需求，加强基础学科拔尖创新人才选拔与培养，教育部还将基础医学类专业纳入教育部“强基计划”招生。目前，经过教育部审批开设基础医学类专业的高校有 56 所。高校开设的专业包括基础医学（五年制、八年制）、生物医学科学（四年制）和生物医学（四年制）。我国共有 43 所高校开设了基础医学专业，具体见表 1-1。其中包括 25 所独立设置医学院校和 18 所综合性大学，其中 10 所位于西部地区。这些高校在基础医学专业的建设基础、学制、招生规模和人才培养模式等方面各有特色。目前，17 所高校的基础医学专业被评为教育部一流专业建设点，10 所高校被纳入教育部“基础学科拔尖学生培养计划 2.0 基地”，7 所高校的基础医学专业进入了教育部“强基计划”招生。

此外，14 所高校开设了生物医学科学专业，具体见表 1-2。其中，有 5 所为 985 高校，6 所为 211 高校，1 所为教育部一流专业建设点和教育部“基础学科拔尖学生培养计划 2.0 基地”，另有 2 所高校的生物医学科学专业进入了教育部“强基计划”招生。

目前，开设生物医学专业的高校有 2 所，分别是浙江大学和中国医科大学。

表 1-1　截至 2024 年教育部审批开设基础医学专业院校情况

审批或招生时间	高校名称	数量
1977 年	北京大学	1
1978 年	新疆医科大学	1
1987 年	南京大学	1
1989 年	中山大学	1
1997 年	复旦大学、哈尔滨医科大学	2

续表

审批或招生时间	高校名称	数量
1998 年	浙江大学	1
1999 年	四川大学	1
2001 年	安徽医科大学	1
2004 年	西南医科大学	1
2005 年	南方医科大学	1
2007 年	首都医科大学、重庆医科大学	2
2012 年	福建医科大学	1
2014 年	天津医科大学、南京医科大学	2
2015 年	郑州大学	1
2016 年	武汉大学、中南大学、西安交通大学、宁夏医科大学	4
2017 年	河北医科大学、中国医科大学、南昌大学、贵州医科大学、中国人民解放军陆军军医大学	5
2018 年	大连医科大学、温州医科大学、中国人民解放军空军军医大学	3
2019 年	华中科技大学、兰州大学、山西医科大学、锦州医科大学、遵义医科大学	5
2021 年	厦门大学、同济大学、杭州师范大学、广州医科大学	4
2023 年	东南大学、内蒙古医科大学、上海中医药大学	3
2024 年	南通大学、湖北医药学院	2
总　计		43

表 1-2　截至 2024 年教育部审批开设生物医学科学专业院校情况

审批或招生时间	高校名称	数量
2016 年	上海交通大学	1
2018 年	南方科技大学	1
2019 年	山东大学、华南理工大学、蚌埠医科大学、西北大学	4
2020 年	汕头大学	1
2021 年	吉林大学、哈尔滨工业大学、山东第一医科大学、湖北医药学院	4
2024 年	新乡医学院、临沂大学、赣南医科大学	3
总　计		14

2 基础医学类专业人才培养模式

2.1 拔尖人才培养模式

2.1.1 书院制

复旦大学发挥其雄厚的师资力量和丰富的教学与科研资源，建立了一支由专职、兼职和特邀导师组成的本科生导师队伍，该校为学生建立全程导师制度，并配备了新生“克卿书院”导师和专业导师。通过主干课程建设、专业建设以及“全程导师制 - 课程体系改革 - 科技创新中心 - 实践创新论坛”四位一体的实践育人机制，培养学生具备扎实的基础医学理论功底和良好的医学综合素养。学生掌握科学思维方法和科研实践能力，并具备自主学习和终身学习能力，拥有创新意识和进取精神，从而成为具有科学素养、人文情怀、国际视野和领导气质的创新型医学人才。

四川大学拔尖创新人才培养坚持“三全育人”“五育并举”，建设了线上线下结合的智慧学习型、资源富集型书院，深化“玉章书院 + 专业学院”协同育人模式。以弘扬江姐精神为引领的“川大红”红色育人理念为核心，围绕“两条主线、三大先导课、五大模块、百门金课”的通识教育新体系，激发学生的家国情怀、专业情怀以及基础科研的责任自豪感。依托“化生医”大平台，四川大学创新改革了交叉课程、跨学科项目、跨学科导师和国际交流模式，构建了符合发展需要的学生综合素质评价体系，立体式、全过程、跨学段、长周期地跟踪学生成长，为基础医学拔尖创新人才的成长厚植土壤。

中山大学以中山医学院基础医学专业为核心组建“1+N”专业集群，充分发挥综合性大学多学科优势和附属医院临床资源，建设高质量基础医学复合型人才培养的重要基地，强调“基础临床交叉、医防交叉、医工交叉”三个交叉，通过本研贯通 + 个性化培养 + 国际化培养拓宽学生全球视野、增强国际竞争力。以器官系统为核心进行课程整合，改革传统的学科式课程体系，打破学科间的知识壁垒，打造“1+N”的多学科交叉课程体系。依托学院一流高端研究平台（未来医学创新研究中心），以基础科研训练（basic research training，BRT）为核心，通过螺旋递进的方式培养学生的科研能力。完整构建“课程体系改革 - 导师制负责 BRT- 医学创新研究中心”的三位一体实践育人机制，培养学生创新思维，打造解决医学难题的钥匙。

上海交通大学以五育融合、促进学生全面发展为目标，打造了融教学、住宿、学生活动等多功能一体的活动社区——致远书院。致远书院汇聚了基础学科国际学术交流中心、拔尖计划教学研究基地、致远创新研究中心和学生社团活动中心等功能空间。书院营造了交叉、融合、开放、创新的环境氛围，为拔尖创新人才的成长提供了一流的软硬件设施，鼓励师生交流、教学相长、生生互动和传承互助。致远书院已经成为极具创新思维的教师和具创新潜力的学生的集聚空间，是一个师生共学同住、共思同研的学术生活共同体，也是致远人的精神家园。基础医学拔尖基地学生在致远书院将度过 2 年丰富多彩的学习生活，为专业学习奠定扎实的基础。

华中科技大学于 2008 年创立了启明学院，负责拔尖创新人才培养。基础医学专业的强基计划实验班纳入启明学院管理，实行综合素质评价、分流退出、遴选优补等动态进出机制。以理想信念教育为核心，秉持以学生为中心的理念，构建本硕博一体化课程体系。深入实施“一制三化”，全程配备一对一学业导师和科研导师，通过小组讨论设计并实施探索性实验，开展前沿文献和科技创新活动汇报。通过早接触科学前沿、早进实验室、早进团队、早开展课题研究的“四早”科研育人计划，着力提升学生创新能力，培养基础医学拔尖创新人才，服务“健康中国”战略。

浙江大学基础医学以“基础宽厚，临床融合、交叉复合，个性发展，国际视野，全人培养”为特色，实践交叉复合型拔尖创新人才培养。书院和专业学院协同管理，促进学生文理渗透、专业互补。构建思政协同伴学成才的新导师制度，即全程导师和专业导师相结合为主线，学长之友、英语之友和新生之友为辅助的导师体系，深化人格塑造和创新精神培育。探索多学科交叉融合医学课程体系，融合基础与临床，开设交叉创新课程，引进原版教材，开展全英文 / 双语教学。开设小班化讨论课，重视课堂参与，培养学生自我导向性学习。搭建国际化平台，开展牛津大学“4+1”本硕联培，组织海外暑期课程项目，举办拔尖计划 2.0 国际暑期学校，提供优质国外教学资源，拓宽学生国际视。实施“三早”科研训练举措，即早进实验室、导师团队、课题研究，强化科研素养与创新思维。

南京医科大学天元创新班一体化设计课程体系，打通学科壁垒，增加整合课程、交叉学科课程和国际课程，打造学科交叉融合的“新医科十门课”。依托全国重点实验室等科研平台，将科研训练贯穿培养全过程。拔尖学生的培养实施科研导师制，高水平导师为学生制定个性化发展方案，参与重大科研攻关项目。天元书院为学生全程配备教学名师作为成长导师，着力打造三全育人大平台、五育并举大课堂、文化浸润主阵地和师生成长共同体，以培养“眼中有光、胸中有志、腹中有才、心中有爱”的基础医学拔尖创新人才。

2.1.2 拔尖创新班模式

北京大学将“强基计划”选拔和“拔尖计划 2.0”培养相结合，面向“健康中国”等国家重大战略，设立基础医学博雅学堂班，实施“以科学创新能力培养为核心的基础医学+X 学科融合课程体系”。该课程体系包括基础医学的融合课程、定制化的医学理工信交叉课程和前沿拓展的小班研讨。从早期接触科研以及基于北大医学多个国家级平台的自主设计实验，再到多形式的国际交流活动，形成了多层次的创新培养模式。整个过程辅以覆盖本博全过程的导师制，多维度、成体系、精心培养基础医学专业拔尖人才。

中南大学在大学一年级下学期组织拔尖班选拔，旨在培养具备良好科研素养和创新潜力的优秀学生。拔尖班在师资力量和教育资源等方面为学生提供更多支持和便利，以促进学生的全面发展和创新能力的提升。从第二学年开始，为每位拔尖班学生配备一名学业导师，这些学业导师均由博导担任，全面指导学生的课程学习、科研训练、心理健康和职业发展。此外，学院还建立了拔尖学生创新培养基地，为培养学生的创新能力、实践能力和科研素养提供了沃土。学生在导师的指导下，开展早期科研训练，为未来更深入的科学研究奠定基础。

南方医科大学于 2019 年开设基础医学“院士创新班”（基地班），实施“5+X”本博一体化培养。创新班明确了“基础临床融合，医工理交叉”人才培养方针，聚焦“组织修复与再生医学”方向，确立了“跟随大导师、参加大项目、利用大平台、构建大格局、实现大突破”的培养目标。学校加强了选拔、培养、评价、使用和保障等全方位谋划，推进专业、课程、教材、教法和平台等全要素改革。坚持精英化、个性化、国际化和长期化四个目标，在“本研一体制、全程导师制、同行评估制”的基础上，推出“师生双选制、平台开放制、科研渐进制、国际交流制、长效评估制”，着力培养未来的医学杰出科学家。

西安交通大学基础医学拔尖班秉持“生医并重、多科融通、巨擘托领、学界精英”的培养理念，按照“强化基础、注重交叉、重视能力、拓宽视野”的思路，建设基础医学人才培养特区。学校选拔优质生源，配置优秀师资，提供“三制三化”（书院制、导师制、学分制，小班化、个性化、国际化）育人环境，通过激发学生的学术志趣和内在动力，培养具有扎实基础知识、严谨科学思维、卓越创新能力、开阔国际视野和深厚人文情怀的基础医学青年英才，使他们能够服务国家重大需求，应对人类未来重大挑战，探索重大医学科学问题，未来成长为一流的医学科学家。

2.2　拔尖人才培养路径

2.2.1　学科交叉

2020 年发布的《国务院办公厅关于加快医学教育创新发展的指导意见》指出，促进医工、医理、医文学科交叉融合，推进“医学 +X”多学科背景的复合型拔尖创新人才培养。许多为医学及医药产业带来变革的新技术和新方法都是基于大量跨学科、多领域基础研究的新发现。因此，基础医学的学科发展需要打破学科界限，促进交叉融合，以更好地支撑临床诊疗创新。这就要求依托综合性大学的学科综合优势，建立“医学 +X”多学科交叉融合平台和机制；拓展“医学 +X”方向，推进课程整合，实现医学与工学、理学、文学、信息学的交叉融合。通过鼓励学生跨院系选课、跨院系联合开展科学研究，积极打造跨学科、跨院系培养新模式，构建融合育人新体系，以实现多学科背景医学人才培养的目标。在参与调查的开设基础医学类专业的 51 所院校中，有 90% 开设了不同形式的学科交叉课程。例如北京大学构建了“基础医学 +X”跨学科整合课程体系，开设了“医学中的理工信”课程，整合了生物技术、生物统计、生物物理、生物信息、仪器分析等课程模块，为复合型医学人才培养打下基础。浙江大学开设了“医学大数据与应用”和致力于融会贯通神经科学知识与工程学方法的“脑与脑机融合”等交叉课程，拓展学生交叉学科视野。西安交通大学开设“医学大数据与人工智能”“材料科学基础”“生物医学传感与仪器”等交叉选修课程，学生可以根据兴趣选择，为未来发展奠定基础。

2.2.2 本科生科研

基础医学是一门研究人体生命与疾病现象本质及其规律的科学，作为连接基础研究与临床应用的桥梁，不断推动医学的创新和发展。加强科学精神、创新能力、批判性思维的培养，是基础医学专业人才培养的重要目标。如何能够更好地贯彻落实《关于加强基础学科人才培养的意见》，构建自主创新的基础学科拔尖人才科研能力培养体系，成为目前亟待解决的问题。本科生科研训练是培养科研创新能力的有效路径。在国外，这一体系发展较早且相对成熟。在国内，清华大学于 20 世纪 90 年代最早提出了大学生研究训练计划（Students Research Training，SRT）[1]，并逐步完善，本科生科研训练的目标逐渐在中国高等教育系统中达成共识[2]。教育部在 2018 年出版的《普通高等学校本科专业类教学质量国家标准》“基础医学类教学质量国家标准”教学方法中提出“倡导研究型教学。为学生开设学术讲座及组织科研小组等，积极开展有利于培养学生科研能力和创新能力的活动。鼓励学生早期接触科研活动，尽早进行科学方法、基本科研素质及教学能力的学习和实践，并为学生学习提供必要的条件、指导和支持”。

参与调查的开设基础医学类专业的 51 所院校均在早期安排本科生进入科研实验室进行科研学习，41.2% 在大学一年级就进行，90.2% 将其纳入教学计划并同时记录学分。

本科生科研能力培养日益受到重视。国家自然科学基金委员会深入贯彻落实习近平总书记关于新时代人才工作的新理念、新战略、新举措，及早选拔人才，培育科学素养，激励创新研究，为构建高质量基础研究人才队伍提供“源头活水”。在青年人才培养上，采取实际措施、谋划新策略、推出强有力举措，取得实际成效。基于现有人才资助体系，国家自然科学基金委员会将资助端口前移，于 2023 年设立青年学生基础研究项目。北京市也设立了自然科学基金本科生“启研”计划。此外，各种形式的本科生科研创新论坛、比赛也非常丰富，教育部组织的基础学科拔尖学生培养计划 2.0“提问与猜想”活动以及教育部基础医学“101 计划”学生拔尖创新论坛等为本科生科研搭建了良好的交流和展示平台。

2.2.3 创新教学方法

在 2018 年发布的《普通高等学校本科专业类教学质量国家标准》“基础医学类教学质量国家标准”教学方法中，提出要采用“以学生为中心”和“自主学习”的教育方式，注重批判性思维和终身学习能力的培养。倡导采取小班和小组方式进行教学，倡导采用案例式、探究式、讨论式、交互式、基于问题的学习法（problem-based learning，PBL）、基于小组的学习法（team-based learning，TBL）以及科研为导向的学习法（research-oriented

learning，RBL）等多种教学方法。

PBL 是一种以学生为中心，围绕具体问题进行小组讨论和自主学习的新型教学方法，强调通过临床病例分析促进学生主动探索基础与临床知识。自 1950 年创立以来，PBL 在全世界范围内广为接受并卓有成效。尽管国内医学院校积极推广并尝试改良 PBL 以适应本土环境，但在实施过程中仍面临挑战，包括学校管理层的认识差异、教师角色定位、学生参与度、课程内容设计、考核标准不一等问题。这些挑战导致教学效果产生差异。目前，多数中国医学院校已将 PBL 纳入基础医学课程。在参与调查的开设基础医学类专业的 51 所院校中，有 98.0% 进行了不同形式的 PBL 的探索。例如，北京大学将 PBL 设为独立课程。然而，全国性的 PBL 实践缺乏统一标准，迫切需要构建符合中国学生特点、适应中国师资现状、有效促进学生自主学习及终身学习能力发展的 PBL 教学体系。

此外，翻转课堂作为一种以学生为中心的教学模式，鼓励学生在课前自主学习基础理论知识，课堂时间深入讨论、解决问题和实践操作，从而增强互动性并促进深度学习。

结合情景模拟教学法与 TBL 相结合，通过模拟实际科学问题，学生分组合作、共同完成任务。这不仅促进团队协作能力和沟通技巧，也加深了对复杂学科知识和科学研究的理解。

线上线下混合式教学是利用网络平台和数字资源，结合线下实体课堂，提供灵活多样的学习方式，以满足不同学生的学习需求。例如，浙江大学在线上线下混合式教学中引入“以问题解决和个人需求为中心”的开放式课堂讨论新模式，增加了课程的趣味性和学生学习的积极性。

这些新的教学方法的引入和实施，促进了基础医学教学从传统的灌输式向主动探索式学习转变，培养了学生的自主学习能力、批判性思维和创新能力，为未来医学研究做好了充分的准备。

2.3　基础医学类专业人才培养计划与项目支持

1990 年，国家教育委员会发布了《关于深化改革高等理科教育的意见》。该意见指出，要从全国重点综合大学和少数全国重点理工科大学中，选择一批数学、物理学、化学、生物学、地质学、地理学等基础学科专业点，从本科阶段开始，重点加强研究生教育，逐步将这些专业点建设成为国家基础科学研究人才的培养基地。基础医学基地于 1995 年开始设立，北京大学和复旦大学为首批基地单位。2008 年，四川大学、哈尔滨医科大学和浙江大学等新增为基地单位。近 20 年来，各基地在改善教学、实验和实习条件，开展教学改革研究、教材建设、教师培训和本科生科研等方面得到了有力的指导和支持。

为了选拔培养一批基础学科拔尖人才，建设一批国家青年英才培养基地，2018 年，教育部等六部门联合发布《教育部等六部门关于实施基础学科拔尖学生培养计划 2.0 的意见》。由此，基础医学专业首次被纳入国家基础学科人才培养基地（表 1-3）。新计划旨在强化使命驱动、注重大师引领、创新学习方式、促进科教融合、深化国际合作，选拔培养一批基础学科拔尖人才。这些措施为新时代自然科学和哲学社会科学发展培养了后备力量，奠定了将中国建设成为世界主要科学中心和思想高地的人才基础。

表 1-3 教育部基础医学拔尖学生培养计划 2.0 基地名单

年度	批次	高校名称	基地名称
2019	第一批	北京大学	未名学者基础医学拔尖学生培养基地
2019	第一批	复旦大学	基础医学拔尖学生培养基地
2019	第一批	上海交通大学	基础医学拔尖学生培养基地
2019	第一批	华中科技大学	基础医学拔尖学生培养基地
2019	第一批	中山大学	基础医学（陈心陶）拔尖学生培养基地
2019	第一批	四川大学	明远学园——基础医学拔尖学生培养基地（怀德班）
2020	第二批	浙江大学	基础医学拔尖学生培养基地
2020	第二批	中南大学	基础医学拔尖学生培养基地
2020	第二批	南方医科大学	基础医学拔尖学生培养基地
2020	第二批	西安交通大学	侯宗濂基础医学拔尖学生培养基地
2021	第三批	南京医科大学	基础医学拔尖学生培养基地

2022 年，为贯彻落实党中央、国务院关于加强基础学科人才培养的重要决策部署以及《关于加强基础学科人才培养的意见》，教育部启动了基础学科相关领域教育教学改革试点工作（基础学科系列“101 计划”）。此计划由教育部统筹，汇聚顶尖高校、顶尖师资和顶尖出版单位等各方资源，旨在以课程、教材、教师和实践项目等基础要素建设为突破口，推动教育教学系统的全面改革。重点是推进“四个一流”建设，即一流核心课程、一流核心教材、一流核心优质师资团队和一流核心实践项目，以全面提升基础学科教育的质量和水平。

3 基础医学类专业课程体系

3.1 国内基础医学课程体系发展

近20年，医学发展模式已经从生物-心理-社会医学模式进入了系统生物学、再生医学、精准医学、分子医学与转化医学、个体化医疗等多学科交叉发展的“医学+X”模式。在这一过程中，基础医学作为基础研究和临床应用之间的桥梁，其作用变得越发重要。此外，大数据、云计算等信息技术与基础医学的深度融合，使得个体化医疗和群体保健成为可能。

在我国高等医学院校现行的基础医学专业课程体系中，绝大多数课程是以学科为中心设置的，如人体解剖学、组织学与胚胎学、生物化学与分子生物学、生理学、医学细胞生物学、病原生物学、医学遗传学、医学免疫学、药理学、病理学、病理生理学等。这样的课程体系在保持学科知识体系的系统性和完整性的同时，也存在一些问题。例如知识单一、片面；学科割裂、学科之间知识重复；课程之间界限分明、交叉融合不够；基础与临床割裂等。此外，学生需要学习的课程数量众多，学时较长，由于不同课程受不同学科和学系的管理，学生形成了“科目”指导下的碎片化思维模式。例如，解剖学以结构讲解为主，较少关注功能，而生理学则以功能阐述为主，较少关注结构。学生通过一门课程的学习只能了解某一器官系统的某一方面，犹如盲人摸象般单点看问题。具体到某一器官系统的学习，学生需要从多门课程分别学习该器官系统相关的结构、功能、疾病和药物等内容，自己从思维上逐步“整合”，形成一体化认识。这种以“学科”为中心的课程体系显然已不能满足当今创新型医学人才培养的需求。未来的基础医学人才培养不能再仅仅满足于记忆知识和理解知识，而是要更好地应用知识，甚至是创造知识，主动探索前沿，推动学科交叉和学术创新。

3.2 国外医学整合课程体系

整合课程是指通过重新组合原来各门课程或各教学环节中相关的教学内容，形成内容冗余度小、结构性好、整体协调的新型课程，以发挥其综合优势[3]。

目前，全球医学课程整合的形式多样，包括基于器官系统的学习课程、以基于问题的学习（PBL）课程、模块化整合课程、基于主题的纵向整合（如生命周期、早期临床、医患关系纵向课程），以及跨学科的教育计划整合（平行乡村实习课程）等[4]。1952年，美国凯斯西储大学医学院提出了“以器官系统为中心的学习（organ-system based learning，OBL）模式”。该模式按器官系统、形态与功能重新组合课程，旨在加强学科间的交叉融合，使基础与临床紧密结合[5]。

1969年，加拿大麦克马斯特大学、澳大利亚纽卡斯尔大学等40余所院校陆续围绕临床问题进行课程优化整合[6]。1985年，美国哈佛大学医学院实施的新途径（the New Pathway M.D. Program）改革，更加强调了人文医学、终身学习、以问题为中心以及病例教学。他们认为，由于医学的发展速度快，医学院课程更新速度相形见绌，知识的讲授在医学院校教育中已经降低到一个相对次要的地位；培养学生终身学习的习惯，培养提出问题、解决问题的能力，才有可能应对现代医学发展所带来的挑战[7]。

2003年，约翰·霍普金斯大学医学院开始进行课程改革，目的是通过整合课程，使学生对同一医学领域的知识逐步加深认识，同时重视个体差异，更早接触临床实际。新课程计划整合了基础科学教育和以社区为基础的临床教学，强调小组学习、讨论式学习和以案例为基础的学习，重视医生与病人及社会环境之间的和谐，也重视信息技术在教学中的应用[8]。

英国伦敦大学玛丽女王学院MBBS课程体系中的核心课程是基于人体六个系统的整合课程，每个系统均通过数个典型案例，按照一定的学年顺序和医学相关逻辑关系展开学习。整个课程体系显示了基于系统的基础医学与临床医学间的纵向整合，以及人体不同系统间医学知识与其他学科知识间的横向整合，并采用螺旋式推进的基本特点[9]。

3.3 国内医学整合课程体系改革与实践

从21世纪初以来，国内多所医学院校相继探索医学整合课程改革。其中包括中国医科大学（2000年）、华中科技大学同济医学院（2000年）、汕头大学医学院（2002年）、上海交通大学医学院（2003年）、浙江大学医学院（2005年）、四川大学华西临床医学院（2007年）、西安交通大学（2010年）和第四军医大学（2011年）等[6]。

在2011年的全国医学教育改革工作会议上，明确提出了“改革教学内容与课程体系，推进医学基础与临床课程的整合”的要求。随后的《本科医学教育标准—临床医学专业（试行）》中，明确提出“医学院校应积极开展纵向或（和）横向综合的课程改革，将课程教学内容进行合理整合”。这标志着课程整合教学改革已经成为国内外医学教育发展的主要趋势。

在教育部2018年发布的《普通高等学校本科专业类教学质量国家标准》“基础医学类教学质量国家标准”中进一步提出，“倡导采用横向或纵向整合的课程计划，将基础医学和临床医学知识合理综合，优化课程体系”。这为基础医学专业课程体系的改革与优化指明了方向。

目前，在参与调查的51所开设基础医学类专业的院校中，传统的以学科为中心的课程体系的院校仍占72.6%，但是有25.5%的院校进行了以器官系统为中心的基础医学课程整合，5.9%的院校进行了以器官系统为中心的临床医学课程整合，43.1%的院校进行了基础医学课程群的整合，还有11.8%的院校进行了其他形式的课程整合。整合课程体系模式也各不相同。例如，上海交通大学和浙江大学对基础课程和临床课程都分别进行了整合，复旦大学、中南大学和中山大学进行了以器官系统为中心的基础医学课程整合，北京大学和南京医科大学是以基础医学课程群进行整合，这些探索实践为我国医学教育改革提供了丰富的经验和有益的借鉴，见表1-4。

表 1-4 我国基础医学类专业课程体系情况（51 所）

课程体系模式	数量	比例
以学科为中心的课程	37	72.6%
以器官系统为中心的基础医学课程整合	13	25.5%
以器官系统为中心的临床医学课程整合	3	5.9%
以器官系统为中心的基础医学与临床医学课程整合	3	5.9%
基础医学课程群整合	22	43.1%
其他形式整合课程	6	11.8%

4 基础医学类专业人才需求

基础医学人才被誉为医学人才的“干细胞”（图 1-2），具有多样化的就业选择、宽广的就业出路和多方向的光明前景。这类毕业生是兼具生物和医学背景的复合型人才，是基础医学教师队伍和生物医学研究领域的宝贵资源。基础医学毕业生不仅可以在高等医学院校从事教学与科研工作，还可以在科研院所及临床医院的研究室从事医学科研工作。他们有望成为医药卫生领域中从事基础研究与应用开发的教学和科研专业人才。这些多方向的职业选择，为基础医学人才的职业发展提供了广阔的空间和重要的贡献机会。

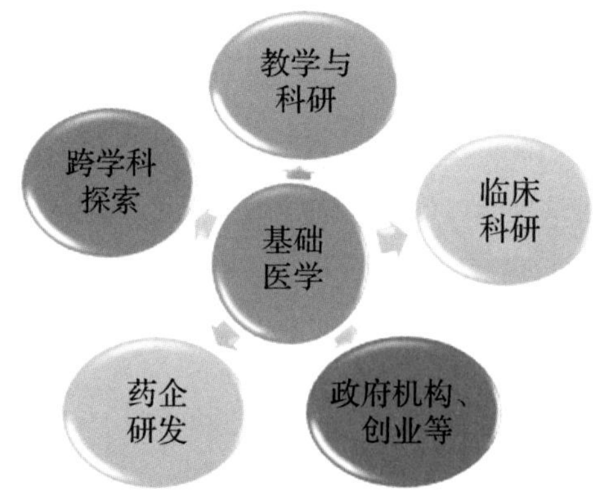

图 1-2　基础医学类专业毕业生主要就业方向

在参与调查的 51 所开设基础医学类专业的院校中（表 1-5），本科毕业生的主要去向是继续在国内外深造，占比达到 68.6%，有 23.5% 的院校尚无毕业生。

表 1-5　基础医学类专业本科毕业生主要去向

毕业生主要去向		院校数量	院校比例
继续深造	国内	33	64.7%
	国外	2	3.9%
就业		2	3.9%

根据全国医学教育发展中心发布的 2022—2023 学年《中国医学生培养与发展调查年度报告》（基础医学类，29 所院校）数据显示，从就业行业来看，已落实就业单位的学生中，选择卫生和社会工作的占 38.46%，选择科学研究和技术服务业的占 26.92%（图 1-3）。从实际就业领域来看，从事医学领域的学生比例高达 80.77%（图 1-4）。由此可见，我国基础医学类专业基本实现了人才培养的目标，显著促进了医学人才的培养和医疗卫生事业的发展。

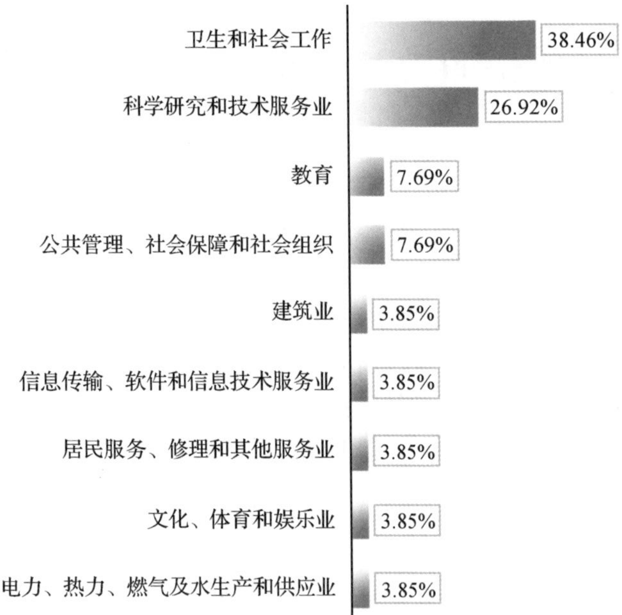

图 1-3　基础医学类专业毕业生工作行业分布

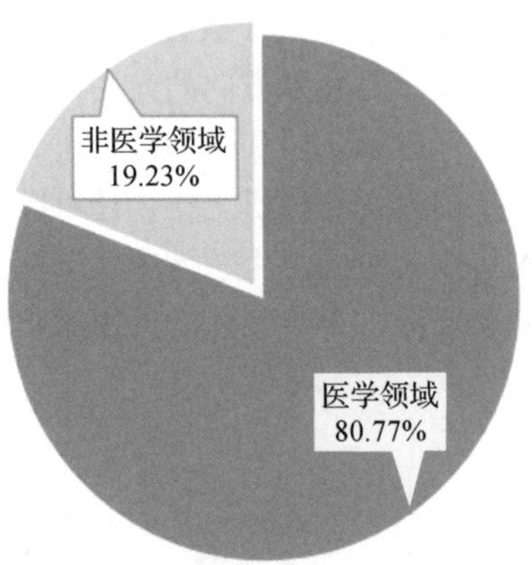

图 1-4　基础医学类专业毕业生从事的领域情况

5 基础医学“101 计划”简介与建设进展

5.1 建设目标

在党的二十大精神指引下，积极响应国家推动的“科教兴国”和“健康中国”等重大战略的需求，本着“夯实基础、引领创新”的原则，根据基础医学学科和医学教育的发展趋势，以学生为中心，聚集顶尖专家和优质资源，共同打造一流核心课程、一流核心教材、一流核心实践项目以及核心优质师资团队，探索基础医学拔尖人才培养的新模式和新路径，大幅度提升人才培养质量，致力于培育一批在全球具有重要影响力的杰出医学科学家，为全面建设社会主义现代化强国提供有力的医学人才支撑。

5.2 专家队伍建设

基础医学“101 计划”由北京大学乔杰院士牵头，根据工作需要，下设指导专家、专家组、工作组和秘书处，以确保计划的高效推进和实施）(图 1-5)。

牵头人：乔杰院士（北京大学）

指导专家：韩启德院士（北京大学）

专家组：基础医学领域 11 位国内顶尖专家。

陈国强院士（上海交通大学 / 海南医科大学）
詹启敏院士（北京大学）
巴德年院士（浙江大学）
金　力院士（复旦大学）
沈洪兵院士（南京医科大学 / 中国疾病预防控制中心）
宋尔卫院士（中山大学）
邬堂春院士（华中科技大学）
魏于全院士（四川大学）
周宏灏院士（中南大学）
高天明院士（南方医科大学）
吕　毅教授（西安交通大学）

工作组：

牵头单位设组长 1 名。

根据重点任务，划分为核心课程及教材建设组、实践项目建设组、师资团队建设组，每组设负责人 1 名，原则上由拔尖基地负责人担任。

每个核心课程、核心教材和核心实践项目均设负责人 1 名，原则上由省部级以上的教

学名师、国家级一流课程负责人或国家级规划教材主编等担任，11 所高校的专家和骨干教师将积极参与课程建设。

各工作组可根据需要，聘请不同学校的专家对建设工作进行指导。

秘书处：

牵头单位设秘书 1 名，各工作组设秘书 1 名。

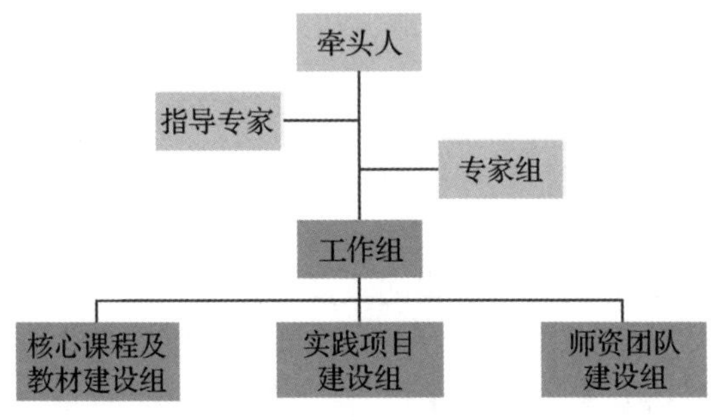

图 1-5 基础医学“101 计划”组织架构图

5.3 参与高校

参与高校包括获得基础医学拔尖学生培养计划 2.0 基地批准的 11 所高校，即北京大学、复旦大学、上海交通大学、华中科技大学、中山大学、四川大学、浙江大学、中南大学、南方医科大学、西安交通大学和南京医科大学。

5.4 重点任务

5.4.1 核心课程建设

基础医学核心课程体系建设是基础医学拔尖学生培养计划实施的重要基石。根据医学人才培养的特点、学科发展趋势及国家健康发展需求，打破传统学科界限，优化学科专业结构，融入以健康促进为中心的大健康医学理念，体现精准医学、智慧医疗等医学发展新趋势，推进医科与多学科深度交叉融合，构建高层次复合型医学人才培养的核心课程体系。

新时代“基础医学 +X”跨学科交叉融合课程体系遵循“从结构到功能，从正常到异常，从大体到微观”的医学教育规律，强调基础与临床的整合，突出医学与理学、工学、信息学的学科交叉，并实现课程群内、课程群间以及理论课、基础实验、综合实验、自主设计实验课和 PBL 等不同教学方式的全方位交叉融合。**课程体系包括 3 个基础医学课程群、1 个核心实践课程群和 1 个“基础医学 +X”学科交叉课程群。**

其中，**医学分子细胞遗传基础课程群**整合生物化学与分子生物学、细胞生物学和医学遗传学，形成 1 门核心融合课程；**医学病原与免疫基础课程群**整合医学免疫学、医学微生物学和医学寄生虫学，形成 1 门核心融合课程；**人体形态与功能课程群**整合解剖学、组织与胚胎学、病理学、生理学、神经生物学、病理生理学和药理学，形成包括总论、运动系统、神经系统、循环系统、呼吸系统、消化系统、内分泌系统、生殖系统和泌尿系统共 9 门器官系统为中心的核心融合课程；**医学中的理工信课程群**整合生物技术、生物统计、生物物理、生物信息和仪器分析等课程（模块），形成 2 门核心融合课程。

通过全面梳理研讨，确定 14 门基础医学融合核心课程，由 11 所参与高校分别负责 1~2 门课程，其他高校参与组建课程团队，协同建设高质量、创新性的一流线上线下课程（表 1-6）。

表 1-6　核心课程、核心教材清单及分工表

核心课程群名称	核心课程、教材名称	牵头高校	牵头专家
医学分子细胞遗传基础	医学分子细胞遗传基础	北京大学	乔　杰
		中山大学	高国全
		复旦大学	左　伋
医学病原与免疫基础	医学病原与免疫基础	复旦大学	袁正宏
		浙江大学	王青青
		北京大学	彭宜红
人体形态与功能	人体形态与功能总论	北京大学	王　韵
		西安交通大学	闫剑群
	循环系统	中山大学	王庭槐
		北京大学	孔　炜
	呼吸系统	中南大学	罗自强
		华中科技大学	胡清华
	运动系统	北京大学	张卫光
		南方医科大学	黄文华
	消化系统	南方医科大学	梁　莉
		浙江大学	张晓明
	泌尿系统	复旦大学	陆利民
		北京大学	杨　莉
	生殖系统	北京大学	乔　杰
		华中科技大学	李　和
	内分泌系统	浙江大学	陈学群
		北京大学	张炜真
	神经系统	北京大学	王　韵
		华中科技大学	鲁友明
基础医学核心实践与创新研究	基础医学核心实践与创新研究	上海交通大学	郭晓奎
		四川大学	李昌龙

续表

核心课程群名称	核心课程、教材名称	牵头高校	牵头专家
医学中的理工信	基于理工信的人体系统仿真与功能检测	南京医科大学	高兴亚
		中南大学	王慷慨
	基于理工信的医学数据采集与分析	四川大学	沈百荣
		北京大学	杨恩策

5.4.2　核心教材建设

与核心课程建设相呼应，将同步进行相应的核心教材建设工作。为此，成立教材建设组，由 11 所参与高校分别负责教材的编写。每本核心教材设立一名教材负责人，原则上由具有较高学术造诣及教育教学丰富经验的专家担任，其他高校积极参与教材建设。

与核心课程建设相匹配，将对核心知识点进行全面梳理，注重将思想政治教育融入其中，整合多学科交叉知识和基础医学学科发展的最新前沿。同时，探索采用知识图谱等新形式的数字化教材，推动前沿科研转化为教学资源，力求打造融合性、系统性和创新性高的高质量教材。

5.4.3　核心实践项目建设

依托各校的国家级实验教学中心及优质实验教学资源，努力将科研优势转化为教学优势，合作开发和共享创新性实验项目，建设基础医学拔尖学生核心实验教学项目平台。加强与企业的合作，探索开发虚拟实验教学项目，融合创新信息化技术，调动学生学习兴趣，拓展学生自主学习资源，培养学生的创新思维和科研能力。打破空间壁垒，推动多学科交叉融合，开放和共享参与单位的国家重点实验室、杰出人才平台和大数据平台等资源，搭建拔尖人才培养共享平台。此外，充分利用优质导师资源，全程参与拔尖人才的培养。充分发挥科研优势，促进科教融合，建立拔尖学生早期科研实践能力培养体系，提供系统而规范的科研训练。早期阶段由导师通过学习和交流，引导和激发学生的科研兴趣，对拔尖学生进行基本科研素质和能力的训练。在此基础上，鼓励学生早期开展自主设计实验，深入科研实践，接受完整的科研全过程的培养和训练。通过组织创新论坛等科研活动，为拔尖学生搭建科研学习、交流和展示的平台。

5.4.4　高水平核心师资团队建设

以建设一流核心课程、教材和实践项目等重点工作为抓手，邀请国内外顶尖学者领衔，汇聚高水平师资力量，致力于基础医学学科拔尖人才的培养工作。在此过程中，充分发挥国家级教学团队、教学名师、一流课程和国家级教材等高水平优质资源的示范引领作用，打造高水平师资培训项目。组织各类教学交流和研讨活动，促进基础医学教师在教育教学能力上的全面发展和提升。此外，通过这些实践项目进一步巩固和提高教师的科研能力和创新水平，实现教学与科研的深度融合，为基础医学的长远发展提供坚实的支持。

5.5 进度安排（表 1-7）

表 1-7 进度安排

时间	主要工作	具体安排
2023 年 1—3 月	启动阶段	召开启动会，进行整体工作研讨及部署
2023 年 4 月—2024 年 9 月	建设阶段	分工进行专项建设，于 2023 年 9 月和 2024 年 4 月组织进行阶段性工作总结 配合工作进展，组织工作研讨、师资培训、学生科研交流等活动
2024 年 10—12 月	总结阶段	总结成果与问题，召开研讨会进行全面总结和推广

5.6 保障措施

作为牵头单位，北京大学将统筹安排相关经费，从人力、财力、物力等各方面为“101 计划”的建设工作和活动提供全方位支持，全力保障各项工作的顺利开展。同时，学校将制定相应的工作制度及激励政策，明确教师教学工作量的认定和绩效考核机制，推动这些政策在各参与单位的落实，全面保障和激发教师参与和投入的积极性和主动性。根据工作任务的需要，学校将积极与北京大学医学出版社及信息化技术企业合作，确保相关工作的有效落地与转化。这种多方合作将有助于进一步推进基础医学“101 计划”的各项工作，促进基础医学教育的全面提升。

第2部分

高等学校基础医学类专业核心课程体系

医学分子细胞遗传基础

一、医学分子细胞遗传基础课程定位

本课程是以分子、细胞和遗传性疾病为主线，将传统的以学科为中心的三门课程——生物化学与分子生物学、细胞生物学和医学遗传学进行整合，主要包括人体细胞及重要分子的基本结构与功能、细胞生命活动的基本规律及机制、人类遗传病的类型及传递规律等内容。本课程主要面向医学院校基础医学专业和临床医学专业二年级学生，在介绍医学分子细胞遗传核心知识的基础上，帮助学生理解人类疾病相关的分子生物学、细胞生物学和遗传学机制。同时，本课程也注重培养学生的批判性思维和创新能力，促进学生辩证观和系统观的养成，并提升学生解决实际问题的能力和素质，为学生学习后续相关课程以及今后的职业发展打下坚实的基础。

二、医学分子细胞遗传基础课程目标

- 知识目标

基于本课程核心知识的学习，能够描述人体细胞及重要分子的基本结构与功能；理解人体细胞生命活动的基本规律、物质代谢的基本规律；描述人类遗传病的主要类型，理解其遗传基本规律；说明人类遗传病的诊断、预防和治疗的基本原则；了解本课程群所涵盖学科的主要研究方法。

- 能力目标

促进学生深度理解和综合应用本课程的相关知识，分析人类疾病发生发展的分子生物学、细胞生物学及遗传学机制，在此基础上培养学生的批判性思维和创新能力，以及提出及解决生命及医学中的科学问题的能力，并促进学生辩证观和系统观的养成。

- 素质目标

自然融入课程思政目标，注重本课程知识与其原创工作的联系，培养学生的科学精神和职业道德、社会责任感和人文关怀精神、终身学习和不断探索的精神。

三、医学分子细胞遗传基础课程设计

本课程包含 6 个知识模块，教学内容兼顾知识的基础性与先进性、理论性与实用性，广度、深度和难度与培养目标定位相符。课程的具体设计如下。

模块 1：生物大分子的结构与功能　本模块主要介绍蛋白质、核酸和酶等生物大分子的结构与功能，共 3 章。生物大分子的结构与功能是生命科学的重要研究内容，也是当今科学研究的热点。学习完本模块知识，对理解多种生命过程的本质，包括生长、繁殖、运动、物质代谢等具有重要意义，也为后续课程的学习打下基础。

模块 2：细胞的结构与功能 本模块从细胞膜、细胞器与细胞骨架的变化，细胞核与细胞质的关系，细胞表面与微环境的互动等内容，从分子水平到细胞器、再到细胞与其微环境的多个层次，逐步介绍并阐述细胞的基本结构与功能，共 7 章。学习完本模块内容，有助于理解细胞的分子组成、结构特征、功能活动以及细胞结构与功能异常和疾病的关系，为后续课程的学习打下基础。

模块 3：物质代谢及其调节 本模块主要介绍糖代谢、脂质代谢、生物氧化、氨基酸代谢、核苷酸代谢以及各种物质代谢的整合与调节规律，共 6 章。通过本模块的学习，可以帮助学生理解各类物质代谢的基本代谢通路、关键酶及调节机制、主要生理意义、物质代谢之间的联系以及代谢异常与疾病的关系。

模块 4：遗传信息及其传递 本模块主要介绍人类基因组、人类染色体、DNA 合成、DNA 损伤修复、RNA 合成、蛋白质合成、基因表达调控等内容，共 6 章。学习本模块时应重点掌握细胞周期各时相特点；基因组 DNA 的组成及特点；染色体结构特点及畸变发生的原理；遗传信息传递的“中心法则”内容，DNA、RNA、蛋白质合成的基本过程；DNA 损伤类型及修复方式；原核真核生物基因表达调控的特点及方式；信号转导各组成成分。

模块 5：细胞的社会性与细胞命运 本模块主要介绍细胞外基质、细胞连接和细胞黏附、细胞信号转导、细胞增殖与调控、细胞分化、干细胞以及细胞死亡等内容，共 7 章。通过本模块的学习，有助于学生对人体内亿万细胞的精妙联合有多方位的全面理解和掌握，进而对健康、疾病和医学有更新的体会和更高的认识起点。

模块 6：遗传调控与遗传病基础 本模块主要介绍遗传病的发生基础及遗传调控，包括个体多样性、单基因病、多基因病、表观遗传、线粒体遗传、遗传病的分子生化基础、群体遗传、遗传病临床诊断、治疗和预防等内容，共 12 章。遗传病的本质是基因和染色体发生了异常。不同的遗传基础决定了各类遗传病的遗传规律。通过本模块的学习，能够为学生将来从事遗传性疾病的研究及诊断、治疗和预防工作打下坚实的基础。

本课程知识模块关系如图 2-1 所示。

模块 1：生物大分子的结构与功能

1.1 蛋白质的结构与功能
- 蛋白质的分子组成
- 蛋白质的分子结构
- 蛋白质结构与功能的关系
- 蛋白质的理化性质
- 蛋白质的分离与纯化常用技术

1.2 核酸的结构与功能
- 核酸的化学组成和一级结构
- DNA 分子的空间结构
- RNA 的结构
- 核酸的理化性质

1.3 酶与酶促反应
- 酶的概述
- 酶的分子结构
- 酶的作用机制
- 酶促反应动力学
- 酶活性的调节

模块 2：细胞的结构与功能

2.1 细胞膜结构与功能
- 细胞膜结构
- 跨细胞膜的物质转运
- 细胞膜与疾病

2.2 细胞表面与细胞微环境
- 细胞表面的结构
- 细胞表面与微环境的相互作用
- 细胞表面与生物尺度律
- 细胞表面损伤

2.3 细胞质
- 细胞质的主要成分和功能
- 蛋白酶体

2.4 细胞的内膜系统
- 内质网
- 高尔基复合体
- 溶酶体
- 过氧化物酶体

2.5 囊泡运输
- 囊泡运输概述
- 胞吞作用
- 胞内囊泡运输
- 胞吐作用

2.6 细胞骨架
- 微管的结构和功能
- 微丝的结构与功能
- 中间纤维的结构与功能
- 细胞骨架的作用与疾病
- 作用在细胞骨架上的药物及其应用

2.7 细胞核的结构与功能
- 细胞核概述
- 核膜
- 通过核孔的物质转运
- 核仁的结构与功能
- 核基质

模块 3：物质代谢及其调节

3.1 糖代谢
- 糖代谢概述
- 糖原的合成与分解
- 糖的分解代谢
- 糖异生
- 血糖调节与糖代谢紊乱

3.2 脂质代谢
- 脂质概述
- 甘油三酯的分解代谢
- 甘油三酯的合成代谢
- 磷脂代谢
- 胆固醇的代谢
- 血脂与血浆脂蛋白

3.3 生物氧化
- 生物氧化概述
- 线粒体氧化体系 - 呼吸链
- 氧化磷酸化和 ATP 的生成
- 影响氧化磷酸化的因素
- 非线粒体氧化体系

3.4 氨基酸代谢
- 蛋白质的生理功能和营养价值
- 蛋白质的消化、吸收和腐败
- 组织蛋白质的降解、氨基酸代谢池
- 氨基酸的一般代谢
- 氨的代谢
- 个别氨基酸代谢

3.5 核苷酸代谢
- 核苷酸代谢概述
- 核苷酸的合成代谢
- 核苷酸的分解代谢

3.6 代谢的整合与调节
- 代谢的特点
- 代谢的相互联系
- 代谢的调节
- 体内重要组织和器官的代谢特点

模块4：遗传信息及其传递

4.1 细胞增殖与调控
- 细胞周期和时相
- 细胞周期进展的生化基础
- 细胞周期调控
- 细胞周期检验点
- 细胞周期核检验点调控与肿瘤

4.2 人类基因组
- 人类基因组及基因组学
- 基因的结构与功能
- 基因组的传递

4.3 人类染色体
- 人类正常染色体
- 人类染色体畸变
- 染色体病概述
- 常染色体病
- 性染色体病

4.4 DNA 的合成
- DNA 合成概述
- DNA 复制
- 逆转录作用

4.5 DNA 损伤与修复
- DNA 损伤的原因
- DNA 损伤的类型、修复方式及其病理生理学相关性
- DNA 损伤反应

4.6 RNA 合成
- 转录体系
- 转录过程
- 转录后的加工过程

4.7 蛋白质的生物合成
- 蛋白质生物合成概述
- 蛋白质合成体系
- 蛋白质的合成过程
- 蛋白质生物合成与医学

4.8 基因表达调控
- 基因表达调控的基本概念及特点
- 原核基因表达调控
- 真核基因表达调控

4.9 细胞信号转导
- 细胞信号转导概述
- 细胞受体介导的细胞内信号转导
- 细胞信号转导异常与疾病

模块5：细胞的社会性与细胞命运

5.1 细胞外基质
- 细胞外基质的主要成分
- 细胞与细胞外基质的影响
- 细胞外基质对细胞生命活动的影响
- 细胞外基质与疾病

5.2 细胞连接与细胞极性
- 细胞连接
- 细胞极性

5.3 细胞分化
- 细胞分化概述
- 细胞分化的实质和影响因素
- 细胞分化的调控
- 体细胞核移植和细胞核的全能性

5.4 干细胞
- 干细胞概述
- 造血干细胞
- 间充质干细胞
- 胚胎干细胞
- 诱导性多潜能干细胞

5.5 细胞死亡
- 细胞死亡概述
- 细胞凋亡
- 自噬性细胞死亡

模块6：遗传调控与遗传病基础

6.1 遗传变异：个体突变与多态性
- 突变与多态性
- 多态性在基因定位中的应用

6.2 单基因病
- 单基因病的系谱分析
- 单基因病的遗传方式
- 影响单基因病遗传方式的因素

6.3 多基因病
- 多基因遗传的特点
- 多基因遗传病的分析
- 多基因遗传病的风险评估
- 多基因遗传病研究策略
- 常见的多基因遗传病

6.4 表观遗传
- 表现遗传机制
- 基因组印记
- X 染色体失活
- 基因表达的重编程

6.5 线粒体遗传
- 线粒体 DNA 的结构特点与遗传特性
- 线粒体 DNA 突变与常见的线粒体遗传病

6.6 分子病原理
- 分子病概述
- 血红蛋白病、血红蛋白基因和血红蛋白
- 突变对蛋白质功能影响的四种效应

6.7 遗传病的分子和生化基础
- 管家蛋白与特异性蛋白
- 遗传性酶病
- 受体和转运蛋白缺陷病
- 结构蛋白缺陷疾病
- 药效和药物代谢相关遗传缺陷或遗传变异

6.8 群体遗传学
- 群体的遗传结构
- 群体的遗传平衡定律
- 影响遗传平衡的因素
- 近亲婚配

6.9 遗传病诊断
- 现症病人诊断
- 产前诊断

6.10 遗传病的治疗
- 遗传病治疗现状
- 遗传病的治疗策略

6.11 遗传病的预防和伦理
- 遗传病的发病现状
- 遗传病的预防策略
- 遗传咨询

图 2-1 医学分子细胞遗传基础知识模块关系图

四、医学分子细胞遗传基础课程知识点

说明：根据“布鲁姆教育目标分类法”，在认知领域知识点的能力目标可分为 ABCDEF 六级，其中 A 表示记忆（知道），B 表示理解（领会），C 表示应用，D 表示分析，E 表示评价，F 表示创造。

模块 1：生物大分子的结构与功能

知识点	主要内容	能力目标	参考学时
1. 蛋白质在生命活动中的重要性	蛋白质在生命活动中的重要地位；蛋白质的多样化生物学功能	描述蛋白质的主要生物学功能（A）；理解蛋白质在生命活动中的重要性（B）	0.2
2. 蛋白质的分子组成	蛋白质的基本元素；蛋白质的基本结构单位（氨基酸的结构特点、氨基酸的分类）；氨基酸的理化性质、氨基酸的成肽反应	描述蛋白质的分子组成（A）；分析氨基酸的结构特点与理化性质的关系（D）	1.0
3. 蛋白质的分子结构	蛋白质的一级结构；蛋白质的二级结构；蛋白质的三级结构；蛋白质的四级结构	描述蛋白质的结构特点（A）；理解蛋白质的一级结构是其高级结构及功能的基础（B）	0.8
4. 蛋白质结构与功能的关系	蛋白质一级结构是空间结构和功能的基础；蛋白质空间结构与功能的关系	理解并举例说明蛋白质结构与功能的关系（B）；举例说明蛋白质结构改变所导致的疾病，并理解其发生的分子机制（B）	0.6
5. 蛋白质的理化性质	蛋白质的两性解离；蛋白质的紫外吸收；蛋白质的呈色反应；蛋白质的胶体性质；蛋白质的变性与复性	分析蛋白质的结构特点与理化性质的关系（D）；理解蛋白质理化性质在医学研究和临床工作中的应用（C）	0.2
6. 蛋白质的分离与纯化常用技术	透析与超滤法；沉淀；电泳；层析；超速离心	分析常用蛋白质分离纯化技术原理与蛋白质理化性质的关系（D）；根据蛋白质理化性质，设计从组织或细胞提取蛋白质的分离纯化基本方案（F）	0.2
7. 核酸的化学组成和一级结构	核酸的基本结构单位（碱基、戊糖、核苷、核苷酸）；核酸的一级结构	描述核酸的分子组成和结构特点（A）	0.2
8. DNA 分子的空间结构	DNA 分子的二级结构（DNA 双螺旋结构的研究基础、DNA 双螺旋的结构特点、DNA 的三链和四链结构）；DNA 分子的高级结构（原核生物 DNA 高级结构、真核生物 DNA 高级结构）；DNA 的功能	描述 DNA 的结构特点（A）；理解 DNA 结构与功能的关系（B）；举例说明 DNA 结构与功能的关系（B）；举例说明 DNA 结构改变所导致的疾病，并理解其发生的分子机制（B）	0.6

续表

知识点	主要内容	能力目标	参考学时
9. RNA 的结构	mRNA 的结构（真核生物 mRNA 5′末端的帽结构、真核生物 mRNA 3′末端的多聚腺苷酸尾、真核生物 mRNA 初级转录物中的内含子和外显子结构）；tRNA 的结构（tRNA 的碱基修饰、tRNA 的二级结构、tRNA 的三级结构）；rRNA 的结构；其他组成性非编码 RNA；调控性非编码 RNA（非编码小 RNA、长非编码 RNA、环形 RNA）	描述 RNA 的结构特点（A）；理解 RNA 结构与功能的关系（B）；举例说明 RNA 结构与功能的关系（B）；举例说明 RNA 结构改变所导致的疾病，并理解其发生的分子机制（B）	0.6
10. 核酸的理化性质	核酸的大分子性质；核酸的紫外吸收特性；核酸的变性（引起变性的因素、变性后核酸理化性质的改变、DNA 热变性时的熔解曲线）；核酸的复性和杂交	分析核酸结构特点与理化性质的关系（D）；根据核酸理化性质，设计从组织或细胞提取核酸的基本方案（F）	0.4
11. 核酸的分离纯化与分析技术	核酸分离纯化的方法；核酸序列测定的方法	掌握核酸分离纯化的不同方法（A）；理解核酸分离纯化方法的原理（B）；理解测序技术的原理（B）	0.2
12. 酶的概述	酶的化学本质；酶的存在形式；酶的分类，酶的作用特点（高效性、特异性、不稳定性、可调节性）	概述酶的特性及分类（A）；理解酶的本质和作用（B）	0.2
13. 酶的分子结构	酶的分子组成；酶的分子结构；同工酶	理解酶的分子组成及辅因子的作用（B）；理解酶的结构特点（B）；理解同工酶的概念，举例说明同工酶在疾病诊断中的作用（B）	0.4
14. 酶的作用机制	诱导契合使酶和底物密切结合；酶 - 底物复合物降低反应的活化能；趋近效应与定向排列使底物正确定位于酶的活性中心；表面效应使底物分子去溶剂化	理解酶促反应的基本原理（B）	0.2
15. 酶促反应动力学	底物浓度对酶促反应速率的影响；酶浓度对酶促反应速率的影响；pH 对酶促反应速率的影响；温度对酶促反应速率的影响；抑制剂对酶促反应速率的影响（不可逆性抑制、可逆性抑制）；激活剂对酶促反应速率的影响	分析影响酶促反应速度的因素及机制（D）	1.8

续表

知识点	主要内容	能力目标	参考学时
16. 酶活性的调节	别构调节；化学修饰调节；酶原激活；酶量的调节	分析影响酶活性的因素和机制（D）；理解酶活性在医学研究及临床工作中的应用（C）；举例说明酶缺失或调控异常所导致的疾病，并理解其发生的分子机制（B）	0.4

模块 2：细胞的结构与功能

知识点	主要内容	能力目标	参考学时
1. 细胞膜结构	膜脂结构和理化性质（脂质分子结构、膜脂的功能）；膜蛋白结构（膜蛋白概述、膜蛋白三维结构与功能关系、膜蛋白三维结构研究对阐明疾病的发病机理的重要意义）；膜糖的组成与功能；细胞膜的生物学特性（流动性、运动性）；细胞膜的分子结构模型（脂筏模型）	掌握脂质分子结构和膜相变基本概念（B）；掌握膜蛋白跨膜结构特征（B）；深入理解膜蛋白三维结构研究对阐明疾病的发病机理的重要意义（B）；分析脂质分子结构特征，阐明脂质结构和理化性质与膜功能的关系（D）；描述细胞膜的生物学特性（A）；分析脂筏模型在细胞膜功能中的必要性（D）	1
2. 跨细胞膜的物质转运	被动转运（单纯扩散、易化扩散）；主动转运（原发性主动转运、继发性主动转运）；膜泡运输	掌握钾通道三维结构（B）；掌握小分子跨细胞膜的主要转运方式及其原理，并能举例说明（B）；概括和总结易化扩散和主动转运机制的不同特点（B）；比较原发性和继发性主动转运原理的不同（B）；运用所学知识解释同一物质（如葡萄糖）在不同细胞（例如红细胞和小肠上皮细胞）存在不同转运方式的原因和机制（C）；分析钾通道蛋白三维结构，阐明钾通道离子选择性机制和电压激活机制（D）	1
3. 细胞膜与疾病	细胞膜转运系统的异常与疾病（载体蛋白异常疾病、通道蛋白异常疾病）；细胞膜受体异常病与遗传性受体病（基因缺陷导致的受体缺乏或功能异常疾病、抗细胞膜受体的自身免疫性疾病）；细胞膜骨架异常与遗传病；细胞膜功能异常与肿瘤及衰老（肿瘤细胞膜组分的改变、肿瘤细胞表面结构与功能的改变，细胞膜与衰老）	理解并举例说明细胞膜功能异常与多种膜异常疾病的关系（B）；举例说明细胞膜功能异常导致的肿瘤，理解其发生过程中的分子机制（B）；举例说明细胞膜功能异常导致的膜转运受体异常疾病和遗传性受体疾病，理解其发生过程中的分子机制（B）	0.5

续表

知识点	主要内容	能力目标	参考学时
4. 细胞表面的结构	细胞外被；细胞皮质（概念、皮质细胞骨架）；细胞表面的特化结构（以微丝为支架的特化结构、以微管为支架的特化结构、其他特化结构）	说明细胞表面的主要结构与组成分子在生命活动中所起的作用（B）	0.2
5. 细胞表面与微环境的相互作用	几类介导细胞表面与微环境相互作用的蛋白质（细胞因子、细胞黏附分子、凝集素）；细胞表面对微环境几大要素的调控（氧化还原状态、生物电）	分析细胞表面与微环境相互作用的主要方式及其生理与病理意义（D）；根据细胞表面与微环境的特征性变化，区分正常与病变过程，解释有关疾病的发病机制，推导其防治原则（D）	0.5
6. 细胞表面与生物尺度律	生物尺度律（等速尺度、异速尺度）	运用生物尺度律，推导和归纳同种与异种个体间生理和药理参数的换算公式，并解释其原理（D）	0.2
7. 细胞表面损伤	质膜损伤防御；质膜损伤修复；细胞表面损伤标志物（质膜损伤标志物、糖萼损伤标志物、细胞皮质损伤标志物）	解释细胞表面损伤与疾病的关系（B）	0.5
8. 细胞质的主要成分和功能	细胞质与亚细胞结构；胞质溶胶；相分离；细胞质的功能	分析细胞质的主要成分和功能（B）	0.6
9. 蛋白酶体	蛋白酶体的结构（26S 蛋白酶体）；泛素 - 蛋白酶体系统对靶蛋白的降解（靶蛋白的选择、蛋白质的泛素化、多聚泛素化靶蛋白的降解）；泛素 - 蛋白酶体系统的生物学功能	描述泛素依赖的蛋白质降解途径的主要工作方式及其功能（A）；分析泛素依赖的蛋白酶体降解途径对待降解蛋白的识别与标记方式（D）；举例说明蛋白质的泛素 - 蛋白酶体降解途径异常对细胞生命活动的影响（B）	0.6
10. 核糖体的结构和功能	核糖体的组成；核糖体的结构；核糖体的功能	描述核糖体的组成和结构特点（A）；分析核糖体的主要功能（B）	0.6
11. 线粒体的结构和功能	线粒体的组成；线粒体的结构；线粒体的功能	描述线粒体的组成和结构特点（A）；分析线粒体的主要功能（B）	0.6
12. 细胞质异常与疾病	蛋白酶体与疾病；核糖体与疾病；线粒体与疾病	分析细胞质异常与疾病发生的关系（D）；举例说明蛋白酶体、核糖体、线粒体异常与疾病发生的关系（B）	0.6
13. 内质网	内质网的形态结构和组成；内质网的功能（粗面内质网的特有功能、滑面内质网的特有功能）；内质网应激与疾病	解释可溶性蛋白与跨膜蛋白如何合成、加工并输送到目的地（B）；分析内质网的结构特点、分子组成和主要功能（D）；举例说明内质网在生物大分子合成、加工和运输中的作用（B）；举例说明内质网异常所致疾病的发生机制（B）	0.8

续表

知识点	主要内容	能力目标	参考学时
14. 高尔基复合体	高尔基复合体的形态结构（主体结构、外围结构）；高尔基复合体的分子组成；高尔基复合体的功能（蛋白多肽链的糖基化加工修饰，前体蛋白与蛋白复合体的加工，装配和包装，参与溶酶体的形成和胞吐或分泌等过程，参与细胞周期、极性、自噬、应激和细胞死亡等过程的调控）	分析高尔基复合体的结构特点、分子组成和主要功能（D）；举例说明高尔基复合体在生物大分子合成、加工和运输中的作用（B）；举例说明高尔基复合体异常所致疾病的发生机制（B）	0.8
15. 溶酶体	溶酶体的分子组成；溶酶体的类型；溶酶体的生物发生和膜流通；溶酶体的功能；溶酶体相关疾病	分析溶酶体的结构特点、分子组成和主要功能（D）；举例说明溶酶体异常所致疾病的发生机制（B）	0.8
16. 过氧化物酶体	过氧化物酶体的形态特征；过氧化物酶体的酶；过氧化物酶体的生物发生；过氧化物酶体的功能；过氧化物酶体与疾病的关系	分析过氧化物酶体的结构特点、分子组成和主要功能（D）	0.6
17. 囊泡运输概述	囊泡的概念、类型和结构（网格蛋白包被囊泡、COP Ⅱ包被囊泡、COP Ⅰ包被囊泡）；囊泡运输的概念、类型及基本过程	描述囊泡的概念和类型（A）；理解囊泡的主要结构；理解囊泡运输的概念、类型及基本过程（B）	0.3
18. 胞吞作用	缢断蛋白依赖或参与的胞吞作用；缢断蛋白非依赖的胞吞作用	根据胞吞过程是否需要缢断蛋白的参与，分析其不同特点，并举例说明其主要类型（D）	0.2
19. 胞内囊泡运输	内质网向高尔基复合体的囊泡运输；高尔基复合体向内质网的反向囊泡运输；高尔基复合体向膜性区室的囊泡运输；胞内其他膜性区室的囊泡运输	描述胞内囊泡运输的几种已知方式（B），并阐明各种胞内囊泡运输的具体过程及其分子机制（D）	0.3
20. 胞吐作用	胞吐的概念和类型；胞外体（外泌体）	通过介绍胞吐作用的概念和类型，描述其过程特点与其运输功能的调节方式（D）；阐明胞外体的形成和作用方式（D）	0.1
21. 囊泡运输的作用与疾病	囊泡运输与细胞信号转导；囊泡运输与胞内蛋白质的运输；囊泡运输障碍与疾病（蛋白质折叠障碍与疾病、COP Ⅱ基因突变与疾病、Rab 蛋白与 2 型糖尿病、胞外体与肾相关疾病）	通过分析信号分子在细胞之间的传递，阐明囊泡运输在信号转导中的作用（C）；举例说明囊泡运输异常所导致的疾病及分子机理（C）；联系胞外体的发生过程，讨论其在疾病诊断中的应用（D）	0.1

续表

知识点	主要内容	能力目标	参考学时
22. 微管的结构和功能	微管的概念、结构和组成成分；微管的相关蛋白；微管的组装与调节（微管的体外组装与调节、微管的体内组装与调节）；细胞内微管的存在形式；微管的功能	理解微管的概念、结构和组成（B）；阐述微管的聚合和解聚的动态过程及调节（D）；掌握几种影响微管结构的药物（A）；描述微管在细胞特化结构中的作用（B）；分析微管的相关蛋白及微管结构与功能的关系（D）	0.6
23. 微丝的结构与功能	微丝的概念、结构和组成成分；微丝的相关蛋白；微丝的组装与调节（微丝的体外组装与调节、微丝的体内组装与调节）；微丝在细胞内的存在形式；微丝的功能	理解微丝的概念、结构和组成（B）；阐述微丝的聚合和解聚的动态过程及调节（D）；掌握几种影响微丝结构的药物（A）；描述微丝在细胞特化结构中的作用（B）；分析微丝的相关蛋白及微丝结构与功能的关系（D）	0.6
24. 中间纤维的结构与功能	中间纤维的概念、结构和组成成分；中间纤维结合蛋白；中间纤维的组装与调节（中间纤维的体外组装与调节、中间纤维的体内组装与调节）；中间纤维的功能	理解中间纤维的概念、结构和组成（B）；描述中间纤维的聚合和解聚的动态过程（D）；深入理解中间纤维在不同细胞中的丰度和类型不同（C）；归纳总结中间纤维结构与功能的关系（D）	0.5
25. 细胞骨架的作用与疾病	细胞骨架与细胞运动；细胞骨架与疾病（细胞骨架与呼吸系统疾病、细胞骨架与神经系统疾病、中间纤维与遗传性疾病、细胞骨架与肿瘤）；细胞骨架与药物应用（作用在微丝上的药物、作用在微管上的药物）	通过描述微管及微丝参与单细胞或多细胞的运动方式，阐明细胞骨架在细胞运动中的作用及机理（C）；分析细胞骨架功能紊乱与多种疾病的关系（D）；举例说明作用于微管和微丝的药物作用及原理（B）	0.3
26. 细胞核概述	细胞核的大小和形态；细胞核的基本结构	描述间期细胞核的基本结构（A）；理解核质比的生物学意义（B）	0.2
27. 核膜	细胞核膜的结构（外核膜、内核膜、核周间隙、核孔复合体）；通过核孔复合体的物质运输；核膜的功能	理解外核膜与糙面内质网的关系（B）；描述内核膜的主要蛋白质（A）；描述核孔复合体的基本结构（A）；理解物质通过核孔复合体转运的特点和过程（B）；运用分子生物学的方法证明核定位序列的功能（C）；分析核-质之间物质不对称性运输的主导因素（D）；理解核膜的功能（B）	1.0

续表

知识点	主要内容	能力目标	参考学时
28. 染色质	染色质的组成成分（DNA、组蛋白、非组蛋白）；染色质组装；染色质的类型	认识染色质的化学组成（A）；理解染色质前期组装的过程，领会染色质进一步组装的两种模型（B）；区分常染色质与异染色质的异同点（B）	0.6
29. 核仁	细胞核仁的化学组成和结构（纤维中心、致密纤维组分、颗粒组分、核仁基质）；核仁的功能（rRNA 转录、加工与成熟、核糖体亚基的组装）	理解核仁的结构特征（B）；结合核糖体的理化性质理解核仁的功能（B）；分析核仁各组分与核仁功能的关系（D）	0.5
30. 核纤层与核基质	核纤层的化学成分和功能；核基质的概念；核基质的成分和功能	认识在哺乳类细胞中，核纤层蛋白的类型（A）；理解核纤层的主要功能（B）；描述核基质的概念和基本组成（A）；理解核基质的主要功能（B）	0.4
31. 细胞核异常与疾病	核 - 质转运异常与疾病；细胞核异常与衰老；细胞核异常与肿瘤	基于细胞核膜的结构和功能，分析核 - 质转运异常与疾病的关系（D）；举例说明细胞核的重要结构分子改变所导致的疾病，并分析其发生的分子机制（D）；理解细胞核异常与肿瘤的关系（B）	0.3

模块 3：物质代谢及其调节

知识点	主要内容	能力目标	参考学时
1. 糖代谢概述	糖的分类和结构；糖的生理功能（提供能量并作为储备能源、转变成其他非糖含碳物质、构成组织细胞的重要结构成分及活性物质、参与细胞通信与识别）；糖的消化吸收；糖代谢概况	描述重要单糖的结构分类，理解糖的生理功能、消化吸收过程、糖代谢概况（B）；利用糖代谢的知识分析限糖饮食的利与弊（D）	0.5
2. 糖原的合成与分解	糖原的结构和功能；糖原合成（葡萄糖的活化、糖链的生成、糖链的分支糖原合酶、糖原合成的能量消耗）；糖原分解（糖原分解为葡糖 -1- 磷酸、葡糖 -1- 磷酸转变成葡糖 -6- 磷酸、葡糖 -6- 磷酸转变为葡萄糖）；糖原合成与分解的调节（共价修饰调节、别构调节、肝糖原与肌糖原代谢调节的区别）；糖原贮积症	描述糖原的合成与分解的关键步骤和关键酶（A）；描述糖原的合成与分解的特点及生理意义（A）；理解糖原的合成与分解调节的规律和生理意义（B）	1

续表

知识点	主要内容	能力目标	参考学时
3. 糖的分解代谢	糖无氧氧化（糖无氧氧化的反应过程、调节、特点及生理意义）；糖的有氧氧化（糖有氧氧化的反应过程、调节、生理意义）；磷酸戊糖途径（磷酸戊糖途径的反应过程、生理意义）；糖醛酸途径	描述糖酵解、三羧酸循环、磷酸戊糖途径的关键步骤和关键酶（A）；描述糖酵解、三羧酸循环、磷酸戊糖途径的特点及生理意义（A）；理解糖的分解代谢调节的规律、生理意义及与代谢途径的相关性（B）	2.5
4. 糖异生	糖异生途径；糖异生的调节；糖异生的生理意义（维持血糖浓度恒定、利用乳酸补充肝糖原、调节酸碱平衡）	描述糖异生的前体分子、关键步骤和关键酶（A）；描述糖异生的特点及生理意义（A）；理解糖异生调节的规律和生理意义（B）	1
5. 血糖调节与糖代谢紊乱	血糖的来源与去路；血糖浓度的调节（激素水平的调节、组织器官水平的调节、系统水平的调节）；耐糖现象；糖代谢紊乱（低血糖、高血糖及糖尿病、糖尿病并发症）	通过分析血糖的来源与去路深化对血糖调节途径的理解（D）；举例说明糖代谢紊乱所导致的疾病，分析原因和临床表现（D）	1
6. 脂质概述	脂质的概念与组成；脂质的生理功能；脂质的消化与吸收；脂质在体内的多种代谢途径	举例说明脂质在人体中的重要功能（B）；理解脂质代谢调节的规律和生理意义（B）；分析糖代谢与脂质代谢之间的联系，以及二者互相转变的路径（D）	0.2
7. 甘油三酯的分解代谢	脂肪酸的化学（脂肪酸的分类、命名、来源）；脂肪动员；甘油的分解代谢；脂肪酸的氧化分解；酮体的生成和利用	描述必需脂肪酸的种类和特点（A）；描述脂肪动员、脂肪酸β-氧化的关键步骤和关键酶（A）；理解酮体生成和利用的特点及生理意义（B）	1
8. 甘油三酯的合成代谢	脂肪酸的合成过程；3-磷酸甘油的生成；甘油三酯的两条合成途径	理解甘油三酯的主要合成途径（B）	1
9. 磷脂代谢	磷脂的种类和结构；甘油磷脂的两条合成途径；甘油磷脂的分解代谢；急性胰腺炎与甘油磷脂代谢异常	举例说明磷脂代谢紊乱所导致的疾病，并理解其发生的分子机制（B）	0.5
10. 胆固醇的代谢	胆固醇的结构；人体胆固醇的来源；胆固醇的合成（主要场所、基本原料、三个阶段、调节因素）；细胞内和血浆中胆固醇的酯化；胆固醇的转化和排泄	描述胆固醇合成的关键步骤和关键酶（A）；联系胆固醇的结构特点说明胆固醇的转化产物及其重要性（B）；根据脂质代谢相关知识，为高胆固醇血症患者设计合理的膳食方案（F）	0.5

续表

知识点	主要内容	能力目标	参考学时
11. 血脂与血浆脂蛋白	血脂；血浆脂蛋白（分类方法、载脂蛋白、组成和性质差异）；血浆脂蛋白的功能和代谢途径（乳糜微粒、极低密度脂蛋白、低密度脂蛋白、高密度脂蛋白）；血浆脂蛋白代谢紊乱和血脂异常	描述血浆脂蛋白的种类、组成和主要功能（A）；举例说明血浆脂蛋白代谢紊乱所导致的疾病，并理解其发生的分子机制（B）	0.8
12. 生物氧化概述	生物氧化的概念；生物氧化的特点；生物氧化的反应类型（脱氢反应、失电子反应、加氧反应）；催化生物氧化反应的酶类（不需氧脱氢酶类、氧化酶类、其他酶类）	描述生物氧化的概念、反应类型和催化氧化还原反应的酶类（A）	0.2
13. 线粒体氧化体系 - 呼吸链	线粒体呼吸链中的递氢体和递电子体（烟酰胺腺嘌呤核苷酸、黄素核苷酸、泛醌、铁硫蛋白、细胞色素蛋白）；线粒体呼吸链的四种复合体和两种可移动组分（复合体Ⅰ、复合体Ⅱ、复合体Ⅲ、复合体Ⅳ）；呼吸链中各组分的排列顺序；线粒体内的两条主要呼吸链（NADH 呼吸链、$FADH_2$ 呼吸链）	描述线粒体呼吸链的概念、组成和种类，理解其排列顺序和电子传递方向（A）；根据呼吸链的组成和电子传递顺序，分析不同影响因素下其功能的变化（D）	1.0
14. 氧化磷酸化和 ATP 的生成	氧化磷酸化偶联部位（P/O 比值、自由能变化）；氧化磷酸化偶联机制的化学渗透假说；ATP 合酶和 ATP 的合成（ATP 合酶的组成和功能、ATP 合酶的工作机制）；ATP 在能量代谢中的核心作用；跨线粒体膜的物质转运（细胞质中 NADH 进入线粒体的转运、ADP 和 ATP 进出线粒体的转运、肌组织中 ATP 出线粒体的转运）	理解氧化磷酸化的偶联部位、偶联机制和 ATP 合酶催化生成 ATP 的机制（B）；说明 ATP 在能量代谢中的核心作用（B）；根据底物的 P/O 比值，解析氧化磷酸化的偶联部位（C）；理解 ATP 生成机制，分析 1 分子葡萄糖彻底氧化分解可生成 ATP 的分子数（D）；分析线粒体内膜对氧化磷酸化相关代谢物的转运（D）	1.0
15. 影响氧化磷酸化的因素	细胞内 ATP/ADP 的比值对氧化磷酸化速率的调节；氧化磷酸化抑制剂对氧化磷酸化过程的阻断（呼吸链抑制剂、解偶联剂、ATP 合酶抑制剂）；甲状腺激素对氧化磷酸化的影响；线粒体 DNA 突变对氧化磷酸化功能的影响	描述细胞质中的 NADH 进入线粒体呼吸链的两种穿梭机制（A）；举例说明影响氧化磷酸化的因素（B）；根据呼吸链的组成和电子传递顺序，分析不同影响因素下其功能的变化（D）；分析 CO 中毒的分子机制（D）；分析新生儿硬肿症的分子机制（D）	0.4

续表

知识点	主要内容	能力目标	参考学时
16. 非线粒体氧化体系	微粒体氧化体系（细胞色素 P450 单加氧酶、双加氧酶）；活性氧及其清除体系（活性氧、抗氧化体系清除 ROS）	描述非线粒体氧化体系（A）；举例说明 ROS 的种类及其清除体系（B）	0.4
17. 蛋白质的营养价值	氮平衡与体内蛋白质代谢的评估；必需氨基酸与蛋白质的营养价值	描述营养必需氨基酸的概念及种类（A）；从氮平衡的角度，分析不同人群体内蛋白质代谢的状况（D）	0.3
18. 蛋白质的消化、吸收和腐败	膳食蛋白质在胃、小肠的消化和吸收；蛋白质的腐败作用（胺类、氨、其他有害物质）	理解蛋白质消化、吸收的基本过程（B）；理解蛋白质腐败的概念和意义（B）	0.3
19. 组织蛋白质的降解、氨基酸代谢池	组织蛋白质的更新、组织蛋白质的降解途径；氨基酸代谢池	理解蛋白质降解的基本过程（B）；理解氨基酸代谢池的概念（B），梳理氨基酸的来源和去路（D）	0.6
20. 氨基酸的一般代谢	氨基酸的脱氨基作用（转氨基作用、L-谷氨酸氧化脱氨基作用、联合脱氨基作用）；α-酮酸的代谢（氧化分解供能、转变为糖或脂质、生成营养非必需氨基酸）	理解氨基酸脱氨基的方式及机制（B）；分析不同方式的生理意义（D）；结合其他代谢途径，综合分析特定氨基酸在体内的代谢转变过程和意义（C、D、F）	1.8
21. 氨的代谢	氨的来源（氨基酸脱氨基作用和胺类分解、肠道细菌腐败作用、肾小管上皮细胞分泌）；氨的转运（葡萄糖-丙氨酸循环、谷氨酰胺的生成与分解）；尿素的生成（合成尿素的器官、尿素合成的假说、鸟氨酸循环的反应过程、尿素合成调节、血氨升高和氨中毒）	理解氨的代谢，包括氨的来源、去路及转运方式（B）；描述尿素循环的基本过程和生理意义（A）；以氨的代谢和能量代谢的知识为基础，理解肝性脑病发病的氨中毒学说（C）	1.5
22. 个别氨基酸代谢	氨基酸的脱羧基作用（γ-氨基丁酸、牛磺酸、组胺、5-羟色胺、多胺）；一碳单位的代谢（一碳单位的运载体、来源、相互转变、主要功能）；含硫氨基酸的代谢（甲硫氨酸的代谢、半胱氨酸的代谢）；芳香族氨基酸的代谢（苯丙氨酸和酪氨酸的代谢、色氨酸的代谢）；支链氨基酸的代谢	描述和说明一碳单位的概念、种类、载体和功能（A）；描述和说明含硫氨基酸、芳香族氨基酸在体内的代谢转变和生理功能（B）；结合氨基酸代谢规律和特点，分析个别氨基酸代谢异常引起的遗传性疾病的发病机理（C、D）	1.5

续表

知识点	主要内容	能力目标	参考学时
23. 核苷酸代谢概述	核苷酸的主要功能；核酸的消化与水解	描述核苷酸的生理功能（A）；描述核苷酸的消化与吸收（A）	0.2
24. 核苷酸的合成代谢	嘌呤核苷酸在体内的合成（从头合成、补救合成、脱氧核糖核苷酸的合成）；嘧啶核苷酸在体内的合成（从头合成、补救合成）；核苷酸抗代谢物（嘌呤类似物、嘧啶类似物、叶酸类似物、谷氨酰胺类似物、核苷类似物）的临床应用价值	理解嘌呤核苷酸合成代谢的两条途径（B）；理解嘧啶核苷酸合成代谢的两条途径（B）；举例说明嘌呤核苷酸从头合成的调节因素（B）；分析嘌呤核苷酸合成代谢与嘧啶核苷酸合成代谢的区别（D）；举例说明核苷酸抗代谢药物作用的分子机理及临床意义（B）	1.2
25. 核苷酸的分解代谢	嘌呤核苷酸的分解代谢（嘌呤核苷酸的分解代谢过程、嘌呤代谢障碍疾病）；嘧啶核苷酸的分解代谢（嘧啶核苷酸的分解代谢过程）	举例说明核苷酸分解代谢的产物（B）；根据嘌呤核苷酸体内分解代谢的特点，理解痛风症治疗的分子机制（B）	0.6
26. 代谢的特点	代谢的整体性；代谢的动态平衡；代谢的可调节性；各种代谢物的各自共同代谢池；存在两用代谢途径；代谢的组织器官特异性	描述人体内物质代谢的特点（A）	0.5
27. 代谢的相互联系	物质代谢与能量代谢相互联系；糖、脂质和蛋白质代谢的相互联系（糖代谢与脂质代谢的相互联系、糖代谢与氨基酸代谢的相互联系、氨基酸代谢与脂质代谢的相互联系、核苷酸代谢与氨基酸代谢及糖代谢的相互联系）	理解物质代谢的动态平衡、整体性、物质代谢与能量代谢的统一（B）；举例说明体内糖、脂质和氨基酸代谢途径之间的相互联系（C）；根据物质代谢理论知识，为肥胖人士设计科学的减肥方案（F）	1
28. 代谢的调节	代谢调节的基础（酶在细胞内的区隔、关键酶、酶的别构调节、酶的化学修饰调节、酶含量调节、同工酶）；激素调节；整体调节	描述重要代谢途径的细胞内定位、关键步骤和关键酶（B）；理解细胞水平、激素水平和整体水平的代谢调节及其意义（B）；分析短期饥饿和长期饥饿时机体物质代谢的变化和特点（D）；举例说明代谢调节障碍所导致的疾病，并理解其发生的分子机制（C、D）	1.5
29. 体内重要组织和器官的代谢特点	肝的代谢特点（肝为代谢的中枢器官、肝的代谢状态与营养供给状态）；脑的代谢特点；心肌的代谢特点；骨骼肌的代谢特点；脂肪组织的代谢特点；肾的代谢特点	举例说明组织间的代谢联系及肝在物质代谢中的重要作用（B）；分析肝外组织的物质代谢特点（D）	1

模块 4：遗传信息及其传递

知识点	主要内容	能力目标	参考学时
1. 人类基因组及基因组学	基因组的概念；人类基因组的组成及功能（人类核基因组、人类线粒体基因组）；人类基因组计划及后基因组研究；基因组学研究在医学中的应用	描述基因组的组成和功能特点（A）；分析人类基因组计划的深远意义（D）；举例说明基因组学技术的发展对医学实践的革命性意义（B）	0.5
2. 基因的结构与功能	基因的化学结构；基因的功能结构（蛋白质编码基因的功能结构、假基因、非编码 RNA 基因）	理解基因结构与功能的关系（B）	0.3
3. 基因组的传递	核基因组的传递（细胞的有丝分裂、生殖细胞的减数分裂）；线粒体基因组的传递	描述核基因组传递的两种途径（A）	0.2
4. 人类正常染色体	人类染色体概述（人类中期染色体结构、人类染色体核型）；人类染色体的鉴别（显带技术、核型描述、荧光原位杂交技术、光谱核型分析技术、比较基因组杂交技术、人类染色体的多态性）	描述人类正常染色体组成及结构特点（A）；描述细胞核型、核型基本特征及染色体的鉴定技术（A）	0.6
5. DNA 复制特点	DNA 生物合成的三种情况（DNA 复制、逆转录、DNA 修复）；DNA 复制特点（半保留复制、DNA 复制的固定起始位点和双向复制、DNA 的半不连续复制）；主要参与分子（克服 DNA 结构障碍的酶和蛋白质、DNA 链延长的酶、DNA 链成熟、完整的酶）	理解和说明 DNA 复制的基本规律、DNA 复制的酶学和拓扑学变化	1.0
6. DNA 复制过程	DNA 复制过程（原核生物的复制过程、真核生物的复制过程）；真核生物线粒体 DNA 按 D 环方式复制	比较原核生物与真核生物 DNA 复制起始、延长及终止过程的异同（B）；运用体内 DNA 复制原理，理解体外 DNA 扩增技术的原理与实际应用（B）	2.0
7. 逆转录作用	逆转录病毒（逆转录病毒结构、生命周期）；逆转录酶（逆转录酶活性、RNA 酶活性、DNA 聚合酶活性）；端粒酶通过逆转录酶活性维持端粒稳定性	运用逆转录病毒的结构特点，理解并说明逆转录病毒及致癌逆转录病毒的致病机制（B）；将生物体体内 DNA 合成与体外 DNA 合成建立联系，了解逆转录酶在实际中的应用（B）；根据端粒结构完整性维持的重要性和机制，理解端粒酶的功能以及在肿瘤和衰老发生发展中的可能作用	1.0

续表

知识点	主要内容	能力目标	参考学时
8. 导致 DNA 损伤的诱因及损伤类型	内源损伤因素及对应的 DNA 损伤类型（复制错误、微卫星序列与碱基错配，脱氨基、脱碱基等自发衰变）；外源因素及对应的 DNA 损伤类型（紫外辐射与链内交联损伤，电离辐射与 DNA 链断裂，化学诱变剂与 DNA 加合物，感染与氧化损伤等）	回忆 DNA 的损伤因素（A），描述各种损伤因素导致的主要 DNA 损伤类型（A）	0.5
9. DNA 损伤应答	DNA 损伤应答；主要的 DNA 损伤检验点；复制叉稳定性维持	理解 DNA 损伤应答的概念、内容与生物学意义（B）；理解真核细胞中介导 DNA 损伤应答的主要激酶（ATM、ATR、DNA-PKs）的作用机制以及原核细胞中的 SOS 反应（B）；回忆主要的 DNA 损伤检验点（A）；理解复制叉稳定性维持的意义、过程及主要方式（B）	0.5
10. DNA 修复的类型、修复过程及与生理的相关性	错配修复、碱基切除修复、核苷酸切除修复、DNA 断裂修复、DNA 链间交联损伤修复、跨损伤 DNA 合成；DNA 修复与免疫识别多样性、遗传多样性	理解各种 DNA 修复方式及关键步骤（B）；区分不同 DNA 修复方式所针对的不同损伤类型（D）；分析特定类型的 DNA 损伤可以通过哪些方式进行修复（D）；回忆 DNA 修复与免疫识别多样性及遗传多样性的关系（A）	1.5
11. DNA 损伤修复缺陷与人类疾病	与 DNA 损伤修复缺陷有关的多种疾病；与肿瘤的关系；靶向 DDR 进行疾病治疗，特别是肿瘤治疗的策略与前景	理解 DNA 损伤修复缺陷与多种人类疾病的关联（B）；分析 DNA 损伤修复缺陷与肿瘤发生以及治疗的关系（D）；对 DDR 缺陷与肿瘤治疗提出创造性的设想（F）	0.5
12. 转录体系	转录模板；RNA 聚合酶（细菌 RNA 聚合酶、真核生物 RNA 聚合酶）；启动子和终止子	掌握转录相关概念：转录、模板链、编码链、转录泡、转录因子、转录前起始复合物、核酶（B）；举例说明原核 RNA 聚合酶的组成及功能（B）；举例说明真核 RNA 聚合酶的种类及功能（B）；分析原核生物和真核生物 RNA 聚合酶的异同（D）；理解复制和转录的异同（B）	0.8
13. 转录过程	原核生物的转录过程；真核生物的转录过程	掌握转录体系的主要成分和转录模板的结构特点（B）；理解转录的基本过程（B）；分析原核生物和真核生物转录过程的异同（D）	1.0

续表

知识点	主要内容	能力目标	参考学时
14. 转录后的加工过程	mRNA 前体的加工（原核生物多顺反子 mRNA、真核 mRNA 前体）；tRNA 前体的加工；rRNA 前体的加工；具有催化活性的 RNA 分子；真核生物部分调控型非编码 RNA 的合成与加工	理解真核生物 RNA 转录后加工的主要方式（B）；举例说明核酶参与的 RNA 加工（B）；分析调控型非编码 RNA，主要是长非编码 RNA 和短链非编码 RNA 合成的异同及作用机制（D）	1.0
15. RNA 复制	RNA 复制与 RNA 复制酶；RNA 病毒的种类与其基因组复制的主要特点	理解除逆转录病毒以外的 RNA 病毒能够以 RNA 依赖的 RNA 聚合酶进行 RNA 复制（B）	0.2
16. 蛋白质生物合成概述	蛋白质生物合成的概念；蛋白质生物合成与医学的关系	描述翻译的概念（A）；理解翻译过程在中心法则中的重要性（B）	0.5
17. 蛋白质合成体系	mRNA 与遗传密码（方向性、连续性、简并性、摆动性、通用性）；tRNA- 氨基酸的“搬运工具”；核糖体 - 肽链合成的“装配机”	描述蛋白质合成体系的组成（A）；描述遗传密码的概念和特性（A）；理解遗传密码突变对蛋白质活性的影响（B）；描述原核和真核启动 tRNA 的特性及作用（A）；理解 tRNA 反密码子概念及与密码子的不稳定配对现象（B）；理解核糖体的组成（包括蛋白质及 rRNA）和功能区（B）	2
18. 蛋白质的合成过程	蛋白质生物合成的反应步骤；氨基酸的活化与转运；肽链合成的起始；肽链的延长；肽链合成的终止；真核生物与原核生物蛋白质合成的异同；翻译后的加工与靶向运输	理解蛋白质合成的过程（B）；分析蛋白质翻译后的加工过程及靶向运输（D）；根据蛋白质合成后的靶向运输，设计一组蛋白质序列，并简要说明这个蛋白质转运到溶酶体的循行路线（F）	2
19. 蛋白质生物合成与医学	分子病；蛋白质生物合成的阻断剂（抗生素类阻断剂、毒素蛋白）；蛋白质合成障碍的相关疾病（缺铁性贫血、脊髓灰质炎）	举例说明蛋白质合成与医学的关系（B）；分析分子病和蛋白质合成阻断剂的原理（D）；举例说明阻断蛋白质合成过程所导致的疾病，并理解其发生的分子机制（B）	1
20. 基因表达调控的基本概念及特点	基因、基因表达和基因表达调控；基因表达的特点（时间特异性、组织特异性）；基因表达的多种方式（组成性表达、可调节基因表达、协同表达）；基因表达的调节；基因表达调控的多层次的复杂过程；基因表达调控的生物学意义	描述基因表达的概念及其时空特异性（A）；描述基因表达的方式、管家基因（A）；描述基因表达调控特点及意义（A）；理解基因表达的 2 个水平（RNA 表达、蛋白质表达）；描述基因表达调控涉及中心法则的各个层次	0.5

续表

知识点	主要内容	能力目标	参考学时
21. 原核基因表达调控	原核生物基因表达的转录水平调控（原核基因转录调控的基本单位、色氨酸操纵子对基因表达的抑制）；原核基因表达在翻译水平的精细调控	描述操纵子和原核生物基因表达调控特点和方式（A）；举例说明操纵子的概念、结构、调节机制和意义（B）；分析原核生物转录起始复合物的形成及调节，转录后调控方式及调控原理（D）	0.8
22. 真核基因表达调控	真核基因表达特点；染色质结构与真核基因表达；基因表达在表观遗传水平上调控的主要方式；真核基因转录水平的调控（RNA 聚合酶、基因转录的顺式调节、基因转录的反式调节、转录调控的主要方式、真核基因转录的延伸和终止）；真核基因转录后调控；真核基因 mRNA 与翻译水平的调控	描述染色质结构和真核生物基因表达调控特点和方式（A）；理解顺式作用元件和反式作用因子的概念及作用（B）；理解染色质结构的调节及对基因表达的影响（B）；理解真核生物启动子、增强子、衰减子、转录因子的类型、特点及作用（B）；理解 ncRNA 和 lncRNA 在基因表达调控中的作用（B）；理解翻译及翻译后调控的常见方式及调控原理（B）；分析真核生物转录起始复合物的形成及调节，转录后调控方式及调控原理（D）	1.2

模块 5：细胞的社会性与细胞命运

知识点	主要内容	能力目标	参考学时
1. 细胞外基质的主要成分	结构蛋白（胶原、弹性蛋白）；非胶原糖蛋白（纤连蛋白 、层粘连蛋白）；糖胺聚糖与蛋白聚糖	描述细胞外基质主要成分的分子组成、结构特点和生物学功能（A）	1
2. 细胞与细胞外基质的影响	ECM 分子的合成（ECM 中蛋白质成分的辅助加工、ECM 中糖链成分的合成）；胶原的生物发生（胶原蛋白分子的加工修饰、共价交联、逐级聚合）；基膜（基膜结构、分子组成、细胞与基膜之间的相互作用）；细胞外基质的降解（基质金属蛋白酶、细胞外基质的降解、胶原的降解、蛋白聚糖的降解）；细胞外基质成分与相应的细胞膜受体（整联蛋白、DDRs、CD44）；整联蛋白介导的信号转导	描述胶原纤维的生物发生过程（A）；以整联蛋白为例，总结细胞外基质受体的结构和功能特点，及其介导的信号转导通路对细胞和细胞外基质的双向影响（B）	0.5

续表

知识点	主要内容	能力目标	参考学时
3. 细胞外基质对细胞生命活动的影响	细胞外基质对细胞形态结构和极性的影响；细胞外基质对细胞功能的调控；细胞外基质对细胞分化的调控；细胞外基质对细胞迁移的调控	理解细胞与细胞外基质的相互作用及其生物学与医学意义（B）	0.3
4. 细胞外基质与疾病	细胞外基质与脏器纤维化；细胞外基质与肿瘤的发生发展；细胞外基质与某些遗传病的发生（成骨不全、马方综合征、黏多糖贮积病）；细胞外基质与炎症和免疫失调；细胞外基质与衰老	理解细胞外基质与疾病的关系（B）；展望细胞外基质相关新药研发（E）	0.2
5. 细胞黏附	细胞黏附的概念和意义；细胞黏附分子的概念、分类和共性；钙黏蛋白、选择素、免疫球蛋白样超家族、整联蛋白	比较与总结细胞黏附分子的类型、结构特征和功能特点（B）	1.5
6. 细胞连接	封闭连接、锚定连接（黏着连接、桥粒连接；黏着带、黏着斑、桥粒、半桥粒）、通讯连接（间隙连接、突触）	比较与总结细胞连接的类型、分布、结构特征、标志性分子与功能（B）	1.5
7. 细胞极性	细胞极性的概念与模式（间期细胞的极性模式、分裂期细胞的极性模式）；细胞极性的形成机制（核心极性蛋白及其相关通路、微丝、微管、高尔基复合体与细胞极性、细胞微环境对细胞极性的影响）；细胞极性重塑（概念、上皮间质转化）；细胞极性异常相关疾病（出生缺陷与遗传病、肿瘤）	说明细胞极性在决定细胞与组织器官的形态结构和功能活动中的重要作用（B）；分析核心极性蛋白与相关通路对细胞极性的调控，以及调控异常与疾病的关系（D）；解释细胞极性在形态发生、增殖与分化、上皮间质转化、癌症发生等过程中的作用（B）；根据细胞连接和细胞极性关键结构与调控蛋白的异常，解释有关疾病的发病机制，提出相应的诊疗方案（D）	1.0
8. 细胞信号转导概述	信息分子；受体；信号转导分子；效应体	描述细胞信号转导的各组成部分（A）	1
9. 细胞受体介导的细胞内信号转导	G 蛋白偶联受体；酶偶联受体	理解细胞信号转导中蛋白质构象改变与信息传递的关系（B）；举例说明小分子第二信使及其在细胞信号转导中的作用（B）；分析 G 蛋白偶联受体介导的信号转导关键步骤（D）；根据 GPCR 结构和功能特点，提出鉴定 GPCR 或设计靶向 GPCR 药物的思路（F）	1.4

续表

知识点	主要内容	能力目标	参考学时
10. 细胞信号转导异常与疾病	受体异常与疾病（遗传性受体病、自身免疫性受体病、继发性受体异常）；G 蛋白异常与疾病；多个环节细胞信号转导障碍与疾病；细胞信号转导调控与疾病防治	举例说明细胞信号转导异常所导致的疾病，并理解其发生的分子机制（B）	0.6
11. 有丝分裂和细胞周期概述	有丝分裂的概念和各期特点、细胞周期的概述和各时相特点（G_1 期、G_0 期、S 期、G_2 期和 M 期）	掌握细胞增殖的概念和细胞周期的时相特点（B）	1.0
12. 细胞周期进展的分子基础	细胞周期蛋白；周期蛋白依赖性蛋白激酶；细胞周期的驱动（G_1/S 转换、S/G_2 转换、G_2/M 转换和 G_0/G_1 转换）	描述细胞周期调控的关键分子和细胞周期的驱动（A）	1.0
13. 细胞周期的调控	细胞周期调控概述；蛋白质的磷酸化水平对细胞周期的调控；周期蛋白依赖性蛋白激酶抑制物对细胞周期的负性调控（CIP/KIP 家族、INK4 家族）；重要蛋白质的降解对细胞周期的调控	理解细胞周期调控的机制（B）	1.0
14. 细胞周期检查点	细胞周期检查点概述；DNA 损伤检查点；纺锤体组装检查点	理解细胞周期和检查点调控与基因组稳定性维持的机制的关联（B）	1.0
15. 细胞周期和检查点调控与肿瘤	细胞周期失控与肿瘤发生；细胞周期与肿瘤治疗	理解细胞周期失调与肿瘤发生的关系（B）；综合运用有关细胞周期及其调控的知识解释和理解肿瘤发生机制（D）	1.0
16. 减数分裂和生殖细胞的发生	减数分裂过程（减数分裂Ⅰ、减数分裂间期和减数分裂Ⅱ）；生殖细胞的发生（人类精子的形成、人类卵子的形成）；减数分裂的重要意义	理解减数分裂与生殖细胞发生和遗传稳定、生物进化的关系（B）	1.0
17. 细胞分化概述	细胞分化的概念；细胞分化的潜能；细胞分化的特点（稳定性、可塑性、时空特异性）	描述哺乳动物胚胎早期分化的过程（A）；理解细胞分化的概念和细胞分化的潜能（B）；举例说明细胞分化的可塑性，并理解其发生的分子机制（B）	0.5
18. 细胞分化的实质和影响因素	细胞分化的实质；细胞决定；胚胎诱导对细胞分化的作用；细胞分化的内在和外在因素	举例说明哺乳动物造血细胞分化的主要阶段（B）；理解细胞分化的实质和影响因素（B）	0.5

续表

知识点	主要内容	能力目标	参考学时
19. 细胞分化的调控	位置效应；细胞间的相互作用；转录因子对细胞分化的调控；造血细胞的早期分化；激素对细胞分化的调节	从细胞分化调控的角度探索其在疾病防治过程中的应用（B）	0.6
20. 体细胞核移植和细胞核的全能性	体细胞（分化细胞）核移植的概念；体细胞核移植的发展历程；体细胞核移植的分子机制	分析体细胞核移植和细胞核全能性的关系（D）	0.4
21. 干细胞概述	干细胞定义；干细胞基本特征；干细胞增殖；干细胞微环境；干细胞分类	理解干细胞与干细胞微环境之间的平衡（B）；理解干细胞的分化潜能与分类之间的关系（B）	0.5
22. 造血干细胞	造血干细胞的生物学特征；造血干细胞的临床应用	举例说明造血干细胞在疾病中的应用（B）	0.3
23. 间充质干细胞	间充质干细胞的生物学特征；间充质干细胞的临床应用	举例说明间充质干细胞在疾病中的应用（B）	0.2
24. 胚胎干细胞	胚胎干细胞的建立与鉴定；胚胎干细胞的核心调控分子	分析胚胎干细胞多潜能性的鉴定方法（D）	0.4
25. 诱导性多潜能干细胞	细胞重编程（体细胞核移植、细胞融合、诱导性多潜能干细胞）；诱导性多潜能干细胞（iPS 技术的建立、iPS 细胞的鉴定、iPS 细胞的应用）	举例说明诱导性多能干细胞的应用，并理解其分子机制（B）；根据诱导性多能干细胞的诱导方法，分析其利弊并提出改进方案（F）	0.4
26. 肿瘤干细胞	肿瘤干细胞学说；肿瘤干细胞的定义；肿瘤干细胞表型和标识分子；肿瘤干细胞与正常干细胞的比较；针对肿瘤干细胞的靶向治疗	分析肿瘤干细胞与正常干细胞之间的异同点（C）；以肿瘤干细胞为靶点，探索肿瘤的有效诊治策略（D）	0.2
27. 细胞死亡概述	细胞死亡的研究过程及其分类	理解细胞死亡相关研究的发展过程（A）；理解细胞死亡的分类依据（B）	0.2
28. 细胞凋亡	细胞凋亡的意义；细胞凋亡的形态学特征；胱天蛋白酶级联反应；细胞凋亡的外源性通路；细胞凋亡的内源性通路；Bcl-2 蛋白家族调节细胞凋亡的内源性通路；凋亡细胞的清除；细胞凋亡的检测	描述细胞凋亡的形态学特征（A）；理解细胞凋亡的概念（B）；分析 caspase 家族、Bcl-2 家族以及 p53 和细胞色素 C 分子对细胞凋亡的调控机制（D）；分析内源性与外源性凋亡途径及两条通路之间的关系（D）；举例说明凋亡的形态学改变与效应性 caspase 底物之间的关系，并分析其机制（B）；根据磷脂酰丝氨酸在早期凋亡时会发生位置转变，设计实验检测细胞凋亡（F）	1.2

续表

知识点	主要内容	能力目标	参考学时
29. 自噬性细胞死亡	自噬性细胞死亡的生理意义；自噬性细胞死亡的形态学特征；自噬性细胞死亡的发生机制；自噬性细胞死亡的检测	说明自噬的概念及其类型（B）；理解自噬与自噬性细胞死亡之间的关系（B）；理解自噬性细胞死亡的概念与发生机制（B）；理解自噬性细胞死亡的检测方法（C）	0.2
30. 细胞焦亡、铁死亡和坏死性凋亡	细胞焦亡、铁死亡和坏死性凋亡的概念、形态学特征及分子机制	理解细胞焦亡、铁死亡和坏死性凋亡的概念、形态学特征及分子机制（B）	0.2
31. 细胞死亡与疾病	细胞凋亡、自噬性细胞死亡和坏死性凋亡与疾病的关系	理解细胞凋亡、自噬性细胞死亡和坏死性凋亡与疾病的关系（C）	0.2

模块 6：遗传调控与遗传病基础

知识点	主要内容	能力目标	参考学时
1. 人类染色体畸变	染色体畸变的原因、人类染色体数目畸变（整倍体异常及产生机制、非整倍体及产生机制、染色体数目畸变核型描述）；人类染色体结构畸变（常见染色体结构畸变的描述方法、非平衡性结构畸变及核型描述、平衡性结构畸变及核型描述）	理解染色体畸变及畸变发生的原理（B）；举例说明染色体组成结构与畸变的关系（B）	0.7
2. 常染色体病	常染色体数目异常的疾病（21 三体综合征、18 三体综合征、13 三体综合征）；常染色体结构异常的疾病（猫叫综合征、微缺失综合征）	描述常染色体病的一般特征（A）；分析唐氏综合征几种主要核型的产生机制（D）；举例说明常染色体畸变所导致的常染色体病，并理解其发生的分子机制（B）；根据常染色体病的发病机制，理解常染色体病筛查与预防的重要性（B）	0.7
3. 性染色体病	性染色体数目异常的疾病（Klinefelter 综合征、Turner 综合征、XYY 综合征、X 三体综合征）；性染色体结构异常的疾病（X 染色体结构异常、Y 染色体结构异常）	描述性染色体病的一般特征（A）；分析某些 Y 染色体结构异常患者表现为部分 Turner 综合征表型的原因（D）；举例说明性染色体畸变所导致的性染色体病，并理解其发生的分子机制（B）；根据性染色体病的发病机制，理解性染色体病筛查与预防的重要性（B）	0.3

续表

知识点	主要内容	能力目标	参考学时
4. 突变与多态性	DNA 突变（DNA 变异的本质及突变的概念、突变分类、基因突变分类）；遗传多态性（定义、多态性分类、多态性位点的应用）	理解突变和多态性的定义及分类（B）	1.0
5. 多态性在基因定位中的应用	人类疾病基因鉴定的方法（连锁分析、关联分析、基因组测序）；关联分析和连锁分析的遗传学基础；基因定位方法之连锁分析；连锁分析在单基因遗传疾病中的应用	理解连锁与重组率的定义（B）；掌握遗传连锁分析及相关分析的遗传学基础及临床应用（B）；能够解读在基因定位中的连锁分析结果（D）	1.0
6. 单基因病的系谱分析	单基因病概述；系谱分析	描述基本概念：基因座、等位基因、基因型、表型、单体型、纯合子、杂合子、复合杂合子、半合子等（A）；认识常见的系谱符号（B）；根据绘制的系谱，能够判断单基因遗传病可能的遗传方式及其个体的基因型（C）；根据临床单基因病家族史资料描述，能够绘制系谱（C）	0.5
7. 单基因病的遗传方式	常染色体显性遗传（特点、类型）；常染色体隐性遗传（系谱特征、特点）；X 连锁显性遗传（系谱特征、特点、特殊的 X 连锁显性遗传）；X 连锁隐性遗传；Y 连锁遗传；其他特殊的遗传方式（假常染色体遗传、动态突变遗传）	理解各种常染色体显性遗传类型的区别（B）；理解莱昂假说对隐性遗传方式中女性临床症状的解释（B）；理解由动态突变引起的遗传病发病机制及诊断依据（B）	1.5
8. 影响单基因病遗传方式的因素	新发突变；生殖细胞镶嵌；降低的外显率；表现度；基因多效性；遗传异质性；从性遗传；限性遗传；遗传早现；印记遗传	理解单基因病遗传方式判读的影响因素（B）；结合单基因病遗传方式的影响因素，分析特殊个体出现非常规临床症状的原因（D）	0.5
9. 多基因病概述	多基因病的定义；质量性状和数量性状；阈值模型；多基因遗传的特点；多基因假说	描述多基因病、数量性状、质量性状（A）；理解多基因遗传的特点（B）；分析微效基因决定数量性状的遗传基础并举例说明（D）；理解多基因遗传阈值模型（B）；理解多基因假说的要点（B）	0.2
10. 多基因病的阈值模型	易感性、易患性、发病阈值；遗传度的定义、类型、计算和临床意义	描述易感性、易患性、发病阈值和遗传度（A）；分析易感性、易患性与发病阈值之间的关系（D）；能应用遗传度计算公式（C）；理解遗传度的临床意义（B）	0.4

续表

知识点	主要内容	能力目标	参考学时
11. 多基因病的遗传特点和风险估计	多基因病的遗传特点；多基因病再现风险的估计（Edwards 公式；亲属级数、患病人数、患病严重程度等变量改变；患病性别差异）	理解多基因病的遗传特点（B）；分析亲属级数、患病人数、患病严重程度等对多基因病再现风险估计的影响（D）；能正确运用多基因病再现风险估计方法（C）	0.3
12. 多基因病的研究策略	连锁分析、关联研究、全基因组关联分析（GWAS）、多基因风险评分（PRS）	描述连锁不平衡的概念（A）；理解 GWAS 的原理（B）；分析多基因病易感基因定位的意义（D）；能正确评价 PRS 的临床价值（E）	0.2
13. 常见的多基因遗传病	先天畸形；神经管畸形；高血压	知道常见的多基因遗传病（A）（B）	0.1
14. 群体的遗传结构	群体的等位基因频率与基因型频率；等位基因频率和基因型频率的换算	理解群体遗传平衡状态下，等位基因频率与基因型频率的对应关系及换算关系（B）	0.4
15. 群体的遗传平衡定律	Hardy-Weinberg 定律；Hardy-Weinberg 定律的应用（遗传平衡群体的判定、等位基因频率与基因型频率的计算）	在突变与选择平衡状态下，进行基因突变率的计算（C）；利用遗传平衡定律，分析群体中不同遗传方式的遗传病患者及携带者的频率（D）	0.4
16. 影响遗传平衡的因素	突变对遗传平衡的影响；选择对遗传平衡的影响（适合度和选择系数、突变与选择的平衡）；迁移对遗传平衡的影响；遗传漂变对遗传平衡的影响；近婚系数的计算（常染色体基因的近婚系数计算及 X 染色体基因的近婚系数计算）；近亲婚配的危害	举例说明突变和选择对遗传平衡的影响及二者之间的关系（B）；分析为何选择对常染色体隐性遗传基因的影响是缓慢的（D）；举例说明近亲结婚的危害性（B）	1.0
17. 遗传负荷	遗传负荷的类型；影响遗传负荷的因素	分析突变负荷和分离负荷造成群体的遗传负荷增加的原因（D）	0.2
18. 表观遗传机制	DNA 甲基化（概述、DNA 甲基化异常相关的 Rett 综合征）；组蛋白修饰和染色质重塑（组蛋白乙酰化和去乙酰化、组蛋白甲基化和去甲基化、组蛋白的其他修饰方式）；非编码 RNA（长链非编码 RNA、短链非编码 RNA）；mRNA 修饰	描述表观遗传学的概念（A）；理解表观遗传发生及维持的机制（B）；理解表观遗传的生物学功能（C）	1
19. 基因组印记	基因组印记概述；印记基因的特点；印记异常与遗传病（① Prader-Willi 综合征与 Angelman 综合征、② Beckwith-Wiedemann 综合征与 Russell-Silver syndrome 综合征）	描述遗传印记的概念（A）；理解印记基因的特点（B）；分析解释印记异常与遗传病发病及传递的关系（C）；理解印记基因的调控模式（D）	1

续表

知识点	主要内容	能力目标	参考学时
20. X 染色体失活	莱昂假说；X 染色体失活的表观遗传机制	回忆莱昂假说（A）；解释 X 染色体失活的表观遗传机制（B）	0.2
21. 基因表达的重编程	表观基因组的形成及生物学意义；影响表观基因组的因素	描述表观基因组的概念（A）；理解表观基因组的调控因素和生物学意义（B）	0.2
22. 表观遗传与衰老	衰老的概念；衰老的表观调控机制	理解衰老过程中表观遗传的作用（A）	0.1
23. 表观遗传与疾病	表观遗传病的概念及分类；Rett 综合征；脆性 X 染色体综合征；肿瘤	理解表观遗传病的概念和分类（A）；举例说明表观遗传修饰所导致的遗传病，并理解其发生的分子机制（B）	0.5
24. 人类线粒体基因组与基因突变	人类线粒体基因组的结构；线粒体 DNA 遗传密码的特殊性；线粒体 DNA 基因突变（点突变、大片段缺失、拷贝数目减少）	描述线粒体基因组的结构特点（A）；描述线粒体基因的类型（A）	0.2
25. 线粒体病的遗传特点与常见的线粒体遗传病	线粒体病的遗传特点（母系遗传、半自主性、阈值效应）；常见的线粒体遗传病（Leber 遗传性萎缩、Kearns-Sayre 综合征）	熟悉线粒体病的遗传特点（B）；举例说明线粒体基因组结构改变所致的线粒体遗传病，理解发生的分子机制（B）	0.5
26. 分子病概述	从突变到疾病的信息传递过程；基因突变的位置与可导致的四种疾病的机制	理解分子病的概念和发展历史（B）；分析基因突变沿着中心法则影响蛋白质的功能的途径（D）	0.3
27. 血红蛋白病、血红蛋白基因和血红蛋白	血红蛋白病的概念；血红蛋白基因结构；血红蛋白的功能	理解血红蛋白病的发生机制（B）；描述血红蛋白的结构（A）；描述血红蛋白的基因簇和调控特点（A）	0.5
28. 突变对蛋白质功能影响的四种效应	基因突变导致蛋白质功能丧失；基因突变导致蛋白质功能增强；基因突变导致蛋白质产生新特性；基因突变导致蛋白质在错误的时间或错误的空间表达	列举基因突变可导致的蛋白质功能改变的类型（B）；根据基因突变类型，分析突变的致病性，理解疾病的遗传方式（D）；根据遗传病的遗传方式理解致病基因突变的分子机制（B）	1.2
29. 管家蛋白与特异性蛋白	管家蛋白的概念；特异性蛋白的概念	理解管家蛋白和特异性蛋白基因突变的区别（B）	0.2
30. 遗传性酶病	糖代谢病；脂类代谢病；氨基酸代谢病；核酸代谢病；卟啉代谢病	熟悉糖原贮积症、戈谢病、高苯丙胺酸血症、Lesch-Nyhan 综合征和卟啉代谢病（A）；理解遗传性酶病的病理机制（B）；根据蛋白质的普遍性和特异性的功能特点分析遗传性酶病的发病机制和临床表现间的关系（D）	0.8

续表

知识点	主要内容	能力目标	参考学时
31. 受体和转运蛋白缺陷病	家族性高胆固醇血症；囊性纤维化	举例说明受体蛋白和转运蛋白缺陷的常见遗传病（B）；根据蛋白质的普遍性和特异性的功能特点分析受体和转运蛋白缺陷病的发病机制和临床表现间的关系（D）	0.7
32. 结构蛋白缺陷疾病	杜氏肌营养不良症（流行病学、疾病表现、DMD 基因）	举例说明结构蛋白缺陷的常见遗传病（B）；根据蛋白质的普遍性和特异性的功能特点分析结构蛋白缺陷疾病的发病机制和临床表现间的关系（D）	0.3
33. 药效和药物代谢相关遗传缺陷或遗传变异	导致药效差异的两类基因（药物的作用靶标蛋白、参与代谢和排出药物的酶和转运蛋白）；华法林；葡糖 -6- 磷酸脱氢酶缺乏症	熟悉药物遗传学的原理和应用场景（A）；在理解药效学和药动学的基础上，设计药物遗传学的研究思路（F）	1
34. 遗传病的诊断流程	临床诊断（症状与体征、病史、系谱分析、辅助检查）；遗传学诊断（细胞遗传学诊断、生化遗传学诊断、分子遗传学诊断、变异基因型与疾病表型的相关性）	描述遗传病诊断的基本流程（A）；理解遗传病的遗传学诊断的重要性（B）；描述细胞、生化和分子遗传学诊断方法所适用诊断的遗传病类型（C）；根据遗传病的种类，设计适用的遗传学诊断方法和技术（F）	2
35. 产前诊断	非侵入性产前诊断（B 超检查、X 线检查、母血生化指标筛查、孕妇外周血胎儿游离 DNA 产前筛查）；侵入性产前诊断（羊膜穿刺、绒毛取样、脐带穿刺、胎儿镜检查）；胚胎植入前遗传学检测（PGT-A、PGT-SR、PGT-M）	概括侵入性产前诊断、非侵入性产前诊断和胚胎植入前遗传学诊断方法及技术（A）；举例说明遗传病的临床诊断、遗传学诊断和产前诊断的内在联系（C）	1
36. 遗传病治疗现状	遗传病治疗的现状；遗传病治疗的特殊性（长期疗效的评估、遗传异质性与低发病率、遗传病治疗的时机）	理解遗传病治疗定义及目标（B）；理解遗传病治疗的困境及特殊性（B）	0.5
37. 遗传病的治疗策略	调节机体代谢的治疗（禁止摄入、减少底物、替代疗法、转化疗法、酶抑制疗法、受体拮抗、清除疗法）；基于基因和蛋白功能调节的治疗（基于蛋白功能调节的治疗、基于基因表达调控的治疗、体细胞基因组修饰的治疗）；基因治疗（基因治疗基本条件、基因转移策略、靶细胞的选择、基因治疗载体）	理解遗传病治疗策略（B）；理解遗传病治疗策略方案，能具体运用到特定遗传病治疗中（C）；理解基因治疗的策略和前景（B）	1.5

续表

知识点	主要内容	能力目标	参考学时
38. 单基因病的基因治疗范例	免疫缺陷病、血友病B、β-地中海贫血、杜氏肌营养不良症、脊髓性肌萎缩、遗传性转甲状腺蛋白淀粉样变性	根据具体遗传病致病基因突变类型确定合理的基因转移和基因编辑技术，理解并应用各种治疗策略（D）	1
39. 遗传病的预防策略	遗传病的预防策略与出生缺陷的三级预防	概括常见遗传病/出生缺陷的预防策略（A）及方法（B）；举例说明我国的遗传病三级预防体系（B）；熟悉我国遗传病三级预防体系的作用，并可举例说明一些常见遗传病适用于哪一级预防体系进行干预（B）	0.8
40. 遗传咨询	遗传咨询的定义；遗传咨询师；遗传咨询的开展（场所、适应证）；遗传咨询的步骤和主要内容；遗传咨询在我国的现状；再发风险的计算（基于孟德尔定律的风险计算、基于当前条件概率的风险计算、基于经验及流行病学统计而推测风险）	理解遗传咨询的基本步骤（B）；掌握遗传病再发风险的计算方法（B）；根据现有数据，可以正确选择计算方法评估遗传病再发风险（C）；举例说明遗传咨询中的注意事项，能够流畅地模拟完整的遗传咨询过程（B）	0.6
41. 遗传服务的伦理原则	遗传咨询、遗传检查、遗传治疗的伦理原则及注意事项	理解遗传服务的伦理原则，能判断具体行为是否符合伦理原则（B）	0.6

医学病原与免疫基础

一、医学病原与免疫基础课程定位

医学病原与免疫基础是围绕感染及免疫重要人体机能，将医学微生物学、人体寄生虫学、医学免疫学，以及化学治疗药物进行深度融合，主要面向医学院校基础医学和临床医学二年级学生开设的基础医学核心整合课程。本课程在介绍医学微生物学、人体寄生虫学、医学免疫学和化学治疗药物等核心知识的基础上，注重培养学生的生命科学及临床思维能力，帮助学生从思维层面理解简单的生命病原与复杂人体间相互作用及适应的关系，从生命的本质理解医学的本质。同时，本课程也注重结合知识内容促进学生辩证观和系统观等大思维观的养成，并提升学生解决实际问题的能力和素质，为学生进一步学习后续相关课程以及今后的职业发展打下坚实的基础。

二、医学病原与免疫基础课程目标

- 知识目标

保障学生理解医学微生物学、人体寄生虫学、医学免疫学和化学治疗药物的基本知识。

- 能力目标

培养学生的生命科学及临床思维能力，促进学生辩证观、系统观，以及批判性思维和解决问题的能力。

培养学生客观认识及解决生命及医学中的科学问题的实际工作能力。

- 素质目标

本课程注重知识与其原创工作的联系，培养学生的科学精神和职业道德、社会责任感和人文关怀精神、终身学习和不断探索的精神。

三、医学病原与免疫基础课程设计

本课程共三篇，21 个模块，内容兼顾了知识的基础性与先进性、理论性及实用性，广度、深度和难度与培养目标定位相符。具体表现在：

1. 篇章一　为医学病原与免疫总论，包括模块 1 ～ 11。

这部分内容体现学科内及学科间知识内容的共性与特性、整合与交叉等内在逻辑，深度整合医学病原及人体免疫机能中的生物学共性和规律性内容，构成医学病原与免疫基础总论，为篇章二和篇章三内容奠定重要的基础。

2. 篇章二　介绍医学重要病原，包括细菌、病毒、真菌和寄生虫四部分，主要包含病原形态、结构、生理、遗传、变异、分类、命名、致病机制、流行病学等。其中还穿插临床教学案例，使学生能够将理论知识与临床实践相联系，加深理解。

3. 篇章三　介绍由免疫系统功能异常引起的疾病，包括超敏反应、自身免疫性疾病、肿瘤免疫等。

上述三部分相互联系、相互渗透的。篇章一是基础，篇章二和篇章三是应用。安排上有助于学生掌握最新的医学知识，为未来的医学研究和临床实践打下坚实的基础。

本课程包含 21 个知识模块，主要模块之间的关系如图 2-2 所示。

篇章一：医学病原与免疫总论

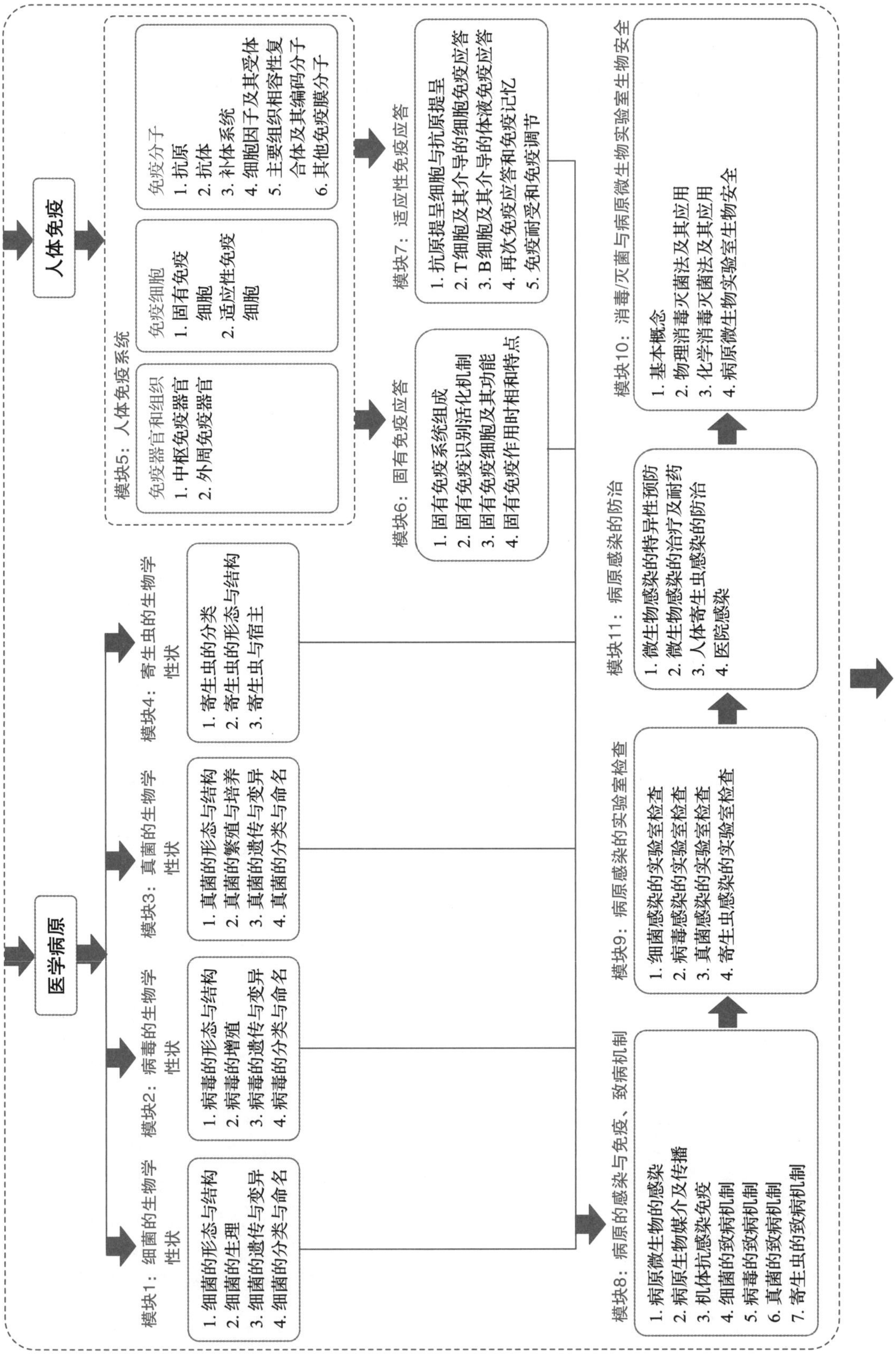

医学病原

模块1：细菌的生物学性状
1. 细菌的形态与结构
2. 细菌的生理
3. 细菌的遗传与变异
4. 细菌的分类与命名

模块2：病毒的生物学性状
1. 病毒的形态与结构
2. 病毒的增殖
3. 病毒的遗传与变异
4. 病毒的分类与命名

模块3：真菌的生物学性状
1. 真菌的形态与结构
2. 真菌的繁殖与培养
3. 真菌的遗传与变异
4. 真菌的分类与命名

模块4：寄生虫的生物学性状
1. 寄生虫的分类
2. 寄生虫的形态与结构
3. 寄生虫与宿主

人体免疫

模块5：人体免疫系统

免疫器官和组织
1. 中枢免疫器官
2. 外周免疫器官

免疫细胞
1. 固有免疫细胞
2. 适应性免疫细胞

免疫分子
1. 抗原
2. 抗体
3. 补体系统
4. 细胞因子及其受体
5. 主要组织相容性复合体及其编码分子
6. 其他免疫膜分子

模块6：固有免疫应答
1. 固有免疫系统组成
2. 固有免疫识别活化机制
3. 固有免疫细胞及其功能
4. 固有免疫作用时相和特点

模块7：适应性免疫应答
1. 抗原提呈细胞与抗原提呈
2. T细胞及其介导的细胞免疫应答
3. B细胞及其介导的体液免疫应答
4. 再次免疫应答和免疫记忆
5. 免疫耐受和免疫调节

模块8：病原的感染与免疫、致病机制
1. 病原微生物的感染
2. 病原生物媒介及传播
3. 机体抗感染免疫
4. 细菌的致病机制
5. 病毒的致病机制
6. 真菌的致病机制
7. 寄生虫的致病机制

模块9：病原感染的实验室检查
1. 细菌感染的实验室检查
2. 病毒感染的实验室检查
3. 真菌感染的实验室检查
4. 寄生虫感染的实验室检查

模块11：病原感染的防治
1. 微生物感染的特异性预防
2. 微生物感染的治疗及耐药
3. 人体寄生虫感染的防治
4. 医院感染

模块10：消毒/灭菌与病原微生物实验室生物安全
1. 基本概念
2. 物理消毒灭菌法及其应用
3. 化学消毒灭菌法及其应用
4. 病原微生物实验室生物安全

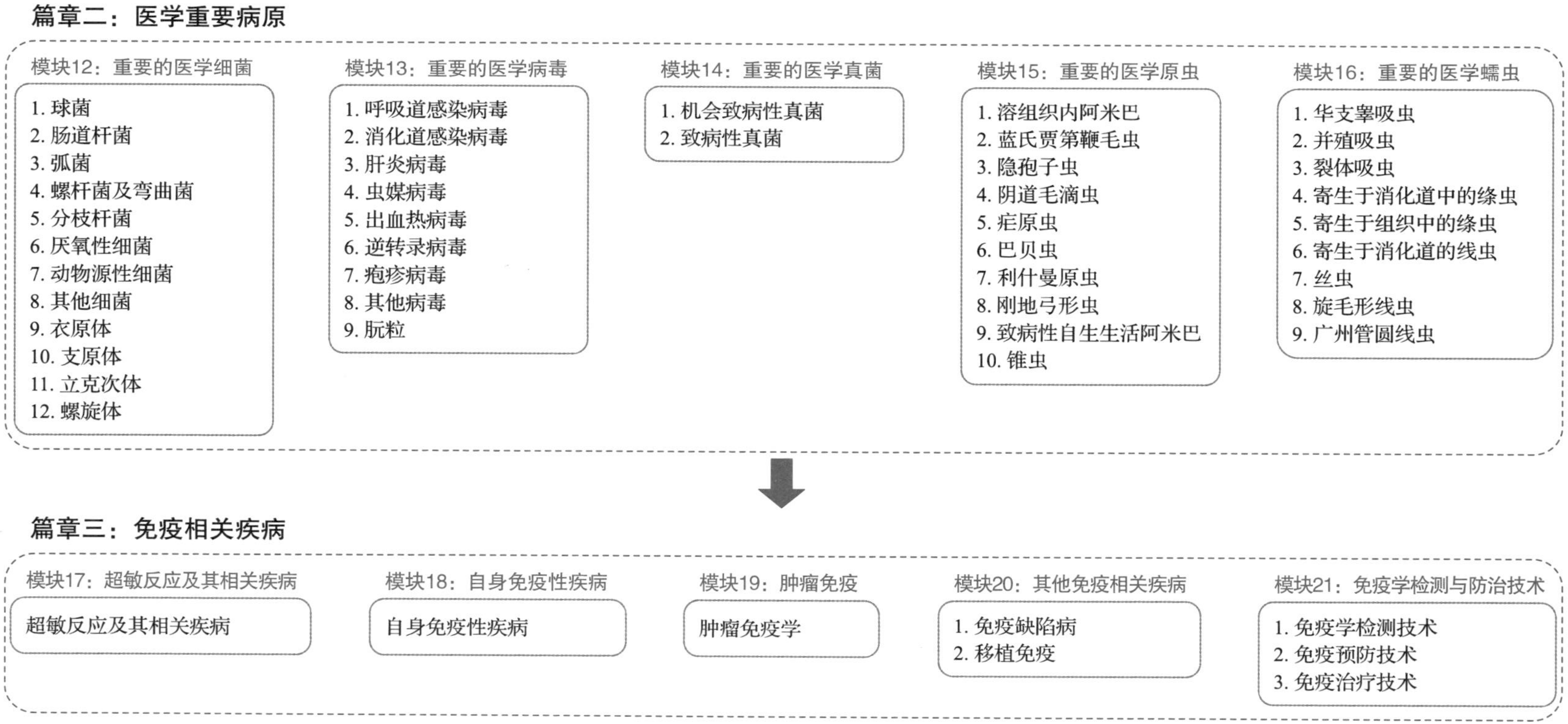

篇章二：医学重要病原

模块12：重要的医学细菌

1. 球菌
2. 肠道杆菌
3. 弧菌
4. 螺杆菌及弯曲菌
5. 分枝杆菌
6. 厌氧性细菌
7. 动物源性细菌
8. 其他细菌
9. 衣原体
10. 支原体
11. 立克次体
12. 螺旋体

模块13：重要的医学病毒

1. 呼吸道感染病毒
2. 消化道感染病毒
3. 肝炎病毒
4. 虫媒病毒
5. 出血热病毒
6. 逆转录病毒
7. 疱疹病毒
8. 其他病毒
9. 朊粒

模块14：重要的医学真菌

1. 机会致病性真菌
2. 致病性真菌

模块15：重要的医学原虫

1. 溶组织内阿米巴
2. 蓝氏贾第鞭毛虫
3. 隐孢子虫
4. 阴道毛滴虫
5. 疟原虫
6. 巴贝虫
7. 利什曼原虫
8. 刚地弓形虫
9. 致病性自生生活阿米巴
10. 锥虫

模块16：重要的医学蠕虫

1. 华支睾吸虫
2. 并殖吸虫
3. 裂体吸虫
4. 寄生于消化道中的绦虫
5. 寄生于组织中的绦虫
6. 寄生于消化道的线虫
7. 丝虫
8. 旋毛形线虫
9. 广州管圆线虫

篇章三：免疫相关疾病

模块17：超敏反应及其相关疾病

超敏反应及其相关疾病

模块18：自身免疫性疾病

自身免疫性疾病

模块19：肿瘤免疫

肿瘤免疫学

模块20：其他免疫相关疾病

1. 免疫缺陷病
2. 移植免疫

模块21：免疫学检测与防治技术

1. 免疫学检测技术
2. 免疫预防技术
3. 免疫治疗技术

图 2-2　医学病原与免疫基础课程模块

四、医学病原与免疫基础课程知识点

说明：根据“布鲁姆教育目标分类法”，在认知领域知识点的能力目标可分为 ABCDEF 六级，其中 A 表示记忆（知道），B 表示理解（领会），C 表示应用，D 表示分析，E 表示评价，F 表示创造。

篇章一：医学病原与免疫总论

模块 1：细菌的生物学性状

知识点	主要内容	能力目标	参考学时
1. 细菌的形态与结构	细菌的定义、大小与形态；细菌的基本结构（细胞壁、细胞膜、细胞质、核质）；细胞的特殊结构（荚膜、鞭毛、菌毛、芽孢）；细菌形态结构的检查方法（显微镜观察法、细菌染色方法）	举例说明细菌基本形态的种类（B）；区分革兰氏阳性和革兰氏阴性菌的细胞壁结构（D）；分析细菌 L 型的特点，并概述其发生的分子机制（D）；辨别细菌的特殊结构，并分析其功能（D）；根据革兰氏阴、阳性菌细胞壁结构差异，分析它们在医学实践中的应用（D）；分析细菌芽孢的形态与结构，解释其对外界环境抵抗力强大的原因（D）	2
2. 细菌的生理	细菌的理化性状（细菌的化学组成、细菌的物理性状）；细菌的营养（细菌的营养类型、细菌的营养物质、细菌摄取营养物质的机制）；细菌的新陈代谢（细菌的能量代谢、细菌的代谢产物）；细菌的分泌系统（Ⅰ～Ⅸ型分泌系统）；细菌的免疫系统（限制修饰系统、流产感染系统、毒素-抗毒素系统、CRISPR-Cas 系统）；细菌的生长繁殖（细菌生长繁殖的条件、细菌生长繁殖的方式）；细菌的人工培养（培养细菌的方法、培养基、细菌在培养基中的生长情况、人工培养细菌的用途）	描述细菌的理化性状、营养类型、营养物质的摄取机制，以及代谢产物和在医学上的意义（A）；分析细菌的分泌系统、免疫系统（D）；明确细菌生长繁殖的条件、方式和速度，以及生长曲线的概念、分期和各期的特点（B）；阐述培养基的定义、种类和应用，细菌在培养基中的生长现象，细菌人工培养的意义（A）；应用细菌生理的知识为研究细菌的致病性和免疫性、细菌的鉴别、细菌感染的诊断及防治奠定基础（C）	2

续表

知识点	主要内容	能力目标	参考学时
3. 细菌的遗传与变异	细菌遗传与变异的定义和研究意义；常见的细菌变异现象（形态与结构变异、菌落变异、毒力变异、耐药性变异）；细菌遗传与变异的物质（细菌染色体、质粒、噬菌体、可移动元件）；细菌变异的机制（细菌的基因突变、细菌的基因转移与重组）；细菌遗传与变异在医学上的应用（细菌学诊断、致癌物检测、抗生素正确使用、疫苗研发、细菌分类鉴定与流行病学调查、基因工程与基因编辑技术）	描述参与细菌遗传与变异的物质及其特点（A）；理解细菌遗传性变异的机制（B）；区分不同类型的细菌基因转移与重组的方式和特点（D）；将细菌遗传与变异的理论知识应用于生命科学研究和医学实践中（C）	1
4. 细菌的分类与命名	细菌的分类原则与层级（表型分类、分析分类、基因型分类）；细菌的命名法	描述细菌分类（A）；描述细菌命名的原则（A）；描述细菌命名的方法（A）；应用细菌分类和命名的基本知识理解细菌各种特性、防治方法等的异同（C）	1

模块 2：病毒的生物学性状

知识点	主要内容	能力目标	参考学时
1. 病毒的形态与结构	病毒形态分类、结构组成	列举不同类型的病毒形态（A）；理解病毒核酸的类型和形态对病毒复制和遗传信息传递的作用（B）；分析病毒表面特征与其感染机制之间的关系（D）	2
2. 病毒的增殖	病毒的复制周期、不同核酸类型病毒生物合成过程	知道病毒增殖的基本步骤（A）；解释病毒如何利用宿主细胞机制进行自身复制和组装（B）；使用病毒增殖的原理来设计实验，探究特定因素对病毒复制能力的影响（C）	1
3. 病毒的遗传与变异	病毒的变异现象、变异机制	理解病毒遗传变异对病毒特性的潜在影响（B）；使用遗传变异的原理来预测病毒的进化趋势，并制定相应的监测策略（C）	1
4. 病毒的分类与命名	病毒分类机构及其病毒分类系统、病毒的分类和命名原则	记忆病毒的基本分类体系（A）；解释病毒命名的规则和不同部分的含义（B）；应用病毒分类知识对未知病毒样本进行初步的分类（C）	1

模块 3：真菌的生物学性状

知识点	主要内容	能力目标	参考学时
1. 真菌的形态与结构	真菌（多细胞真菌、单细胞真菌）的营养体；真菌的孢子（无性孢子、有性孢子）；真菌的细胞结构（细胞壁、细胞膜、细胞核、细胞质、其他特殊结构）；真菌的菌落或菌丝体	记忆真菌的基本形态特征（A）；应用真菌形态与结构的知识来识别和区分不同类型的真菌（C）	0.25
2. 真菌的繁殖与培养	真菌的生活史；双相真菌的定义；不同真菌触发双相转化的环境因素；真菌的培养	知道真菌培养的常用培养基成分和培养条件（A）；使用真菌培养技术来分离和鉴定环境中的真菌种类（C）	0.25
3. 真菌的遗传与变异	真菌基因组学的重要性和应用；真菌的变异性；真菌固有耐药性产生的原因	知道真菌遗传变异的基本概念（A）；解释真菌遗传变异的分子机制和遗传规律（B）；应用真菌遗传变异的知识来分析真菌的耐药性发展或适应性进化（C）	0.25
4. 真菌的分类与命名	真菌分类和命名的概述；真菌种的概念（形态种、生物种、系统发育种）；真菌分类和鉴定（形态学鉴定、分子生物学鉴定及其他鉴定方法）；常见致病真菌的分类位置	知道真菌的双名法命名规则和命名中的属名、种名（A）；理解真菌分类的基本原则和依据（B）；使用分类知识对真菌进行正确的命名和描述（C）	0.25

模块 4：寄生虫的生物学性状

知识点	主要内容	能力目标	参考学时
1. 寄生虫的分类	寄生虫分类的意义；常见人体寄生虫分类	掌握寄生虫的分类（A）；能根据寄生虫的生物学特性对寄生虫进行分类（C）	0.2
2. 寄生虫的形态与结构	原虫（细胞膜、细胞质、细胞核）；蠕虫（吸虫、绦虫、线虫）；节肢动物	了解不同寄生虫的形态特点（A）；熟悉不同寄生虫的形态区分要点（D）	0.2
3. 寄生虫与宿主	寄生现象［互利共生、偏（片）利共生或共栖、寄生］；寄生关系的演化（形态结构方面、生理功能方面、繁殖能力方面、免疫学方面、侵入宿主及继续发育方面）；寄生虫的类型；宿主的类型；寄生虫生活史（直接型生活史、间接型生活史）；寄生虫的营养与代谢	掌握寄生虫、宿主及寄生虫的生活史等基本概念（A）；熟悉生物演化中的寄生现象、寄生虫的演化（B）；了解寄生虫的营养与代谢（A）；能分辨寄生虫生活史中宿主的类型（C）；掌握消除性免疫、非消除性免疫（A）	0.6

模块5：人体免疫系统

知识点	主要内容	能力目标	参考学时
1. 免疫器官和组织	中枢免疫组织和器官（骨髓、胸腺）；外周免疫器官和组织（淋巴结、脾、黏膜免疫系统）	记忆免疫器官和组织类型及其功能（A）；理解免疫系统结构与功能的关系（B）	1
2. 免疫细胞概述	免疫细胞基本概念；免疫细胞的谱系发育与各自功能特点（髓系样细胞、淋巴样细胞）	记忆免疫细胞的类别和起源（A）；理解不同免疫细胞在免疫应答中的角色（B）	1
3. 抗原	抗原的基本特性（免疫原性、免疫反应性）；抗原特异性（决定抗原特异性的分子结构基础、影响抗原特异性的因素、共同抗原与交叉反应）；影响抗原免疫原性的因素（抗原分子的理化性质、宿主因素、抗原进入机体的方式）；抗原的种类（根据诱生抗体时是否需要Th细胞参与分类、根据抗原与机体的亲缘关系分类、根据抗原提呈细胞内抗原来源分类、其他分类）；非特异性免疫刺激剂（超抗原、丝裂原、佐剂）	复述抗原的概念和基本特性（B）；理解抗原特异性与适应性免疫应答的联系（B）；比较T细胞表位和B细胞表位的异同点（B）；比较胸腺依赖性抗原和胸腺非依赖性抗原的异同点（B）；举例说明医学中常见的抗原及其相关疾病（B）；举例说明常用佐剂的作用机制和功能（B）；运用影响抗原免疫原性的因素原理，分析疫苗设计的基本原则（C）；运用交叉反应原理，解释临床疾病机制和特异性病原体感染检测方法的选择（C）；思考抗原特性和抗原加工提呈过程的联系（B）	2
4. 抗体	抗体的基本结构（重链和轻链、可变区及恒定区、抗体的其他成分、抗体的酶解片段、免疫球蛋白超家族）；抗体的免疫原性（同种型、同种异型、独特型）；抗体的功能（中和作用、调理作用、抗体依赖性细胞介导的细胞毒作用、介导Ⅰ型超敏反应、抗体介导的自然被动免疫效应）；各类抗体的特性与功能（IgM、IgG、IgA、IgD、IgE）；人工制备抗体（多克隆抗体、单克隆抗体、基因工程抗体）	复述抗体的结构（A）；理解抗体的免疫原性及其应用意义（B）；复述抗体的主要功能（A）；比较说明多克隆抗体和单克隆抗体的优缺点和临床应用（B）；运用各类抗体的主要特性和功能知识，分析抗体在不同免疫性疾病中的作用机制（C）；运用抗体结构的知识，设计干预相关临床疾病的相应制剂（C）	2

续表

知识点	主要内容	能力目标	参考学时
5. 补体系统	补体系统的概述（补体分子的来源、补体系统的成分及其分类、补体系统的命名、补体系统激活的通路）；补体系统激活的起始阶段（经典激活途径的起始阶段、经典激活途径的起始阶段、旁路激活途径的起始阶段）；补体系统激活的中间活化阶段（经典激活途径与 MBL 激活途径的中间活化阶段、旁路激活途径的中间活化阶段）；补体系统激活的膜攻击复合物形成阶段（膜攻击复合体形成的过程、膜攻击复合体形成中的调控）；补体系统的生物学功能（补体系统膜攻击复合体的生物学功能、补体系统其他活性片段的生物学功能、补体系统与其他血浆酶系统的相互作用）	理解补体系统的组成和活化机制（B）；应用补体知识解释免疫病理过程（C）	2
6. 主要组织相容性复合体及其编码分子	主要组织相容性复合体结构及其遗传特性（经典的 HLA Ⅰ及Ⅱ类基因、非经典 HLA Ⅰ类基因、免疫功能相关基因、MHC 的遗传特点）；HLA 分子（HLA 分子的结构、HLA 分子与抗原肽的相互作用、HLA 分子的功能）；HLA 与临床医学（HLA 与器官移植、HLA 分子的异常表达与临床疾病、HLA 与疾病的关联、HLA 与亲子鉴定和法医学）；抗原提呈细胞；抗原的加工和提呈（MHC Ⅰ类分子抗原提呈途径、MHC Ⅱ类分子抗原提呈途径、MHC 分子对抗原的交叉提呈途径、其他提呈途径）	概括 MHC 的基因分类及其结构特点（B）；说明 MHC 的遗传特点（B）；总结 MHC 的生物学功能（B）；概括不同类型抗原提呈的途径，比较 MHC Ⅰ/Ⅱ类抗原提呈途径的异同点（B）；根据主要组织相容性复合体中基因的分类，建立其与结构和功能的联系（B）；根据 MHC 的遗传特点理解 MHC 在法医及亲子鉴定中运用的理论基础（C）；根据 MHC 多态性特点理解 MHC 在人类种族繁衍存续中的意义（B）	2
7. 细胞因子及其受体	细胞因子概述；细胞因子种类（干扰素家族、肿瘤坏死因子超家族、生长因子、集落刺激因子、趋化因子、白细胞介素）；细胞因子受体（血细胞生成素受体家族、干扰素受体家族、肿瘤坏死因子受体家族、免疫球蛋白超家族受体、IL-17 受体家族、趋化因子受体家族）；常见细胞因子信号通路（JAK-STAT 信号通路、NF-κB 信号通路、TGF-β 信号通路）	理解细胞因子的分类和功能（B）；应用细胞因子知识于免疫调节和疾病治疗（C）	2

续表

知识点	主要内容	能力目标	参考学时
8. 其他免疫膜分子	人白细胞分化抗原（人白细胞分化抗原、分化群）；黏附分子（免疫球蛋白超家族、整合素家族、选择素家族、钙黏蛋白家族、黏附分子的主要功能、黏附分子及其单克隆抗体的应用）	掌握免疫膜分子的概念（B）；掌握白细胞分化抗原和黏附分子的概念和分类（B）；熟悉白细胞分化抗原和黏附分子的主要功能（B）；了解黏附分子及其单克隆抗体的应用（B）	1.5

模块 6：固有免疫应答

知识点	主要内容	能力目标	参考学时
固有免疫应答	固有免疫系统概述（组织屏障及其功能、固有免疫细胞、固有免疫分子及其功能）；固有免疫系统的识别活化机制（固有免疫的识别对象——分子模式、固有免疫的识别方式——模式识别、PRR 激活后产生的生物学效应）；固有免疫细胞及其功能（经典的固有免疫细胞、固有淋巴样细胞、固有淋巴细胞）；固有免疫应答的作用时相和特点（固有免疫应答作用时相、作用特点）	掌握固有免疫系统的基本细胞组成（B）；掌握固有免疫应答识别机制（B）；掌握固有免疫应答的应答基本模式（B）；掌握固有免疫应答的泛特异性识别在早期免疫应答中的优势（B）	2

模块 7：适应性免疫应答

知识点	主要内容	能力目标	参考学时
1. 抗原提呈细胞与抗原提呈	抗原提呈细胞（树突状细胞、单核巨噬细胞系统、B 淋巴细胞、非专职 APC、其他表达 MHC Ⅰ类分子的特殊 APC）；抗原加工和提呈（MHC Ⅰ类分子抗原提呈途径、MHC Ⅱ类分子抗原提呈途径、MHC 分子对抗原的交叉提呈途径、其他提呈途径）	概括三大类专职抗原提呈细胞的特性（B）；描述抗原提呈的 MHC Ⅰ类分子途径的基本过程（A）；描述抗原提呈的 MHC Ⅱ类分子途径的基本过程（A）；辨析抗原交叉提呈发生的情况与基本过程（D）；综合运用抗原提呈细胞对抗原的提呈解析病原体感染后 T 细胞识别抗原的基本过程（C）	2

续表

知识点	主要内容	能力目标	参考学时
2. T 细胞及其介导的细胞免疫应答	T 细胞在适应性免疫中的核心作用，其发育、激活、效应功能及免疫转归的详细过程，包括：T 细胞发育及分类；T 细胞表面分子；T 细胞的分类和功能；T 细胞介导的适应性免疫应答；T 细胞激活的信号转导途径（TCR 识别 pMHC 后，通过共受体和共刺激分子传递信号，激活细胞内信号途径，如 PLC-γ 和 MAP 激酶途径，导致转录因子活化和基因转录。T 细胞的免疫效应与转归（效应 T 细胞在发挥免疫效应后，大部分发生凋亡，少数成为记忆 T 细胞，为机体提供长期免疫保护）	记忆 T 细胞的发育阶段、表面分子及其功能，以及 T 细胞的分类和功能特征（A）；理解 T 细胞在适应性免疫应答中的角色（B）；应用对 T 细胞发育和功能的理解，分析和解释免疫应答过程中 T 细胞行为的案例，例如 HIV 感染对 T 细胞的影响（C）；分析 T 细胞激活过程中的信号转导途径，以及正向和负向调控信号如何共同影响 T 细胞的活化状态（D）；评价 T 细胞在抗感染适应性免疫应答中的作用，以及不同 T 细胞亚群如何协同工作以完成免疫防御（E）；创造性地设计实验或研究方案，探索 T 细胞在免疫应答中的新机制或潜在的治疗策略，例如针对 T 细胞的免疫调节方法（F）	2
3. B 细胞及其介导的体液免疫应答	B 淋巴细胞（B 细胞表面标志、B 细胞的分类、B 细胞的功能、B 细胞的分化发育）；体液免疫应答（B 细胞遭遇抗原、B 细胞通过 BCR 特异性识别 TD-Ag、B 细胞活化及所需要的信号、B 细胞的增殖和分化）；B 细胞对胸腺非依赖性抗原的免疫应答（TI-1 抗原诱导的 B 细胞应答、TI-2 抗原诱导的 B 细胞应答）；体液免疫应答的生物学效应和与疾病以及临床应用（体液免疫应答的生物学效应、体液免疫应答与疾病、体液免疫应答的特点与临床应用）的关系	概括 B 细胞的表面分子类型、B 细胞亚群分类及其功能（B）；说明 B 细胞的发育阶段及其中枢耐受的机制（B）；描述 TD 抗原诱导机体产生抗体的基本过程（A）；说明 TI 抗原诱导机体产生抗体的基本特性（B）；辨析 Th 细胞在抗体产生中的重要作用（D）；综合运用 B 细胞亚群分类及其功能的知识解决机体感染后抗体产生的过程及效应机制（C）；综合运用 B 细胞体液免疫应答解释疫苗刺激机体产生抗体的应用依据（C）	2
4. 再次免疫应答和免疫记忆	T 细胞介导的免疫记忆与再次应答特点（Tm 细胞的主要分类、Tm 介导的再次免疫应答）；B 细胞介导的免疫记忆与再次体液应答特点（初次和再次体液免疫应答抗体产生的一般规律、Bm 细胞的特征、Bm 的维持）	描述 Tm 细胞的主要分类及其介导的再次应答的特点（A）；判别初次体液免疫应答和再次体液免疫应答的异同（D）；描述 Bm 细胞的主要特征（A）；综合运用免疫记忆的原理解释个体儿童时期感染麻疹后终身保护的现象（C）；综合运用初次与再次体液免疫应答的一般规律解释同一疫苗多次接种的意义（C）	1.5

模块 8：病原的感染与免疫、致病机制

知识点	主要内容	能力目标	参考学时
1. 病原微生物的感染	感染源（外源性感染、内源性感染）；感染途径（病原体的感染途径、播散、传播方式）；感染类型（细菌的感染类型、病毒的感染类型）	了解病原菌感染的不同途径与方式（B）；了解病原菌的致病机制（B）；应用病原菌感染与免疫、致病机制方面的重要知识为感染性疾病的防控奠定重要基础（C）	0.5
2. 病原生物媒介及传播	病媒节肢动物（病媒节肢动物的分类、病媒节肢动物的发育与形态特征、病媒节肢动物的生态、病媒节肢动物重要的传病机制）；主要虫媒病（病毒性疾病、细菌性疾病、立克次体病、寄生虫学疾病）；病媒节肢动物的判定；病媒节肢动物的防治	掌握医学节肢动物的概念及医学节肢动物对人类的危害（A）；从形态上辨别不同种类的病媒节肢动物（C）；掌握病媒节肢动物的生活史和生态特点（A）；熟悉病媒节肢动物所传播的疾病及其传病机制（B）；从病媒节肢动物生态特点入手熟悉其防治要点（C）	2
3. 机体抗感染免疫	病原体的感染源、感染途径、感染类型	知道常见的感染源（A）；知道基本的感染途径（A）	0.25
4. 细菌的致病机制	正常菌群（正常菌群的组成、正常菌群的生理作用）；机会致病菌（宿主免疫防御功能下降、菌群失调、定位转移）；细菌致病的物质基础（侵袭力、细菌毒素、超抗原、体内诱生抗原、致病岛）；其他影响细菌致病的因素（免疫病理损伤、细菌的侵入数量、细菌侵入的门户、环境因素）	知道细菌致病的物质基础（A）；领会细菌毒素和酶对宿主细胞的损伤机制（B）	0.5
5. 病毒的致病机制	病毒感染直接对宿主细胞的作用（溶细胞型感染、稳定状态感染、病毒基因组整合、细胞的增殖与转化、包涵体的形成）；病毒感染与宿主免疫系统相互作用后的致病作用（体液免疫病理作用、细胞免疫病理作用、自身免疫病理损伤、炎性细胞因子导致的病理损伤）；病毒对免疫系统的致病作用（病毒感染引起免疫抑制、病毒杀伤免疫细胞、病毒感染引起的自身免疫病）；病毒的逃逸免疫应答	领会病毒如何通过干扰宿主细胞的正常功能来引起疾病（B）；应用对病毒致病机制的理解来解释特定病毒感染的临床表现（C）	0.5

续表

知识点	主要内容	能力目标	参考学时
6. 真菌的致病机制	真菌的致病机制（组成真菌侵袭力的物质基础、组成真菌毒力的物质基础）；真菌感染的类型（真菌感染性疾病、真菌超敏反应性疾病、真菌毒素性疾病）	知道真菌作为病原体时的常见感染类型（A）；理解真菌如何通过分泌酶和毒素来损伤宿主组织（B）	0.5
7. 寄生虫的致病机制	寄生虫对宿主的作用（掠夺营养、机械性损害、毒素作用、免疫致病）；宿主对寄生虫的作用（宿主的遗传特性、宿主的营养状况及饮食习惯、免疫应答）；寄生虫与宿主相互作用的结果（清除寄生虫、带虫状态、寄生虫病）	掌握感染阶段（期）、带虫者、慢性感染与隐性感染等基本概念（A）；了解世界范围内重要的寄生虫病的名称及对人类健康的危害（B）；熟悉多寄生现象、幼虫移行症、异位寄生（A）；了解寄生虫病对社会经济发展的影响（E）	0.3

模块 9：病原感染的实验室检查

知识点	主要内容	能力目标	参考学时
1. 细菌感染的实验室检查	临床微生物学标本的采集、运送原则；细菌形态学检查；细菌的分离培养与鉴定；细菌感染的免疫学诊断；细菌感染的分子诊断	描述细菌感染的实验室检查方法（A）；描述细菌的形态学检查（A）；描述细菌的分离培养与鉴定、免疫学和分子诊断等技术（A）	0.5
2. 病毒感染的实验室检查	病毒形态学检查；病毒的分离培养与鉴定（病毒的分离培养、病毒的鉴定、病毒感染性测定及病毒数量测定）；病毒成分检测；病毒抗体检测	阐述病毒感染的实验室检查方法（A）；了解目前病原感染的实验室检查技术主要包括病原体的形态学检查、分离培养与鉴定、免疫学和分子诊断等技术，主要向自动化、标准化、高通量和高灵敏度等方向发展（B）	0.25
3. 真菌感染的实验室检查	真菌形态学检查；真菌的分离培养与鉴定；真菌成分或抗体的检测（检测真菌抗原和代谢产物或抗体、真菌核酸检测、真菌毒素检测）	明确目前真菌感染的实验室检查方法主要有真菌形态学检查、真菌的分离培养与鉴定、真菌成分或抗体的检测等（B）	0.25
4. 寄生虫感染的实验室检查	寄生虫样本的采集；寄生虫感染的病原学检查方法；寄生虫感染的免疫学检查方法；寄生虫感染的其他检查方法	掌握寄生虫感染检查所需样本类型（A）；熟悉采样的要点（C）；掌握寄生虫感染的检查方法（A）；能选择正确的方法检查寄生虫感染（C）	0.3

模块 10：消毒、灭菌与病原微生物实验室生物安全

知识点	主要内容	能力目标	参考学时
1. 基本概念	消毒、灭菌、防腐、抑菌、无菌和无菌操作的基本概念	描述消毒、灭菌与实验室生物安全相关的基本概念（A）	0.25
2. 物理消毒、灭菌法及其应用	热力灭菌法（热力灭菌法、湿热灭菌法）；辐射杀菌法（紫外线、电离辐射、微波）；滤过除菌法	解释物理消毒、灭菌方法的基本原理（B）；区分物理消毒、灭菌方法的应用范围（D）；能根据对象的不同选择正确的消毒灭菌方法（C）	0.25
3. 化学消毒、灭菌法及其应用	化学消毒剂杀灭微生物的机制（使菌体蛋白质变性或凝固、干扰细菌的酶系统和代谢、损伤细菌细胞壁或改变细胞膜的通透性）；影响化学消毒剂杀灭微生物效果的因素（消毒剂的性质、浓度与作用时间、温度与酸碱度、微生物的种类和数量、有机物）	解释化学消毒、灭菌方法的基本原理（B）；区分化学消毒、灭菌方法的应用范围（D）；能根据对象的不同选择正确的消毒灭菌方法（C）	0.25
4. 病原微生物实验室生物安全	病原微生物危害程度分类；生物安全实验室分级	说明病原微生物危害分类和生物安全实验室分级（B）；能根据病原微生物种类及实验操作内容选择适当的生物安全实验室（C）	0.25

模块 11：病原感染的防治

知识点	主要内容	能力目标	参考学时
1. 微生物感染的特异性预防	特异性免疫的基本概念；细菌与病毒感染的特异性预防（人工主动免疫、人工被动免疫）；计划免疫（概念与程序、使用生物制剂的注意事项）	区分人工主动免疫和人工被动免疫及其各自的特点（D）；说明新型疫苗的种类与基本原理（B）；介绍疫苗的基本要求和我国计划免疫情况（B）；应用微生物感染的特异性预防知识于传染病的防治工作中（C）	0.5

续表

知识点	主要内容	能力目标	参考学时
2. 微生物感染的治疗及耐药	细菌感染的治疗及耐药（抗菌药物的基本概念、抗菌药物的作用机制、细菌的耐药性、抗菌药物合理应用原则、人工合成抗菌药、β- 内酰胺类抗生素、多肽类抗生素、氨基糖苷类抗生素、大环内酯类抗生素、林可霉素类抗生素、四环素类抗生素、氯霉素类抗生素、抗结核药）；病毒感染的治疗（广谱抗病毒药、抗 HIV 药、抗疱疹病毒药、抗流感病毒药、抗肝炎病毒药）；真菌感染的治疗（抗生素类抗真菌药、吡咯类抗真菌药、丙烯胺类抗真菌药、棘白菌素类抗真菌药、嘧啶类抗真菌药）	总结不同种类抗菌药物的作用机制（B）；阐述不同种类药物的抗菌谱与抗菌作用特点（A）；列举半合成青霉素的分类、代表药物与抗菌谱（B）；分析氨基糖苷类、氯霉素类药物的不良反应（D）；了解抗 HIV 药物的作用机制（B）；举例说明抗菌药物临床应用原则（B）；举例说明抗病毒药物的特点及临床应用原则（B）	0.5
3. 人体寄生虫感染的防治	寄生虫病流行的基本环节；影响寄生虫病流行的因素；寄生虫病的防治原则	掌握寄生虫病流行的基本环节、寄生虫病的传播途径及寄生虫进入人体的方式（即感染途径）（A）；熟悉影响寄生虫病流行的自然、生物和社会因素，寄生虫病流行的地方性、季节性和自然疫源性特点（B）；掌握寄生虫病的防治原则（A）	0.4
4. 医院感染	医院感染的判定原则；医院感染的分类（按病原体来源分类、按病原体种类分类）；医院感染的特征（病原体特征、流行病学特征、临床特征、医院感染与传染病的区别）；医院感染的预防与控制	掌握医院感染的定义及其诊断标准（B）；了解医院感染的感染来源及途径（B）；应用医院感染重要知识为预防和控制医院感染奠定重要的基础（C）	0.25

篇章二：医学重要病原

模块 12：重要的医学细菌

知识点	主要内容	能力目标	参考学时
1. 球菌	葡萄球菌属（金黄色葡萄球菌、凝固酶阴性葡萄球菌）；链球菌属（A 群链球菌、肺炎链球菌、其他医学相关链球菌）；肠球菌属（生物学性状、致病性、微生物学检查法、防治原则）；奈瑟菌属（脑膜炎奈瑟菌、淋病奈瑟菌）	描述金黄色葡萄球菌、A 群链球菌、肺炎链球菌、淋病奈瑟菌和脑膜炎奈瑟菌的生物学性状（A）；分析金黄色葡萄球菌、A 群链球菌、肺炎链球菌的主要致病物质（D）；分析并概括金黄色葡萄球菌、A 群链球菌、肺炎链球菌、淋病奈瑟菌和脑膜炎奈瑟菌所致的疾病（D）；理解球菌的微生物学检查法与防治原则（B）；举例说明凝固酶阴性葡萄球菌致病特点和肠球菌耐药性特点（B）；根据球菌的致病特点，区分不同化脓性球菌的感染病例（D）	1
2. 肠道杆菌	常见的引起人类感染的肠杆菌科细菌；肠杆菌科细菌的共同生物学性状（形态结构、培养特性、生化反应、抗原结构、抵抗力、变异）；埃希菌属（生物学性状、致病性、微生物学检查法）；志贺菌属（生物学性状、致病性与免疫性、微生物学检查法、防治原则）；沙门菌属（生物学性状、致病性与免疫性、微生物学检查方法、防治原则）；其他菌属（克雷伯菌属、变形杆菌属）	描述不同种属肠道杆菌具有的生物学特性及所致疾病（A）；区分不同种属肠道杆菌感染的病原学诊断及其防治原则（D）；综合运用生化反应等方法进行肠道杆菌的鉴定和鉴别诊断（C）；结合肠道杆菌的毒力因子，理解其致病机制及所致疾病特征（B）	2
3. 弧菌	霍乱弧菌（生物学性状、致病性与免疫性、微生物学检查法、防治原则）；副溶血性弧菌（生物学性状、致病性、微生物学检查法、防治原则）	阐述霍乱弧菌和副溶血性弧菌的生物学性状与致病性（A）；归纳霍乱毒素的作用机制（B）；描述霍乱弧菌和副溶血性弧菌的微生物学检查法及防治原则（A）；能够应用霍乱弧菌致病性的相关知识解析霍乱的临床特征（C）；具备分析副溶血性弧菌引发食源性疾病特征的能力（D）	0.25

续表

知识点	主要内容	能力目标	参考学时
4. 螺杆菌及弯曲菌	幽门螺杆菌（生物学性状、致病性与免疫性、微生物学检查法、防治原则）；弯曲菌属（生物学性状、致病性与免疫性、微生物学检查法、防治原则）	阐述幽门螺杆菌和弯曲菌属的主要生物学性状及致病性（A）；描述幽门螺杆菌和弯曲菌属的微生物学检查法及防治原则（A）；解析幽门螺杆菌在上消化道疾病发生中的作用（B）；具备微需氧培养技术、开展幽门螺杆菌和弯曲菌属细菌感染后的检查能力（C）	0.25
5. 分枝杆菌	分枝杆菌的概述；分枝杆菌属常见病原菌及其分类；结核分枝杆菌（生物学性状、致病性、免疫性与超敏反应、微生物学检查法、防治原则）；麻风分枝杆菌；非结核分枝杆菌	记忆结核分枝杆菌的基本特征（A）；领会结核分枝杆菌对抗生素和宿主免疫反应的抵抗性（B）；分析结核分枝杆菌的耐药性发展及其对公共卫生的影响（D）	1
6. 厌氧性细菌	梭菌属（破伤风梭菌、产气荚膜梭菌、肉毒梭菌）；拟梭菌属（生物学性状、致病性、微生物学检查法、防治原则）；无芽孢厌氧菌（常见的无芽孢厌氧菌、致病性、微生物学检查法、防治原则）	描述不同类型厌氧菌具有的生物学特性、致病条件及所致疾病（A）；阐释不同类型厌氧性细菌的致病机制（A）；评估艰难拟梭菌感染的影响因素（E）；结合厌氧菌特征设计厌氧菌感染的防控策略（F）	1
7. 动物源性细菌	重要的动物源性细菌；布鲁菌属（生物学性状、致病性与免疫性、微生物学检查法）；耶尔森菌属（鼠疫耶尔森菌、小肠结肠炎耶尔森菌、假结核耶尔森菌）；芽孢杆菌属（炭疽芽孢杆菌、蜡样芽孢杆菌）	阐述布鲁菌属、耶尔森菌属和芽孢杆菌属的主要生物学性状和致病性（A）；描述布鲁菌属、耶尔森菌属和芽孢杆菌属的微生物学检查法和防治原则（A）；归纳动物源性细菌的传播方式及流行环节，并提出防控策略（C）；解析布鲁菌病、炭疽、鼠疫的发病特点（D）	1
8. 其他细菌	军团菌属（生物学性状、致病性与免疫性、微生物学检查法与防治原则）；假单胞菌属（生物学性状、致病性与免疫性、微生物学检查与防治原则）；鲍特菌属（生物学性状、致病性与免疫性、微生物学检查法与防治原则）；嗜血杆菌属（生物学性状、致病性与免疫性、微生物学检查法与防治原则）；棒状杆菌属（生物学性状、致病性与免疫性、微生物学检查法与防治原则）；其他菌属（不动杆菌属、窄食单胞菌属、莫拉菌属、气单胞菌属、李斯特菌属）	描述嗜肺军团菌、铜绿假单胞菌等革兰氏阴性杆菌与医院感染的关系（A）；列举流感嗜血杆菌、百日咳鲍特菌和白喉棒状杆菌所致疾病（B）；评估百日咳鲍特菌、白喉棒状杆菌的人工免疫策略（E）	0.4

续表

知识点	主要内容	能力目标	参考学时
9. 衣原体	衣原体的概述；对人致病的四种衣原体的主要特性；沙眼衣原体（生物学性状、致病性与免疫性、微生物学检查法、防治原则）；肺炎衣原体（生物学性状、致病性与免疫性、微生物学检查法、防治原则）；鹦鹉热衣原体（生物学性状、致病性与免疫性、微生物学检查法、防治原则）	描述衣原体的共同特征（A）；概括不同的衣原体的生物学特性和致病性（B）；区分不同的衣原体感染的病原学诊断及其防治原则（D）；应用衣原体的知识为相关基础研究和疾病防控奠定基础（C）	0.4
10. 支原体	支原体属（生物学性状、致病性与免疫性、微生物学检查法、防治原则）；脲原体属（生物学性状、致病性和免疫性、微生物学检查法、防治原则）	描述不同的支原体的生物学特性及其致病机制（A）；区分不同的支原体感染的病原学诊断及其防治原则（D）；应用支原体的知识为相关基础研究和疾病防控奠定基础（C）	0.4
11. 立克次体	立克次体属（生物学性状、致病性与免疫性、微生物学检查法、防治原则）；东方体属（生物学性状、致病性与免疫性、微生物学检查法、防治原则）；无形体属与埃里希体属（嗜吞噬细胞无形体、查非埃里希体）	描述立克次体的概念和生物学特征（A）；列举立克次体的传播媒介和动物传染源（B）；描述立克次体所致疾病（A）；描述立克次体的发现史和最新分类（A）	0.4
12. 螺旋体	钩端螺旋体属（生物学性状、流行环节、致病性和免疫性、微生物学检查法、防治原则）；密螺旋体属（苍白密螺旋体苍白亚种、其他密螺旋体）；疏螺旋体属（伯氏疏螺旋体、回归热螺旋体、奋森疏螺旋体）	描述不同类型螺旋体具有的生物学特性、致病条件及所致疾病（A）；阐释不同类型螺旋体的传播特征（A）；描述不同类型螺旋体的防治原则（A）；设计不同类型螺旋体的综合防治策略（C）	0.4

模块 13：重要的医学病毒

知识点	主要内容	能力目标	参考学时
1. 呼吸道感染病毒	常见的呼吸道病毒及其所致的主要疾病；正黏病毒（生物学性状、致病性与免疫性、微生物学检查法、防治原则）；冠状病毒（生物学性状、病原学诊断、防治原则）；副黏病毒（麻疹病毒、腮腺炎病毒、副流感病毒、亨德拉病毒和尼帕病毒）；肺病毒（呼吸道合胞病毒、人偏肺病毒）；其他呼吸道病毒（腺病毒、风疹病毒、鼻病毒和肠道病毒 D68、呼肠孤病毒）	描述不同的呼吸道病毒具有的生物学特性及所致的呼吸道传染病（A）；区分不同的呼吸道病毒感染的病原学诊断及其防治原则（D）；应用呼吸道感染病毒重要知识为相关基础研究和疾病防控奠定重要基础（C）	2

续表

知识点	主要内容	能力目标	参考学时
2. 消化道感染病毒	脊髓灰质炎病毒、柯萨奇病毒、埃可病毒和肠道病毒 A71、轮状病毒、诺如病毒、星状病毒和肠道腺病毒的生物学性状、传播途径和所致疾病	举例说明肠道病毒的共同生物学特性和致病特性（A）；描述当前脊髓灰质炎的疫情特点以及我国预防脊髓灰质炎的免疫策略（B）；列举柯萨奇病毒、埃可病毒和肠道病毒 A71 等引起的主要疾病（A）；理解轮状病毒、诺如病毒、星状病毒和肠道腺病毒的生物学特点，区分这些病毒引起的急性胃肠炎临床表现及预防策略的差异（B）	2
3. 肝炎病毒	各型病毒性肝炎的比较；甲型肝炎病毒（生物学性状、致病性与免疫性、微生物学检查法、防治原则）；乙型肝炎病毒（生物学性状、致病性与免疫性、微生物学检查法、防治原则）；丙型肝炎病毒（生物学性状、致病性和免疫性、微生物学检查法、防治原则）；丁型肝炎病毒（生物学性状、致病性和免疫性、微生物学检查法、防治原则）；戊型肝炎病毒（生物学性状、致病性与免疫性、微生物学检查法、防治原则）	描述甲、乙、丙、丁和戊型五种人类肝炎病毒的生物学特性和致病特点（A）；区分不同肝炎病毒的传播途径及防治原则（D）；结合乙肝病毒感染慢性化表现，理解病毒持续感染及致病的免疫学特征及潜在机制（B）；综合运用肝炎病毒相关知识，分析肝炎病原体如何鉴定、各型肝炎如何鉴别诊断（C）	2
4. 虫媒病毒	虫媒病毒的特点；登革病毒（生物学性状、致病性与免疫性、微生物学检查法、防治原则）；流行性乙型脑炎病毒（生物学性状、致病性与免疫性、微生物学检查法、防治原则）；寨卡病毒（生物学性状、致病性与免疫性、微生物学检查法、防治原则）；森林脑炎病毒（生物学性状、致病性与免疫性、微生物学检查法、防治原则）	描述不同虫媒病毒的生物学特性及所致疾病（A）；区分不同虫媒病毒感染的病原学诊断及其防治原则（D）；应用虫媒病毒感染的重要知识为相关基础研究和疾病防控奠定基础（C）	1
5. 出血热病毒	常见人类出血热病毒及其所致疾病；汉坦病毒及汉坦病毒肺综合征的定义；汉坦病毒的主要型别及其所致疾病；汉坦病毒（生物学性状、致病性与免疫性、微生物学检查法、防治原则）；克里米亚 - 刚果出血热病毒（生物学性状、致病性与免疫性、微生物学检查法、防治原则）；埃博拉病毒（生物学性状、致病性与免疫性、微生物学检查法、防治原则）	描述汉坦病毒、克里米亚 - 刚果出血热病毒和埃博拉病毒的生物学性状、致病性（A）；区分不同的出血热病毒感染的病原学诊断及其防治原则（D）；应用出血热病毒基本知识为相关病原体的基础研究和疾病防控奠定基础（C）	1

续表

知识点	主要内容	能力目标	参考学时
6. 逆转录病毒	逆转录病毒的定义和分类；人类免疫缺陷病毒（生物学形状、致病性与免疫性、微生物学检查法、防治原则）；人类嗜T细胞病毒（生物学形状、致病性与免疫性、微生物学检查法、防治原则）	总结HIV的基因组结构、编码的结构蛋白和非结构蛋白种类（B）；理解HIV的复制过程和致病机制（B）；总结逆转录病毒的主要特性和分类（B）；通过认识HIV的致病机制，理解HIV感染的临床特征和AIDS的传播途径与防治原则（B）	1
7. 疱疹病毒	人疱疹病毒的主要生物学特征及所致疾病；疱疹病毒具有相似的生物学特征（形态结构、培养特性、病毒复制、感染类型）；单纯疱疹病毒（生物学性状、致病性、免疫性、微生物学检查法、防治原则）；水痘-带状疱疹病毒（生物学性状、致病性、免疫性、微生物学检查法、防治原则）；人巨细胞病毒（生物学性状、致病性、免疫性、微生物学检查法、防治原则）；EB病毒（生物学性状、致病性、免疫性、微生物学检查法、防治原则）	总结疱疹病毒的共同生物学性状与感染特点（B）；区别不同人疱疹病毒的致病作用（D）；解释致瘤性疱疹病毒在肿瘤发生中的作用与机制（B）；分别从病原体与宿主角度理解疱疹病毒潜伏感染的生物学意义（B）；联系疱疹病毒的感染特点，分析抗疱疹病毒药物的作用机制（D）	1
8. 其他病毒	狂犬病毒（生物学性状、致病性与免疫性、微生物学检查法、防治原则）；人乳头瘤病毒（生物学性状、致病性、免疫性、微生物学检查法、防治原则）；痘病毒（生物学性状、致病性）；细小病毒（分类、生物学性状、病毒复制、临床表现、微生物学检查法和防治原则）	总结狂犬病毒的生物学性状（B）；概括狂犬病的发病机制和临床表现（B）；描述狂犬病暴露后预防的方法（A）；解释人乳头瘤病毒在肿瘤发生中的作用与机制（B）；总结猴痘病毒的致病特点（B）；简述人类细小病毒B19的生物学性状和所致疾病（A）；联系人乳头瘤病毒疫苗的研发历程，总结与病毒相关的人类肿瘤的致病特点与防治前景（B）；结合狂犬病毒和细小病毒的生物学特性，对狂犬病和细小病毒感染进行防控（C）	0.75
9. 朊粒	朊粒的生物学性状；朊粒的致病性和免疫性（主要的人类朊粒病、主要的动物朊粒病）；朊粒的微生物学检查法；朊粒感染的防治原则	解释朊粒的概念和生物学性状（B）；列举主要的人类和动物朊粒病，描述其临床表现，并概括朊粒病的共同特点（B）；总结朊粒病的微生物学检查法及防治原则（B）；综合运用本部分的基础知识分析异常折叠蛋白形成的规律（C）；结合朊粒的生物学性状和致病特点，对朊粒病进行防控（C）	0.25

模块 14：重要的医学真菌

知识点	主要内容	能力目标	参考学时
1. 机会致病性真菌	假丝酵母属—念珠菌属（生物学性状、致病性与免疫性、微生物学检查法、防治原则）；隐球菌属（生物学性状、致病性与免疫性、微生物学检查法）；曲霉属（生物学性状、致病性与免疫性、微生物学检查法、防治原则）；毛霉属；肺孢子菌属	比较念珠菌、隐球菌、曲霉菌、毛霉菌、肺孢子菌的生物学性状（分类，菌丝、酵母及孢子形态，培养特性）和临床特点（感染部位，引起炎症反应与否，致病性，是否发生双相转化，易感性）（B）	0.5
2. 致病性真菌	浅表和皮肤真菌感染（皮肤癣菌、角层癣菌）；皮下组织真菌感染（孢子丝菌属、着色真菌、足菌肿）；系统性真菌感染（致病性真菌、机会致病性真菌）	比较浅表和皮肤真菌感染、皮下组织真菌感染和系统性真菌感染的生物学性状和临床特点（B）；理解双相转化对真菌适应环境的意义，归纳其在真菌致病性中的重要作用（C）；概括并比较各类真菌感染的控制和预防措施（B）；理解宿主免疫状态对真菌感染的影响，归纳在免疫正常和免疫缺陷宿主中真菌感染的过程和转归（B）；将真菌学基础知识认知与临床疾病特征和发病机制之间建立联系，加深对真菌感染有关的临床疾病诊断与防治策略的认识（C）	0.5

模块 15：重要的医学原虫

知识点	主要内容	能力目标	参考学时
1. 溶组织内阿米巴	溶组织内阿米巴的形态；溶组织内阿米巴的生活史；溶组织内阿米巴的致病（致病机制、病理与临床表现）；溶组织内阿米巴的病理表现和临床表现；溶组织内阿米巴的流行特征；溶组织内阿米巴的防治（诊断、治疗）；常见的非致病性阿米巴	了解溶组织内阿米巴形态特点（B）；理解溶组织内阿米巴的生活史特点与致病的关系（B）；理解其他肠道寄生原虫生活史特点与临床症状的关系（B）；根据肠道主要原虫的生活史特点，解释致病机制差异的原因，提出治疗的方案（B）；结合其他肠道寄生原虫致病特点，说明为什么考虑其为机会致病性原虫（B）	2

续表

知识点	主要内容	能力目标	参考学时
2. 蓝氏贾第鞭毛虫	蓝氏贾第鞭毛虫的形态；蓝氏贾第鞭毛虫的生活史；蓝氏贾第鞭毛虫的致病（致病因素、致病机制、病理组织学改变、临床表现）；蓝氏贾第鞭毛虫的防治（诊断、治疗和预防）	了解蓝氏贾第鞭毛虫的形态特点（A）；理解蓝氏贾第鞭毛虫的生活史特点与致病的关系（B）；针对蓝氏贾第鞭毛虫感染，能选择正确的诊断方法和治疗方法（C）	1
3. 隐孢子虫	隐孢子虫的形态；隐孢子虫的生活史；隐孢子虫的致病；隐孢子虫的防治（诊断、治疗和预防）	了解隐孢子虫的形态特点（A）；理解隐孢子虫的生活史特点与致病的关系（B）；针对隐孢子虫感染，能选择正确的诊断方法和治疗方法（C）	0.5
4. 阴道毛滴虫	阴道毛滴虫的形态；阴道毛滴虫的生活史；阴道毛滴虫的致病（致病机制、临床表现）；阴道毛滴虫的防治（诊断、治疗和预防）	了解阴道毛滴虫的形态特点（A）；理解阴道毛滴虫的生活史特点与致病的关系（B）；针对阴道毛滴虫感染，能选择正确的诊断方法和治疗方法（C）	0.5
5. 疟原虫	疟原虫的形态（环状体、滋养体、裂殖体、配子体）；疟原虫的生活史（在人体内发育、疟原虫在按蚊体内发育）；疟原虫的致病和临床表现（潜伏期、疟疾发作、疟疾的再燃和复发、并发症）；疟原虫的实验诊断（病原学诊断、免疫学诊断）；疟原虫的流行（流行概况、流行环节、影响流行的因素）；疟原虫的防治（控制传染源、切断传播途径、保护易感人群）	描述间日疟原虫和恶性疟原虫的红内期各期在形态上的异同点（A）；描述疟原虫生活史要点（A）；解释疟疾的病原学诊断和鉴别诊断（B）；解释疟原虫的致病机制和临床表现，以及流行和防治原则（B）；运用疟原虫的形态和生活史特点，对疟疾做出正确的诊断、治疗和预防（C）；综合运用疟原虫的寄生特点，分析其与宿主的相互作用，为疟疾的防控提供新思路（C）	4
6. 巴贝虫	巴贝虫的形态；巴贝虫的生活史（在蜱体内发育、在人及其他脊椎动物体内发育）；巴贝虫的致病特点；巴贝虫的防治（诊断、治疗和预防）	了解巴贝虫的形态特点（A）；理解巴贝虫的生活史特点与致病的关系（B）；针对巴贝虫感染，能选择正确的诊断方法和治疗方法（C）；了解巴贝虫传播媒介及巴贝虫感染的途径（B）	0.5
7. 利什曼原虫	杜氏利什曼原虫（形态、生活史、致病、流行、防治）；其他利什曼原虫（热带利什曼原虫、巴西利什曼原虫）	描述杜氏利什曼原虫生活史要点，正确区分无鞭毛体和前鞭毛体（A）；解释杜氏利什曼原虫的致病机制和临床表现，概括其流行情况、诊断方法和防治原则（B）；结合利什曼原虫的生物学特性和致病特点，对该类寄生虫病进行防控（C）	1.5

续表

知识点	主要内容	能力目标	参考学时
8. 刚地弓形虫	刚地弓形虫的形态（滋养体、包囊、裂殖体、配子体、卵囊）；刚地弓形虫的生活史（终宿主体内的发育、中间宿主体内的发育）；刚地弓形虫的致病和临床表现（致病机制、临床表现）；刚地弓形虫的实验诊断（病原学检查、血清学检查、分子诊断）；刚地弓形虫的流行（流行概况、流行环节）；刚地弓形虫的防治	描述刚地弓形虫的生活史要点，总结其感染途径（A）；解释刚地弓形虫的临床表现及机会致病特点，概括其流行因素、诊断方法和防治原则（B）；运用刚地弓形虫的形态和生活史特点，对弓形虫病作出正确的诊断、治疗和预防（C）；综合运用刚地弓形虫的寄生特点及其与宿主的相互作用，为弓形虫病的防控提供新思路（C）	0.5
9. 致病性自生生活阿米巴	致病性自生生活阿米巴的形态；致病性自生生活阿米巴的生活史；致病性自生生活阿米巴的致病（致病特点、临床症状）；阿米巴病的防治（实验室诊断、治疗）	了解致病性自生生活阿米巴的形态特点（B）；理解致病性自生生活阿米巴的生活史特点及其与致病的关系（B）；根据致病性自生生活阿米巴的生活史特点，解释感染发生的机制，提出病原学诊断的系统方案（C）	0.5
10. 锥虫	布氏冈比亚锥虫与布氏罗得西亚锥虫（形态、生活史、致病、流行、防治）；克氏锥虫（形态、生活史、致病、流行、防治）	了解锥虫生活史与传播形式的关系（B）；结合两种锥虫的生物学特性和致病特点，说明输入性寄生虫病的预防原则（C）	1

模块 16：重要的医学蠕虫

知识点	主要内容	能力目标	参考学时
1. 华支睾吸虫	华支睾吸虫的形态；华支睾吸虫的生活史；华支睾吸虫的致病；华支睾吸虫的防治（诊断、防治）	了解华支睾吸虫的形态特点（A）；理解华支睾吸虫的生活史特点与致病的关系（B）；针对华支睾吸虫感染，能选择正确的诊断方法和治疗方法（C）；从华支睾吸虫的感染途径理解食源性寄生虫病的防控（B）	1.5

续表

知识点	主要内容	能力目标	参考学时
2. 并殖吸虫	并殖吸虫的形态；并殖吸虫的生活史；并殖吸虫的致病；并殖吸虫的防治（诊断、防治）	了解并殖吸虫的形态特点（A）；理解并殖吸虫的生活史特点与致病的关系（B）；针对并殖吸虫感染，能选择正确的诊断方法和治疗方法（C）；从并殖吸虫的感染途径理解食源性寄生虫病的防控（B）	1
3. 裂体吸虫	日本裂体吸虫的形态（成虫、虫卵、毛蚴、尾蚴）；日本裂体吸虫的生活史（虫卵排出与毛蚴孵化、在钉螺体内的发育繁殖及尾蚴逸出、在终宿主体内的发育）；日本裂体吸虫的致病（致病机制、临床表现）；日本裂体吸虫的免疫（固有免疫、适应性免疫）；日本裂体吸虫的实验诊断（病原学诊断、免疫学诊断、分子生物学检测）；日本裂体吸虫的流行（流行特点、流行因素、易感者）；日本裂体吸虫的防治（控制传染源、切断传播途径、保护易染者）	了解世界范围内的血吸虫病种类（A）；了解日本血吸虫的形态特点（A）；理解日本血吸虫的生活史特点与致病的关系（B）；针对日本血吸虫感染，能选择正确的诊断方法和治疗方法（C）；理解日本血吸虫致病机制与其临床表现的相关性（D）；熟悉日本血吸虫病的免疫特点（B）；了解其他血吸虫的形态特点（A）；理解不同血吸虫感染的临床表现与虫体生活史的内在联系（B）	4
4. 寄生于消化道中的绦虫	链状带绦虫（形态、生活史、致病因素、流行特点、诊断与防治方法）；肥胖带绦虫（形态与生活史、致病因素、流行特点、诊断与防治方法）	描述链状带绦虫的生活史要点（A）；总结人体猪囊尾蚴病的感染方式（B）；解释链状带绦虫成虫与囊尾蚴的致病机制和临床表现（B）；概括其流行情况、诊断方法和防治原则（B）；描述肥胖带绦虫的生活史要点，总结其感染途径（B）；解释肥胖带绦虫成虫的致病机制和临床表现，概括其流行因素、诊断方法和防治原则（B）；从形态、生活史、致病和流行等方面比较链状带绦虫和肥胖带绦虫的异同点（B）；综合运用本部分的基础知识，能够诊断和鉴别诊断绦虫感染，并给出相应的治疗措施（C）；结合寄生于消化道中的绦虫的生物学特性、流行和致病特点，对寄生于消化道中的绦虫进行防控（C）	1.5

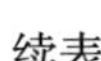

续表

知识点	主要内容	能力目标	参考学时
5. 寄生于组织中的绦虫	细粒棘球绦虫（形态、生活史、致病因素及并发症、流行特点、诊断与防治方法）；曼氏迭宫绦虫（形态、生活史、致病因素、流行特点、诊断和防治方法）	描述细粒棘球绦虫生活史要点（A）；熟悉棘球蚴结构特点（B）；解释细粒棘球蚴病的致病机制和临床表现，概括其流行情况、诊断方法、临床分类、手术和药物防治原则（B）；描述曼氏迭宫绦虫的生活史要点，进一步熟悉理解中间宿主、转续宿主的概念及其在疾病传播过程中的意义（B）；解释曼氏迭宫绦虫成虫和幼虫的致病机制、临床分类和临床表现，概括其流行情况、诊断方法、手术治疗原则（B）；比较棘球蚴和裂头蚴致病的异同点（B）；综合运用本部分的基础知识分析寄生于组织中的绦虫在组织内寄生时复杂的临床表现，可在与相关疾病正确鉴别诊断的基础上，对寄生于组织中的绦虫感染做出诊断与治疗（C）；结合组织内寄生绦虫幼虫的生物学特性和致病特点，对寄生于组织中的绦虫进行防控（C）	3
6. 寄生于消化道的线虫	钩虫（形态、生活史、致病特点、防治方法）；粪类圆线虫（形态、生活史、致病特点、防治方法）；异尖线虫（形态、生活史、致病特点、防治方法）	区分寄生于消化道的常见线虫的诊断阶段（B）；概括钩虫、粪类圆线虫及异尖线虫的生活史（B）；解释钩虫、粪类圆线虫及异尖线虫对人造成的危害（B）；说明钩虫、粪类圆线虫及异尖线虫的防治方法（B）	3
7. 丝虫	人体丝虫寄生部位、传播媒介、致病和地理分布；班氏吴策线虫和马来布鲁线虫（形态、生活史、致病、防治）；旋盘尾丝虫（形态、生活史、致病、防治）	概括、解释丝虫的生活史及致病机制（B）；利用丝虫幼虫的活动特点，掌握诊断采血时间（C）；说明丝虫病的防治方法（B）；了解中国在防治丝虫病方面所取得的成就及贡献（B）；综合运用基础知识，对相关临床病例进行专业分析，给出诊断及防治原则（C）	1

续表

知识点	主要内容	能力目标	参考学时
8. 旋毛形线虫	旋毛形线虫的形态（成虫、幼虫）；旋毛形线虫的生活史；旋毛形线虫的致病（肠道期、幼虫移行期、囊包形成期）；旋毛形线虫的防治（诊断、防治）	识别旋毛形线虫囊包、班氏微丝蚴和马来微丝蚴（B）；概括、说明旋毛形线虫的生活史要点及对人造成的危害（B）；说明旋毛虫病的防治方法（B）；综合运用基础知识，对相关临床病例进行专业分析，给出诊断及防治原则（C）	0.5
9. 广州管圆线虫	广州管圆线虫的形态；广州管圆线虫的生活史；广州管圆线虫的致病；广州管圆线虫的防治（诊断、防治）	了解广州管圆线虫的形态特点（A）；理解广州管圆线虫的生活史特点与致病的关系（B）；针对广州管圆线虫感染，能选择正确的诊断方法和治疗方法（C）；从广州管圆线虫的感染途径理解食源性寄生虫病的防控（B）	0.5

篇章三：免疫相关疾病

模块 17：超敏反应及其相关疾病

知识点	主要内容	能力目标	参考学时
超敏反应及其相关疾病	Ⅰ型超敏反应（参与Ⅰ型超敏反应的主要成分、Ⅰ型超敏反应的发生机制、Ⅰ型超敏反应的临床常见疾病、Ⅰ型超敏反应的防治原则）；Ⅱ型超敏反应（Ⅱ型超敏反应的发生机制、Ⅱ型超敏反应相关疾病、特殊类型的Ⅱ型超敏反应）；Ⅲ型超敏反应（Ⅲ型超敏反应的发生机制、Ⅲ型超敏反应相关疾病）；Ⅳ型超敏反应（Ⅳ型超敏反应的发生机制、Ⅳ型超敏反应相关的试验和疾病）	明确超敏反应的概念（A）；描述和比较各型超敏反应的发生机制（A）；总结超敏反应的分型原则（B）；讨论超敏反应的预防和治疗（B）；运用有关超敏反应的知识分析常见超敏反应性疾病的发生机制、讨论干预策略（C）	2

模块 18：自身免疫性疾病

知识点	主要内容	能力目标	参考学时
自身免疫性疾病	自身免疫性疾病的一般特征；自身免疫性疾病的诱发因素（遗传因素、环境因素、环境因素）；自身免疫致病的免疫学机制（自身抗体介导的组织细胞损伤或功能紊乱、自身反应性 T 细胞介导的组织细胞损伤）；常见的自身免疫性疾病（系统性自身免疫性疾病、器官特异性免疫性疾病）；自身免疫性疾病的治疗原则（广谱免疫抑制治疗、针对特定细胞或免疫应答途径的免疫抑制、针对自身抗原的特异性免疫耐受疗法）	记忆自身免疫性疾病的定义和基本特征（A）；列举常见的自身免疫性疾病名称（A）；理解自身免疫性疾病的遗传与环境诱发因素，领会系统性红斑狼疮的发病机制（B）；应用自身免疫病治疗的基本原则来解释特定病例的治疗策略，在案例分析中应用 CAR-T 治疗的原理来讨论其在自身免疫性疾病治疗中的潜在应用（C）；分析自身免疫性疾病的免疫病理学机制，如免疫复合物的形成和作用，分析不同自身免疫性疾病之间的共同特征和差异（D）；评价 CAR-T 治疗在自身免疫性疾病治疗中的潜在优势和局限性（E）	2

模块 19：肿瘤免疫

知识点	主要内容	能力目标	参考学时
肿瘤免疫学	肿瘤免疫学概论；肿瘤抗原（根据肿瘤抗原的特异性分类、常见的人类肿瘤抗原）；肿瘤的免疫编辑（免疫清除期、免疫平衡期、免疫逃逸期）；肿瘤的免疫诊断和免疫治疗（肿瘤的免疫诊断、肿瘤的免疫治疗）	了解肿瘤的免疫编辑理论和肿瘤的免疫治疗策略（B）；概括肿瘤抗原的类型和来源（B）；掌握机体抗肿瘤的免疫效应机制和肿瘤的免疫逃逸机制（B）；综合运用本部分的基础知识指导临床肿瘤相关的免疫指标的分析（C）；结合肿瘤免疫相关基础理论分析肿瘤的治疗策略和疗效预测（C）	2

续表

模块 20：其他免疫相关疾病

知识点	主要内容	能力目标	参考学时
1. 免疫缺陷病	原发性免疫缺陷病的种类及特征（联合免疫缺陷病、伴有典型症状的联合免疫缺陷综合征、以抗体缺陷为主的免疫缺陷病、免疫失调性免疫缺陷疾病、吞噬细胞数量或功能先天性缺陷病、固有免疫缺陷病、自身炎症性疾病引起的免疫缺陷病、补体缺陷病、骨髓衰竭性疾病、免疫出生错误的拟表型）；原发性免疫缺陷病的诊断过程、治疗原则（原发性免疫缺陷病的诊断过程、原发性免疫缺陷病的治疗原则）	理解免疫缺陷病、原发性免疫缺陷病的概念、特点和分类（B）；描述代表性原发性免疫缺陷病疾病的发病机制、所涉及的免疫缺陷和主要临床表现（A）；基于原发性免疫缺陷病发病机制和主要临床表现，理解原发性免疫缺陷病的诊断过程和治疗原则（B）；运用基础免疫学知识，能够解释并深入理解各类代表性 PIDD 的相关基因缺陷与所出现的免疫功能缺陷之间的关系和机制，以及相应免疫缺陷与主要临床表现之间的关联性（C）；许多不同 PIDD 所涉通路及临床表型存在交叉，进一步揭示了相关通路在人体免疫功能中的重要作用，从 PIDD 入手，理解其中一些重要通路在阐释人体基础免疫功能运行规律和相关 PIDD 疾病发生、发展、治疗和预后规律中的双重价值（B）；结合现代医学和相关生物医学技术的发展趋势，能够对 PIDD 的诊断和治疗前景进行初步分析（D）	1.5
2. 移植免疫	移植的类型；移植抗原（主要组织相容性抗原、次要组织相容性抗原、ABO 血型抗原）；移植排斥反应的机制（直接识别、间接识别）；移植排斥反应的类型（宿主抗移植物反应、移植物抗宿主反应）；移植排斥反应的防治原则	说明器官移植的特点（B）；阐述移植排斥反应的免疫机制（A）；比较移植排斥反应的临床类型（B）；总结移植排斥反应的防治原则（B）；举例说明宿主抗移植物反应的原因及临床表现（B）；举例说明移植物抗宿主反应的原因及临床表现（B）；综合运用移植排斥的免疫学机制说明延长移植物存活的措施（C）	1.5

模块 21：免疫学检测与防治技术

知识点	主要内容	能力目标	参考学时
1. 免疫学检测技术	体外抗原 - 抗体反应（抗原 - 抗体反应的特点、抗原 - 抗体反应的影响因素、抗原 - 抗体反应的体外检测技术）；免疫细胞的检测（免疫细胞的分离、免疫细胞功能测定）	分析体外抗原 - 抗体反应的特点及影响因素（D）；总结检测抗原或抗体体外试验的类型，并解释常用方法的基本原理和主要应用（B）；比较不同免疫标记技术的优缺点和适用范围（B）；概括可用于免疫细胞分离和免疫细胞功能测定的主要技术，并举例说明其基本原理和应用（B）；能够基于各种体外抗原 - 抗体反应技术的特点，根据不同的实验目的选择合适的方法来定性、定量或定位检测未知抗原或抗体（C）；运用本章所学的免疫学检测技术，结合所学的免疫学理论知识，能够为临床相关疾病患者的诊断或者免疫相关研究课题，选择或设计相应的免疫学技术（C）	2
2. 免疫预防技术	预防性疫苗类型（灭活疫苗、减毒活疫苗、类毒素、亚单位疫苗、结合疫苗、核酸疫苗、重组活载体疫苗）；预防性疫苗的应用（计划免疫预防传染病、肿瘤预防疫苗——HPV 疫苗、传染病预防疫苗）	概括免疫预防的概念（B）；总结疫苗的类型（B）；比较三代疫苗的优缺点（B）	1.5
3. 免疫治疗技术	分子治疗的种类和应用（抗原为基础的免疫治疗、抗体治疗、细胞因子为基础的免疫治疗）；细胞治疗的种类和应用（治疗性细胞疫苗、免疫细胞过继转输治疗、干细胞治疗）；免疫调节剂的种类和应用（生物应答调节剂、免疫抑制剂）	概括免疫治疗概念（B）；总结免疫治疗策略（B）；综合阐释肿瘤的免疫治疗（B）	1.5

人体形态与功能 - 总论

一、人体形态与功能 - 总论课程定位

人体形态与功能 - 总论课程是围绕人体的大体结构、微观结构、正常功能、异常功能以及肿瘤发生为主要内容，主要面向医学院校基础医学和临床医学二年级学生开设的基础医学核心整合课程。本课程在介绍人体解剖学、组织胚胎学、医学生理学、病理学、病理生理学和药理学等核心知识的基础上，通过学科交叉、科教融合，以器官系统为中心，以培养目标为导向，以学科交叉融合为路径，以解决问题的方式为手段，以模拟医学、信息技术（人工智能）为辅助，将相关知识整合形成人体形态与功能 - 总论课程。

二、人体形态与功能 - 总论课程目标

- 知识目标

本课程旨在为学习人体各个系统的医学知识奠定基础，保障学生理解人体的大体结构、微观结构、正常功能、异常功能以及肿瘤发生发展及治疗的基本知识。

- 能力目标

培养学生的生命科学及临床思维能力，促进学生的辩证观、系统观，以及批判性思维和解决问题的能力。

培养学生客观认识及解决生命及医学中的科学问题的实际工作能力。

- 素质目标

激发学生的学习兴趣，启迪科研思维，培养创新、求实的科学精神和职业道德。

培养学生的社会责任感和人文关怀精神、终身学习和不断探索的精神。

三、人体形态与功能 - 总论课程设计

本课程共分为 4 个知识模块，包括 16 个分模块，内容兼顾了知识的基础性与先进性、理论性及实用性，广度、深度和难度与培养目标定位相符。具体表现在（绪论模块略）：

1. 模块 2：正常状态下人体形态与功能的调节，包括 6 个分模块。

这部分内容从人体大体结构到正常的生理功能，从基本组织和细胞结构到胚胎发育，遵循形态到功能、大体到微观的内在逻辑，注重学科内及学科间的整合与交叉，为后续各系统的知识学习奠定重要的基础。

2. 模块 3：异常状态下人体形态与功能的调节，包括 5 个分模块。

这部分内容介绍疾病概述，药物及药理，细胞与组织的适应、损伤与修复，以及炎症

和发热。

3. 模块 4：肿瘤，包括 5 个分模块。

这部分内容介绍肿瘤概述、肿瘤发生发展的结构及分子遗传基础、肿瘤免疫和肿瘤治疗。

上述三个模块相互联系、相互渗透。模块 2 是正常状态，模块 3 和模块 4 是异常状态。实现基础与临床的相互融合及协同，推动基础知识从结构到功能、从正常到异常、从大体到微观的层层递进。实现知识从记忆到理解到应用，再到批判和创新的螺旋式提升，帮助学生夯实医学基础，

本课程包含 4 个知识模块，知识模块关系如图 2-3 所示。

模块1：人体形态与功能绪论

- 医学模式演变过程
- 现代医学教育体系
- 医学模式演变过程及现代医学教育体系形成过程中基础医学学科的形成与发展
- 现代医学面临的挑战及健康中国战略对医学教育提出的新要求——人体形态与功能整合课程体系建立
- 人体形态与功能研究方法
- 人体形态与功能学习方法
- 未来发展与挑战

模块2：正常状态下人体形态与功能的调节

2.1 人体的形态结构概述
- 人体的分部
- 人体的器官与系统
- 常用的解剖学术语

2.2 人体的功能概述
- 研究人体功能的任务与研究方法
- 生命活动的基本特征
- 机体的内环境及其稳态
- 人体的功能调节
- 免疫与免疫调节

2.3 能量代谢与体温调节
- 能量代谢
- 体温调节

2.4 细胞的基本结构与功能
- 细胞的跨膜物质转运功能
- 细胞的生物电现象

2.5 基本组织
- 上皮组织
- 结缔组织
- 软骨与骨
- 肌组织
- 神经组织

2.6 人体胚胎发育
- 生殖细胞与受精
- 卵裂、胚泡形成与植入
- 三胚层形成与分化
- 圆柱状胚体形成
- 胎膜与胎盘
- 人胚胎各期外形特征、长度测量与胚胎龄测定
- 双胎、多胎与连体双胎

模块3：异常状态下人体形态与功能的调节

3.1 疾病概述
- 健康与疾病
- 疾病的病因
- 疾病发生发展的一般规律
- 疾病发生的基本机制
- 疾病的进程及转归

3.2 细胞与组织的适应、损伤与修复
- 适应
- 细胞损伤的原因及机制
- 细胞与组织的可逆性损伤
- 细胞死亡
- 损伤的修复

3.3 炎症
- 炎症概述
- 急性炎症
- 慢性炎症

3.4 发热
- 发热的原因与机制
- 发热的时相及其热代谢特点
- 发热时机体的功能与代谢变化
- 发热的处理原则

3.5 药物与药理
- 药理学的定义及任务
- 药理学的发展史
- 药物体内过程
- 药动学
- 药效学
- 影响药物效应的因素及合理用药原则

模块4：肿瘤

4.1 肿瘤概述
- 癌症的发生与发展
- 癌症的筛查与早期诊断
- 癌症的治疗与靶点
- 机遇与展望

4.2 肿瘤发生发展的结构基础
- 肿瘤的一般形态与结构
- 肿瘤的异型性
- 肿瘤的生长与扩散
- 肿瘤的命名与分类
- 肿瘤的分级与分期
- 肿瘤对机体的影响
- 良性肿瘤与恶性肿瘤的区别
- 癌前病变、异型增生与原位癌
- 常见肿瘤举例

4.3 肿瘤的分子遗传基础
- 肿瘤与遗传
- 肿瘤发生的分子生物学基础

4.4 肿瘤免疫
- 肿瘤抗原
- 机体对肿瘤的免疫监视
- 肿瘤逃逸机体免疫监视的机制

4.5 肿瘤治疗
- 肿瘤的手术治疗
- 肿瘤的药物治疗
- 肿瘤的放射治疗
- 肿瘤的免疫治疗

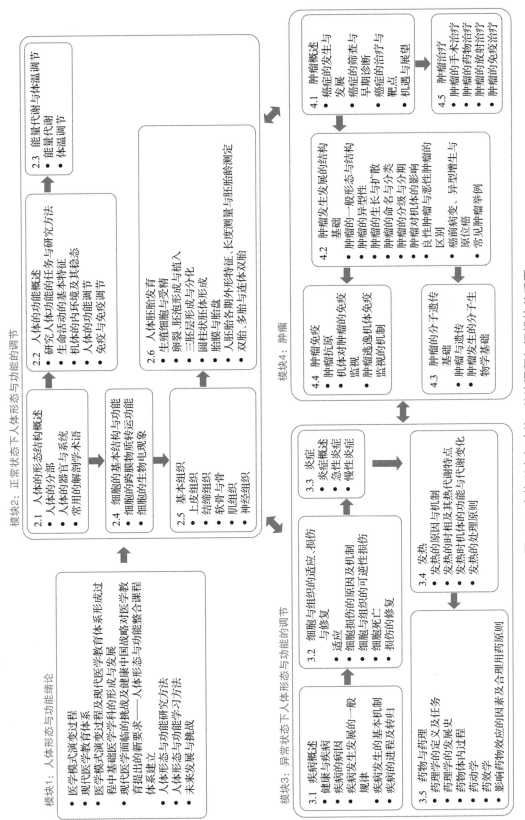

图 2-3　人体形态与功能 - 总论课程知识模块关系图

四、人体形态与功能 - 总论课程知识点

说明：根据“布鲁姆教育目标分类法”，在认知领域知识点的能力目标可分为 ABCDEF 六级，其中 A 表示记忆（知道），B 表示理解（领会），C 表示应用，D 表示分析，E 表示评价，F 表示创造。

模块 1：人体形态与功能绪论

知识点	主要内容	能力目标	参考学时
1. 医学模式演变过程	神灵主义医学模式；自然哲学医学模式；机械论医学模式；生物医学模式；生物 - 心理 - 社会医学模式；医学 +X 交叉发展医学模式	描述医学模式从传统到现代的演变历程（B）；分辨和解释不同医学教育体系之间的差异和发展路径（B）	0.3
2. 现代医学教育体系	现代医学教育体系形成的主要过程和影响因素	解释现代医学教育体系的结构和发展（B）	0.2
3. 医学模式演变过程及现代医学教育体系形成过程中基础医学学科的形成与发展	人体解剖学（人体解剖学发展简史、人体解剖学的任务、在医学中的地位）；人体生理学（人体生理学发展简史、人体生理学任务和研究内容、人体生理学在医学中的地位和意义）；人体组织胚胎学（人体组织学与胚胎学的发展简史、人体组织学与胚胎学的研究内容、组织学与胚胎学在医学中的地位）；病理学（病理学的发展历史、病理学的任务和研究内容、病理学在医学中的地位）；病理生理学（病理生理学发展简史、病理生理学的研究任务、病理生理学在医学中的地位）；药理学（药理学发展简史、药理学的任务和研究内容、药理学在医学中的地位）	解释现代医学教育体系的结构和发展，包括各学科的教学内容和教学方法（B）；运用所学知识分析其特点和优势（D）；描述人体解剖学、组织胚胎学、生理学、病理学、病理生理学和药理学等学科的发展历史及其在医学中的应用（B），并能够评价其对医学进步的贡献（E）	0.3
4. 现代医学面临的挑战及健康中国战略对医学教育提出的新要求——人体形态与功能整合课程体系建立	现代医学面临的挑战；健康中国战略对医学教育提出的新要求	分析现代医学面临的技术、伦理、社会等方面的挑战，并能提出合理的应对策略（D）；理解健康中国战略对医学教育的新要求，包括人才培养、课程设置、教学方法等方面的要求，并能够评价其对医学教育的影响（E）	0.2

续表

知识点	主要内容	能力目标	参考学时
5. 人体形态与功能研究方法	人体形态学研究方法（解剖学方法、生物学方法、形态测量学方法、计算生物学方法、比较形态学方法）；功能学研究方法（生理学方法、神经生物学方法、运动生理学方法、心血管生理学方法、代谢学方法、免疫学方法）	解释人体形态与功能研究的基本方法，包括解剖学、生理学、病理学等方面的研究方法（B），并能够应用这些方法进行简单的研究（C）	0.5
6. 人体形态与功能学习方法	人体形态与功能学习过程注意点（理论与实践相结合、正确认识总论与各论的关系、二维与三维相结合、形态与功能相结合、正确认识局部与整体的关系、静态与动态相结合、重视基础医学课程学习与临床的联系）	理解人体形态与功能课程架构（B）；探讨如何将具体的学习方法运用于学习实际中（F）	0.3
7. 未来发展与挑战	人体形态与功能整合课程体系未来的发展与挑战	探讨如何整合人体形态与功能相关学科，建立完整的课程体系，提高学生的综合素养和应用能力，并能够提出相应的建议和方案（F）；研究医学教育未来的发展趋势和面临的挑战，并能够提出相应的改革和发展建议，促进医学教育的进步和创新（E）	0.2

模块 2：正常状态下人体形态与功能的调节

知识点	主要内容	能力目标	参考学时
1. 人体的分部	人体的分部	理解人体分部（C）	0.3
2. 人体的器官与系统	运动系统（骨、关节、骨骼肌）；内脏（消化系统、呼吸系统、泌尿系统、生殖系统）；循环系统（心血管系统、淋巴系统）；感觉器（视器、前庭蜗器、皮肤）；神经系统；内分泌系统	掌握人体主要的器官系统（B）；理解人体主要系统中重要脏器的位置、结构和主要功能（B）；拓展人体各器官系统的临床联系、科研进展与大医精诚（A）	0.4
3. 常用的解剖学术语	解剖学姿势；方位术语；轴和面	了解解剖学基本术语（A）	0.3

续表

知识点	主要内容	能力目标	参考学时
4. 研究人体功能的任务与研究方法	人体功能的研究内容与研究方法（研究的三个水平：细胞和分子、器官和系统水平的研究和整体水平的研究）；人体功能的研究与医学的关系	了解人体功能的研究内容、研究方法（研究的三个水平：细胞和分子、器官和系统水平的研究和整体水平的研究）以及与医学的关系（A）	0.2
5. 生命活动的基本特征	新陈代谢；兴奋性；适应性；生殖	总结人体生理功能的概念及其生理意义（B）；区分生命活动的基本特征（D）	0.3
6. 机体的内环境及其稳态	内环境；稳态	总结内环境和稳态的概念及其生理意义（B）	0.3
7. 人体的功能调节	神经调节；体液调节；自身调节；反馈调控概念	掌握机体生理功能的调节方式（B）；掌握正反馈和负反馈的区别及生理意义（B）；比较神经调节、体液调节和自身调节三种调节方式的特点和意义（B）	0.2
8. 免疫与免疫调节	免疫的概念；固有免疫和适应性免疫；免疫细胞的克隆选择；自身免疫耐受的形成；免疫调节（免疫分子水平的调节、免疫细胞水平的调节、免疫细胞水平的调节、神经-内分泌-免疫系统水平的调节、活化诱导的细胞死亡对效应细胞的调节、免疫应答的遗传控制）	理解免疫的概念（B）；掌握天然免疫与适应性免疫的特点（B）；解释免疫耐受形成的机制（B）；举例说明免疫系统功能调节与机体生理活动的关系（B）；综合运用免疫与免疫调节的知识区分疾病与免疫及免疫调节的关系（C）	1
9. 能量代谢	能量的来源和利用；能量代谢的测定和影响因素；基础代谢	理解能量代谢的基本过程（B）；描述能量代谢的测定方法及影响因素（B）	0.6
10. 体温调节	机体的产热与散热；体温调节	描述体温相对稳定的机制与生理意义（B）；应用调定点学说来解释机体发热和散热过程（C）	0.4
11. 细胞的跨膜物质转运功能	细胞膜的结构；跨细胞膜的物质转运（单纯扩散、易化扩散、主动转运、胞吞作用和胞吐作用）	说出细胞膜的分子组成与结构模型（B）；列出物质跨膜转运的方式，并比较其异同点（B）；列举机体不同物质的跨膜转运方式，并解释临床相关诊治机制（B）	0.4

续表

知识点	主要内容	能力目标	参考学时
12. 细胞的生物电现象	静息电位（静息电位的概念和测定、静息电位的产生机制）；动作电位（动作电位的组成、动作电位的产生机制、阈电位与动作电位的触发、动作电位的传导及其原理、细胞的兴奋性变化、局部电位及其特征）	说出细胞膜静息电位产生原理及其影响因素，计算钾离子平衡电位（C）；说出动作电位产生的机制及影响因素，概括电压门控离子通道的特点（Na^+ 通道、K^+ 通道）（B）；描述兴奋和兴奋性的定义、理解刺激引起兴奋的条件，说明阈电位与动作电位的关系，说出动作电位产生后细胞兴奋性的变化（B）；比较局部电位与动作电位的差异（B）；解释动作电位传导的局部电流学说和有髓鞘纤维跳跃传导的原理，总结影响神经纤维传导速度的因素（B）；应用离子通道工具药物设计实验，证明静息电位和动作电位的中离子通道的作用机制（E）	0.6
13. 上皮组织	上皮组织概述；被覆上皮的类型和结构（单层扁平上皮、单层立方上皮、单层柱状上皮、假复层纤毛柱状上皮、复层扁平上皮、复层柱状上皮、变移上皮）；上皮细胞的特殊结构（上皮细胞的游离面、上皮细胞的侧面、上皮细胞的基底面）	描述被覆上皮的结构特点、分类依据及类型（B）；比较上皮细胞游离面的特殊结构与功能（微绒毛、纤毛）（B）；区别上皮细胞间的连接结构及其功能（紧密连接、黏着小带、桥粒、缝隙连接）（D）；描述基膜的结构与功能（B）；区别被覆上皮和腺上皮的结构特点、分布及功能（D）；应用上皮组织的特点及分类（被覆上皮），分析各器官上皮类型（D）；对比被覆上皮的结构特点，总结其主要分布及功能（B）	0.5
14. 结缔组织	结缔组织概述；疏松结缔组织（细胞、纤维、基质、组织液）；致密结缔组织（规则致密结缔组织、不规则致密结缔组织、弹性组织）；脂肪组织；网状组织	总结结缔组织的特点和分类（B）；总结固有结缔组织的分类、分布及功能（B）；比较疏松结缔组织中的成纤维细胞、巨噬细胞、浆细胞和肥大细胞的光镜和电镜结构及功能（B）；区别胶原纤维、弹性纤维和网状纤维的光镜和电镜结构及功能特点（D）；概括基质的组成及光镜和电镜结构（B）；分析致密结缔组织、脂肪组织、网状组织的分布及结构和功能（D）；应用结缔组织的特点，分析各器官结缔组织类型，总结其功能（D）	0.5

续表

知识点	主要内容	能力目标	参考学时
15. 软骨与骨	软骨（透明软骨、纤维软骨、弹性软骨）；骨（骨组织、长骨的结构）；骨的发生（骨组织发生的基本过程、膜内成骨、软骨内成骨、影响骨生长发育的因素）	比较不同软骨的组织结构，并以透明软骨为例，总结软骨组织的构成（B）；概括骨组织的基本结构（B）；概括长骨骨干的组织结构（B）；总结骨发生的模式（B）；从“广义的结缔组织”角度分析软骨组织和骨组织的组织结构特点（D）；从长骨骨干的组织结构理解其对应的功能（B）	0.3
16. 肌组织	骨骼肌（骨骼肌纤维的光镜结构、骨骼肌纤维的电镜结构、骨骼肌纤维的收缩原理）；心肌（心肌纤维的光镜结构、心肌纤维的电镜结构）；平滑肌（平滑肌纤维的光镜结构、平滑肌纤维的电镜结构、平滑肌纤维间的连接与排列方式）	总结骨骼肌的基本组织结构（B）；比较心肌与骨骼肌组织结构的不同点（B）；概括平滑肌的组织结构（B）；从骨骼肌肌原纤维粗细肌丝的分子结构理解其收缩功能（B）	0.3
17. 神经组织	神经元（神经元的分类、神经元的结构）；突触；神经胶质细胞；神经纤维（有髓神经纤维、无髓神经纤维）；神经；神经末梢（感觉神经末梢、运动神经末梢）	概括典型多极神经元的形态结构特点（B）；分析不同种类神经元的特征（D）；概括化学性突触的结构组成（B）；总结有髓神经纤维的形态结构特点，并与无髓神经纤维进行对比（B）；概括神经末梢的类型、位置分布、结构及功能（B）；综合运用有关神经元和神经纤维的知识分析神经系统疾病的病理改变（D）	0.4
18. 生殖细胞与受精	生殖细胞（精子、卵子）；受精（受精过程、受精的意义）	描述受精过程，理解其中的概念、定义及结构（B）	0.2
19. 卵裂、胚泡形成与植入	卵裂；胚泡形成；植入（植入过程、植入部位、植入后子宫内膜变化、植入条件）	描述卵裂、植入、胚层形成过程，理解其中的概念、定义及结构（B）	0.3
20. 三胚层形成与分化	三胚层的形成（二胚层胚盘形成、羊膜腔和卵黄囊的形成、胚外中胚层形成、三胚层胚盘形成）；三胚层的分化（外胚层的分化、中胚层的分化、内胚层的分化）	说明三胚层分化的结果（B）；比较两胚层胚盘、三胚层胚盘的形成过程及其中所涉及的结构和概念（B）；能够运用三胚层分化的理论知识，解释人体怎样由一个细胞衍化而来（C）	0.5
21. 圆柱状胚体形成	人胚中轴器官的建立与圆柱状胚体形成；圆柱状胚体形成的结果	说明中轴器官的组成和意义（B）	0.3

续表

知识点	主要内容	能力目标	参考学时
22. 胎膜与胎盘	胎膜（卵黄囊、尿囊、羊膜、绒毛膜、脐带）；胎盘（胎盘的形态结构、胎盘的血液循环与胎盘膜、胎盘的功能）	区分胎膜的组成、发生、结构、演变和功能（C）；概括胎盘的形成、结构、功能（B）；总结妊娠早期、后期胎盘膜的结构变化（B）	0.3
23. 人胚胎各期外形特征、长度测量与胚胎龄测定	人胚胎长度的测量；人胚胎各期外形主要特征	知道人胚胎长度的测量指标及胚胎各期外形主要特征（B）	0.1
24. 双胎、多胎与连体双胎	双胎（双卵双胎、单卵双胎）；多胎；连体双胎	应用受精、卵裂、植入、三胚层形成中所学知识，分析双胎、多胎和连体双胎发生的主要原因（D）	0.3

模块 3：异常状态下人体形态与功能的调节

知识点	主要内容	能力目标	参考学时
1. 健康与疾病	健康；亚健康；疾病；衰老	理解健康与疾病的概念（B）；根据对健康及健康医学模式的理解，分析如何维系良好的个体及群体健康（D）	0.2
2. 疾病的病因	生物性因素；理化性因素；遗传性因素；先天性因素；免疫性因素；营养性因素；生态环境因素	分析几种常见疾病的病因（D）	0.2
3. 疾病发生发展的一般规律	内稳态失衡；损伤与抗损伤；因果交替；局部与整体的关系	描述疾病发生发展过程中的一般规律（B）；举例几种临床常见疾病，综合分析其发展规律、作用机制以及转归（D）	0.6
4. 疾病发生的基本机制	神经机制；体液机制；细胞机制；分子机制	描述疾病发生发展过程中的作用机制（B）；举例几种临床常见疾病，综合分析其发展规律、作用机制以及转归（D）	0.5
5. 疾病的进程及转归	疾病的进程；疾病的转归（康复、死亡）	描述疾病的转归（B）；举例几种临床常见疾病，综合分析其发展规律、作用机制以及转归（D）	0.5
6. 适应	萎缩（萎缩的类型、萎缩的变化、萎缩的影响和结局）；肥大（肥大的类型、肥大的变化、肥大的影响和结局）；增生（增生的类型、增生的病理变化、增生的影响和结局、肥大与增生的关系）；化生（化生的类型、化生的意义、上皮 - 间质转化）	准确描述萎缩、肥大、增生、化生的概念（B）；举例说明适应的类型、病理变化及结局（B）；分析增生与肥大的区别（D）	1

续表

知识点	主要内容	能力目标	参考学时
7. 细胞损伤的原因及机制	细胞损伤的原因；细胞损伤的机制	概括细胞损伤的原因（B）；分析细胞损伤的机制（D）	0.2
8. 细胞与组织的可逆性损伤	细胞水肿；脂肪变性；玻璃样变性；黏液样变性；淀粉样变性；病理性色素沉着；病理性钙化	准确描述细胞水肿、脂肪变性、玻璃样变性的概念（B）；举例说明变性的类型、病理变化及结局（B）；分析细胞水肿与脂肪变性的区别（D）	0.8
9. 细胞死亡	坏死（坏死的基本病变、坏死的类型、坏死的结局）；凋亡	准确描述坏死、凋亡的概念（B）；举例说明坏死的类型、病理变化及结局（B）；分析坏死与凋亡的区别（D）	1
10. 损伤的修复	再生（再生的类型、调控细胞再生的因素、各种组织的再生过程）；纤维性修复（肉芽组织、瘢痕组织）；创伤愈合（皮肤创伤愈合的基本过程、骨折愈合、影响修复的因素）	准确描述再生、纤维性修复的概念（B）；分析肉芽组织的结构与功能（D）；总结Ⅰ期与Ⅱ期皮肤创伤愈合的临床病理学特点（B）；概述骨折愈合的病理学过程（D）；举例说明常见组织的再生能力和再生过程（B）	1
11. 炎症概述	炎症的概念；炎症的原因；炎症的基本病理变化（变质、渗出、增生）；炎症的局部表现和全身反应；炎症的分类	描述炎症、渗出的概念（B）；举例说明炎症的原因、局部表现和全身反应以及基本病理变化（B）；举例说明炎症的常见病理类型及其病变特点（B）；举例说明炎症的双刃剑作用（B）	1
12. 急性炎症	急性炎症过程中的血管反应；急性炎症过程中的白细胞反应；炎症的组织学分类（变质性炎、渗出性炎、增生性炎）；炎症介质；急性炎症的结局	描述炎症介质、趋化作用、脓肿、蜂窝织炎、伪膜性炎的概念（B）；分析炎症的结局（D）；诊断和鉴别诊断急性炎症与慢性炎症（B）；结合炎症的发生发展和转归，理解炎症早期诊断和治疗的重要性，树立疾病诊治的整体观和全局观（B）	0.6
13. 慢性炎症	一般慢性增生性炎；肉芽肿性炎	描述肉芽肿性炎的概念（B）；诊断和鉴别诊断急性炎症与慢性炎症（B）	0.4
14. 发热的原因与机制	发热的原因与机制	解释发热产生的基本原因（B）；比较生理性和病理性体温升高的异同（B）；应用体温调节的生理原理解释体温升高的机制（C）	0.3

续表

知识点	主要内容	能力目标	参考学时
15. 发热的时相及其热代谢特点	发热的时相及其热代谢特点	说明发热的时相和基本代谢特点（B）	0.2
16. 发热时机体的功能与代谢变化	发热时机体的功能和代谢变化	综合理解体温调节的生理机制，解释多种生理和病理生理情境下体温变化的调控（B）	0.3
17. 发热的处理原则	发热的处理原则	区分发热的处理原则（D）	0.2
18. 药理学的定义及任务	药理学的定义及任务	总结药物的概念（B）；总结药理学的研究对象和任务（B）	0.3
19. 药理学的发展史	药理学的发展史	理解新药研发的基本过程（B）	0.2
20. 药物体内过程	药物转运；药物体内过程（吸收、分布、药物生物转化、排泄）	描述药物跨膜转运的方式和特点（B）；理解药物吸收、分布、生物转化及排泄的基本过程（B）；理解首过效应、生物利用度、血浆蛋白结合、血脑屏障、肝药酶、肝肠循环的概念（B）；分析药物被动转运和主动转运的影响因素（D）	3.5
21. 药动学	药动学的基本概念（药物浓度 - 时间曲线、药物转运速率和动力学过程、房室模型基本概念、药动学参数）	理解药动学基本概念（药物浓度 - 时间曲线、一级动力学和零级动力学过程）（B）；理解药时曲线下面积、表观分布容积、半衰期、稳态血药浓度的概念（B）；理解房室模型的基本概念和分类（B）；理解药时曲线下面积、表观分布容积、稳态血药浓度、负荷剂量的计算方法（B）	2
22. 药效学	药物的基本作用（药物作用及其基本特性、治疗效果、不良反应）；药物的量效关系；药物作用机制；药物与受体（受体研究的由来、受体的概念和特性、受体与药物的相互作用、作用于受体的药物分类、受体类型、细胞信号转导与第二信使、受体的调节）	理解剂量（浓度）- 效应关系曲线及其所反映的基本概念（B）；举例说明激动药、拮抗药，竞争性拮抗药和非竞争性拮抗药（B）；分析门控离子通道受体、G 蛋白偶联受体、具有酪氨酸激酶活性的受体和细胞内受体与药物的相互作用（D）；举例说明药物治疗作用和不良反应的类型（B）；举例说明药物作用机制的多种类型（B）	2

续表

知识点	主要内容	能力目标	参考学时
23. 影响药物效应的因素及合理用药原则	影响药物效应的因素（药物方面的因素、机体方面的因素）；合理用药原则	举例说明药物对药物效应的影响，包括药物剂型、联合用药及药物相互作用对药物效应的影响（B）；分析机体因素如年龄、性别、遗传因素、病理状态、心理因素对药物效应的影响（D）；理解机体（或病原体）对药物反应的影响，包括过敏反应、耐受性和快速耐受性、依赖性、成瘾性和耐药性（B）；理解药源性疾病的概念（B）	2

模块 4：肿瘤

知识点	主要内容	能力目标	参考学时
1. 肿瘤概述	癌症的发生与发展；癌症的筛查和早期诊断；癌症的治疗与靶点；机遇与展望	总结 WHO 全球最新癌症分布（B）；总结癌症的十大特征，区分肿瘤的发生是细胞增殖与凋亡水平的破坏、多种遗传和环境因素参与的遗传突变累积的结果（B）；拓展肿瘤的早期筛查及诊断、治疗及肿瘤预防知识（A）	1
2. 肿瘤的定义	肿瘤的定义	全面理解肿瘤的定义（B）	0.2
3. 肿瘤的一般形态与结构	肿瘤的大体形态；肿瘤的组织结构	总结肿瘤发生发展的结构基础（B）	0.3
4. 肿瘤的异型性	肿瘤细胞的异型性；肿瘤组织结构的异型性	总结肿瘤的异型性的概念及内涵（B）	0.5
5. 肿瘤的生长与扩散	肿瘤的生长方式；肿瘤的生长速度；肿瘤的扩散；恶性肿瘤侵袭和转移的机制	区分肿瘤生长的生物学行为（D）；拓展侵袭和转移的机制知识（A）	0.5
6. 肿瘤的命名与分类	肿瘤的命名原则；肿瘤的分类方法	总结肿瘤的命名与分类（B）	0.5
7. 肿瘤的分级与分期	肿瘤的分级与分期	总结肿瘤分级与分期的概念（B）	0.5
8. 肿瘤对机体的影响	良性肿瘤对机体的影响较小；恶性肿瘤对机体的影响严重	区分肿瘤对机体的影响（D）	0.5

续表

知识点	主要内容	能力目标	参考学时
9. 良性肿瘤与恶性肿瘤的区别	良性肿瘤与恶性肿瘤的区别	比较良性肿瘤与恶性肿瘤的区别（B）	0.5
10. 癌前病变、异型增生与原位癌	癌前病变；异型增生；原位癌	总结癌前病变、异型增生与原位癌的概念（B）	0.5
11. 常见肿瘤举例	上皮组织肿瘤；间叶组织肿瘤；神经外胚叶源性肿瘤；多种组织构成的肿瘤	比较癌与肉瘤的区别（B）；综合运用有关肿瘤的知识去辨识不同肿瘤类型（C）；理解常见肿瘤的筛查意义及方法（B）	1
12. 肿瘤与遗传	肿瘤发生发展与遗传密切相关（单基因遗传的肿瘤、癌家族和家族性癌、肿瘤发病的民族和种族聚集现象、遗传性肿瘤综合征、染色体不稳定综合征与肿瘤）；肿瘤遗传易感性（染色体畸变与肿瘤遗传易感性、基因组变异与肿瘤遗传易感性）；肿瘤发生的遗传机制假说	概括肿瘤发生与遗传的关系（B）；综合运用肿瘤遗传学相关知识，对遗传性家族性肿瘤综合征患者亲属进行初步风险评估分析（C）；总结抑癌基因 *TP53* 在癌症形成中的功能（B）；举例说明癌基因和抑癌基因在肿瘤发生中的作用（B）	1
13. 肿瘤发生的分子生物学基础	细胞周期（细胞周期各时相的特点、细胞周期调控异常与肿瘤发生）；细胞死亡与肿瘤（细胞凋亡与肿瘤、细胞自噬与肿瘤、细胞程序性坏死与肿瘤、细胞铁死亡与肿瘤、细胞焦亡与肿瘤）；细胞分化与肿瘤；肿瘤转移	概括肿瘤发生过程中的生物学特征及其分子遗传基础（B）；分析细胞周期各时相与肿瘤发生的关系（D）；分析周期调控蛋白与肿瘤发生的关系（D）；概括细胞死亡与肿瘤发生的关系（B）；总结细胞分化的分子机制（B）；分析不同肿瘤细胞诱导分化治疗的可行性（D）	3
14. 肿瘤抗原	肿瘤特异性抗原与肿瘤相关性抗原；肿瘤新抗原；肿瘤抗原研究的意义	理解肿瘤抗原的概念和分类（B）；总结肿瘤抗原在肿瘤防治中的应用（B）	0.5
15. 机体对肿瘤的免疫监视	机体对肿瘤的固有免疫监视机制；机体适应性免疫应答系统对肿瘤细胞的监视清除机制	理解机体抗肿瘤的免疫监视机制（B）	0.5
16. 肿瘤逃逸机体免疫监视的机制	肿瘤细胞因素；肿瘤微环境；宿主因素	理解肿瘤细胞逃逸免疫监视的机制（B）	1
17. 肿瘤的手术治疗	肿瘤治疗的选择；肿瘤治疗的基本原则；肿瘤外科的基本原则；肿瘤外科的手术分类（预防性手术、诊断性手术、根治性手术、姑息性手术、减瘤手术、复发或转移灶的手术治疗、重建和康复手术）	理解肿瘤外科的基本原则（B）；掌握肿瘤外科的手术分类（B）；明确根治性手术的定义（B）	2

续表

知识点	主要内容	能力目标	参考学时
18. 肿瘤的药物治疗	抗肿瘤药物的药理学基础（抗肿瘤药物的分类、细胞周期动力学和细胞毒类抗肿瘤药物、抗肿瘤药物的作用机制、耐药性和耐药机制）；常用抗肿瘤药物（影响核酸生物合成的药物、影响 DNA 结构和功能的药物、干扰转录和阻止 RNA 合成的药物、抑制蛋白质合成与功能的药物、调节机体激素平衡药物、小分子抑制剂和单克隆抗体类分子靶向药物、免疫检查点抑制剂、其他抗肿瘤药物）；抗肿瘤药物的应用原则	阐述细胞毒抗肿瘤药物的分类和作用机制（B）；解释非细胞毒类抗肿瘤药物的类型和作用机制特点（B）；解释肿瘤细胞的耐药性及可能原因（B）；说明细胞增殖周期及与细胞周期相关的抗肿瘤药物作用特点（B）；综合运用抗肿瘤药物相关知识分析肿瘤临床治疗方案的合理性（D）；分析肿瘤药物治疗的其他可能靶点（D）	4
19. 肿瘤的放射治疗	放射治疗的物理学基础；放射治疗的生物学基础；放射治疗在恶性肿瘤治疗中的作用［放疗或同步放化疗可以根治的肿瘤、肿瘤的术前或术后放（化）疗、肿瘤姑息和肿瘤急诊的放疗］；放射治疗的流程和实践；放射治疗新技术及临床应用；放射治疗的不良反应	理解放射治疗的基本原理（B）；理解分次放射治疗的生物学原理（B）；掌握放射治疗根治的肿瘤类型（B）；掌握术前放疗和术后放疗各自的优缺点（B）；理解肿瘤姑息放疗和急诊放疗的适应证（B）；掌握放射治疗的实施流程（B）；理解调强放射治疗的定义（B）；理解放射治疗的毒副作用（B）；举例说明放射治疗在不同类型及分期肺癌中的治疗价值（C）；举例说明如何利用影像学手段提高放射治疗靶区勾画的准确性（C）	2
20. 肿瘤的免疫治疗	肿瘤免疫治疗的原理；肿瘤的抗体治疗；肿瘤的细胞免疫治疗；肿瘤疫苗；肿瘤的辅助性免疫治疗；其他肿瘤免疫治疗	总结肿瘤免疫疗法的类型（B）；概括目前靶向抗肿瘤药物中单克隆抗体的种类及其作用机制（B）；说明 CAR-T 细胞的作用原理及其发展过程（B）	2

人体形态与功能 - 循环系统

一、人体形态与功能 - 循环系统课程定位

人体形态与功能 - 循环系统是一门围绕人体循环系统的结构及功能，并将生理学、病理学、病理生理学、药理学及临床相关疾病进行深度融合的基础医学核心整合课程，主要面向医学院校基础医学和临床医学二年级学生。本课程在介绍循环系统结构与其生理功能的核心知识的基础上，注重将心血管系统形态与功能相结合、正常的生理功能活动与疾病状态下的异常功能变化相结合、前期基础医学的知识与后继临床知识相结合，帮助学生培养科学思维和批判性思维，提高学生提出问题及解决问题的能力，为其进一步学习相关课程以及进入临床实践奠定坚实的基础。

二、人体形态与功能 - 循环系统课程目标

- 知识目标

帮助学生掌握循环系统的基本理论和基本知识，让学生在系统层面认识和理解循环系统的结构与生理功能。

- 能力目标

培养学生对生理科学和疾病的认知力、理解力。

培养学生基础与临床相结合的知识应用能力和自主学习能力。

培养学生的初步临床思维能力、科学思维能力、批判性思维能力。

- 素质目标

结合本课程重要知识点和原创性工作发现的内容，有意识地培养学生的医学科学精神和职业道德素养、社会责任感和人文关怀精神、终身学习和不断探索的精神。通过团队学习和跨专业学习培养学生跨专业理解和团队协作精神。

三、人体形态与功能 - 循环系统课程设计

本课程共包含 13 个模块，内容兼顾了知识的基础性与先进性、理论性及实用性，广度、深度和难度与培养目标定位相符。具体表现在：

第 1 个模块为循环系统导论，高度概括了循环系统的构成及其生理功能，体现学科内及学科间知识内容的共性与特性，为后续章的内容奠定重要的基础。

第 2~4 个模块介绍了血液、心脏及血管的发生、基本结构及其生理功能，心电的形成，心律失常的药物干预的靶点等内容。

第 5~9 个模块介绍了与血管损伤相关疾病，包括局部血液循环障碍、动脉粥样硬化及其治疗药物、缺血 - 再灌注损伤、休克、高血压及抗高血压药物。

第 10~11 个模块介绍了心脏疾病（包括风湿性心脏病、心内膜炎、心瓣膜病）和心功能不全的发病机制及治疗策略。

第 12~13 个模块介绍了淋巴系统结构与功能及淋巴系统的基本病理过程与疾病。

以上内容涵盖心血管系统的发生、结构、生理功能及心血管疾病、淋巴系统疾病的病理机制和治疗策略，同时结合 PBL、TBL、“激越四段式”等教学方法进行临床案例教学，引导学生将基础理论知识与临床实践相联系，深化学生对知识点的理解，为未来进入医学研究和临床实践打下坚实的基础。

知识模块关系如图 2-4 所示。

循环系统导论

模块1：绪论

- 循环系统的概念、认识历程
- 循环系统的组成与功能
- 循环系统相关疾病

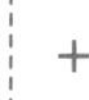

淋巴系统

模块12：淋巴系统的结构和功能

- 淋巴系统的组成
- 胸腺
- 淋巴结和脾

模块13：淋巴系统的基本病理过程与疾病

- 淋巴结良性病变
- 淋巴组织肿瘤
- 白血病

心血管系统的组成

模块2：血液

- 血液的组成及发生
- 血浆和血细胞的功能
- 血液凝固、抗凝和纤溶
- 血型和输血
- 弥散性血管内凝血
- 常见血液疾病

模块3：心脏

- 原始心血管系统的建立
- 心脏的发生
- 心脏的形态与结构
- 心脏泵血功能
- 心脏生物电活动和心肌生理特性
- 抗心律失常药

模块4：血管

- 血管的组织结构
- 动脉的分布
- 静脉的分布
- 微循环及组织液生成与回流
- 胎儿血液循环和出生后血液循环的变化
- 血管衰老
- 心脏和脑的血管
- 血压
- 心血管活动的调节
- 心血管系统的常见先天畸形

心血管系统疾病

模块5：局部血液循环障碍

- 充血和淤血
- 出血
- 血栓形成
- 栓塞
- 梗死
- 水肿

模块6：动脉粥样硬化及其治疗药物

- 动脉粥样硬化的危险因素
- 动脉粥样硬化的发病机制
- 动脉粥样硬化的基本病理变化
- 主要受累动脉及其导致的器官病变
- 抗血栓药
- 抗心绞痛药

模块7：缺血–再灌注损伤

- 缺血–再灌注损伤发生的原因和条件
- 缺血–再灌注损伤的发生机制
- 缺血–再灌注损伤发生时机体的功能及代谢变化
- 防治缺血–再灌注损伤的病理生理基础

模块8：休克

- 休克的病因和分类
- 休克微循环障碍的发病机制
- 机体代谢与功能变化
- 休克防治的病理生理基础

模块9：高血压及抗高血压药

- 高血压的定义、病理变化和发病机制
- 抗高血压药物分类
- 常用抗高血压药物

模块10 风湿性心脏病、心内膜炎、心瓣膜病

- 风湿性心脏病
- 感染性心内膜炎
- 瓣膜性心脏病

模块11：心功能不全

- 心功能不全的发病机制
- 治疗心力衰竭药物

图 2-4　人体形态与功能 - 循环系统课程知识模块关系图

四、人体形态与功能 - 循环系统课程知识点

说明：根据“布鲁姆教育目标分类法”，在认知领域知识点的能力目标可分为 ABCDEF 六级，其中 A 表示记忆（知道），B 表示理解（领会），C 表示应用，D 表示分析，E 表示评价，F 表示创造。

模块 1：循环系统导论

知识点	主要内容	能力目标	参考学时
1. 循环系统的概念、认识历程	循环系统的概念、循环系统的发现与发展史	认知循环系统的发现和发展史（A）；列举心血管相关工作获得的诺贝尔生理学或医学奖（B）	0.4
2. 循环系统的组成与功能	心血管系统的组成与功能；血液的组成与功能；淋巴系统的组成与功能	举例说明调控心血管功能的关键 GPCR 受体（C、E）	1
3. 循环系统相关疾病	循环系统疾病的种类、治疗策略	举例说明对心血管系统主要病变——动脉粥样硬化的现有认知、治疗策略和局限性，以及今后治疗方案发展的方向（D、E）	0.6

模块 2：血液

知识点	主要内容	能力目标	参考学时
1. 血液的组成及发生	血液的组成（红细胞、白细胞、血小板）；造血发生（造血发生过程、造血发生的调控）	描述血液的组成和造血细胞的结构、功能和特点（A）；描述造血发生的过程（A）；理解并举例说明造血发生的调控（C）及调控异常导致的疾病（C）	3
2. 血浆和血细胞的功能	血浆的功能与理化特性（血浆的功能、血液的理化特性）；血细胞的生理特性与功能（红细胞的生理特性与功能、白细胞的生理特性和功能、血小板的生理特性和功能）	认知血浆的生理功能理化特性（A）；认知红细胞、白细胞和血小板的生理特性和生理功能（A）；列举红细胞生成所需的原料，说出红细胞生成的调节因素（B）；区分比较等渗和等张溶液（D）；应用红细胞生成及其调节的知识，分析临床中常见的贫血发生的原因和机制（E）	3

续表

知识点	主要内容	能力目标	参考学时
3. 血液凝固、抗凝和纤溶	血液凝固（生理性止血、凝血因子及凝血途径）；抗凝系统（血管内皮细胞、蛋白 C 系统、血浆抗凝因子、非特异性细胞抗凝作用）；纤维蛋白溶解系统（纤溶系统的激活、纤维蛋白的降解、纤溶过程的调节）；凝血与抗凝血失衡的基本环节与表现	总结凝血、抗凝、纤溶系统的作用及调控机制（B）；理解正常凝血与抗凝血平衡的意义（B）；解释凝血与抗凝血紊乱的基本环节与表现（B）；通过学习正常凝血、抗凝、纤溶系统，理解血栓形成的主要发病环节及机制（B）；通过学习正常凝血、抗凝、纤溶系统，理解止、凝血功能障碍与出血的主要发病环节及机制（B）	3
4. 血型和输血	血型与红细胞凝集（ABO 血型系统、Rh 血型系统）；输血与交叉配血（输血的原则、交叉配血）	总结常见的红细胞血型及其对输血的影响（B）；理解血型鉴定与交叉配血的生理意义（B）；能应用血型免疫的原理，分析溶血性输血不良反应的病理生理机制（C）	2
5. 弥散性血管内凝血	弥散性血管内凝血的定义；DIC 的病因；DIC 发生、发展的机制（DIC 广泛微血栓形成的机制，DIC 止、凝血功能障碍的机制）；DIC 发生、发展的影响因素；DIC 的临床表现（出血、休克、多器官功能障碍、微血管病性溶血性贫血）；DIC 防治的病理生理基础（防治原发性疾病及消除诱因、抗凝治疗、替代治疗、其他）	解释 DIC 基本概念、发生及发展的机制（B）；理解促进 DIC 发生、发展的主要因素（B）；总结 DIC 的主要临床表现及其产生基础（B）；理解 DIC 动态变化过程中凝血与抗凝血平衡的转换（B）	2
6. 常见血液疾病	血液疾病的概念；贫血的定义、病因和分类诊断；MDS 的定义和诊断；出凝血疾病（原发免疫性血小板减少症、血友病）	概括贫血的定义和形态学分类（A）；分析贫血病因及发病机制，举例说明贫血的诊断流程（B）；区分骨髓增生异常综合征与急性髓系白血病的病理特征（A）；总结骨髓增生异常综合征的诊断标准和治疗策略（B）；说明血小板在生理止血过程中的作用及 ITP 的诊断流程（B）；举例 3 个需要与 ITP 鉴别的常见血小板减少疾病，并分析鉴别诊断的要点（C）；分析血友病的临床表现，举例说明辅助检查（B）；总结血友病的诊断标准，概括血友病的治疗策略（B）	3

模块 3：心脏

知识点	主要内容	能力目标	参考学时
1. 原始心血管系统的建立	原始心血管系统的形成过程；原始心血管系统的组成	描述原始心血管系统的发生特点及组成（A）	1
2. 心脏的发生	心管的发生；心外形的建立；心脏内部分隔（房室管的分隔，原始心房的分隔，静脉窦的演变和永久性左、右心房的形成，原始心室的分隔，动脉干和心球的分隔）；心血管系统的常见先天畸形（房间隔缺损、室间隔缺损、动脉干和心球分隔异常、动脉导管未闭）	描述原始心房及心室的分隔过程（A）；描述房间隔、室间隔缺损的常见原因（A）；解释心球和动脉干的分隔过程及常见畸形的原因（B）；应用原始心脏分隔的知识，分析房间隔缺损和室间隔缺损的临床表现（E）	1
3. 心脏的形态与结构	心脏的位置和外形（心脏的位置和毗邻、心脏的外形）；心腔（右心房、右心室、左心房、左心室）；心脏的构造（心壁、心纤维支架、房间隔和室间隔）；心传导系（窦房结、结间束、房室交界区、房室束、浦肯野纤维网、传导束的变异）；心包（纤维心包、浆膜心包、心包窦）；心脏的体表投影	描述心脏的位置、外形和毗邻（A）；描述心脏各腔的形态结构（A）；概括心脏的体表投影，心瓣膜的体表投影、听诊部位（B）；列举心传导系的主要组成（B）；认知心包腔的概念（A）；理解心包腔的临床意义（B）；说明心脏防止血液逆流的装置（B）；运用已掌握心脏的形态结构特点，判断临床心脏发育及器质性病变，以及心律失常和传导阻滞的部位（D）	2
4. 心脏泵血功能	心脏的泵血过程和机制（心动周期和心率、心脏的泵血过程、心房在心脏泵血中的作用）；心音（第一心音、第二心音、第三心音、第四心音）；心脏泵血功能的评定（每搏输出量与每分输出量、射血分数、心指数、心力储备、心脏做功）；心输出量的调节（搏出量的调节、心率的调节）	描述心脏的泵血过程和影响泵功能的因素（A）；熟悉第一心音、第二心音的特点和形成机制（B）；熟悉心脏泵血功能的评定指标（A）；根据心脏泵血过程，分析房室瓣关闭不全对心脏泵功能的影响（E）	2
5. 心脏生物电活动和心肌生理特性	心肌细胞的分类；心肌细胞的跨膜电位及其形成机制（工作细胞的静息电位和动作电位、自律细胞的静息电位和动作电位的形成机制）；心肌的生理特性（兴奋性、自律性、传导性、收缩性）；体表心电图（心电图的导联方式、正常心电图各波和间期的意义）	分析窦房结 P 细胞和心室肌细胞动作电位的异同（D）；掌握心肌的生理特性及其影响因素（A）；理解心电图各波的意义（B）；综合分析高钾血症对心脏电活动的影响（D）	2

续表

知识点	主要内容	能力目标	参考学时
6. 抗心律失常药	心律失常的概念及分类；心律失常的电生理学基础（冲动形成障碍、冲动传导障碍）；抗心律失常药的分类及其作用机制；常用抗心律失常药（Ⅰ类药 钠通道阻滞药、Ⅱ类药 β 肾上腺素受体阻断药、Ⅲ类药 延长动作电位时程药 、Ⅳ类药 钙通道阻滞药、其他类药）；抗心律失常药物的治疗原则	概括心律失常发生的机制和药物干预的靶点（A）；说明常用抗心律失常药物的作用机制（B）；描述传统抗心律失常药物分类中常用药物的临床应用和主要不良反应（A）；总结抗心律失常药物的传统分类（Vaughan Williams 分类），列举代表药物（B）；说明现代抗心律失常药物分类中常用药物的作用机制和临床应用（B）	2

模块 4：血管

知识点	主要内容	能力目标	参考学时
1. 血管的组织结构	动脉（大动脉、中动脉、小动脉、微动脉）；毛细血管（结构、分类、毛细血管与物质交换）；静脉（微静脉、小静脉、中静脉、大静脉）；微循环血管、血管壁的营养血管和神经、血管壁的特殊感受器	比较各级动静脉管壁的结构特点（B）；分类比较动脉、静脉、毛细血管的光镜及电镜结构、分布及功能（B）；应用大动脉管壁结构组成特点，分析动脉粥样硬化导致动脉弹性下降引起高血压的形成原理（C）；分析细动脉硬化玻璃样变的形成原理（D）	2
2. 动脉的分布	肺循环的动脉（肺动脉干、右肺动脉、左肺动脉）；体循环的动脉（升主动脉、主动脉弓、胸主动脉、腹主动脉、髂总动脉）	描述全身各部位的主要动脉（A）；区分肺循环和体循环的动脉（D）；运用全身动脉的触摸点，加强这些动脉在生活及临床中的运用（C）；通过熟悉体循环和肺循环，进一步掌握疾病时各种给药方式在体内通过血液循环到达患处的途径（D）	2
3. 静脉的分布	静脉的定义；体循环静脉的分类；肺循环的静脉；体循环的静脉（上腔静脉系、下腔静脉系）	概括体循环的静脉（A）；总结门静脉的位置、合成、行程、特点及主要属支，门、腔静脉吻合部位和途径（B）	2

续表

知识点	主要内容	能力目标	参考学时
4. 微循环及组织液生成与回流	微循环（微循环的组成、微循环的血流通路、微循环的血流动力学、微循环的物质交换方式）；组织液的生成与回流	描述微循环的结构组成及其生理意义（A）；分析组织液生成的影响因素（B）；综合运用组织液生成的相关知识，举例说明引起水肿的可能原因和机制（D）	1
5. 胎儿血液循环和出生后血液循环的变化	胎儿血液循环的胚胎起源；胎盘循环的发育、结构和功能；胎儿血液循环特点；胎儿出生后血液循环的变化	描述胎儿血液循环的起源（B）；利用胎盘的血液循环特点解释母婴营养物质交换的结构基础（A）；描述胎儿出生前、后血液循环变化（A）	2
6. 血管衰老	血管衰老的基本特征与临床检测（血管衰老的形态和功能特征、血管衰老的临床测定）；血管衰老的机制［肾素 - 血管紧张素 - 醛固酮系统（RAAS）与血管衰老、氧化损伤与血管衰老、自噬与血管衰老、线粒体功能障碍与血管衰老］；血管衰老与疾病（血管衰老的靶器官损害、血管衰老与动脉粥样硬化、血管衰老与高血压、血管衰老与血管钙化）；血管衰老的干预策略	描述血管衰老的基本特征（A）；理解血管衰老发生的分子机制（B）；举例说明血管衰老所导致的疾病（B）	1
7. 心脏和脑的血管	心脏的血管（心脏的动脉、心脏的静脉、冠脉循环）；脑的血管（脑的动脉、脑的静脉、脑循环）	总结冠脉循环和脑血液供应的特点（B）；描述心脏血管主要神经支配（A）；根据心脏的血液供应特点，正确联系临床心肌梗死的部位（C）	0.4
8. 血压	血压的定义；动脉血压与动脉脉搏（动脉血压的形成、动脉血压正常值、动脉血压的影响因素、动脉脉搏）；静脉血压与静脉回心血量（静脉血压、重力对静脉压的影响、静脉回心血量及其影响因素）	描述动脉血压形成的条件、动脉血压的影响因素（A）；说明维持动脉血压相对稳定的主要反射及其机制（B）；说明静脉回心血量的影响因素（B）；综合运用心血管活动的神经调节和体液调节相关知识，分析临床上抗高血压治疗的可能作用靶点（D）	1

续表

知识点	主要内容	能力目标	参考学时
9. 心血管活动的调节	神经调节（心血管的神经支配、心血管中枢、心血管反射）；体液调节（肾素 - 血管紧张素系统、肾上腺素和去甲肾上腺素、血管升压素、血管内皮生成的血管活性物质、激肽、心房钠尿肽、前列腺素、组胺）；自身调节（代谢性自身调节、肌源性自身调节）；动脉血压的短期调节和长期调节	比较肾上腺素和去甲肾上腺素对心血管作用的异同（B）；分析肾素 - 血管紧张素 - 醛固酮系统对血压的调节作用（D）；总结并分析减压反射的调节路径，并阐明其生理意义（D）	1
10. 心血管系统的常见先天畸形	房间隔缺损；室间隔缺损；动脉干和心球分隔异常；动脉导管未闭	应用原始心脏分隔的知识，分析房间隔缺损和室间隔缺损的临床表现（D）；结合心球和动脉干的分隔过程解释法洛四联症的原因和临床表现（C）	1

模块 5：局部血液循环障碍

知识点	主要内容	能力目标	参考学时
1. 充血和淤血	充血（定义、常见类型、病变及后果）；淤血（原因、病变和后果、重要器官的淤血）	理解充血的概念和类型（B）；理解静脉性充血（淤血）的概念、原因，能解释其对机体的影响（B）；举例说明常见重要器官（肺、肝）淤血的病理变化（B）	0.4
2. 出血	出血的定义；病因和发病机制；病理变化（内出血、外出血、后果）	理解出血的概念（B）；解释出血的病因和发病机制（B）；举例说明出血的病理变化（B）	0.3
3. 血栓形成	血栓形成的定义；血栓形成的条件和机制（心血管内皮细胞损伤、血流状态异常、血液凝固性增加）；血栓形成的过程及形态（形成过程、类型和形态）；血栓的结局（软化、溶解、吸收、机化、再通、钙化）；血栓对机体的影响（阻塞血管、栓塞、心瓣膜变形、广泛性出血）	理解血栓形成和血栓的概念（B）；举例说明血栓形成的条件和过程（B）；比较血栓的不同类型（C）；解释血栓的结局和对机体的影响（C）；提出血栓预防和治疗原则（C）	1

续表

知识点	主要内容	能力目标	参考学时
4. 栓塞	栓塞的定义、栓子运行的途径（静脉系统及右心栓子、主动脉系统及左心栓子、门静脉系统栓子、交叉性栓塞、逆行性栓塞）；栓塞类型和对机体的影响（血栓栓塞、脂肪栓塞、气体栓塞、羊水栓塞）	理解栓塞与栓子的概念（B）；举例说明栓子的种类和运行途径（B）；比较栓塞的不同类型（C）；解释栓塞对机体的影响（C）；理解肺循环及体循环发生栓塞的规律性及危害性（B）；提出栓塞的预防原则（C）	1
5. 梗死	梗死的定义；梗死形成的原因和条件；梗死的病变及类型（梗死的形态特征、梗死类型）；梗死对机体的影响和结局	理解梗死的概念（B）；举例说明其形成原因和条件（B）；能根据梗死不同类型的病理特点进行诊断和鉴别诊断，解释其对机体的危害（E）；提出梗死的预防和治疗原则（C）	1
6. 水肿	水肿的定义；水肿的发病机制；水肿的病理变化（皮下水肿、肺水肿、脑水肿）；水肿对机体的影响	理解水肿的概念（B）；举例说明水肿的发病机制（B）；解释水肿的病理变化及对机体的影响（C）	0.2

模块 6：动脉粥样硬化及其治疗药物

知识点	主要内容	能力目标	参考学时
1. 动脉粥样硬化的危险因素	动脉粥样硬化的概念、血脂异常；高血压；吸烟；促进动脉粥样硬化的其他疾病；其他因素（年龄、性别、遗传因素、体重和感染）	掌握动脉粥样硬化的定义、分类和主要类型（A）；了解动脉粥样硬化的危险因素（B）	1
2. 动脉粥样硬化的发病机制	脂质蓄积；内皮细胞损伤；单核巨噬细胞和炎症反应；平滑肌细胞的迁移、增殖和转化	理解动脉粥样硬化的发病机制（B）；根据动脉粥样硬化的病理生理机制，阐述其治疗策略（D）	1
3. 动脉粥样硬化的基本病理变化	脂纹；纤维斑块；粥样斑块；继发性病变（斑块内出血、斑块破裂、血栓形成、钙化、动脉瘤形成、血管腔狭窄）	掌握动脉粥样硬化的基本病理变化（A）；举例说明动脉粥样硬化形成的条件和过程（B）；根据动脉粥样硬化不同类型的病理特点进行诊断和鉴别诊断，解释其对机体的危害（B）；提出动脉粥样硬化的预防和治疗原则（C）	1

续表

知识点	主要内容	能力目标	参考学时
4. 主要受累动脉及其导致的器官病变	主动脉粥样硬化；冠状动脉粥样硬化；冠状动脉粥样硬化性心脏病（心绞痛、心肌梗死、慢性缺血性心脏病、心源性猝死）；颈动脉和脑动脉粥样硬化；肾动脉粥样硬化；肠系膜动脉粥样硬化；四肢动脉粥样硬化	了解动脉粥样硬化的主要受累血管（B）；掌握冠状动脉粥样硬化性心脏病的概念、类型和病理特点（B）	1
5. 抗血栓药	抗凝血药（肝素、磺达肝素、AT-Ⅲ、阿加曲班、来匹芦定、香豆素类、达比加群酯、利伐沙班、枸橼酸钠）；抗血小板药（阿司匹林、利多格雷、双嘧达莫、噻氯匹定和氯吡格雷、阿昔单抗）；纤维蛋白溶解药（链激酶、尿激酶、阿尼普酶、组织型纤溶酶原激活因子、重组葡激酶）	总结抗血栓药物的分类、代表药物（B）；分析和理解肝素、香豆素类抗凝药的药理作用、作用机制、临床应用、不良反应，以及两者之间的异同（B）；总结抗血小板药物的分类、代表药物和各自的作用机制（B）；理解纤维蛋白溶解药的代表药物及其作用机制（B）；综合运用抗血小板药物的作用机制和作用特点，对临床相关血液疾病患者以及冠心病患者进行初步合理用药指导（D）	2
6. 抗心绞痛药	常用的治疗心绞痛药物（硝酸酯类、肾上腺素受体阻断药、钙通道阻滞药）；治疗心绞痛的新策略	理解心绞痛的药物治疗策略（B）；总结抗心绞痛药物的分类和代表药物（B）；比较硝酸酯类、肾上腺素受体阻断药和钙通道阻滞药抗心绞痛的作用机制、临床应用和不良反应（B）；分析抗心绞痛药物联合应用的药理学依据（B）；根据冠心病引起心绞痛的病理生理机制，阐述心绞痛的治疗策略（C）；了解抗心绞痛药物治疗的新策略（A）	2

模块 7：缺血 - 再灌注损伤

知识点	主要内容	能力目标	参考学时
1. 缺血 - 再灌注损伤发生的原因和条件	缺血 - 再灌注损伤的概念、发生条件；缺血 - 再灌注损伤发现简史	掌握缺血 - 再灌注损伤发生的概念（B）；掌握缺血 - 再灌注损伤发生的条件（B）；设计缺血 - 再灌注损伤的动物实验（F）	0.25

续表

知识点	主要内容	能力目标	参考学时
2. 缺血 - 再灌注损伤的发生机制	自由基的作用（自由基的种类、再灌注时 OFR 产生的机制、OFR 的损伤作用）；钙超载（钙超载的机制、钙超载引起缺血 - 再灌注损伤的机制）；炎症反应过度（再灌注时引起炎症反应过度的机制、炎症反应引起机体损伤的机制）	掌握缺血 - 再灌注损伤发生的分子机制（B）	0.7
3. 缺血 - 再灌注损伤发生时机体的功能及代谢变化	心脏发生缺血 - 再灌注损伤的变化（发病机制、对心肌代谢的影响、对心肌电活动的影响、对心功能的影响、对心肌超微结构的影响）；脑发生缺血 - 再灌注损伤的变化（对脑细胞代谢的影响、对脑功能的影响、对脑超微结构的影响）；肺发生缺血 - 再灌注损伤的变化（对代谢的影响、对肺功能的影响、对肺超微结构的影响、其他器官发生缺血 - 再灌注损伤的变化）	了解不同器官发生缺血 - 再灌注损伤的特征性变化（A）	0.6
4. 防治缺血 - 再灌注损伤的病理生理基础	减少缺血时间；控制再灌注条件；清除与减少自由基；补充能源物质；通过缺血适应激活内源性保护机制	请结合本章所学内容，举例说明器官移植过程中减少缺血 - 再灌注损伤的方法及其原理（D、E）	0.4

模块 8：休克

知识点	主要内容	能力目标	参考学时
1. 休克的病因和分类	休克的病因（失血与失液、烧伤、创伤、感染、过敏、强烈的神经刺激、心脏和大血管病变）；休克的分类（按病因分类、按休克的始动环节分类、按血流动力学特点分类）	描述休克的病因和分类（A）；理解休克的定义（B）	0.4
2. 休克微循环障碍的发病机制	微循环灌流（微循环的结构与调节特征、影响微循环灌流的主要因素）；休克微循环障碍的分期及机制（休克早期、休克进展期、休克晚期）；休克发病的细胞分子机制（细胞损伤的变化和机制）	比较休克早期和休克进展期的特点和微循环变化机制（B）；描述休克早期的代偿反应和休克进展期的失代偿反应（A）；结合微循环的变化特点，理解休克的发生机制（B）；根据临床表现和体征，能够分析判断患者处于休克的哪一期（D）	0.8

续表

知识点	主要内容	能力目标	参考学时
3. 机体代谢与功能变化	机体代谢变化（物质代谢紊乱、电解质与酸碱代谢紊乱）；器官功能障碍（肺功能的变化、肾功能的变化、心功能的变化、消化系统功能的变化、脑功能的变化、多系统器官功能衰竭）	阐述休克过程中细胞损伤和细胞代谢障碍的机制（B）；解释休克时肾、肺、心和消化系统功能受损的机制（B）；理解急性呼吸窘迫综合征的定义（B）	0.7
4. 休克防治的病理生理基础	积极预防休克的发生；早期发现，及时合理治疗（补充血容量、纠正酸中毒、合理使用血管活性药物、治疗 DIC、拮抗炎症介质、改善细胞代谢及减轻细胞损伤、防治器官功能障碍和衰竭）	掌握休克的治疗原则（C）	0.2

模块 9：高血压及抗高血压药

知识点	主要内容	能力目标	参考学时
1. 高血压的定义、病理变化和发病机制	血压的概念；高血压的概念、分类；原发性高血压的病因和发病机制；高血压的类型和病理变化（良性高血压、恶性高血压）	理解血压的概念（B）；理解高血压病的概念、类型（B）；描述高血压的病因和发病机制（A）；分析良性高血压的分期，主要器官的病理变化（D）；描述急进性高血压的病变特点（A）；从高血压的病因出发，总结高血压病人可能的不良生活方式，总结有助于预防高血压的措施（C）；从疾病发展的角度，理解高血压的分期、临床病理联系和后果（C）；理解血压达标不是高血压治疗的唯一目标（B）	1
2. 抗高血压药物分类	利尿药；钙通道阻滞药；肾素 - 血管紧张素 - 醛固酮系统抑制药；交感神经阻滞药；血管舒张药	理解抗高血压药物的分类，列举其代表药物（B）	1
3. 常用抗高血压药物	钙通道阻滞药；血管紧张素转化酶抑制药（ACEIs）；血管紧张素 AT_1 受体阻断药（ARBs）；利尿药；β 肾上腺素受体阻断药；抗高血压药物的合理应用原则	理解不同钙通道阻滞药的降压特点、临床应用的差别（B）；描述 ACEIs 的降压机制、代表药物、不良反应和临床应用（A）；描述 ARBs 的降压机制、代表药物、不良反应和临床应用（A）；分析肾上腺素受体阻断药的降压机制和不良反应（D）；分析利尿药的降压机制和不良反应（D）；根据常用降压药的作用特点，分析个体化治疗方案的制定（D）	1

模块 10：风湿性心脏病、心内膜炎、心瓣膜病

知识点	主要内容	能力目标	参考学时
1. 风湿性心脏病	风湿病的病因和发病机制；风湿病的基本病变；风湿性心脏病（风湿性心内膜炎、风湿性心肌炎、风湿性心外膜炎）	认知风湿病的概念、病因和发病机制（A）；理解风湿病的基本病理改变和发展过程（B）；认知风湿性心脏病（心内膜炎、心肌炎和心外膜炎）的形态学特点（A）；从病变发展的角度，理解风湿病对心脏造成的各种继发病变（C）	1
2. 感染性心内膜炎	感染性心内膜炎的概念、分类；病因和发病机制；病理变化及临床病理联系（急性感染性心内膜炎、亚急性感染性心内膜炎、人工瓣膜感染性心内膜炎）	从瓣膜赘生物的形态特点出发，理解各种心内膜炎的发病机制及临床转归特点（B）；熟悉心内膜炎的临床病理联系（B）	1
3. 瓣膜性心脏病	瓣膜性心脏病的概念；二尖瓣狭窄；二尖瓣关闭不全；主动脉瓣狭窄；主动脉瓣关闭不全	了解瓣膜性心脏病的概念（A）	1

模块 11：心功能不全

知识点	主要内容	能力目标	参考学时
1. 心功能不全的发病机制	心功能不全的病因及诱因；心功能不全的分类（按发展速度分类、按发生部位分类、按心排血量分类、按左心室射血分数分类）；心功能不全的发病机制（心肌舒缩的分子基础、心肌收缩性减弱、舒张功能障碍、心脏舒缩不协调）；心功能不全的代偿反应（神经 - 体液调节机制、心血管调节作用、心肌重塑）；主要临床表现的病理生理机制（心排血量减少、静脉淤血综合征）	总结心功能不全的病因及诱因（B）；理解心功能不全的发病机制及机体的代偿反应（B）；分析心功能不全的临床表现与发病机制的关系（D）	2

续表

知识点	主要内容	能力目标	参考学时
2. 治疗心力衰竭药物	治疗心力衰竭药物的分类；常用治疗心力衰竭药物及其作用［肾素 - 血管紧张素 - 醛固酮系统（RAAS）抑制药、β 肾上腺素受体阻断药、利尿药、正性肌力药物、血管扩张药、钠 - 葡萄糖协同转运蛋白 2 抑制药、重组人脑利钠肽］	总结心力衰竭治疗药物的分类及其代表药（B）；总结 ACEI 和 ARB 治疗心力衰竭的作用机制、临床应用及不良反应（B）；理解为什么 β 受体阻断药成为治疗心力衰竭的药物是治疗观念的巨变（B）；分析螺内酯与 ACEI/ARB 和 β 受体阻断药组成心力衰竭治疗“金三角”的原因（D）；分析强心苷导致心脏毒性的主要原因及其防治策略（D）；结合心肌重塑的分子机制，分析靶向于心肌重塑治疗心功能不全策略的潜在临床应用前景（D）；理解现代心力衰竭治疗的主要目标及其意义（B）；了解心力衰竭治疗的“黄金搭档”“金三角”和“四驾马车/新四联”（B）；了解 ARNI 及 SGLT2 抑制药在心力衰竭治疗中的作用和临床应用（B）	2

模块 12：淋巴系统的结构和功能

知识点	主要内容	能力目标	参考学时
1. 淋巴系统的组成	淋巴系统的组成；淋巴管道（毛细淋巴管、淋巴管、淋巴干、淋巴导管）	描述淋巴系统的组成结构（A）；举例说明淋巴系统组成与功能的关系（B）；理解并分析淋巴系统相关疾病（D）；举例说明淋巴系统不同组成部分异常导致的疾病，并分析其发生的结构基础（B）；根据淋巴系统相关疾病特点，分析定位淋巴系统相关组成的异常（D）	1
2. 胸腺	巨大恶性胸腺瘤；胸腺的概念；解剖结构；组织病理；功能；发育及退化	描述胸腺的基本组织学特征（A）；列举胸腺的基本功能（B）；分析常见胸腺疾病（D）；举例说明胸腺原发和继发性疾病，并理解其发生的基本机制（B）	1

续表

知识点	主要内容	能力目标	参考学时
3. 淋巴结和脾	淋巴结（解剖、组织结构、功能）；脾（解剖、结构、功能）	描绘淋巴结和脾的解剖结构（A）；列举淋巴结、脾的主要功能（B）；分析淋巴结、脾结构改变的原因和对功能的影响（D）；对比分析淋巴结和脾参与免疫反应的异同（D）	1

模块 13：基本病理过程与疾病

知识点	主要内容	能力目标	参考学时
1. 淋巴结良性病变	局部淋巴结肿大（急性非特异性淋巴结炎、慢性非特异性淋巴结炎、特异性淋巴结炎）；全身淋巴结肿大（感染性疾病、自身免疫性疾病）	描述淋巴结的良性病变的病理特征（A）；举例说明淋巴结良性病变的病理生理学改变和机制（B）；比较特异性和非特异性淋巴结良性病变的区别（B）；结合病例分析良性和恶性淋巴结病变的主要区别，学习进一步分析相关病例的方法（D）	1
2. 淋巴组织肿瘤	淋巴组织肿瘤概述（分类、临床表现、诊断、治疗）；霍奇金淋巴瘤（分类、病理、发病机制、诊断）；非霍奇金淋巴瘤（弥漫性大 B 细胞淋巴瘤、滤泡性淋巴瘤、边缘区淋巴瘤）的组织学、免疫表型和分子遗传学；伯基特淋巴瘤（组织学、免疫表型、分子遗传学）；结外 NK/T 细胞淋巴瘤，鼻型（组织学、免疫表型）；结外淋巴瘤，非特指型；浆细胞肿瘤（发病机制、临床表现、治疗策略）	描述淋巴组织肿瘤分类及常见淋巴瘤的病理特征（A）；理解淋巴造血分化与淋巴组织肿瘤的关系（B）；根据淋巴细胞分化簇（cluster of differentiation，CD），能够区分不同淋巴瘤的免疫表型（D）；举例说明常见淋巴瘤中的癌基因易位，并理解其致病的分子机制（B）；举例说明如何区分反应性（多克隆）和恶性（单克隆）淋巴增殖（D）；能够举例说明淋巴组织肿瘤中免疫靶向治疗及其作用机制（C）	3

续表

知识点	主要内容	能力目标	参考学时
3. 白血病	白血病的概念和分类；白血病的病因和发病机制；急性白血病的诊断和分型；白血病的治疗（细胞毒药物治疗、诱导分化治疗、分子靶向治疗；细胞免疫治疗、造血干细胞移植）	定义白血病并对其进行分类（A）；分析白血病的发生机制（D）；阐释白血病的治疗原则，常用治疗药物的作用和机制（B）；举例说明靶向治疗的原理和应用（B）；阐释造血干细胞移植的原理和"北京方案"（B）；举例说明基础研究如何推动白血病的诊断和治疗（B）；举例说明生物免疫治疗在白血病中的应用（B）；应用MICM对白血病进行诊断（C）	3

人体形态与功能 - 呼吸系统

一、人体形态与功能 - 呼吸系统课程定位

人体形态与功能 - 呼吸系统是一门围绕人体呼吸系统的结构及功能，并将人体解剖学、组织胚胎学、生理学、病理学、病理生理学和药理学等相关知识进行深度融合的基础医学核心整合课程，主要面向医学院校基础医学和临床医学二年级学生。本课程在介绍呼吸系统正常结构和功能，以及在疾病发生发展过程中呼吸系统结构的病理学变化、病理生理学发病机制和药物治疗的基础等核心知识的基础上，注重形态与功能相结合、正常与病变相结合、基础与临床相互渗透有机融合，引导学生深刻理解呼吸系统与其他器官系统的关系及其在机体生命活动中的重要地位。同时，本课程也注重结合知识内容促进学生辩证观和系统观等大思维观的养成，注重学生自主学习能力、逻辑思维能力与创新精神的培养，提高学生提出问题及解决问题的能力，为学生进一步学习后续相关课程以及今后的职业发展打下坚实的基础。

二、人体形态与功能 - 呼吸系统课程目标

- 知识目标

帮助学生掌握呼吸系统的器官形态、组织结构和生理功能，呼吸系统疾病的病理变化特点、病理生理机制以及相关药物的基本知识，为后续课程的学习奠定基础。

- 能力目标

学生能应用呼吸系统基础知识解释正常功能活动及疾病情况下结构和功能变化的机制，理解呼吸系统疾病防治的靶点。

培养学生自主学习能力、初步临床思维能力、科学思维能力、批判性思维能力及创新精神。

- 素质目标

结合本课程知识点与知识发现的创新过程，培养学生敬畏生命的人文素养，严谨求实的科学态度，恪尽职守、敢于担当的职业态度，勇于攀登、不断探索的创新精神，以及终身学习的意识与能力。

三、人体形态与功能 - 呼吸系统课程设计

本课程共 5 个模块，内容兼顾了知识的基础性与先进性、理论性及实用性，广度、深度和难度与培养目标定位相符。

模块 1 为呼吸系统导论，高度概括了呼吸的概念和意义、呼吸系统的构成、呼吸系统疾病对人类健康的危害，为后续章节的学习奠定重要的基础。

模块 2 介绍呼吸系统的组成与结构，包括呼吸系统的组成与大体解剖结构、呼吸运动装置、呼吸系统的组织结构、呼吸系统发生和呼吸系统常见先天畸形。

模块 3 介绍呼吸生理，包括肺通气、肺换气和组织换气、气体运输、呼吸运动的调节和呼吸系统的非呼吸功能。

模块 4 介绍呼吸系统的基本病理过程与疾病，包括缺氧、呼吸功能不全、急性呼吸窘迫综合征、气道阻塞性疾病、限制性肺疾病、肺循环与肺动脉高压、肺感染性疾病和呼吸系统常见肿瘤。

模块 5 介绍呼吸系统疾病的常用药物治疗，包括平喘、镇咳、祛痰和呼吸中枢兴奋药，呼吸系统常用抗感染药，呼吸系统常用抗肿瘤药。

上述五部分相互联系、相互渗透，从结构到功能，从正常到异常，从疾病发生机制到疾病防治机制，实现呼吸系统重要知识点的全覆盖，并通过临床案例引导，将基础理论知识与临床实践相联系，深化学生对知识点的理解，培养学生的综合能力，为未来的医学研究和临床实践打下坚实的基础。

本课程包含 5 个知识模块，知识模块关系如图 2-5 所示（模块 1 略）。

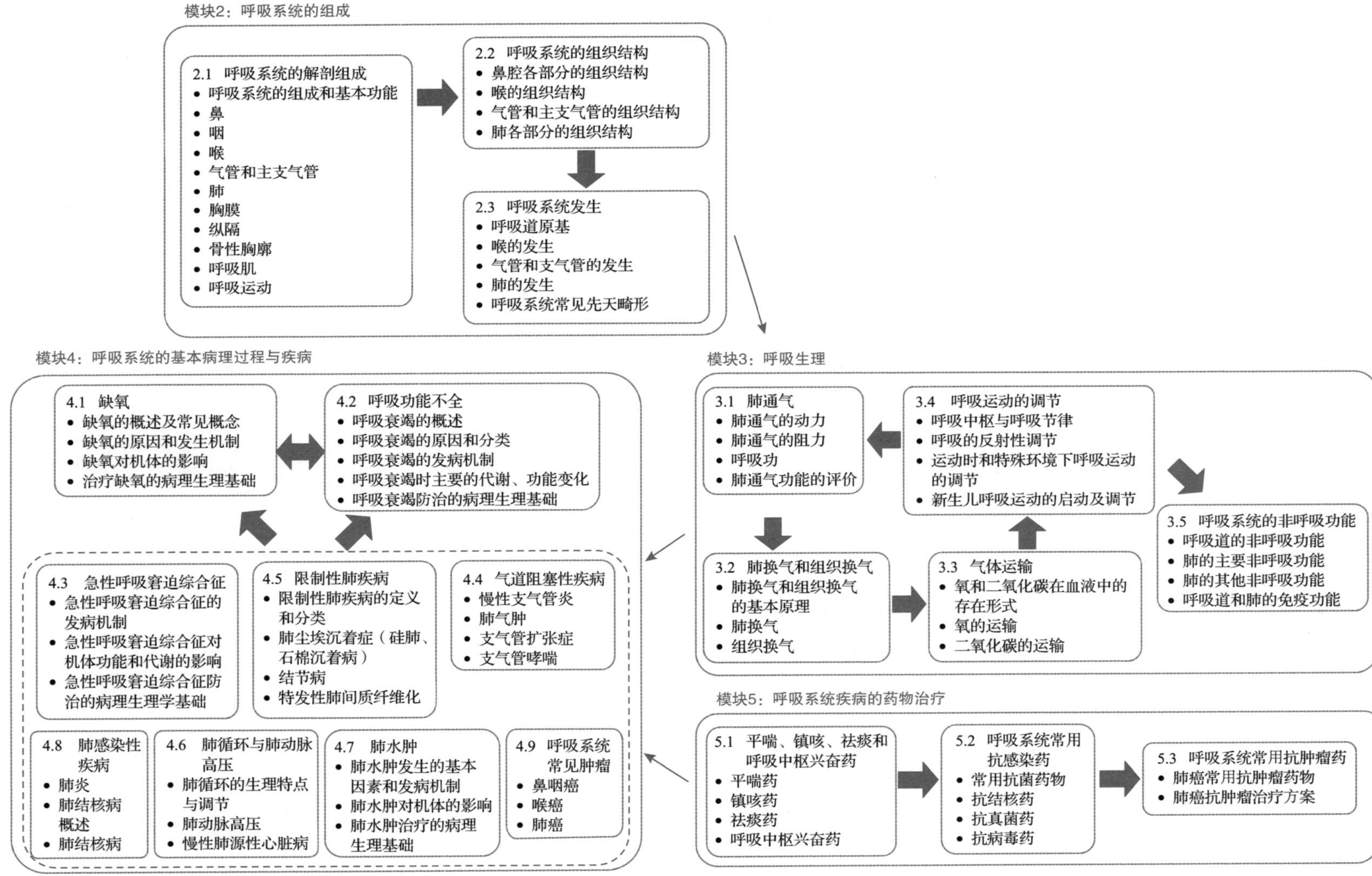

图 2-5　人体形态与功能 - 呼吸系统课程知识模块关系图

四、人体形态与功能 - 呼吸系统课程知识点

说明：根据“布鲁姆教育目标分类法”，在认知领域知识点的能力目标可分为 ABCDEF 六级，其中 A 表示记忆（知道），B 表示理解（领会），C 表示应用，D 表示分析，E 表示评价，F 表示创造。

模块 1：绪论

知识点	主要内容	能力目标	参考学时
1. 呼吸的概念和意义	呼吸的概念及呼吸的基本过程（肺通气、肺换气、气体运输、组织换气和细胞内的氧化代谢）；呼吸的意义	说出呼吸的概念、呼吸的基本过程及呼吸的意义（A）	0.4
2. 呼吸系统的概念	呼吸系统的概念；呼吸活动相关的结构；呼吸系统的功能	概括呼吸活动相关的结构（A）	0.2
3. 呼吸系统疾病对人类健康的危害	呼吸系统常见急性和慢性疾病对人类健康的危害	列举呼吸系统常见急性和慢性疾病对人类健康的危害（A）	0.2
4. 呼吸系统与疾病的研究热点概述	呼吸系统与疾病研究热点领域简介	列举呼吸系统与疾病研究的热点领域（A）	0.2

模块 2：呼吸系统的组成

知识点	主要内容	能力目标	参考学时
1. 呼吸系统的组成和基本功能	呼吸系统的组成（鼻、咽、喉、气管和各级支气管及肺）与基本功能（从外界吸入氧，呼出二氧化碳，进行气体交换等）	阐述呼吸系统的组成与基本功能（A）	0.1
2. 鼻	鼻的位置和结构；外鼻的形态结构；鼻腔的分部（鼻前庭、固有鼻腔）及各部的形态结构；鼻旁窦（上颌窦、额窦、筛窦、蝶窦）的位置、开口、形态特点，功能及临床联系	概括外鼻的形态结构（A）；描述鼻腔的分部及各部的形态结构（B）；掌握鼻旁窦的位置、开口、形态特点（A）；分析鼻旁窦的功能及临床联系（D）	0.3
3. 咽	咽的位置、结构和分部（鼻咽部、口咽部、喉咽部）；鼻咽部的解剖特征和临床联系；口咽部的解剖特征和临床联系；喉咽部的解剖特征和临床联系；咽肌的组成和运动形式	概括咽的境界、结构和分部（A）；阐述咽肌的组成（A）；掌握鼻咽部、口咽部和喉咽部的解剖特征（B）；分析鼻咽部、口咽部和喉咽部的临床联系（D）；掌握咽肌的运动形式（B）	0.6

续表

知识点	主要内容	能力目标	参考学时
4. 喉	喉的位置和组成；各喉软骨（甲状软骨、环状软骨、会厌软骨、杓状软骨）的位置关系和形态特征；喉的连结（环甲关节、环杓关节、弹性圆锥、方形膜）及喉肌的作用；喉腔的形态结构和组成（喉前庭、喉中间腔、声门下腔）；喉的血管、淋巴管和神经	阐述喉的位置和组成（A）；描述喉软骨的形态、功能及软骨间的连结（A）；综合环甲膜的位置和结构特点，分析结构与功能的逻辑关系及临床意义（D）；分析喉肌的作用（D）；根据喉的构造特点，分析喉的发音功能（D）	1
5. 气管和主支气管	气管的位置和结构；左右主支气管的结构特征	描述气管的位置和形态结构特点（A）；分析左、右主支气管形态学上的区别及其临床意义（D）	0.2
6. 肺	肺的形态、位置；肺内支气管和支气管肺段；支气管与肺的血管、淋巴管和神经	描述肺的形态、位置和分叶（A）；理解支气管肺段的概念及临床意义（D）	0.3
7. 胸膜	胸膜的概念和分部（脏胸膜；壁胸膜：肋胸膜、膈胸膜、纵隔胸膜、胸膜顶）；胸腔和胸膜腔的概念；胸膜隐窝（肋膈隐窝、肋纵隔隐窝）	理解胸膜和胸膜腔的概念，把握其临床意义（D）；分析理解肺部叩诊的临床意义（D）	0.3
8. 纵隔	纵隔的位置、结构和分部；纵隔各部分的组成器官	概括纵隔的位置、分部和各部分的组成器官（A）	0.1
9. 骨性胸廓	构成胸廓的骨及骨连结；骨性胸廓的整体观	阐述构成骨性胸廓的骨的名称及结构特点（B）；阐述构成骨性胸廓的骨连结的名称和构成（B）；理解骨性胸廓的整体观和影响胸廓形状的因素（B）	0.4
10. 呼吸肌	呼吸肌的组成；各部分呼吸肌的位置、形态和运动方式	阐述呼吸肌的组成和各部分呼吸肌的位置、形态（A）；理解各部分呼吸肌的运动方式（B）	0.4
11. 呼吸运动	呼吸运动的概念，呼吸运动的过程，呼吸运动的基本原理	理解呼吸运动的概念、过程和基本原理（B）；分析呼吸肌损伤或胸腔疾病状态对呼吸运动的影响（D）；根据呼吸运动装置的组成，分析并理解呼吸运动过程（D）	0.3
12. 鼻腔各部分的组织结构	鼻前庭组织结构特点；固有鼻腔组织结构特点和细胞组成	描述固有鼻腔的组织结构特点和细胞组成（A）；分析固有鼻腔组织细胞的功能和临床联系（D）	0.3
13. 喉的组织结构	喉的组织结构特点	描述喉的组织结构特点（A）	0.1

续表

知识点	主要内容	能力目标	参考学时
14. 气管和主支气管的组织结构	气管和主支气管黏膜的组织结构特点；黏膜下层的组织结构特点；外膜的组织结构特点；气管和支气管的免疫功能	阐述气管和主支气管的各层结构特点（A）；理解气管和支气管的免疫功能的组织结构基础（B）	0.6
15. 肺各部分的组织结构	肺导气部组织结构特点；肺呼吸部组织结构特点；肺间质和肺巨噬细胞；肺的血管、神经和淋巴管	描述肺间质的组成（A）；描述导气部与肺呼吸部的组织结构变化特点（A）；总结肺泡两种上皮细胞的形态和功能差异（B）；分析肺组成部分的各级结构损伤后的功能缺陷和临床表现（D）；理解肺巨噬细胞的来源和作用（B）；理解肺的血管、神经和淋巴管的分布、走行与功能（B）	1
16. 呼吸道原基	呼吸系统各部分的发生	描述呼吸系统各部分的发生（A）	0.1
17. 喉的发生	喉的发生和发育过程	理解喉的发生过程（B）	0.1
18. 气管及其各级分支的发生	气管的组织发生；支气管及其各级分支的形成	理解气管和支气管各级分支的组织发生过程及动态变化（B）	0.2
19. 肺的发生	肺的组织发生；肺上皮细胞的发生和分化	理解肺的发生（B）；理解肺泡上皮发生和分化的过程	0.3
20. 呼吸系统常见先天畸形	喉气管狭窄或闭锁；先天性喉囊肿；软喉和变形会厌；气管食管瘘；气管狭窄与闭锁；气管憩室；气管缺失；透明膜病；肺不发生和肺发育不全；副肺；先天性肺囊肿；肺分叶异常；新生儿肺叶气肿	描述常见呼吸系统先天畸形的发病机制（A）；分析透明膜病的发病机制及临床联系（D）	0.3

模块 3：呼吸生理

知识点	主要内容	能力目标	参考学时
1. 肺通气的动力	呼吸运动的过程；呼吸运动的形式（腹式呼吸和胸式呼吸、平静呼吸和用力呼吸）；跨越压与肺内压；胸膜腔内压	说明肺通气的动力的构成与形成机制（B）；理解胸膜腔负压的形成及意义（B）	1
2. 肺通气的阻力	肺通气阻力的分类；弹性阻力的构成和影响因素；非弹性阻力的构成和影响因素；呼吸周期中动力、阻力和气流率的关系	说明肺通气的阻力的构成与形成机制（B）；理解呼吸周期中肺通气动力、阻力、气流与肺容积变化的关系（B）	1

续表

知识点	主要内容	能力目标	参考学时
3. 呼吸功	呼吸功的概念；呼吸功的计算方式	描述呼吸功的概念（A）；掌握呼吸功的计算方式（C）	0.2
4. 肺通气功能的评价	肺容积的概念和评价指标；肺容量的概念和评价指标；肺通气量和肺泡通气量的概念和评价指标；最大呼气流速 - 容积曲线；最大气流容积环	理解肺通气功能评价指标的生理和病理含义（B）；能够利用相关指标对肺通气功能进行评价（E）	0.5
5. 肺换气和组织换气的基本原理	气体的扩散；影响气体扩散的因素	理解气体扩散的概念和原理（B）；概括呼吸气和肺泡气的成分和分压（张力）（B）；分析影响气体扩散的因素（D）	0.3
6. 肺换气	肺换气的结构基础；肺换气过程；影响肺换气的因素；肺扩散容量	描述肺换气的结构基础（A）；分析肺换气过程和影响因素（B）	0.7
7. 组织换气	组织换气的概念；组织换气的过程；影响组织换气的因素	理解组织换气的定义和过程（B）；理解影响组织换气的因素（B）	0.2
8. 氧和二氧化碳在血液中的存在形式	氧气和二氧化碳在血液中存在的形式	概括氧气和二氧化碳在血液中的运输形式（A）	0.2
9. 氧的运输	Hb 的分子结构；Hb 的氧合能力；氧解离曲线	列举影响氧气运输的因素、效应及生理意义（B）；理解波尔效应的概念和生物学意义（B）；依据氧解离曲线各段的特点，解释相关生理现象（C）；分析和解释氧气和二氧化碳在血液中运输的相互影响及关系（D）	0.8
10. 二氧化碳的运输	二氧化碳化学结合的形式；二氧化碳解离曲线	列举影响二氧化碳运输的因素、效应及生理意义（B）；理解何尔登效应的概念和生物学意义（B）；分析和解释氧气和二氧化碳在血液中运输的相互影响及关系（D）	0.4
11. 呼吸中枢与呼吸节律	呼吸中枢的基本部位；呼吸节律的形成	描述呼吸中枢基本部位（A）；理解呼吸节律的形成和高位中枢对呼吸运动的调节作用（B）	0.3

续表

知识点	主要内容	能力目标	参考学时
12. 呼吸的反射性调节	化学因素对呼吸运动的调节；机械因素对呼吸运动的调节	描述肺牵张反射的概念、过程和意义（A）；理解化学因素呼吸运动的调节机理（B）；分析动脉血或脑脊液中二氧化碳分压、氧气分压和氢离子浓度变化对呼吸的调节作用、作用途径和意义（B）；解释为什么二氧化碳是调节呼吸最重要的生理性因素（D）；借助呼吸运动的调节机理分析生理或病理状态下呼吸运动的变化（D）	1
13. 运动时和特殊环境下呼吸运动的调节	运动时呼吸运动的调节；高海拔低气压时的呼吸调节；潜水或高气压时的呼吸调节	理解运动时、高海拔低气压时、潜水或高气压时呼吸运动的调节（B）	0.7
14. 新生儿呼吸运动的启动及调节	新生儿呼吸运动的启动；胎儿及新生儿呼吸特点及调节	理解新生儿呼吸运动的启动过程及临床联系（B）；理解胎儿及新生儿呼吸特点及调节方式（B）	0.2
15. 呼吸道和肺的呼吸功能	加温加湿和过滤清洁功能；黏液 - 纤毛转运功能；咳嗽反射和喷嚏反射；肺的滤过功能；肺的代谢功能；肺的贮血功能；肺的血小板生成功能；肺参与维持酸碱平衡；呼吸道和肺的免疫功能	回忆咳嗽反射和喷嚏反射的作用（A）；理解呼吸道的加温加湿和过滤清洁功能（B）；理解呼吸道的黏液 - 纤毛转运功能及其临床病理联系（B）；理解肺的滤过功能（B）；理解肺表面活性物质的代谢及临床病理联系（B）；理解内源性生物活性物质的代谢（B）；理解肺对药物的摄取和代谢（B）；理解肺的贮血功能、血小板生成功能以及维持酸碱平衡的功能（B）；描述呼吸道和肺的免疫功能基础（A）；解释呼吸道和肺的免疫功能临床联系（B）	0.5

模块 4：呼吸系统的基本病理过程与疾病

知识点	主要内容	能力目标	参考学时
1. 缺氧的概述及常见概念	缺氧的概述；血氧分压、血氧容量、血氧含量、血氧饱和度等基础概念	理解缺氧、氧分压、氧容量、氧含量、氧饱和度等概念（B）	0.4

续表

知识点	主要内容	能力目标	参考学时
2. 缺氧的原因和发生机制	低张性缺氧的原因和机制；血液性缺氧的原因和机制；循环性缺氧的原因和机制；组织性缺氧的原因和机制	举例说明哪种病因可能同时或先后引起四种不同类型的缺氧（C）；分析四种不同类型缺氧的血氧变化特点及原因（D）	0.9
3. 缺氧对机体的影响	对呼吸系统、心血管系统、血液系统以及中枢神经系统的影响；缺氧引起的细胞反应及其机制	理解缺氧对呼吸系统、心血管系统和血液系统的影响及其潜在机制（B）	0.4
4. 治疗缺氧的病理生理基础	治疗四种不同类型缺氧的病理生理基础	根据不同类型缺氧的病因和血气特点，理解氧疗的病理生理学基础（B）	0.2
5. 呼吸衰竭的概述	呼吸衰竭和呼吸功能不全的概念	解释呼吸衰竭的概念（A）	0.1
6. 呼吸衰竭的原因和分类	呼吸衰竭的原因（气道阻塞性疾患、肺组织疾患、胸廓与胸膜疾患、神经肌肉疾患等）；呼吸衰竭的分类（按动脉血气变化分类、按发病缓急分类、其他分类方法）	总结呼吸衰竭发生的原因（B）；比较Ⅰ型和Ⅱ型呼吸衰竭的特征（B）	0.2
7. 呼吸衰竭的发病机制	肺通气功能障碍（限制性通气不足、阻塞性通气不足、肺泡通气不足时的血气变化）；肺换气功能障碍（弥散障碍、肺泡通气与血流比例失调、解剖分流增加）	总结呼吸衰竭的发病机制及其血气变化的特点和机制（B）	1
8. 呼吸衰竭时主要的代谢、功能变化	酸碱平衡及电解质紊乱（代谢性酸中毒、呼吸性酸中毒、呼吸性碱中毒、代谢性碱中毒、相加型酸中毒）；呼吸系统变化；心血管系统变化；中枢神经系统变化；血液系统变化；肾功能变化；消化系统的变化	概括呼吸衰竭时对呼吸系统的变化及对呼吸功能的影响（B）；理解呼吸衰竭对酸碱平衡与电解质平衡的影响（B）	0.4
9. 呼吸衰竭防治的病理生理基础	提高 PaO_2；改善肺通气；防治原发病和去除诱因	总结呼吸衰竭的相关知识和临床联系，掌握呼吸衰竭防治的病理生理基础（C）	0.2
10. 急性呼吸窘迫综合征的发病机制	肺泡 - 毛细血管膜损伤；肺损伤修复与肺纤维化	描述急性呼吸窘迫综合征的概念（A）；理解急性呼吸窘迫综合征的常见病因（B）；理解急性呼吸窘迫综合征的基本病理生理过程（B）；解释急性呼吸窘迫综合征的肺泡 - 毛细血管膜损伤机制（B）；综合运用本章知识分析 ARDS 的发生机制（D）	0.6

续表

知识点	主要内容	能力目标	参考学时
11. 急性呼吸窘迫综合征对机体功能和代谢的影响	ARDS 患者发生呼吸衰竭的最主要机制；ARDS 与继发性脑损伤的关系	掌握 ARDS 患者发生呼吸衰竭的原因和过程（B）；理解 ARDS 与继发性脑损伤的关系（B）	0.2
12. 急性呼吸窘迫综合征防治的病理生理学基础	机械通气对急性呼吸窘迫综合征治疗的意义；针对 ARDS 发病环节的药物治疗	理解机械通气是 ARDS 患者管理的基石（B）；理解 ARDS 药物治疗的原则（B）	0.2
13. 慢性支气管炎	慢性支气管炎的定义；慢性支气管炎的病因和发病机制；慢性支气管炎的病理改变；慢性支气管炎的临床表现	掌握慢性支气管炎的定义（A）；理解慢性支气管炎的病因和发病机制、病理改变以及临床表现（B）	0.3
14. 肺气肿	肺气肿的定义；肺气肿的病因和发病机制；肺气肿的病理分型；肺气肿的病理改变；肺大疱；肺气肿的临床表现	掌握肺气肿的定义（A）；掌握肺大疱的定义（A）；理解肺气肿的病因和发病机制、病理分型、病理改变、临床表现（B）	0.3
15. 支气管扩张症	支气管扩张症的定义；支气管扩张症的临床表现；支气管扩张症的病因和发病机制；支气管扩张症的病理改变	掌握支气管扩张症的定义（A）；理解支气管扩张症的临床表现、病因和发病机制、病理改变（B）	0.1
16. 支气管哮喘	支气管哮喘的定义；支气管哮喘的类型；支气管哮喘的病因和发病机制；支气管哮喘的病理改变	掌握支气管哮喘的定义（A）；理解支气管哮喘的病理改变（B）；分析支气管哮喘的病因以及速发型和迟发型反应的发病机制（D）	0.2
17. 限制性肺疾病的定义和分类	急性限制性肺疾病的定义和分类；慢性限制性肺疾病的定义和分类；限制性肺疾病的分类新进展	回忆以 ARDS 为代表的急性限制性肺疾病的定义和分类（A）；掌握慢性限制性肺疾病的定义和分类（A）；了解限制性肺疾病的分类新进展（A）	0.2
18. 肺尘埃沉着症	肺尘埃沉着症的定义；硅肺和石棉沉着病的发病机制、病理改变以及症状和合并症	掌握肺尘埃沉着症的定义（A）；理解硅肺的发病机制（B）；理解硅肺硅结节形成和进行性大块肺纤维化的病理改变（B）；掌握硅肺的症状及合并症（B）；描述石棉沉着病的定义（A）；理解石棉沉着病的发病机制（B）；理解石棉沉着病不可逆性纤维化的形成和胸膜斑的病理改变（B）；掌握石棉沉着病的症状和合并症（B）	0.4
19. 结节病	结节病的定义和一般知识；结节病的发病机制；结节病的病理改变	掌握结节病的定义和好发部位（A）；理解结节病的发病机制（B）；掌握结节病的病理改变（B）	0.1

续表

知识点	主要内容	能力目标	参考学时
20. 特发性肺间质纤维化	特发性肺间质纤维化的定义；临床 - 影像 - 病理（CRP）综合诊断 IPF 标准；特发性肺间质纤维化的病因；特发性肺间质纤维化的发病机制；特发性肺间质纤维化的病理改变	掌握特发性肺间质纤维化的定义（A）；了解肺泡损伤修复失衡学说（A）；掌握临床 - 影像 - 病理（CRP）综合诊断 IPF 标准（B）；了解特发性肺间质纤维化的病因（B）；理解特发性肺间质纤维化的大体改变和组织学特征（B）	0.2
21. 肺循环的生理特点	肺循环的低压低阻、高血容、高血流生理特点	理解肺循环的生理特征（B）	0.1
22. 肺循环血流调节	肺循环的血流量主要受神经、肺泡气氧分压以及血管活性物质的调节	理解并举例肺循环血流量的调节机制（B）	0.1
23. 肺水肿	肺水肿的概念和分类；肺泡 - 毛细血管膜的结构及特点；影响肺水肿发生的基本因素；肺水肿的发生机制	描述肺泡 - 毛细血管膜的结构及特点（A）；理解肺水肿形成的机制（B）；掌握影响肺水肿发生的基本因素（B）	0.4
24. 肺动脉高压	肺动脉高压的定义；肺动脉高压的分类；肺动脉高压的发病机制；肺动脉高压靶向药物治疗	理解肺动脉高压的最新诊断标准、分类（B）；运用肺动脉高压机制解释缺氧肺动脉高压的形成（C）；分析肺动脉高压靶向药物治疗的病理生理学基础（D）	0.8
25. 慢性肺源性心脏病	慢性肺源性心脏病的定义、病理改变和发病机制	分析慢性肺源性心脏病的发生发展过程（D）	0.2
26. 肺炎	肺炎的定义及分类；大叶性肺炎的病因和发病机制、病理改变、临床表现及合并症；小叶性肺炎的病因和发病机制、病理改变、临床表现及合并症；急性间质性肺炎的发病机制、病理改变、临床表现；支原体肺炎的病因、病理改变、临床表现	分别描述按照病因或病理类型的肺炎分类（A）；理解大叶性肺炎的病理改变和分期（B）；理解小叶性肺炎的病理改变（B）；分析比较大叶性肺炎和小叶性肺炎的异同（D）；理解间质性肺炎的发病机制（B）；掌握支原体肺炎的病理改变和临床表现	1
27. 结核病概述	结核病的概念；结核病的病因与发病机制；结核病的基本病理变化；结核病基本病理变化的转化规律	理解结核病的发病机制（B）；熟悉结核病的基本病理变化及转化规律（A）；从结核分枝杆菌感染和机体的免疫状态综合分析肺结核的发展过程（D）	0.4

续表

知识点	主要内容	能力目标	参考学时
28. 肺结核	肺结核的概念和分类；原发性肺结核的概念、病变特点和临床经过；继发性肺结核的病变特点、临床经过及其分类；肺结核血源播散所致病变；肺结核的临床特征、肺结核的诊断	掌握原发性肺结核的基本病理特点及其转归（B）；熟悉继发性肺结核的病理形态特点及其蔓延规律（A）；掌握全身血源性结核病的来源及其病理形态特点（B）；了解肺外器官结核病的好发部位、类型及病理特点（B）；根据肺外器官结核病的发病特点分析其相关的临床表现（D）	1.5
29. 鼻咽癌	鼻咽癌的定义和一般知识；鼻咽癌的病因；鼻咽癌的病理改变；鼻咽癌的扩散途径；鼻咽癌的临床病理联系	掌握鼻咽癌的基本组织学类型（B）	0.2
30. 喉癌	喉癌的定义和一般知识；喉癌的病理变化；喉癌的扩散及转移；喉癌的临床病理联系	熟悉喉癌的发生部位及常见组织学类型（B）	0.1
31. 肺癌	肺癌的定义和一般知识；肺癌的病因；肺癌的病理改变；肺癌的扩散途径；肺癌的临床病理联系；肺癌驱动基因的类型及检测方法	掌握肺癌的基本肉眼类型及主要组织学类型（B）；了解驱动基因与靶向治疗的关系及意义，了解肺癌发生发展的分子机制（B）	0.9

模块 5：呼吸系统疾病的药物治疗

知识点	主要内容	能力目标	参考学时
1. 平喘药	支气管哮喘的基础知识；抗炎性平喘药的类型、举例和平喘机制；支气管扩张药的类型、举例和扩张支气管机制；抗过敏平喘药的类型、举例和作用机制	总结平喘药物的药理学分类并列举出代表药物（B）；区分控制类和缓解类平喘药物的药理作用机制和临床应用特点（D）；能够运用平喘药的作用机制和作用特点，对临床哮喘患者制定初步合理用药方案（F）	0.6
2. 镇咳药	咳嗽的定义和基础知识；镇咳药的应用原则；中枢性镇咳药的举例和镇咳机制；外周性镇咳药的举例和镇咳机制	总结常用镇咳药的分类、代表药物（B）；比较不同类型镇咳药的药理作用特点（B）	0.2

续表

知识点	主要内容	能力目标	参考学时
3. 祛痰药	痰液的定义及其在呼吸系统疾病中的症状表现；祛痰药的作用；痰液稀释药的举例和痰液稀释机制；黏痰溶解药的举例和痰液溶解机制	总结常用祛痰药的分类、代表药物（B）；并比较不同类型祛痰药的作用特点（B）	0.1
4. 呼吸中枢兴奋药	呼吸中枢兴奋药的作用；呼吸中枢兴奋药的举例、作用机制和临床应用	总结呼吸中枢兴奋药的分类、代表药物（B）；比较不同类型呼吸中枢兴奋药的作用特点（B）	0.1
5. 常用抗菌药物	β- 内酰胺类抗生素及 β- 内酰胺酶抑制剂（青霉素类、头孢菌素类、其他 β- 内酰胺类、β- 内酰胺酶抑制剂）举例、作用机制和临床应用；大环内酯类抗生素举例、作用机制和临床应用；林可霉素类抗生素举例、作用机制和临床应用；多肽类抗生素举例、作用机制和临床应用；氨基糖苷类抗生素举例、作用机制和临床应用；四环素类及氯霉素类举例、作用机制和临床应用；喹诺酮类药物举例、作用机制和临床应用；磺胺类药物和甲氧苄啶举例、作用机制和临床应用；硝基咪唑类举例、作用机制和临床应用	掌握青霉素类和头孢菌素类的抗菌作用、作用机制、抗菌谱及临床应用（B）；掌握大环内酯类、氨基糖苷类药物的抗菌作用、作用机制、抗菌谱及临床应用（B）；掌握喹诺酮类代表药物及作用特点（B）；总结呼吸系统常用抗菌药物的分类、代表药物、作用机制、适应证（B）；综合运用抗菌药的作用机制和作用特点，对临床细菌性肺炎患者进行初步合理用药（C）	2
6. 抗结核药	一线抗结核药举例、作用机制和临床应用；二线抗结核药举例、作用机制和临床应用；新一代抗结核药举例、作用机制和临床应用	掌握常用抗结核药物及特点（B）；总结呼吸系统常用抗结核药物的分类、代表药物、作用机制、适应证（B）；综合运用抗结核药的作用机制和作用特点，对临床肺结核患者进行初步合理用药（C）	0.4
7. 抗真菌药	多烯类抗真菌药举例、作用机制和临床应用；唑类抗真菌药举例、作用机制和临床应用；嘧啶类抗真菌药举例、作用机制和临床应用；棘白菌素类抗真菌药举例、作用机制和临床应用	掌握常用抗真菌药分类、代表药物及作用特点（B）；总结呼吸系统常用抗真菌药物的分类、代表药物、作用机制、适应证（B）；综合运用抗真菌药的作用机制和作用特点，对临床真菌性肺炎患者进行初步合理用药（C）	0.3

续表

知识点	主要内容	能力目标	参考学时
8. 抗病毒药	病毒的基础知识；抗流感病毒药物举例、作用机制和临床应用；广谱抗病毒药举例、作用机制和临床应用；抗疱疹病毒药举例、作用机制和临床应用；抗新冠病毒药举例、作用机制和临床应用	掌握常用抗病毒药分类、代表药物及作用特点（B）；总结呼吸系统常用抗病毒药物的分类、代表药物、作用机制、适应证（B）；综合运用抗病毒药的作用机制和作用特点，对临床病毒感染患者进行初步合理用药（C）	0.3
9. 呼吸系统常用抗肿瘤药	小细胞肺癌治疗方案；非小细胞肺癌治疗方案；肺癌化疗药物、靶向药物、免疫治疗药物的种类、药理作用机制、临床应用和常见不良反应	熟悉呼吸系统抗肿瘤药物的分类及代表药物（B）；掌握肺癌化疗药物、靶向药物、免疫治疗药物的药理作用机制、临床应用和不良反应（B）；列举肺癌的抗肿瘤药物治疗原则（A）；基本掌握肺癌的抗肿瘤药物治疗方案（D）	2

人体形态与功能 - 运动系统

一、人体形态与功能 - 运动系统课程定位

本课程立足基础医学的本科或长学制教学特点，以运动系统的“三基”为出发点，充分体现多学科整合，在章节和内容上进行了大幅度的融合，增加了与运动系统密切相关的血管和神经内容，以提升基础医学学生对运动系统认识的整体观，培养医学生的创新思维能力，并注重了课程思政。本课程还体现了生物材料、人工智能等跨学科属性，达到培养新时代复合型医学人才的需要。

二、人体形态与功能 - 运动系统课程目标

- 知识目标

帮助学生掌握运动系统的器官形态、组织结构和生理功能，运动系统的血管、神经及运动系统疾病的病理变化特点，为后续课程的学习奠定基础。

- 能力目标

学生能应用运动系统基本知识，解释正常功能活动及疾病状况下结构和功能变化的机制，理解运动系统疾病防治的靶点。

通过学习运动系统的生物力学、材料学和人工智能等拓展内容，从不同的角度为同学们打开跨学科研究领域的视角，培养学生自主学习的能力，初步具备临床思维能力、科研思维能力、批判性思维能力及创新精神。

- 素质目标

结合本课程知识点与知识发现的创新过程，培养学生敬畏生命的人文素养、严谨求实的科学态度，恪尽职守、敢于担当的职业态度，勇于攀登、不断探索的创新精神，以及终身学习的意识和能力。

三、人体形态与功能 - 运动系统课程设计

本课程包含 10 个知识模块，教学内容兼顾知识的基础性与先进性、理论性与实用性，广度、深度和难度与培养目标定位相符。知识模块关系如图 2-6 所示。

模块 1 为运动系统概述，高度概括了运动系统的组成，骨的组成、形态和分类、构造、化学成分和物理性质，骨连结的分类，关节的分类、基本结构、辅助结构和运动，骨骼肌的分类、特点、形态、结构和辅助装置，为后续各章节的学习打下基础。

模块 2 为软骨和骨的组织结构，比较了不同软骨的组织结构，并以透明软骨为例，

总结软骨组织的构成，概括骨组织的基本结构、长骨骨干的组织结构，总结骨发生的模式。

模块 3～5 分别介绍了全身的骨和关节的具体知识点，通过这三个模块的学习，让学生认知躯干骨及其连结、颅骨及其连结、四肢骨及其连结，并联系临床实际应用。

模块 6 总结了骨骼肌的结构、工作原理，分析了影响骨骼肌收缩的主要因素。列举了躯干肌、头肌、上肢肌和下肢肌的组成、配布和主要功能，拓展肌肉工作的基本理论和力学原理内容。

模块 7～8 简要介绍了运动系统的血管和神经，通过认知运动系统的血液循环和神经分支分布，拓展运动系统的动脉供血、静脉回流及神经损伤后的临床表现内容。

模块 9 讲解了与运动系统相关的生物力学、材料学与人工智能的内容，分析了骨骼肌的动作方式，比较了主要结构的材料学特性和应用的生物材料，列举人工智能在运动系统疾病诊疗中的主要应用方向，培养医学生的跨学科临床思维能力和科研思维能力。

模块 10 分述了运动系统相关的常见疾病，总结骨折愈合的基本病理过程、退行性病变和原发性骨肿瘤等的基本病理过程，为临床基础研究打下基础。

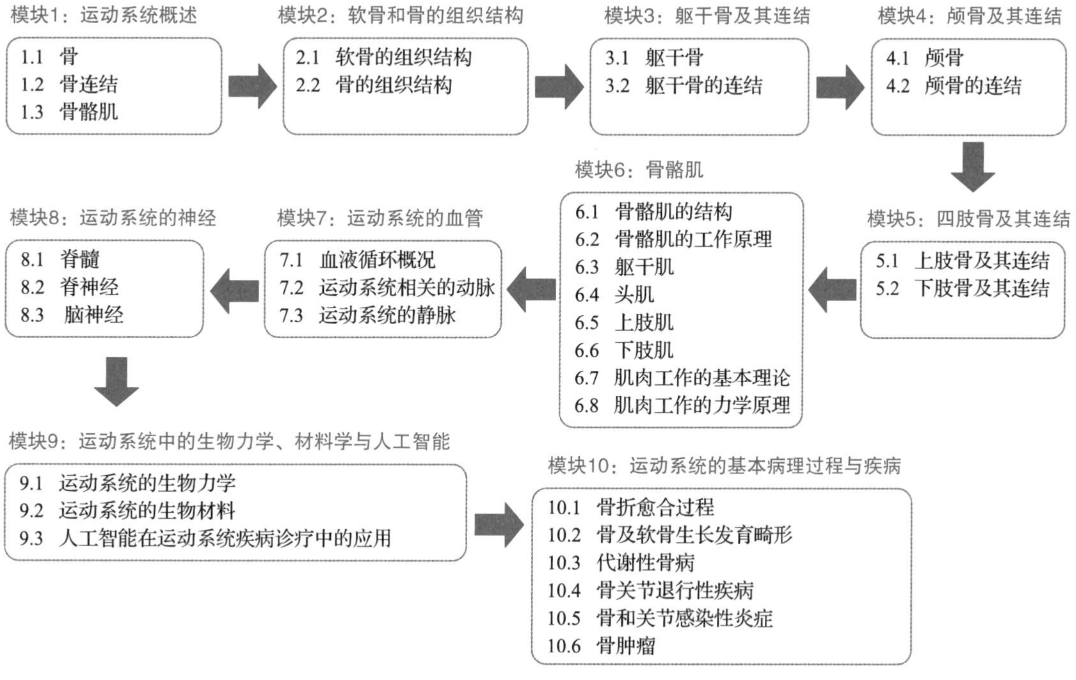

图 2-6 人体形态与功能 - 运动系统知识模块关系图

四、人体形态与功能 - 运动系统课程知识点

说明：根据“布鲁姆教育目标分类法”，在认知领域知识点的能力目标可分为 ABCDEF 六级，其中 A 表示记忆（知道），B 表示理解（领会），C 表示应用，D 表示分析，E 表示评价，F 表示创造。

模块 1：运动系统概述

知识点	主要内容	能力目标	参考学时
1. 骨	骨的组成、形态和分类、骨的构造、骨的化学成分和物理性质	归纳运动系统的组成（A）；列举骨的形态，理解骨的构造、化学成分和物理性质及骨的血管和神经的关系（B）	1 （理论）
2. 骨连结	直接连结、间接连结，关节的分类、基本结构、辅助结构和关节的运动	列举骨连结的分类（B）；归纳关节的主要结构和辅助结构（B）；理解关节的运动（B）	0.5 （理论）
3. 骨骼肌	骨骼肌的分类、特点、形态、结构和辅助装置	列举骨骼肌的构成、形态和起止（A）；理解肌群的配布和运动时肌群间的相互关系，总结骨骼肌的辅助装置（B）	0.5 （理论）

模块 2：软骨和骨的组织结构

知识点	主要内容	能力目标	参考学时
1. 软骨的组织结构	透明软骨、纤维软骨、弹性软骨，软骨细胞、软骨基质、软骨膜	比较不同软骨的组织结构，并以透明软骨为例，总结软骨组织的构成（B）	2（理论 1，实习 1）
2. 骨的组织结构	骨组织的概念及特点，骨基质、骨组织的细胞构成，长骨的结构，骨的发生	概括骨组织的基本结构，概括长骨骨干的组织结构（A）；总结骨发生的模式（B）	2（理论 1，实习 1）

模块 3：躯干骨及其连结

知识点	主要内容	能力目标	参考学时
1. 躯干骨	椎骨的一般形态、各部椎骨的主要特征，肋骨、肋体、肋沟、肋头，胸骨、胸骨柄、颈静脉切迹、胸骨角、胸骨体、剑突等结构	总结出各部椎骨的共同特征并根据各部椎骨特征区分不同的椎骨（A）；归纳胸骨角在临床应用中的意义（B）；根据肋骨的形态区分不同的肋骨（D）	2（理论 1，实习 1）
2. 躯干骨的连结	椎骨间的连结、椎体间的连结、椎弓间的连结、寰椎与枕骨及枢椎间的连结，脊柱，肋的连结，胸廓	概括椎骨间的连结及椎管周围毗邻的韧带（B）；说明椎间盘的意义（C）；总结胸廓上口和下口的组成，分析胸廓形态变化的原因（B）	2（理论 1，实习 1）

模块 4：颅骨及其连结

知识点	主要内容	能力目标	参考学时
1. 颅骨	颞骨和下颌骨的结构，颅的整体观，新生儿颅的特征和生后变化	概括颅的组成、各颅骨的位置及名称（B）；说明颅底内面的主要孔、裂结构（A）；比较骨性口腔、鼻腔、眶的围成及交通（B）；说明新生儿颅的特点（C）	3（理论 1，实习 2）
2. 颅骨的连结	颅骨的纤维连结和软骨连结，颞下颌关节	说明颞下颌关节的组成、结构特点和运动（B）；比较面肌和咀嚼肌的组成和主要功能（D）	1（理论 0.5，实习 0.5）

模块 5：四肢骨及其连结

知识点	主要内容	能力目标	参考学时
1. 上肢骨及其连结	上肢带骨、自由上肢骨，上肢带骨的连结、自由上肢骨的连结	比较肩关节和肘关节和桡腕关节的组成、结构特点和运动（A）；说明腕掌关节组成、结构特点和运动（C）	3（理论 1，实习 2）
2. 下肢骨及其连结	下肢带骨、自由下肢骨，下肢带骨的连结、自由下肢骨的连结	说明骨盆的组成、分部和结构特点（A）；比较髋关节、膝关节和踝关节的组成、结构特点和运动（B）	3（理论 1，实习 2）

模块 6：骨骼肌

知识点	主要内容	能力目标	参考学时
1. 骨骼肌的结构	骨骼肌纤维的光镜结构，骨骼肌纤维的电镜结构，骨骼肌纤维收缩的结构基础	总结骨骼肌的基本组织结构（B）	2（理论 1 实习 1）
2. 骨骼肌的工作原理	骨骼肌神经 - 肌肉接头的兴奋传递、骨骼肌细胞的兴奋 - 收缩耦联，骨骼肌的收缩形式，影响骨骼肌收缩的主要因素	描述骨骼肌神经 - 肌肉接头兴奋传递以及骨骼肌细胞的兴奋 - 收缩耦联（B）；总结骨骼肌收缩的基本形式（B）	1（理论）
3. 躯干肌	颈肌、背肌、胸肌、膈、腹肌、盆底肌等结构	说明背肌、胸肌和颈肌的名称、位置和作用（A）；解释膈的位置、形态及作用，膈的裂孔及其通过的结构（B）；解释腹肌的名称及分布层次，腹直肌鞘、腹白线及腹股沟管的解剖构成（B）	3（理论 1，实习 2）

续表

知识点	主要内容	能力目标	参考学时
4. 头肌	面肌、咀嚼肌	比较面肌和咀嚼肌的组成和主要功能（B）	1（理论 0.5，实习 0.5）
5. 上肢肌	上肢带肌、臂肌、前臂肌、手肌	说明上肢各部肌的组成、配布和主要功能（B）	1（理论 0.5，实习 0.5）
6. 下肢肌	髋肌、大腿肌、小腿肌、足肌	说明下肢各部肌的组成、配布和主要功能（B）	1（理论 0.5，实习 0.5）
7. 肌肉工作的基本理论	骨骼肌的配布，单关节肌和多关节肌	阐述骨骼肌的配布规律（B），分析肌肉工作的解剖基础（D），概述单关节肌和多关节肌（A）	0.5（理论）
8. 肌肉工作的力学原理	原动肌，肌肉力量，肌肉柔韧性	确定原动肌的方法（C），分析影响肌肉力量的解剖学因素（D），分析发展肌肉力量和柔韧性的方法（D）	0.5（理论）

模块 7：运动系统的血管

知识点	主要内容	能力目标	参考学时
1. 血液循环概况	心血管系统的结构，血液循环，血管的走行及配布	概括心血管系统的组成与功能、总结体循环的途径（B）；概括运动系统血供的特点（B）	0.5（理论）
2. 运动系统相关的动脉	主动脉的分支，头颈部、上肢、胸部、腹盆部和下肢的动脉	总结与运动系统相关的主要动脉的分支（B）	1（理论 0.5，实习 0.5）
3. 运动系统的静脉	上腔静脉系、下腔静脉系	概括体循环的静脉（B）；总结与运动系统相关的主要静脉属支（C）	0.5（实习）

模块 8：运动系统的神经

知识点	主要内容	能力目标	参考学时
1. 脊髓	脊髓外形、内部结构、功能	描述脊髓的位置及外形特点（B）；理解脊髓节段与椎骨的对应关系（B）；复述与运动系统相关的脊髓灰质主要核团的位置和功能（D）	0.5（理论）
2. 脊神经	脊神经的组成、分支，颈丛、臂丛、胸神经前支、腰丛、骶丛	概括脊神经的构成、区分、纤维成分及前支的分布概况（B）；总结颈丛、臂丛、腰丛和骶丛的构成和主要分支分布（B）；描述脊神经主要的行程及其肌支的分布、损伤后运动和感觉障碍的主要表现（C）	1（理论 0.5，实习 0.5）

续表

知识点	主要内容	能力目标	参考学时
3. 脑神经	三叉神经、面神经、副神经	回顾 12 对脑神经的名称及出入颅的部位（B）；总结与运动系统相关的脑神经的主要分支分布及功能（D）	0.5（理论）

模块 9：运动系统中的生物力学、材料学与人工智能

知识点	主要内容	能力目标	参考学时
1. 运动系统的生物力学	骨骼肌的动作方式，人体主要关节的生物力学，脊柱的生物力学	理解椎间盘、脊柱韧带和椎骨的生物力学性质（D）；加深对脊柱功能和脊柱损伤机制的认识（E）；理解脊柱的生物力学特点（B）	0.5（理论）
2. 运动系统的生物材料	运动系统主要结构的材料学特性，运动系统应用的生物材料	理解骨、软骨、韧带组织的力学性质和应力特征（B）；列举运动系统修复材料的材料分类，明确不同组织间修复材料类别的差异（D）	0.5（理论）
3. 人工智能在运动系统疾病诊疗中的应用	骨科人工智能应用概述，运动系统疾病人工智能诊断，骨科手术机器人，疾病转归分析	列举人工智能在运动系统疾病诊疗中的主要应用方向（F）	

模块 10：运动系统的基本病理过程与疾病

知识点	主要内容	能力目标	参考学时
1. 骨折愈合过程	骨折愈合过程，骨折愈合的影响因素，病理性骨折	总结骨折愈合的基本病理过程（B）	1（理论）
2. 骨及软骨生长发育畸形	骨骼骺板 / 生长板发育疾病，不对称软骨生长导致脊柱疾病，与骨畸形相关的成软骨性肿瘤	归纳各个类型骨及软骨生长发育畸形的原因（B）；列举骨及软骨生长发育畸形的主要临床表现（C）	
3. 代谢性骨病	骨质疏松症，甲状旁腺功能亢进症，痛风	归纳骨质疏松症的基本病理特点（B）；总结原发性骨质疏松和继发性骨质疏松的致病原因（C）	
4. 骨关节退行性疾病	骨关节炎	归纳骨关节炎的基本病变（B）	0.5（理论）

续表

知识点	主要内容	能力目标	参考学时
5. 骨和关节感染性炎症	化脓性骨髓炎，结核	总结骨结核的主要临床病理特征（B）	0.5（理论）
6. 骨肿瘤	成骨性肿瘤、骨母细胞瘤、骨肉瘤，淋巴造血系统肿瘤，骨的巨细胞肿瘤，脊索瘤，尤因肉瘤、转移性肿瘤	总结原发性骨肿瘤的常见类型（B）；归纳原发性骨肿瘤和转移性骨肿瘤的区别（D）	

人体形态与功能 - 消化系统

一、人体形态与功能 - 消化系统课程定位

人体形态与功能 - 消化系统是围绕人体消化系统相关结构、功能、病理形态改变、病理生理改变和药物治疗等内容，将人体解剖学、组织学、生理学、病理学、病理生理学、药理学等学科进行深度融合，主要面向医学院校基础医学和临床医学二年级学生开设的基础医学核心整合课程。本课程在介绍人体消化系统的人体解剖学、组织学、生理学、病理学、病理生理学和药理学等核心知识的基础上，注重培养学生的生命科学素养、整合思维和临床思维能力，帮助学生从思维层面理解人体消化系统的正常结构和功能，到疾病状态下的相关改变，再到药物治疗的作用机制，从生命的本质理解人体消化系统相关疾病知识的内涵。同时，本课程也注重结合知识内容促进学生科学创新思维和人体系统观的养成，并提升学生解决实际问题的能力和素质，为学生进一步学习后续相关课程以及今后的职业发展打下坚实的基础。

二、人体形态与功能 - 消化系统课程目标

- 知识目标

理解人体消化系统相关人体解剖学、组织胚胎学、生理学、病理学、病理生理学和药理学的基本知识。

- 能力目标

培养学生的生命科学素养、整合思维和临床思维能力，促进学生科学创新思维、人体系统观，以及批判性思维和解决问题的能力。培养学生客观认识及解决医学科学问题的能力。

- 素质目标

注重本课程知识与其本职工作的联系，培养学生的科学精神和职业道德、社会责任感和人文关怀精神、终身学习和不断探索的精神。

三、人体形态与功能 - 消化系统课程设计

本课程共 3 个篇章，7 个模块，内容兼顾了知识的基础性与先进性、理论性及实用性，广度、深度和难度与培养目标定位相符。具体表现在：

篇章一：为人体形态与功能 - 消化系统绪论，包括模块 1。这部分内容体现学科内及学科间知识内容的共性与特性、整合与交叉等内在逻辑，把消化系统的发展历史和研究热

点深度整合，并对此做出展望，为后面的篇章奠定重要的基础。

篇章二：消化系统的结构与功能，包括模块 2、3、4、5，介绍消化系统各个器官的主要形态、结构和功能，以及功能不全的表现，主要包含消化管和消化腺的结构名称、组织发生、胃肠道运动、消化酶及其功能调节、营养物质的消化与吸收，以及肝功能不全和胃肠功能不全的表现和机制等。其中还穿插临床案例教学，使学生能够将理论知识与临床实践相联系，加深理解。

篇章三：消化系统的常见病理改变和药物治疗，包括模块 6、7，介绍消化系统相关疾病的功能改变、病理改变和药物治疗机制，包括消化系统非肿瘤性疾病和消化系统常见肿瘤、消化系统非肿瘤类药物（抗消化性溃疡药、止吐药、泻药、止泻药及利胆药等）和消化系统肿瘤类药物的介绍。

上述三部分相互联系、相互渗透。安排上有助于学生掌握消化系统最新的医学知识，为未来的医学研究和临床实践打下坚实的基础。

本课程包含 7 个知识模块，知识模块关系如图 2-7 所示。

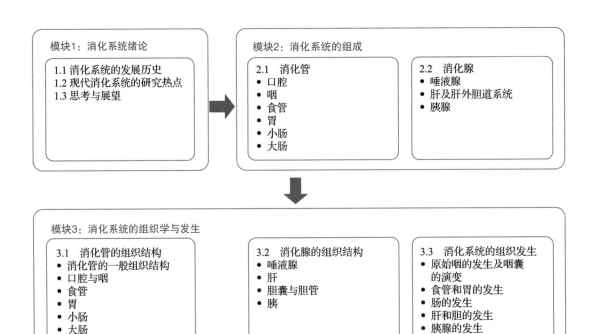

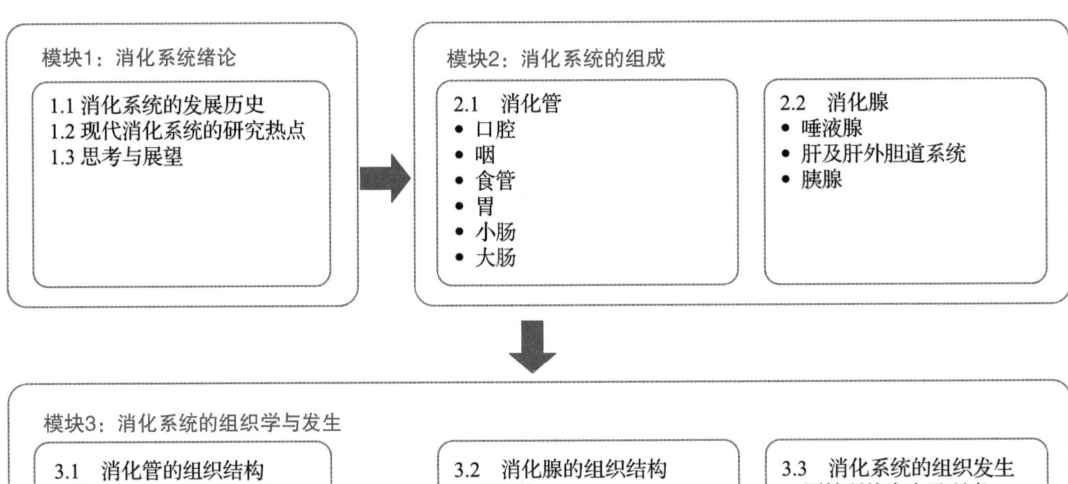

模块4：消化系统的生理功能

4.1 消化系统生理功能概述
- 消化道平滑肌的特性
- 消化腺的分泌功能
- 消化道的内分泌功能
- 消化系统的神经支配
- 肠道微生态的概念及意义

4.2 胃肠道运动、消化酶的分泌调节
- 口腔内消化与吞咽
- 胃内消化
- 小肠内消化
- 大肠内消化

4.3 营养物质的吸收
- 小肠吸收的结构基础
- 小肠吸收的途径和机制
- 小肠内营养物质的吸收

模块5：消化系统功能不全

5.1 肝功能不全
- 肝功能不全的表现及发生机制
- 肝性脑病
- 肝肾综合征

5.2 胃肠功能不全
- 概述
- 消化道运动功能障碍
- 吸收不良
- 肠道屏障功能障碍

模块6：消化系统疾病的病理形态学改变

6.1 消化系统非肿瘤性疾病（消化管）
- 食管的炎症
- 胃炎
- 消化性溃疡
- 阑尾炎
- 炎症性肠病

6.2 消化系统非肿瘤性疾病（肝胆胰）
- 病毒性肝炎
- 酒精性肝病和非酒精性脂肪肝病
- 药物诱导性肝损伤及自身免疫性肝病
- 遗传性肝病
- 肝硬化
- 胆囊炎和胆石症
- 胰腺炎

6.3 消化系统常见肿瘤
- 食管癌
- 胃癌
- 结直肠癌
- 胃肠间质瘤
- 原发性肝癌
- 胰腺癌

模块7：消化系统疾病的药物治疗

7.1 消化系统非肿瘤类药物
- 抗消化性溃疡药
- 助消化药
- 止吐药和促胃肠动力药
- 泻药
- 止泻药
- 利胆药
- 保肝药
- 治疗门静脉高压的药物

7.2 消化系统肿瘤类药物
- 消化系统抗肿瘤药物的分类和作用机制
- 消化系统细胞毒类抗肿瘤药物
- 消化系统非细胞毒类抗肿瘤药物

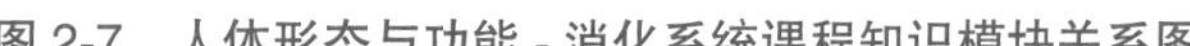

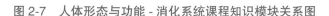

图 2-7 人体形态与功能 - 消化系统课程知识模块关系图

四、人体形态与功能 - 消化系统课程知识点

说明：根据“布鲁姆教育目标分类法”，在认知领域知识点的能力目标可分为 ABCDEF 六级，其中 A 表示记忆（知道），B 表示理解（领会），C 表示应用，D 表示分析，E 表示评价，F 表示创造。

模块 1：消化系统绪论

知识点	主要内容	能力目标	参考学时
1. 消化系统的发展历史	实验消化学的兴起：从解剖形态到生理功能的发展；幽门螺杆菌的发现：病理形态学、病理生理学和药理学的有机结合；我国科学家在消化系统研究中的贡献	概括消化系统的发展历史（A）	1
2. 现代消化系统的研究热点	肠道微生物与多种生理功能稳态及疾病；消化道内分泌；肠脑；胃旁路手术；消化类器官；基于消化道靶点的疾病药物治疗	总结消化系统的研究热点（B）	0.5
3. 思考与展望	消化道如何感知营养物质；消化道与多种代谢器官对话；胃旁路手术改善代谢的胃肠机制；古老胃肠激素的新功能；肠道微生态与代谢	预示消化系统研究新方向（F）	0.5

模块 2：消化系统的组成

知识点	主要内容	能力目标	参考学时
1. 消化管的形态、结构与位置（口腔，咽，食管，胃，小肠，大肠）	舌的形态；舌黏膜；咽的位置和形态；食管的位置和分部；食管的狭窄部位；胃的形态和分部；胃的位置和胃的毗邻；小肠的分布；小肠各部的形态；大肠形态特点、各部名称位置；阑尾位置	描述舌的形态和舌乳头特点（A） 描述鼻咽、口咽、喉咽的位置和形态（A） 理解咽淋巴环的构成和作用（B） 描述食管的位置（A）；区分食管的各部（B）；分析食管的 3 个狭窄部位及临床意义（D） 定义胃大弯、胃小弯、角切迹、贲门切迹、幽门（A）；区分贲门部、胃底、胃体和幽门部（B）；理解临床所称的“胃窦”（C）；概括胃的毗邻（B） 总结小肠的分布（B）；分析对比小肠各部之间的形态差异（D） 描述阑尾的位置、形态结构和根部体表投影，了解其临床意义（A） 说出大肠的三个特点、各部名称（A） 分析对比齿状线上下的形态结构差异及其临床意义（D）	3

续表

知识点	主要内容	能力目标	参考学时
2. 消化腺的形态、结构和位置（三大唾液腺，肝，肝外胆道，胰腺）	腮腺、下颌下腺、舌下腺；肝的形态、位置和毗邻；肝门和肝蒂；肝的分叶与分段。胆囊的形态、位置及胆囊底的体表投影；输胆管道的组成及胆汁排出路径；胰腺的形态和位置	描述腮腺、下颌下腺、舌下腺的名称、位置、形态特点和腺管开口部位（A） 总结肝的形态、位置与体表投影（B） 描述胆囊的形态、位置及胆囊底的体表投影（A） 总结输胆管道的组成及胆汁的排出路径（B） 描述胰腺的形态和位置（A）；总结其开口的特点（B）	2

模块 3：消化系统的组织学与发生

知识点	主要内容	能力目标	参考学时
1. 消化管的一般组织结构	黏膜；黏膜下层；肌层；外膜	描述消化管的一般组织结构特征（B）；了解肌层的组织结构和特点（A）	0.3
2. 口腔与咽	口腔黏膜的组织结构；舌的组织结构；牙的组织结构；咽的组织结构；牙的组成：牙本质、釉质、牙骨质和牙髓；牙周组织：牙周膜和牙龈；咽各部的组织结构	描述口腔黏膜的组织结构特征（B）；描述舌的组织结构特征（A）；总结舌乳头的分类、组织结构特征与功能（B）	0.3
3. 食管	食管的组织结构	分析食管的组织结构特征：上皮、食管腺、肌层的特点（D）	0.2
4. 胃	胃的形态和功能；胃黏膜的组织结构（包含胃底腺的细胞类型、形态结构与功能、贲门腺与幽门腺）	理解胃黏膜的组织结构：胃底腺的细胞类型，主细胞和壁细胞的分布，光、电镜下形态结构及功能（D）；总结颈黏液细胞及内分泌细胞的分布与功能（B）；区分胃底腺、贲门腺、幽门腺的形态结构（B）；根据胃黏膜的特征，分析其耐受胃酸的机制（D）	0.5
5. 小肠	小肠黏膜的组织结构（肠绒毛的结构与功能、小肠上皮各类细胞的形态结构与功能）；小肠黏膜下层的组织结构；小肠肌层的组织结构；小肠外膜层的组织结构；小肠腺的形态结构	理解小肠黏膜的组织结构：肠绒毛的结构与功能，小肠上皮吸收细胞和杯状细胞的形态结构和功能（D）；总结小肠其他各层的结构特点（B）；描述肠腺的形态结构、细胞类型（A）；根据小肠的组织结构，理解小肠是消化吸收的主要部位（D）	0.5

续表

知识点	主要内容	能力目标	参考学时
6. 大肠	盲肠与结肠的组织结构；阑尾的组织结构；直肠的组织结构	比较大肠不同位置的结构和组成，包括结肠、阑尾的组织结构特点及功能（D）；了解直肠的结构特点（A）	0.3
7. 肠相关淋巴组织	肠相关淋巴组织的组成和功能	理解肠相关淋巴组织的免疫作用（A）；描述 M 细胞的特殊结构和功能（A）；理解免疫球蛋白 A 的合成与分泌（A）	0.2
8. 肠胃的内分泌细胞	肠胃内分泌细胞的分类与分布	描述肠胃内分泌细胞的分类与分布（B）	0.2
9. 唾液腺	唾液腺的概念和位置；唾液腺的一般结构；三对大唾液腺的特点；唾液的组成与功能；下颌下腺分泌的生物活性多肽	总结唾液腺的一般结构特征（B）；比较腮腺、下颌下腺、舌下腺的主要结构及功能（D）；了解下颌下腺分泌的生物活性多肽的组成和功能（A）	0.3
10. 肝	肝的功能及结构特点；肝小叶的组织结构；肝门管区的组织结构；肝的血液循环；肝内胆汁排出途径；肝的再生	概括肝的功能及结构特点（B）；解释肝小叶的定义、组成、形态结构（B）；概括肝细胞的结构特点及功能（B）；概括肝血窦的位置与结构特点、窦周隙和贮脂细胞的结构与功能（B）；总结胆小管的位置与结构（B）；区分门管区（三种管道）的部位及组织结构（B）；根据肝细胞的电镜结构，理解肝的功能（D）；思考肝再生机制研究在临床疾病中的转化应用（F）	0.5
11. 胆囊和胆管	胆囊的分部和组织结构；胆管的组织结构和功能调节	概括胆囊和胆管的功能及结构特点（B）	0.2
12. 胰	胰腺的外分泌部：腺泡的结构与功能；导管的结构与功能；胰液的性质、成分与作用；胰液分泌的调节；胰腺的内分泌部：胰岛的概念；胰岛的细胞组成和功能；胰腺的神经调节和内、外分泌部的关系	熟悉胰岛的细胞组成及功能（B）；描述腺泡的结构与功能（B）；概括胰液的性质、成分与作用（A）；熟悉胰液的分泌与调节（A）；熟悉胰腺的神经调节和内、外分泌部的关系（B）；总结胰岛素和糖尿病的关系（D）；列举并分析干细胞在胰岛中的临床转化应用（E）；思考干细胞在胰腺疾病中的转化应用（F）	0.5

续表

知识点	主要内容	能力目标	参考学时
13. 原始咽的发生及咽囊的演变	原始咽的位置和形态结构；咽囊的演变	描述咽与咽囊的发生与分化：咽囊与鳃沟、鳃弓（B）；描述每对咽囊的衍生物（B）	0.2
14. 食管和胃的发生	食管的发生；胃的发生	描述食管发生（B）；描述胃发生的形与位（B）	0.2
15. 肠的发生	肠的发生；肠袢的形成与肠旋转	描述肠的发生（B）；分析肠袢的形成与肠旋转（D）；描述泄殖腔分隔（B）	1
16. 肝和胆的发生	肝憩室的概念；肝的发生；胆囊与胆道的发生	描述肝憩室的出现与构成（B）；描述肝的发生（B）；描述胆囊与胆道的发生（B）	0.2
17. 胰腺的发生	背胰芽与腹胰芽的演化；背胰管与腹胰管的演化；胰岛的分化	理解背胰芽和腹胰芽的发生、生长和愈合过程（B）；描述胰岛的分化（B）	0.1
18. 消化系统的常见先天畸形	消化管闭锁或狭窄；回肠憩室；脐粪瘘；先天性脐疝；先天性巨结肠；肛门闭锁；肠袢转位异常；胆管闭锁；环状胰；肝分叶异常	从消化系统胚胎发育过程理解相关先天畸形的形成（D）	0.3

模块 4：消化系统的生理功能

知识点	主要内容	能力目标	参考学时
1. 消化道平滑肌的特性	消化道平滑肌的一般生理特性；消化道平滑肌的电生理特性；胃肠平滑肌的兴奋 - 收缩耦联	总结一般生理特性（B）；概括电生理特性（B）；说明 Cajal 间质细胞和慢波电位在平滑肌细胞收缩中的作用（D）；理解胃肠平滑肌兴奋 - 收缩耦联的生理意义（B）	0.5
2. 消化腺的分泌功能	消化液成分；消化液的生理功能；消化液分泌的调节	说明消化液的成分（B）；概括消化液的生理功能（B）；概括消化液的分泌调节（B）	0.2
3. 消化道的内分泌功能	消化道的内分泌细胞；胃肠激素的分泌方式；胃肠激素的主要作用；脑 - 肠肽	总结主要胃肠激素对消化功能的调节作用（B）；区分并比较主要内分泌细胞如 G、I、S、L 细胞的分布、分泌的激素、功能及其调节（B）	0.2

续表

知识点	主要内容	能力目标	参考学时
4. 消化系统的神经支配	外来神经系统；内在神经系统	总结消化道的神经分布特点及自主神经在消化道功能调节中的生理意义（B）；理解脑 - 肠轴在消化功能调节中的作用（B）	0.3
5. 肠道微生态的概念及意义	肠道菌群的概念；肠道微生态系统的概念；优势菌群；次要菌群；肠道菌群的功能及影响因素	记忆肠道菌群及肠道微生态的概念及意义（A）；记忆肠道菌群对肠道微生态的影响以及在中枢神经系统某些疾病发生、发展中的作用（A）	0.1
6. 口腔内消化与吞咽	咀嚼的概念；咀嚼的过程；吞咽的概念；吞咽的口腔期、咽期、食管期；唾液的性质和成分、唾液的作用、唾液分泌的调节	了解咀嚼、吞咽的概念和过程（A）；掌握唾液的成分、作用和分泌调节（B）	0.2
7. 胃内消化	胃运动的主要形式、胃排空及其控制；非消化期的胃运动；呕吐；胃液的性质、成分和作用；胃和十二指肠的细胞保护作用；胃液分泌的调节	概括胃的运动形式和调节（B）；解释胃排空的概念、过程和调节机制（B）；分析胃液的性质、成分、作用及分泌调节（D）	2.0
8. 小肠内消化	小肠的运动形式、小肠运动的调节；胰液的成分和作用、胰液分泌的调节；胆汁的性质和成分、胆汁的作用、胆汁分泌和排出的调节；小肠液的性质、成分和作用、小肠液分泌的调节	掌握小肠的运动方式及其生理意义（B）；分析胰液和胆汁的性质、成分、作用及分泌调节（D）；理解小肠液的分泌及调节（B）	1.2
9. 大肠内消化	大肠的运动；大肠液的分泌；排便反射	理解大肠的运动形式及其调节（B）；理解排便反射的过程（B）	0.3
10. 小肠吸收的结构基础	小肠吸收的结构基础	掌握小肠吸收营养物质的结构基础（B）	0.2
11. 小肠吸收的途径和机制	跨细胞途径和旁细胞途径	掌握小肠吸收营养物质的途径和机制（B）	0.2
12. 小肠内营养物质的吸收	水的吸收；无机盐的吸收；糖的吸收；蛋白质的吸收；脂肪的吸收；胆固醇的吸收；维生素的吸收	掌握水、无机盐的吸收方式（B）；了解糖类物质的吸收方式（A）；了解蛋白质、脂质等的吸收方式及途径（A）	1

模块 5：消化系统功能不全

知识点	主要内容	能力目标	参考学时
1. 肝功能不全的表现及发生机制	肝功能不全的概念；物质代谢障碍；胆汁代谢障碍；凝血功能障碍；免疫功能障碍；生物转化功能障碍；水与电解质及酸碱平衡紊乱；器官功能障碍	描述肝功能不全的概念（A）；列举导致肝损伤的病因（A）；描述肝功能不全时机体的功能与代谢变化及发生机制（B）	1.5
2. 肝性脑病	肝性脑病的概念、病因与分类；肝性脑病的发病机制；肝性脑病的常见诱因；肝性脑病的防治原则	掌握肝性脑病的概念（B）；描述肝性脑病的临床分期（A）；阐明肝性脑病发病机制（氨中毒学说、假性神经递质学说、氨基酸失衡学说、γ-氨基丁酸学说）（B）；了解肝性脑病防治原则（A）；知晓肝性脑病的最新研究进展（E）	2
3. 肝肾综合征	肝肾综合征的概念及分类；肝肾综合征的发病机制；肝肾综合征的防治原则	掌握肝肾综合征的概念（A）；概括肝肾综合征的分类（B）；解释肝肾综合征的发病机制（B）	0.5
4. 胃肠功能不全概述	胃肠功能不全的概念与主要表现	掌握胃肠功能不全的概念（A）；列举胃肠功能不全的主要表现（B）	0.2
5. 消化道运动功能障碍	胃肠运动功能障碍的概念及主要表现；消化道运动功能障碍的病因和发病机制；消化道运动功能障碍对机体的影响；胃肠运动障碍的防治原则	掌握胃肠动力障碍的定义（A）；列举胃肠动力障碍的原因（B）；说明胃肠动力障碍的防治原则（B）	0.6
6. 吸收不良	吸收不良的概念；吸收不良的病因和发病机制；吸收不良对机体的影响；吸收不良的防治原则	描述吸收不良的定义（A）；列举吸收不良的主要表现、原因（B）；说明吸收不良的防治原则（B）	0.6
7. 肠道屏障功能障碍	屏障功能的概念；肠道屏障的类别、构成和生理功能；肠道屏障功能障碍的病因和发生机制；肠道屏障功能障碍对机体的影响；肠道屏障功能障碍的防治原则	描述肠道屏障功能障碍的定义（A）；列举肠道屏障功能障碍的类型及其病因，并阐明其发病机制（B）；说明肠道屏障功能障碍的防治原则（B）；列举胃肠功能不全的临床诊疗新进展（E）	0.6

模块 6：消化系统疾病的病理形态学改变

知识点	主要内容	能力目标	参考学时
1. 食管的炎症	食管炎的概念、病因、类型及病理变化；Barrett 食管的概念、病因、病理变化及并发症	分析反流性食管炎的病因、发病机制及病理特点（D）；分析 Barrett 食管的病因、病理特点及临床意义（D）	0.1
2. 胃炎	胃炎的概念；急性胃炎的病因、症状及常见类型；慢性胃炎的病因和发病机制、类型和病理变化	总结慢性胃炎的类型及病理特点（B）；分析慢性胃炎的病因和发病机制（D）	0.3
3. 消化性溃疡	消化性溃疡的概念；消化性溃疡的病因及发病机制；消化性溃疡的病理变化；消化性溃疡的结局及并发症；消化性溃疡的临床病理联系	总结消化性溃疡的病因、发病机制、病理变化及其并发症（B）	0.7
4. 阑尾炎	阑尾炎的概念；阑尾炎的病因和发病机制；阑尾炎的病理分型；阑尾炎的结局及并发症	总结阑尾炎的病因、发病机制、病理变化及并发症（B）	0.2
5. 炎症性肠病	炎症性肠病的概念、病因和发病机制；克罗恩病的病理变化与并发症；溃疡性结肠炎的病理变化与并发症	总结克罗恩病和溃疡性结肠炎的病理特点（B）	0.7
6. 病毒性肝炎	病毒性肝炎的概念、病因和发病机制及基本病理变化；各型病毒性肝炎（急性、慢性和重症）的病理学特点及临床病理联系	知晓病毒性肝炎的概念、病因和发病机制（A）；掌握和理解病毒性肝炎的基本病理变化及各型病毒性肝炎（急性、慢性及重症）的病理特点（B）；理解乙型和丙型病毒性肝炎的病理特点（B）；结合病变特点，分析各型病毒性肝炎的临床症状（D）	2
7. 酒精性肝病和非酒精性脂肪肝病	酒精性肝病和非酒精性脂肪肝病的概念、病因、发病机制、基本病理变化	知晓酒精性肝病和非酒精性脂肪性肝病的概念、病因及发病机制（A）；掌握和理解两类疾病的病理特点（B）	0.2
8. 药物诱导性肝损伤及自身免疫性肝病	药物诱导性肝损伤和自身免疫性肝病的概念、病因、分子机制及临床特点；药物诱导性肝损伤及各型自身免疫性肝病的病理变化	知晓两种疾病的概念、病因及发病机制（A）；掌握和理解药物诱导性肝损伤及各型自身免疫性肝病的病理特点（B）；分析患者的临床主要症状（D）	0.2

续表

知识点	主要内容	能力目标	参考学时
9. 遗传性肝病	肝豆状核变性和血色素沉着病的概念、病因、分子机制及临床特点；肝豆状核变性和血色素沉着病的病理变化	知晓肝豆状核变性和血色素沉着病的概念、病因及发病机制（A）；掌握和理解该两种疾病的病理特点（B）；结合疾病病理特点，分析两种疾病患者的临床主要症状（D）	0.2
10. 肝硬化	肝硬化的概念、病因、发病机制、分类或分型、病理变化、临床病理联系及转归与并发症	知晓肝硬化的概念、病因、发病机制（A）；掌握和理解肝硬化的分类或分型及病理变化特点（B）；结合肝硬化的病变特点，分析肝硬化患者的临床表现（门脉高压和肝功能不全）及疾病转归与并发症（D）	1
11. 胆囊炎和胆石症	胆囊炎的病因、急慢性胆囊炎的病理学特点；胆石症的概念、病因和发病机制，胆结石的种类和病变特点	知晓胆囊炎的病因（A），掌握和理解急性及慢性胆囊炎的病理改变特点（B）；知晓胆石症的概念、病因和发病机制（A），掌握和理解胆结石的种类和特点（B）	0.2
12. 胰腺炎	胰腺炎的概念；急性胰腺炎的发病机制、病理学特点和临床病理表现；慢性胰腺炎的病因、病理学特点和临床病理表现	知晓胰腺炎的概念、急慢性胰腺炎的病因和发病机制（A）；掌握和理解急性及慢性胰腺炎的病理特点（B）；结合胰腺炎的病变特点，分析其临床表现（D）	0.2
13. 食管癌	食管癌的概念；食管癌的病因和发病机制；食管癌的病理变化；食管癌的扩散方式；食管癌的临床病理联系	定义早期食管癌的概念（A）；总结中晚期食管癌大体形态特点、临床表现、扩散途径（B）	0.5
14. 胃癌	胃癌的概念；胃癌的病因及发病机制；胃癌的病理变化；胃癌的扩散方式；胃癌的临床病理联系	总结早期胃癌的概念及大体类型、中晚期胃癌的肉眼类型和组织学类型（B）	0.5
15. 结直肠癌	结直肠癌的概念；结直肠癌的病因与发病机制；结直肠癌的病理变化；结直肠癌的扩散；结直肠癌的临床病理联系	总结直肠癌的肉眼类型及组织学类型、临床表现及扩散途径（B）分析结直肠癌的病因、发病机制（D）	0.5
16. 胃肠间质瘤	胃肠间质瘤的概念、发生部位、组织学类型及免疫组化表达	总结胃肠间质瘤的临床病理特点（B）	0.2
17. 原发性肝癌	原发性肝癌的概念；原发性肝癌的病因和发病机制；原发性肝癌的病理变化；肝癌的扩散途径；原发性肝癌的临床病理联系	总结原发性肝癌的肉眼类型、组织学类型、临床表现及扩散途径（B）	0.5
18. 胰腺癌	胰腺癌的概念、临床表现、常见的组织学类型	总结胰腺癌的临床病理特点（B）	0.3

模块 7：消化系统疾病的药物治疗

知识点	主要内容	能力目标	参考学时
1. 抗消化性溃疡药	抗消化性溃疡药的基本理论；胃酸分泌抑制药、黏膜保护药、抗酸药等的药理作用及机制、体内过程、临床应用、不良反应及注意事项；抗幽门螺杆菌药的类型等	描述常用胃酸分泌抑制药的种类（A）；理解质子泵抑制药的药理作用、临床应用和不良反应（B）；理解 H_2 受体阻断药的药理作用、临床应用和不良反应（B）；综合各类胃酸分泌抑制药的作用，分析胃酸分泌的调节机制（D）；举例说明代表药物奥美拉唑、雷尼替丁、替仑西平等的应用特点（C）；理解黏膜保护药枸橼酸铋钾、硫糖铝的黏膜保护机制以及作用特点（B）；理解铝碳酸镁的作用特点（B）；举例说明幽门螺杆菌感染的治疗原则和常用治疗方案（C）	1.2
2. 助消化药	消化功能调节药的概念及类型	列举胃蛋白酶、乳酶生、卡尼汀的临床应用（A）	0.1
3. 止吐药和促胃肠动力药	理解促胃动力药物的分类、H_1 受体阻断药、M-胆碱受体阻断药、多巴胺受体阻断药、5-HT_4 受体激动药、大环内酯类抗生素、5-HT_3 受体阻断药、神经激肽 1 受体阻断剂	理解促胃动力药物的分类（B）；理解 H_1 受体阻断药的药理作用（B）；分析 H_1 受体阻断药的临床应用和不良反应（D）；理解促胃动力药多潘立酮、止吐药 5-HT_3 受体阻断药昂丹司琼、止吐药神经激肽受体阻断药阿瑞匹坦的药理作用（B）；分析促胃动力药多潘立酮、止吐药 5-HT_3 受体阻断药昂丹司琼、止吐药神经激肽受体阻断药阿瑞匹坦的临床应用和不良反应（D）	0.3
4. 泻药	泻药的概念、分类、临床应用及注意事项；容积性泻药、渗透性泻药、刺激性泻药、润滑性泻药	掌握泻药和便秘治疗药的分类（容积性泻药、渗透性泻药、刺激性泻药、润滑性泻药等）（A）及代表药物如乳果糖、聚卡波非钙和利那洛肽等的药理作用机制和临床应用特点（B）	0.15
5. 止泻药	临床腹泻类型；鞣酸蛋白、次碳酸铋、复方樟脑酊、地芬诺酯、洛哌丁胺的药理作用及临床应用	掌握止泻药的分类及代表药蒙脱石、洛哌丁胺、双歧杆菌三连活菌等的药理作用机制和临床应用特点（B）	0.1
6. 利胆药	利胆药的类型	去氢胆酸、鹅去氧胆酸和熊去氧胆酸、硫酸镁的药理作用及临床应用（A）	0.05
7. 保肝药	保肝药的概念及常用药物类型	多烯磷脂酰胆碱的药理作用及临床应用（A）	0.05

续表

知识点	主要内容	能力目标	参考学时
8. 治疗门静脉高压的药物	门静脉高压症的病因及主要用药原则	生长抑素、奥曲肽的药理作用及机制、临床应用及不良反应（A）	0.05
9. 消化系统抗肿瘤药物的分类和作用机制	抗肿瘤药物的分类；抗肿瘤药物的药理学基础	描述消化系统抗肿瘤类药物的分类和抗肿瘤基本原理（B）	0.3
10. 消化系统细胞毒类抗肿瘤药物	干扰核酸合成的药物、作用于DNA化学结构的药物、拓扑异构酶抑制剂、干扰微管蛋白合成药物的药理作用及机制、体内过程、临床应用、不良反应及注意事项	列举典型消化系统抗肿瘤药物的应用癌种（C）；举例说明不同种类典型消化系统抗肿瘤药物的临床应用方式方法（C）；列举典型消化系统抗肿瘤药物的主要不良反应（B）；理解消化系统抗肿瘤药物的组合原理和组合原则（B）	0.35
11. 消化系统非细胞毒类抗肿瘤药物	激素类药物、分子靶向药物、免疫治疗药物的药理作用及机制、体内过程、临床应用、不良反应及注意事项	列举典型消化系统抗肿瘤药物的应用癌种（C）；举例说明不同种类典型消化系统非细胞毒类抗肿瘤药物的临床应用方式方法（C）；列举典型消化系统非细胞毒类抗肿瘤药物的主要不良反应（B）；理解消化系统抗肿瘤药物的组合原理和组合原则（B）	0.35

人体形态与功能 - 泌尿系统

一、人体形态与功能 - 泌尿系统课程定位

人体形态与功能 - 泌尿系统课程包括泌尿系统的结构、功能和疾病三个组成部分，从泌尿系统的发展史和进化史开始，讲授了泌尿系统的组成、组织结构、功能、相关疾病、病理改变以及治疗药物，以多学科融合为基础，强调基础各学科之间的联系和融合，从而形成完整的知识结构。泌尿系统整合课程通过理论授课、实验课和 PBL 等多种形式的教学活动，致力于培养学生综合学习、分析和解决问题的能力。

二、人体形态与功能 - 泌尿系统课程目标

- 知识目标

通过对本课程的学习，建立泌尿系统组成、结构和功能的完整概念，认识泌尿系统常见疾病的病理形态特点和病理生理特征，以及几种重要的以泌尿系统为作用靶点的药物的作用机制和临床应用。

- 能力目标

通过对本课程的学习，完整认识泌尿系统在维持机体内环境稳态中的地位和作用、泌尿系统异常对其他系统和生命活动的影响及机制，以泌尿系统为靶点进行的各种干预对维持机体稳态和临床疾病治疗的作用和原理，能够系统、辩证、客观地理解泌尿系统的功能和以其为靶点解决临床问题。

- 素质目标

注重本课程知识与其本职工作的联系，培养学生的科学精神和职业道德、社会责任感和人文关怀精神、终身学习和不断探索的精神。

三、人体形态与功能 - 泌尿系统课程设计

本课程共 5 章，基于从形态到功能、从正常到异常的逻辑完整介绍人体泌尿系统的知识，让学生建立完整的知识体系，内容在立足准确的基础上，兼顾形成历史、趣味性、开放性和实用性，提升学生的学习兴趣，建立完整的知识架构。课程包括 5 章：

第一章：简要介绍人体泌尿系统的概念、组成和功能，以及泌尿系统疾病的临床发病特征和趋势。

第二章：介绍泌尿系统的解剖结构、组织结构、发育和几种常见的发育异常。

第三章：介绍泌尿系统的尿生成功能和调节机制、排尿过程和排尿异常，以及肾的内

分泌功能。

第四章：介绍重要的泌尿系统功能和形态异常及其与临床疾病的联系，包括水电解质代谢紊乱、酸碱平衡紊乱、肾功能不全、肾小球病理变化及相关疾病、肾小管病理变化及相关疾病，以及几种重要的泌尿系统肿瘤的病理学特征。

第五章：介绍几类目前临床上常用的以泌尿系统为作用靶点的药物的分类、作用机制、体内过程、临床应用和不良反应。

本课程包含 10 个知识模块，知识模块关系如图 2-8 所示。

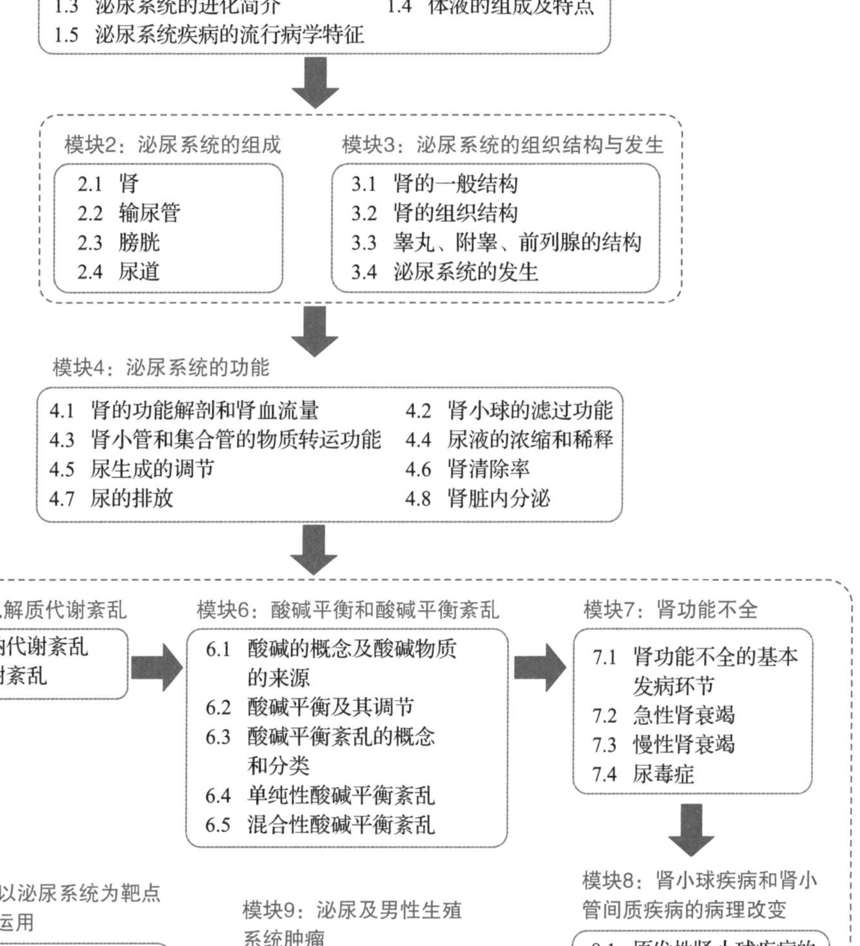

图 2-8 人体形态与功能 - 泌尿系统课程知识模块关系图

四、人体形态与功能 - 泌尿系统知识点

说明：根据“布鲁姆教育目标分类法”，在认知领域知识点的能力目标可分为 ABCDEF 六级，其中 A 表示记忆（知道），B 表示理解（领会），C 表示应用，D 表示分析，E 表示评价，F 表示创造。

模块 1：泌尿系统导论

知识点	主要内容	能力目标	参考学时
绪论	泌尿系统（肾、输尿管、膀胱和尿道）在机体内的重要性	泌尿系统在机体中的地位、作用；泌尿系统存在的主要临床问题和挑战（B）	0.5

模块 2：泌尿系统的组成

知识点	主要内容	能力目标	参考学时
1. 肾	肾的形态、构造、位置、毗邻、被膜	概括肾的形态、位置、主要毗邻、冠状切面结构、被膜及固定装置（B）；理解肾段的概念（B）	0.5
2. 输尿管、膀胱、尿道	输尿管的形态、位置、主要毗邻；膀胱的形态、位置、毗邻；膀胱壁的构造；男性、女性尿道的形态、位置、功能	概括输尿管的形态、位置及其盆部（特别是女性）的主要毗邻（B）；分析输尿管狭窄部位及其临床意义（D）；概括膀胱的形态、位置、毗邻、膀胱与腹膜的关系、膀胱三角的位置（B）；分析膀胱与腹膜关系的临床意义、膀胱三角的临床意义（D）；概括男性尿道分部，女性尿道形态、位置、开口部位（B）；分析女性尿道的特点及其临床意义（D）	0.5

模块 3：泌尿系统的组织结构与发生

知识点	主要内容	能力目标	参考学时
1. 肾的一般结构	肾实质的组成和分布	准确描述肾实质的组成及分布，泌尿小管和髓袢的概念和组成（A）	0.5

续表

知识点	主要内容	能力目标	参考学时
2. 肾单位的组成、结构和功能	肾单位的组成和类型，肾小体、肾小管的构成和结构特点，滤过膜的结构及其功能	准确描述皮质肾单位与髓旁肾单位的体积、位置、数量和功能（A）；准确描述肾血管球、肾小囊及肾小管各段的光、电镜结构和功能，理解肾血管球和肾小囊的结构关系（B）；解释滤过膜的组成，分析肾小体滤过功能（D）	1.5
3. 集合小管系的结构和功能	集合小管系的组成、微细结构及功能	区分集合小管系各段，理解主细胞和闰细胞的结构特点和功能（B）；概括泌尿小管各段的走行、结构和相关功能，简单分析原尿流经泌尿小管最终形成终尿的过程（C）	
4. 球旁复合体的组成和功能	球旁复合体组织结构及其功能	准确描述球旁细胞、致密斑、球外系膜细胞的微细结构（B）；简单分析球旁复合体的功能（C）	0.5
5. 肾间质的组成和功能	肾间质的组成及功能	理解肾间质组成、细胞种类及相关功能（B）	
6. 肾的血液循环	肾的血液循环过程、特点	总结肾血液循环的特点，简单分析其与肾泌尿功能的关系（B）	0.5
7. 排尿管道的结构特点	排尿管道各段管壁的结构特点	总结输尿管、膀胱和尿道管壁结构的共同特点（A）	
8. 肾和输尿管的发生	前肾、中肾和后肾的发生过程	理解人胚肾发生的一般过程，准确描述后肾的发生与发育过程（B）	0.5
9. 膀胱和尿道的发生	尿生殖窦的形成和膀胱、尿道的发生	概括尿生殖窦各段演化为膀胱和尿道的过程（B）	
10. 泌尿系统常见畸形	几种常见泌尿系统先天畸形及其发生原因	概括肾缺如、异位肾、马蹄肾、多囊肾、双输尿管、脐尿瘘、膀胱外翻的异常表现和发生机制（B）	
11. 胚胎肾迁移异常	肾在胚胎期的正常迁移遭到破坏会导致肾异位（如盆腔肾）和融合异常（如马蹄肾）	分析胚胎肾迁移异常及其可能导致的问题（D）	0.5
12. 集合系统异常	肾盂异常、输尿管异常、膀胱异常、尿道异常	根据集合系统结构理解集合系统异常导致的各类异常情况（B）	

模块 4：泌尿系统的功能

知识点	主要内容	能力目标	参考学时
1. 肾的血流灌注及特点	肾血流量的特点、肾血流量的调节	描述肾血流灌注在整体器官血流灌注中的地位、肾血流灌注异常对全身血循环的影响（B）	0.5
2. 滤过膜及其通透性	滤过膜的概念、构成、通透性，肾小球滤过率及滤过分数	描述各种肾小球滤过异常对尿生成的影响和临床联系（B）	0.5
3. 影响肾小球滤过的因素	各种因素，包括滤过膜的面积、通透性、肾小球毛细血管血压、囊内压、血浆胶体渗透压、肾血浆流量等的改变对肾小球滤过的影响	总结造成各种因素改变的原因及临床联系，解决各种病理异常的原理和可能方法（B）	0.5
4. 肾小管和集合管物质的重吸收和分泌	近端小管、髓袢、远曲小管和集合管对 Na^+、Cl^- 和水的重吸收；近端小管、集合管 H^+ 的分泌和 HCO_3^- 的重吸收；近端小管、集合管 NH_3 和 NH_4^+ 的分泌；肾小管 K^+ 的重吸收与分泌；近端小管对葡萄糖的重吸收；氨基酸、HPO_4^{2-}、SO_4^{2-} 等物质的重吸收和分泌	总结肾小管和集合管各个节段对 Na^+、水、HCO_3^-、葡萄糖、氨基酸、HPO_4^{2-}、SO_4^{2-} 等物质的重吸收和 H^+、K^+、NH_3、NH_4^+ 的分泌的特点（B）；概括部分利尿剂及其对应的钠转运体靶点（C）；概括尿糖出现的原因及钠葡萄糖同向转运体抑制剂的降糖机理（C）；分析泌 H^+ 和泌 K^+ 的竞争关系（D）	2
5. 尿液的浓缩和稀释	尿液在肾小管和集合管中的浓缩和稀释	复述肾髓质高渗梯度形成的离子机制；描绘髓质高渗维持的原理和生理性变动（B）	0.5
6. 肾髓质渗透压梯度的形成和维持	肾髓质渗透压梯度的形成和维持过程		
7. 肾内自身调节	维持肾血流量和肾小球滤过率稳定的调节、小管液的流量和成分对肾小管重吸收的调节	说出肾血流量自身调节、球管平衡的机制和生理意义（B）；分析小管液渗透压对水重吸收的影响（D）	0.5
8. 神经调节	肾交感神经、肾传入神经对尿生成的调节	分析各种因素通过兴奋或抑制交感神经的活动进而调节尿生成（D）；理解肾机械和化学感受器通过肾传入神经调节肾交感传出神经的活动，进而参与对水和钠平衡的调节（B）	0.5
9. 体液调节	机体内多种激素为肾小球的滤过、肾小管重吸收或分泌水和不同电解质提供了特异性调节途径	理解各种激素调节水和电解质平衡的机制（B）；分析各种因素如何影响激素的释放，从而调节尿生成以维持机体水和电解质的平衡（D）	1

续表

知识点	主要内容	能力目标	参考学时
10. 肾清除率测定及功能评价	肾清除率的概念及计算方法、测定清除率的意义、肾小球滤过率、肾血流量的测定原理及方法、通过测定肾清除率推测肾小管功能、自由水清除率的原理	通过清除率测定了解肾功能的原理和局限性（B）	0.5
11. 排尿反射和排尿异常	排尿发生的过程和特点，尿液排放过程中输尿管的运动、膀胱逼尿肌的收缩、膀胱和尿道的神经支配、排尿反射、排尿异常	说出尿的排放过程以及排尿反射中神经的调节（B）；对不同的排尿异常能初步分析判断病变的部位或发生的原因（D）	0.5
12. 肾的内分泌功能	促红细胞生成素、骨化三醇、前列腺素的分泌	各种激素分泌的调节和生理意义	0.5

模块 5：水电解质代谢紊乱

知识点	主要内容	能力目标	参考学时
水与电解质代谢紊乱	体液平衡，水、钠代谢紊乱，钾代谢紊乱，钙、磷代谢紊乱，镁代谢紊乱	描述并理解几种重要的水、电解质代谢紊乱的概念、原因、机制和对机体的影响（B）；依据病例信息判断患者出现水、电解质、酸碱平衡紊乱的类型，并能阐述患者出现相应临床表现的病理生理学机制（D）	8

模块 6：酸碱平衡和酸碱平衡紊乱

知识点	主要内容	能力目标	参考学时
酸碱平衡紊乱	酸碱的概念及酸碱物质的来源、酸碱平衡的调节、酸碱平衡紊乱的分类及常用指标、单纯性酸碱平衡紊乱、混合性酸碱平衡紊乱、判断酸碱平衡紊乱的方法及其病理生理基础	描述并理解四种单纯性酸碱平衡紊乱的概念、原因、机制、机体的代偿调节和对机体的影响（B）；依据病例信息判断患者出现酸碱平衡紊乱的类型，并能阐述患者出现相应临床表现的病理生理学机制（D）	3

模块 7：肾功能不全

知识点	主要内容	能力目标	参考学时
1. 急性肾衰竭	急性肾衰竭的病因与分类、发病机制、主要功能代谢变化和临床表现、防治措施	解释急性肾衰竭的概念，总结急性肾衰竭的主要功能代谢变化和临床表现；理解非少尿型急性肾衰竭（B）；比较按发病环节分类的急性肾衰竭的特征（D）	2
2. 慢性肾衰竭	慢性肾衰竭的病因、发病机制、发展过程和分期、主要功能代谢变化、尿毒症	总结慢性肾衰竭的发展过程、发病机制及功能代谢变化；理解尿毒症毒素与尿毒症临床表现的关系（B）	2

模块 8：肾小球疾病和肾小管间质疾病的病理改变

知识点	主要内容	能力目标	参考学时
1. 病因和发病机制	肾小球肾炎的免疫机制主要分为循环免疫复合物沉积、原位免疫复合物形成、抗肾小球基膜抗体沉积、肾小球损伤的其他机制	解释肾小球肾炎的不同发病机制（B）	0.5
2. 常见肾小球疾病的病理描述	常见肾小球病变	概括常见肾小球病变的病理特点（B）	
3. 肾病的临床表现	肾病综合征、肾炎综合征、急性肾损伤、慢性肾病、无症状血尿	列举出以肾病综合征或肾炎综合征为主要表现的肾小球肾炎（B）	
4. 以肾病综合征为表现的肾小球肾炎	微小病变病、局灶节段性肾小球硬化、膜性肾病、膜增生性肾小球肾炎、糖尿病肾病	概括以肾病综合征为表现的肾小球肾炎的病理特点（B）	1
5. 以肾炎综合征为表现的肾小球肾炎	急性感染后肾小球肾炎、IgA 肾病、急进性肾小球肾炎、狼疮性肾炎	概括以肾炎综合征为表现的肾小球肾炎的病理特点；说出 IgA 肾病牛津分型的病理指标和评分标准；能区分狼疮性肾炎的不同病理类型（B）	1
6. 其他肾小球疾病	遗传性肾小球疾病、硬化性肾小球肾炎	概括 Alport 综合征和硬化性肾小球肾炎的病理特点（B）	0.3
7. 常见肾小管间质疾病的病理描述	常见肾小管间质病变的病理描述	概括常见肾小管间质病变的病理特点（B）	0.5
8. 急性小管损伤	急性小管损伤的概念、病理变化	能描述急性小管损伤的病理特点（B）；列举引起急性小管损伤的原因（D）	

续表

知识点	主要内容	能力目标	参考学时
9. 间质性肾炎	间质性肾炎的病理变化；药物诱导性小管间质性肾炎、感染所致的间质性肾炎、自身免疫性间质性肾炎的病理变化	描述间质性肾炎的病理特点（B）；列举引起间质性肾炎的原因（D）；描述急性肾盂肾炎和慢性肾盂肾炎的病理变化（B）；解释急性肾盂肾炎和慢性肾盂肾炎的发病机制（B）	1
10. 肾皮质坏死	肾皮质坏死的概念、病理变化	描述肾皮质坏死的病理特点（B）	0.2

模块 9：泌尿及男性生殖系统肿瘤

知识点	主要内容	能力目标	参考学时
1. 常见的肾上皮性肿瘤	肾细胞癌、嗜酸细胞瘤的病因、发病机制、病理变化、临床病理联系	区分肾细胞癌常见组织亚型的不同病理形态特征（B）；掌握嗜酸细胞瘤的病理形态特征，并能与嫌色细胞癌进行鉴别（B）	1.5
2. 肾母细胞瘤	肾母细胞瘤的病因、发病机制、病理变化、临床病理联系	熟悉肾母细胞瘤三种细胞成分各自的形态学特征（B）	
3. 尿路上皮肿瘤	尿路上皮肿瘤的病因、发病机制、病理变化、临床病理联系	理解尿路上皮肿瘤病理形态学分类的依据，并掌握各自的形态学特点（B）	
4. 前列腺癌	前列腺癌的病因、发病机制、病理变化、临床病理联系	基于 Gleason 评分系统理解前列腺腺泡腺癌的病理形态学特征（B）	

模块 10：以泌尿系统为靶点的药物及运用

知识点	主要内容	能力目标	参考学时
1. RAAS 抑制剂	RAAS 的发现、病理生理作用及其调节机制、ACE/Ang Ⅱ/AT1 受体和 ACE2/Ang（Ⅰ-Ⅶ）/Mas 受体通路之间的平衡、作用于 RAAS 的药物靶点及其药物的发现、作用于 RAAS 的代表药物	概括 RAAS 的基本组成及其调控机制（B）；描述 RAAS 升高血压的病理生理机制（B）；描述 RAAS 激活促进心力衰竭发生和发展的病理生理机制（B）；概括作用于 RAAS 药物的药理学作用和临床应用（B）；综合运用 RAAS 调控机制，概括影响血中醛固酮和肾素水平的药物（C）；应用药物的构效关系理论，分析三代 MRA 的作用特点（C）	2

续表

知识点	主要内容	能力目标	参考学时
2. 利尿药的概念	利尿药的概念	解释概念（A）	2
3. 利尿药作用的生理学基础与靶点	利尿药的药理学机制基于肾的电解质和水重吸收及分泌的生理学基础；肾小管和集合管的重吸收和分泌系统及利尿药的作用靶点	概括利尿药作用的生理学基础（B）；描述利尿药的作用靶点（A）	
4. 利尿药分类	碳酸酐酶抑制药、钠钾二氯共转运体抑制药、钠氯共转运体抑制药、醛固酮受体阻断药、上皮钠通道阻滞药、精氨酸加压素受体阻断药、渗透性利尿药	描述各类利尿药的分类原则（A）；解释利尿药新旧分类的异同（B）	
5. 常用利尿药	碳酸酐酶抑制药、钠钾二氯共转运体抑制药、钠氯共转运体抑制药、醛固酮受体阻断药、上皮钠通道阻滞药、精氨酸加压素受体阻断药、渗透性利尿药	描述各类利尿药的代表药、作用机制、体内过程（A）；描述临床应用和不良反应（C）；分析各类利尿药的药理学特性（B）	
6. SGLT2 抑制药的发现	SGLT2 抑制药的发现过程	复制 SGLT2 抑制药的发现过程（A）	2
7. SGLT2 抑制药的药理学作用及其作用机制	降糖作用、心血管和肾的保护作用	概括 SGLT2 抑制药的药理学作用及其作用机制（B）；描述 SGLT2 抑制药降糖作用的分子机制（B）；描述 SGLT2 抑制药治疗慢性心功能不全的分子机制（B）；描述 SGLT2 抑制药保护肾的分子机制（B）；综合运用独立于降糖机制外的心肾保护机制，分析无论是否患有 T2DM，SGLT2 抑制药治疗均可获益的机制（D）；解释 SGLT2 抑制药通过恢复管 - 球反馈保护肾的机制（D）	
8. 临床应用	治疗糖尿病、治疗慢性心功能不全、糖尿病肾病和 CKD 的治疗	说明 SGLT2 抑制药的主要临床应用（B）	
9. 不良反应及注意事项	联合用药时可能增加风险，达格列净、恩格列净及卡格列净的不良反应类比	说明 SGLT2 抑制药的主要不良反应和应用注意事项（B）	

续表

知识点	主要内容	能力目标	参考学时
10. 低氧诱导因子稳定药的概念	低氧诱导因子稳定药，也称低氧诱导因子 - 脯氨酰羟化酶抑制剂	解释概念（A）	0.5
11. 低氧诱导因子稳定药作用的生理学基础与靶点	低氧诱导因子稳定药作用的生理学基础与靶点的描述	概括低氧诱导因子稳定药作用的生理学基础（B）；描述低氧诱导因子稳定药的作用靶点和机制（A）	
12. 常用低氧诱导因子稳定药	罗沙司他、达普度司他、恩那度司他、伐达度司他、莫利度司他、德度司他	描述罗沙司他的作用机制、体内过程（A）；描述罗沙司他的临床应用和不良反应（C）	

人体形态与功能 - 生殖系统

一、人体形态与功能 - 生殖系统课程定位

本课程围绕生殖系统，将解剖结构、组织形态及发生、生理功能、常见疾病的病理特点等进行深度融合，是主要面向医学院校基础医学和临床医学学生开设的系统教学整合课程。本课程在介绍生殖系统的解剖、组织学胚胎学、生理学、病理学等核心知识的基础上，注重培养学生将基础知识与临床思维结合，帮助学生系统认识生殖系统的功能及相关疾病。同时，本课程也注重结合近年来生殖疾病发病率升高的临床现状及需求，融入相应内容，促进学生辩证观和系统观等大思维观的养成，提升学生解决实际问题的能力和素质，为进一步学习后续相关课程以及今后的职业发展打下坚实的基础。

二、人体形态与功能 - 生殖系统课程目标

• 知识目标

保证学生理解生殖系统的解剖、组织、发生及相关先天缺陷、生理功能、常见病病理特点的基本知识。

• 能力目标

培养学生的系统性思维，从宏观到微观，从生理到病理，再到临床疾病的诊治，无论临床专业还是基础专业，均能辩证性、批判性地认识问题，培养解决问题的能力。

• 素质目标

注重本课程知识与临床的联系及社会学意义，在生育率下降的大背景下，培养学生的科学精神和职业道德、社会责任感和人文关怀精神、终身学习和不断探索的精神。

三、人体形态与功能 - 生殖系统课程设计

本课程共 9 个模块，内容兼顾了基础知识与临床的结合，对于基础专业的学生，可以更多了解所学知识与疾病的关联，对于临床的学生，加强系统科研思维的培养，课程的广度、深度和难度与培养目标定位相符。

模块 1：系统介绍生殖系统发现发展的历史、现状及方向；

模块 2：介绍男性生殖系统的解剖结构及组织学特点；

模块 3：介绍女性生殖系统的解剖结构及组织学特点；

模块 4：介绍生殖系统的功能及调节，使学生了解生殖系统的生理功能及其调节机制；

模块 5：介绍生殖系统的发生（包括男性和女性），以及发生出现异常导致的出生缺陷；

模块 6：介绍男性生殖系统疾病，包括前列腺增生症、前列腺癌、睾丸肿瘤、阴茎肿瘤、男性不育、性功能障碍等的病因及诊治；

模块 7：介绍女性生殖系统疾病，包括外阴及阴道疾病、子宫疾病、卵巢肿瘤及其病理特点、妊娠相关疾病、乳腺疾病、女性不孕症的病因及诊治；

模块 8：介绍治疗生殖系统疾病的药物及其作用和应用；

模块 9：介绍男性和女性生育力保存的原理和主要方法，以及避孕的主要方式。

9 个知识模块关系如图 2-9 所示。

模块 1：生殖系统导论

1.1 生殖系统导论
- **生殖系统研究的历史回顾**
- **生殖医学及辅助生殖技术**
- **妇产科与男科**

模块 2：男性生殖系统结构

2.1 睾丸
- 睾丸的形态及位置
- 睾丸的组织学结构

2.2 生殖管道
- 附睾 • 输精管 • 精索
- 射精管 • 男性尿道

2.3 附属腺
- 精囊
- 前列腺
- 尿道球腺

2.4 外生殖器
- 阴茎
- 阴囊

2.5 血管、神经和淋巴管
- 睾丸和附睾 • 输精管
- 尿道 • 精囊 • 前列腺
- 尿道球腺 • 阴茎

模块 3：女性生殖系统结构

3.1 卵巢
- 卵巢的形态和位置 • 卵巢的一般组织结构 • 卵巢的发育与成熟
- 排卵 • 黄体的形成和退化 • 卵泡闭锁与间质腺

3.2 女性生殖管道
- 输卵管 • 子宫 • 阴道

3.3 女性外生殖器
- 阴阜 • 大阴唇
- 小阴唇 • 阴道前庭
- 阴蒂 • 前庭球
- 前庭大腺

3.4 骨盆与会阴
- 骨盆 • 盆壁肌 • 盆筋膜
- 会阴和盆底

3.5 乳房
- 乳房的形态和位置 • 乳腺组织学结构

3.6 血管、神经和淋巴管
- 生殖系统 • 乳房

模块 4：生殖系统生理

4.1 生殖系统的功能与激素调节
- 睾丸的内分泌功能 • 卵巢的内分泌功能
- 性腺功能的调节 • 卵巢的周期性活动与月经周期
- 性腺功能的衰退

4.2 妊娠与调控
- 受精与着床
- 妊娠的维持
- 分娩

4.3 生殖与免疫
- 男性生殖系统免疫
- 女性生殖系统免疫

4.4 性生理
- 性成熟
- 性行为与性反应

模块 5：生殖系统发生与先天性发育异常

5.1 生殖系统发生
- 生殖腺的发生
- 生殖管道的发生和分化
- 外生殖器的发生
- 附属腺的发生
- 乳腺的发生与发育

5.2 生殖系统先天发育异常
- 男性常见生殖器官发育异常
- 女性常见生殖器官发育异常
- 两性常见性别发育异常
- 生殖系统的常见畸形

模块 6：男性生殖系统疾病

6.1 男性生殖常见疾病
- 前列腺增生症
- 前列腺癌
- 睾丸肿瘤
- 阴茎肿瘤

6.2 男性不育
- 睾丸前因素
- 睾丸因素
- 睾丸后因素

6.3 性功能障碍
- 勃起功能障碍
- 早泄

模块 7：女性生殖系统疾病

7.1 外阴及阴道相关疾病
- 外阴疾病 • 阴道疾病

7.2 子宫疾病
- 子宫颈炎症
- 子宫颈上皮内瘤变和子宫颈癌
- 子宫肿瘤 • 子宫内膜病变
- 子宫内膜异位症 • 子宫腺肌病

7.3 卵巢肿瘤

7.4 妊娠相关疾病
- 流产 • 早产 • 过期妊娠 • 异位妊娠
- 剖宫产切口部位妊娠 • 妊娠滋养细胞疾病
- 妊娠高血压疾病 • 糖尿病
- 妊娠期肝内胆汁淤积症 • 妊娠合并心脏病

7.5 乳腺疾病
- 乳腺增生性病变 • 子宫纤维腺瘤 • 乳腺癌

7.6 女性不孕

模块 8：生殖药理

8.1 性激素类药物及避孕药
- 雌激素类与抗雌激素类药物
- 孕激素类与抗孕激素类药物
- 雄激素类与抗雄激素类药物
- 避孕药

8.2 促性腺激素类药物
- 天然促性腺激素
- 基因重组促性腺激素

8.3 促性腺激素释放激素类药物及拮抗药物
- 促性腺激素释放激素激动药
- 促性腺激素释放激素拮抗药

8.4 作用于子宫平滑肌的药物
- 子宫平滑肌兴奋药
- 缩宫素 麦角生物碱 前列腺素类
- 子宫平滑肌抑制药

8.5 抗前列腺增生药
- 5α- 还原酶抑制药
- 雄激素受体拮抗药
- α_1 肾上腺素受体拮抗药

8.6 治疗性功能障碍的药物
- 抗勃起功能障碍药
- 治疗女性性欲减退的药物

模块 9：生育力保存与避孕

9.1 男性生育力保存
- 人类精子库
- 男性生育力保存

9.2 女性生育力保存
- 技术机制 • 技术分类及适应证
- 技术风险及伦理问题

9.3 避孕
- 药物避孕 • 其他避孕技术

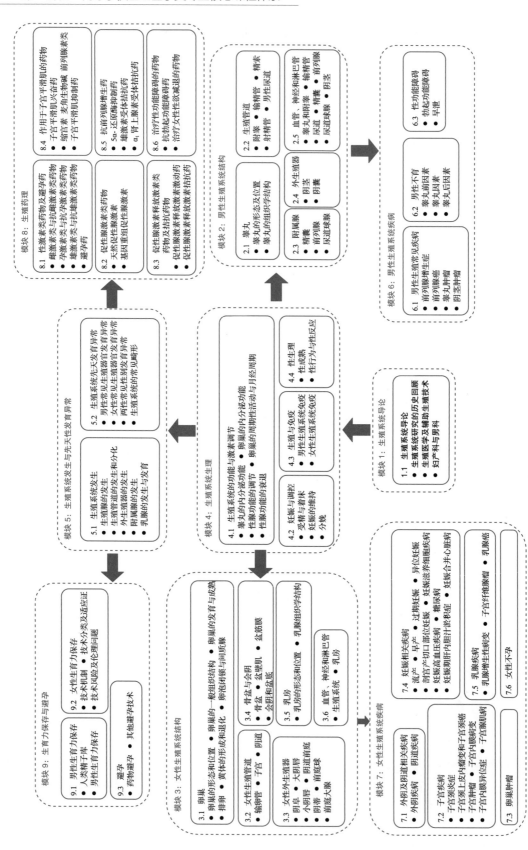

图 2-9　人体形态与功能 - 生殖系统课程知识模块关系图

四、人体形态与功能 - 生殖系统课程知识点

说明：知识点在认知领域的目标分为 A、B、C、D、E、F 六级。其中，A 表示识记层次，即记忆（知识）；B 表示领会（理解）；C 表示应用；D 表示分析；E 表示评价；F 表示创造。

模块 1：生殖系统导论

知识点	主要内容	能力目标	参考学时
生殖系统导论	生殖系统研究的历史回顾；生殖医学及辅助生殖技术；妇产科与男科	概括生殖系统知识体系的发展简史（B）；总结生殖医学及辅助生殖技术（B）；概括妇科和男科的发展（B）	1

模块 2：男性生殖系统结构

知识点	主要内容	能力目标	参考学时
1. 睾丸	睾丸的形态及位置；睾丸的组织学结构，包括生精小管、睾丸间质、直精小管和睾丸网、睾丸被膜	总结睾丸的形态、位置和结构（A）；识别睾丸的一般组织结构（B）；掌握精子的发生过程（B）；区别各级生精细胞的形态及超微结构特点（B）；联系支持细胞的结构与功能的关系（B）；区别几种睾丸间质细胞的光电镜下形态结构及功能（B）；区别直精小管及睾丸网的组成（B）；概括睾丸的被膜（C）；应用睾丸等结构知识分析疾病中结构的改变（D）	1
2. 生殖管道	附睾；输精管；精索；射精管；男性尿道	总结附睾的形态、位置和结构（B）；分析输精管的分部及管壁分层（D）；说明精索的内容物（B）；说明射精管组织结构的特点与功能的关系（B）；说明男性尿道的分部以及各部的形态、结构特点（B）；理解男性尿道的三个狭窄、两个弯曲并能够分析它们的临床意义（B）	0.5

续表

知识点	主要内容	能力目标	参考学时
3. 附属腺	精囊；前列腺；尿道球腺	说明精囊腺的形态、位置（A）；总结前列腺的形态位置及分叶（B）；总结前列腺的组织学结构，以及与前列腺常见疾病的关系（B）；说明尿道球腺的位置及腺管的开口位置（B）；分析精液的组成（D）；比较精囊、前列腺及尿道球腺的组织结构（B）	0.2
4. 外生殖器	阴茎；阴囊	总结阴茎的结构（A）；说明阴茎海绵体构成及其临床意义（B）；说明阴囊的位置（B）	0.2
5. 血管、神经和淋巴管	睾丸和附睾、输精管、尿道、精囊、前列腺、尿道球腺、阴茎的动脉、静脉、淋巴管及神经	概括睾丸和附睾的血管和淋巴回流及神经（B）；概括前列腺的血管和淋巴回流及神经（B）；概括阴茎的血管和淋巴回流及神经（B）	0.1

模块 3：女性生殖系统结构

知识点	主要内容	能力目标	参考学时
1. 卵巢	卵巢的形态和位置；卵巢的一般组织结构；卵泡的发育与成熟；排卵；黄体的形成与退化	描述卵巢的形态、位置和一般结构（A）；总结卵泡在发育过程中的形态和功能变化规律（D）；阐述排卵过程及其调控因素（B）；结合黄体的形成、退化过程，阐释其功能（D）；定义卵泡闭锁、间质腺和门细胞（A）	0.25
2. 女性生殖管道	输卵管形态和位置；输卵管组织学结构；子宫形态和位置；子宫壁的组织学结构；子宫内膜的周期性变化；子宫颈；阴道	描述输卵管的位置、分部以及镜下结构特点（A）；描述子宫的形态、位置和分部（A）；分析子宫的固定装置及功能的关系（D）；区别子宫壁各层结构特点（D）；描述月经周期及各期子宫内膜的结构（A）；解释各期子宫内膜变化的机制及卵巢激素对子宫内膜周期性变化的调控（E）；根据宫颈的组织学结构特点，阐释宫颈上皮移行带的概念（C）；描述阴道各层结构的组成和特点（A）	0.25
3. 女性外生殖器	阴阜；大阴唇；小阴唇；阴蒂；阴道前庭；前庭球；前庭大腺	描述女性外生殖器的组成和位置（A）	0.05

续表

知识点	主要内容	能力目标	参考学时
4. 骨盆与会阴	骨盆的组成和分界；男性和女性骨盆的差异；骨盆的径线；女性骨盆的类型；盆壁肌；筋膜；会阴和盆底	列举骨盆的组成和径线（A）；区分男女性骨盆的解剖学差异（D）；描述盆筋膜的结构特点（B）；阐释尿生殖膈和盆膈的构成（B）	0.2
5. 乳房	乳房形态和位置；乳腺组织学结构	描述乳腺的微细结构（A）；比较静止期乳腺和活动期乳腺的结构特点（B）；区别不同年龄乳腺的微细结构（C）	0.05
6. 血管、神经和淋巴管	女性生殖系统动脉、静脉、淋巴结、主要脏器的淋巴引流、神经；乳房动脉和静脉、淋巴结和淋巴引流、神经	描述与生殖系统相关动脉的分支分部、静脉的属支和回流（A）；概括与女性生殖系统相关的淋巴结（E）；列举生殖系统的主要神经分支分部（A）；描述乳房的动脉供血、静脉回流和神经支配（A）；描述乳房的淋巴引流途径（B）	0.2

模块 4：生殖系统生理

知识点	主要内容	能力目标	参考学时
1. 生殖系统的功能与激素调节	睾丸的内分泌功能；卵巢的内分泌功能；性腺功能的调节；卵巢的周期性活动与月经周期；性腺功能的衰退	总结性腺分泌的激素种类及生理功能（B）；理解下丘脑 - 垂体 - 性腺轴的调节作用（B）；归纳卵巢功能的调节、月经周期中卵巢和子宫的变化及其机制（D）	0.25
2. 妊娠与调控	受精与着床；妊娠的维持；分娩	描述受精、着床前胚胎发育和胚胎着床过程（B）；总结胎盘的结构与功能（B）；归纳妊娠期母体的适应性生理变化（D）；熟悉分娩过程及其相关调控机制（B）	0.25
3. 生殖与免疫	男性生殖系统免疫；女性生殖系统免疫；妊娠免疫	了解男性与女性生殖系统的一般免疫学特征及主要功能（B）；比较睾丸免疫豁免与精浆免疫抑制的概念、机制与功能（C）；理解胚胎着床前后子宫内膜的免疫学特征和母 - 胎免疫调节的主要机制（B）；归纳免疫细胞与免疫因子对胚胎着床的影响以及胚胎着床的内分泌 - 免疫调控网络（D）	0.35

续表

知识点	主要内容	能力目标	参考学时
4. 性生理	性成熟；性行为与性反应	列举男性与女性的性器官、附属性器官及外生殖器成熟的表现（B）；比较不同性别第二性征的差异（C）；概括性成熟中下丘脑 - 垂体 - 性腺轴的激素调控网络（B）；总结性成熟的影响因素（C）	0.15

模块 5：生殖系统发生与先天性发育异常

知识点	主要内容	能力目标	参考学时
1. 生殖系统发生	生殖腺的发生；生殖管道的发生和分化；外生殖器的发生；附属腺的发生；乳腺的发生与发育	描述生殖腺的发生，解释原始生殖细胞的来源、生殖嵴的出现、原始生殖腺的形成与分化（B）；总结生殖管道的形成、性分化与雄激素，以及附属腺和乳腺的形成（B）；比较中肾管的改建、中肾旁管的形成与演变（B）；理解外生殖器官的性分化与雄激素的关系（B）；说明外生殖器官的性分化与雄激素、生殖结节与生殖隆突的形成（B）；区别男、女性外生殖器的分化（B）	0.7
2. 生殖系统先天性发育异常	男性常见生殖器官发育异常；女性常见生殖器官发育异常；两性常见性别发育异常	比较生殖系统的先天性畸形、性分化异常、两性畸形的形成原因（B）；应用生殖腺、生殖管道发生的知识解释生殖系统的先天性畸形（C）	0.3

模块 6：男性生殖系统疾病

知识点	主要内容	能力目标	参考学时
1. 男性生殖系统常见疾病	前列腺增生症；前列腺癌；睾丸肿瘤；阴茎肿瘤	总结前列腺增生症的临床症状及治疗（B）；总结前列腺癌的诊断及治疗（B）；解释睾丸肿瘤的主要病理类型（B）；总结阴茎癌的治疗原则（B）	0.4

续表

知识点	主要内容	能力目标	参考学时
2. 男性不育	睾丸前因素；睾丸因素；睾丸后因素；特发性不育	说出男性不育的定义（B）；说明精液分析的作用与主要参考指标（A）；说出低促性腺激素性性腺功能减退的定义、临床表现和治疗原则（B）；列举睾丸因素所致男性不育相关疾病（A）；总结克氏综合征的概念和诊疗原则（B）；列举梗阻性无精子症及其主要病种及治疗原则（B）；说明特发性不育的含义（A）；举例说明特发性非梗阻性无精子症的治疗原则与方法（B）	0.5
3. 性功能障碍	勃起功能障碍与早泄	说出勃起功能障碍与早泄的定义（A）；总结勃起功能障碍的治疗原则（B）	0.1

模块 7：女性生殖系统疾病

知识点	主要内容	能力目标	参考学时
1. 外阴及阴道相关疾病	外阴疾病，包括外阴炎症、外阴上皮非瘤变、外阴肿瘤；阴道疾病，包括阴道微生态系统、滴虫性阴道炎、外阴阴道假丝酵母菌病、细菌性阴道病、萎缩性阴道炎、婴幼儿外阴阴道炎	理解前庭大腺脓肿的诊断及治疗（B）；理解阴道上皮内病变的分类及诊断要点（B）；了解外阴癌的转移方式及外阴癌的 FIGO 分期（A）；了解阴道微生态的构成（A）；总结出阴道炎的类型及特点（C）	1
2. 子宫疾病	子宫颈炎症、子宫颈上皮内瘤变和子宫颈癌、子宫肿瘤、子宫内膜病变、子宫内膜异位症、子宫腺肌病	理解子宫颈炎症病因及发病机制（B）；掌握慢性子宫颈炎症的病理分类（C）；分析宫颈上皮内瘤变和子宫颈癌与 HPV 的相关机制（D）；理解宫颈癌筛查的临床步骤（B）；了解子宫肿瘤的临床分类与分型（A）；理解子宫内膜病变和子宫内膜癌的高危因素及病理分型（B）；了解子宫内膜异位症与子宫腺肌症的病因及发病机制（A）	2
3. 卵巢肿瘤	卵巢肿瘤概论；卵巢上皮性肿瘤；性索间质肿瘤；卵巢生殖细胞肿瘤；卵巢转移性肿瘤；卵巢肿瘤患者生育力保存	掌握卵巢肿瘤的组织学分类，包括不同类型的卵巢肿瘤及其病理特征（A）；掌握卵巢恶性肿瘤的分期及转移途径（A）；熟悉卵巢恶性肿瘤的发病相关因素，包括遗传因素和其他高危因素（B）；掌握卵巢恶性肿瘤的治疗原则（A）；探讨卵巢恶性肿瘤患者的生育力保存方法的应用和挑战（E）	2

续表

知识点	主要内容	能力目标	参考学时
4. 妊娠相关疾病	流产；早产；过期妊娠；异位妊娠；剖宫产切口部位妊娠；妊娠滋养细胞疾病；妊娠高血压疾病；糖尿病；妊娠期肝内胆汁淤积症；妊娠合并心脏病	掌握主要的妊娠相关疾病种类（A）；熟悉妊娠相关疾病的病因和发病机制（B）；了解妊娠相关疾病的临床表现（C）；解妊娠相关疾病的诊断、治疗原则（B）	2
5. 乳腺疾病	乳腺增生性病变；乳腺纤维腺瘤；乳腺癌	总结正常乳腺的大体和镜下病理特征（B）；概括乳腺肿瘤性疾病（B）；总结乳腺纤维腺瘤的大体和镜下病理特征（B）；分析乳腺纤维腺瘤的临床病理联系（D）；解释乳腺癌的定义（B）；解释乳腺癌的易感因素（包括家族性乳腺癌）（B）；描述乳腺癌的大体特征（B）；总结乳腺癌的病理类型和其组织学特点（B）；列举乳腺癌的扩散途径（A）；总结乳腺癌的大体和镜下病理特征、常见病理类型（浸润性导管癌和小叶癌）、组织学分级指标及其临床意义（B）；总结乳腺癌分子分型的主要指标和主要类型（腔面A型、腔面B型、HER2阳性型和三阴性）及其临床意义（B）；总结乳腺癌的转移途径、TNM分期及其临床意义（B）；对乳腺癌与乳腺纤维腺瘤的大体和组织学特征进行比较（B）；将乳腺癌的组织学分级与预后建立联系（D）；将乳腺癌的分子分型与对个体化治疗的指导建立联系（D）；分析乳腺癌的病因和发病机制（D）	1
6. 女性不孕	流行病学；病因分类；检查与诊断；治疗	掌握不孕症的定义及病因分类（A）；理解卵成熟障碍、排卵障碍、受精障碍和胚胎发育阻滞的定义和临床特点（B）；理解子宫及盆腔因素导致不孕的原理（B）；了解不同病因不孕症的诊断及治疗策略（C）；理解卵成熟障碍、排卵障碍、受精障碍和胚胎发育阻滞的分子遗传病因学研究（D）	1

模块 8：生殖药理

知识点	主要内容	能力目标	参考学时
1. 性激素类药物及避孕药	雌激素类与抗雌激素类药物；孕激素类与抗孕激素类药物；雄激素类与抗雄激素类药物；避孕药	描述性激素类药物的分类、药理作用和临床应用（B）；理解常用雌激素、孕激素、雄激素、抗雌激素、抗孕激素、抗雄激素类药物的药理作用特点、作用机制及注意事项（B）；结合性激素的分泌与调节，根据不同的临床需求选用适宜的性激素类药物（C）；理解避孕药的分类、药理作用和临床应用（B）；根据不同患者的需求和特点，选用适宜类型的避孕药（C）	1
2. 促性腺激素类药物	促性腺激素类药物来源和分类；人绒毛膜促性腺激素	描述常见的促性腺激素来源和种类，并理解其基本功能（B）；根据促性腺激素的生理学功能，解释促性腺激素类药物在临床使用中的原理及注意事项（D）	0.2
3. 促性腺激素释放激素类药物及拮抗药物	促性腺激素释放激素激动药；促性腺激素释放激素拮抗药	明确促性腺激素释放激素相关药物的分类，并理解其作用原理（B）；对比促性腺激素释放激素激动剂与拮抗剂作用机制的异同，解释“点火效应”及“降调节作用”出现的原因（D）	0.2
4. 作用于子宫平滑肌的药物	子宫平滑肌兴奋药（缩宫素、麦角生物碱、前列腺素类）；子宫平滑肌抑制药（β_2受体激动药、钙通道阻滞药、硫酸镁、前列腺素合成酶抑制药和缩宫素受体拮抗药）	分析缩宫素兴奋子宫平滑肌的特点和机制（D）；举例说明麦角生物碱类药物的不同药理作用和临床应用（B）；比较缩宫素、麦角生物碱类和前列腺素类药物对子宫平滑肌兴奋作用和临床应用的异同点（D）；总结子宫平滑肌抑制药的作用机制并举例说明在临床中的应用（B）	0.3
5. 抗前列腺增生药	5α-还原酶抑制药；雄激素受体拮抗药；α_1肾上腺素受体拮抗药	概括抗前列腺增生药物的分类和临床常用的代表药（B）；说明 5α-还原酶抑制药、雄激素受体拮抗药和 α_1肾上腺素受体拮抗药的药理作用和临床应用特点（B）；分析和总结三种抗前列腺增生药物的作用机制（D）	0.2
6. 治疗性功能障碍的药物	抗勃起功能障碍药（PDE5 抑制药、雄激素、阿扑吗啡、育亨宾）；治疗女性性欲减退的药物	理解 PDE5 抑制药治疗 ED 的作用（B）；分析和比较治疗性功能障碍药物的作用机制和特点（D）	0.1

模块 9：生育力保存与避孕

知识点	主要内容	能力目标	参考学时
1. 男性生育力保存	人类精子库的基本标准和技术规范；男性生育力保存的适应证、禁忌证与实施	介绍人类精子库的概念、基本任务和工作部门设置（B）；清楚供精者的基本条件、供精者筛查程序和健康检查标准（B）；总结男性生育力保存的主要手段和措施（C）；概述精子冷冻保存技术的基本原理（B）；介绍冷冻保护剂和冷冻方法的分类及原理（B）；了解精子复苏方法及复苏后精子筛选的原则（B）；熟悉男性生育力保存的概念、适应证和禁忌证（B）；了解男性肿瘤患者在肿瘤治疗前、中、后全周期生育力保存的建议（D）	0.3
2. 女性生育力保存	女性生育力保存的技术原理、技术分类及适应证、技术风险及伦理问题	解释细胞冷冻存活和损伤机理（B）；比较慢速程序化冷冻法、玻璃化冷冻法、仿生控冰冻存法的原理和优劣势（B）；说明女性生殖细胞解冻复苏的注意要点（B）；总结卵母细胞（成熟卵母细胞、未成熟卵母细胞及体外成熟卵母细胞）、胚胎（合子期胚胎、卵裂期胚胎及囊胚）、卵巢组织冷冻保存技术的特点和适应证（C）；分析女性生育力保存技术带来的技术风险（D）；分析女性生育力保存技术的伦理争议问题（D）	0.4
3. 避孕	药物避孕；工具避孕；自然避孕；绝育手术；避孕失败补救措施	总结女用避孕药物的作用原理和分类（B），总结男用避孕药物的作用原理（C）；总结常用避孕工具的分类及性传播感染的概念（B）；总结自然避孕的方法（B）；总结女性绝育术、男性绝育术的概念（B）和输卵管复通术、输精管复通术的概念（C）；理解体外射精和哺乳期闭经法的概念（C）；分析各种避孕方式的适应证、禁忌证及可能出现的并发症（D）；分析避孕失败的补救措施方式的种类（C）、适应证和禁忌证及可能出现的并发症等（D）	0.3

人体形态与功能 - 内分泌系统

一、人体形态与功能 - 内分泌系统课程定位

人体形态与功能 - 内分泌系统是围绕多种内分泌器官以及与其相关的内分泌疾病，以内分泌学为主线，深度融合人体解剖学、组织胚胎学、免疫学、内科学，以及前沿科学研究结果，主要面向医学院校基础医学和临床医学二年级学生开设的基础医学核心整合课程。本课程在介绍内分泌器官与内分泌疾病等核心知识的基础上，着重引导学生进行关于生命科学的思考，训练学生的临床思维能力，培养学生的辩证观、系统观，帮助学生从微观、宏观角度理解复杂的人体构成。同时，本课程也注重知识内容与逻辑思维的结合培养，提升学生解决实际问题的能力，构建学生后续进一步学习医学相关课程以及职业发展的知识基础与思维模式。

二、人体形态与功能 - 内分泌系统课程目标

- 知识目标

使学生理解、明晰多种内分泌器官的形态结构、发育过程、作用功能以及相关内分泌疾病的病因、发病机制、临床表现、治疗方式等基本知识。

- 能力目标

培养学生的临床思维模式，塑造学生的辩证观、系统观等科学观念，锻炼学生的批判思维与解决问题的能力，发掘学生认识医学中科学问题的潜力。

- 素质目标

本课程将基础与临床糅合，以基础为起点，以临床为要点，注重培养学生解决实际问题的思维模式与方式方法，传扬科学精神、职业道德和人文关怀精神，鼓励学生树立终身学习、勇于探索的科学意识。

三、人体形态与功能 - 内分泌系统课程设计

本课程共 7 个模块，知识模块关系图如图 2-10 所示。课程内容体现了知识的基础性与先进性，实现了理论性与实用性的有机结合，广度、深度和难度与培养目标定位相符。具体表现在：

模块 1 为内分泌系统总论，从宏观角度阐述内分泌系统的构成，描述其对于人体的重要性。

模块 2 至模块 5，分别以下丘脑 - 垂体、甲状腺和甲状旁腺、肾上腺、胰岛为中心，

以其结构、形态、发育过程与功能为重点，串联与其相关的内分泌疾病的病因、发病机制、诊疗思路与手段，系统而全面地介绍了人体主要的内分泌器官与常见的内分泌疾病。

模块 6 着重介绍了非经典内分泌组织器官的内分泌现象，为前一部分的补充。

模块 7 着眼于多发性内分泌肿瘤，介绍其病因与发病机制、临床表现、诊断和治疗，将内分泌学与肿瘤学有机结合，鼓励学生多学科融合学习。

上述 7 个模块具有基础与应用两方面知识，二者相互联系、相互渗透，有助于学生系统地掌握内分泌系统与内分泌疾病相关的专业知识，为未来的医学研究和临床实践打下坚实的基础。

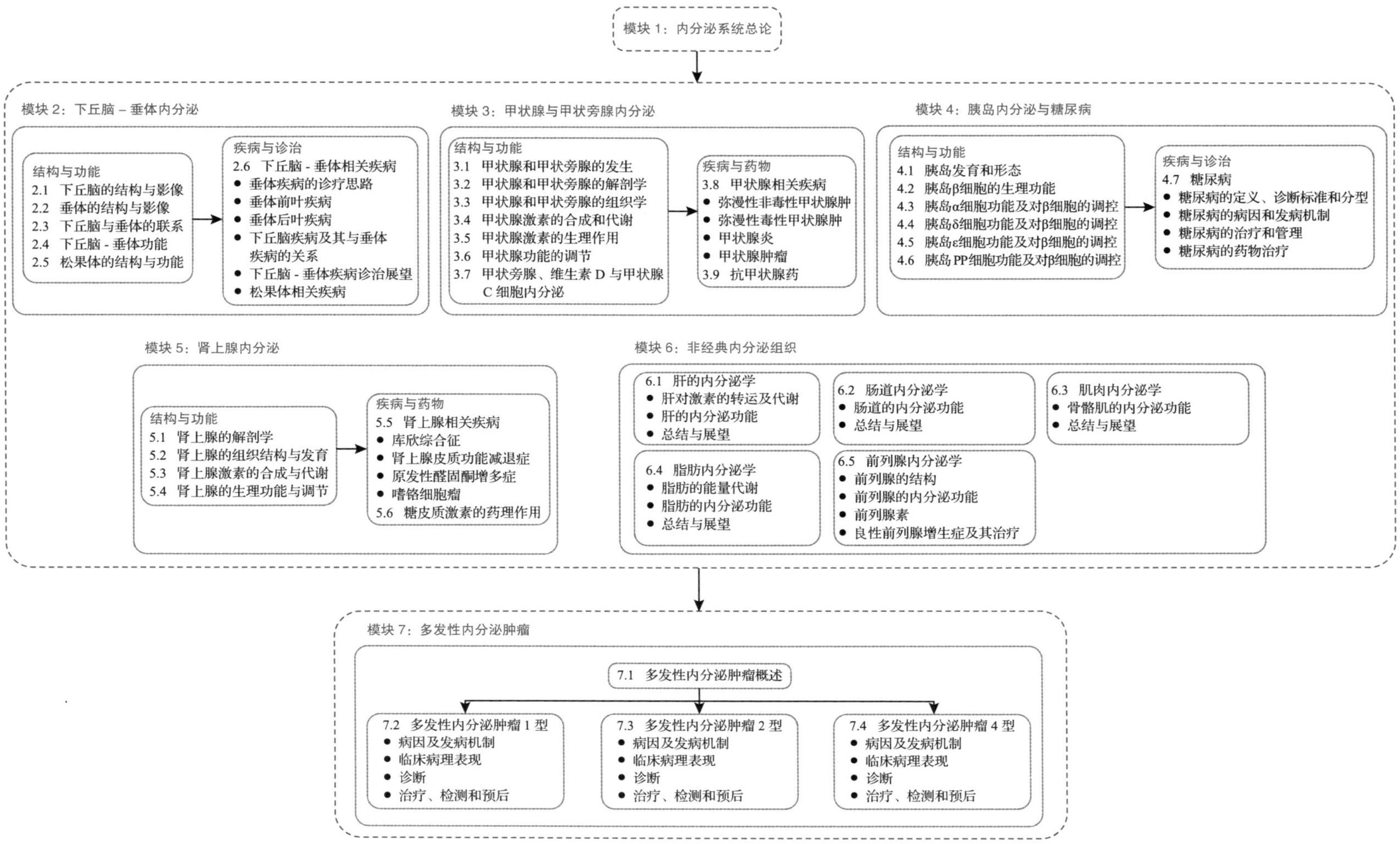

模块 1：内分泌系统总论

模块 2：下丘脑 – 垂体内分泌

结构与功能
- 2.1 下丘脑的结构与影像
- 2.2 垂体的结构与影像
- 2.3 下丘脑与垂体的联系
- 2.4 下丘脑 - 垂体功能
- 2.5 松果体的结构与功能

疾病与诊治
- 2.6 下丘脑 - 垂体相关疾病
  - 垂体疾病的诊疗思路
  - 垂体前叶疾病
  - 垂体后叶疾病
  - 下丘脑疾病及其与垂体疾病的关系
  - 下丘脑 - 垂体疾病诊治展望
  - 松果体相关疾病

模块 3：甲状腺与甲状旁腺内分泌

结构与功能
- 3.1 甲状腺和甲状旁腺的发生
- 3.2 甲状腺和甲状旁腺的解剖学
- 3.3 甲状腺和甲状旁腺的组织学
- 3.4 甲状腺激素的合成和代谢
- 3.5 甲状腺激素的生理作用
- 3.6 甲状腺功能的调节
- 3.7 甲状旁腺、维生素 D 与甲状腺 C 细胞内分泌

疾病与药物
- 3.8 甲状腺相关疾病
  - 弥漫性非毒性甲状腺肿
  - 弥漫性毒性甲状腺肿
  - 甲状腺炎
  - 甲状腺肿瘤
- 3.9 抗甲状腺药

模块 4：胰岛内分泌与糖尿病

结构与功能
- 4.1 胰岛发育和形态
- 4.2 胰岛β细胞的生理功能
- 4.3 胰岛α细胞功能及对β细胞的调控
- 4.4 胰岛δ细胞功能及对β细胞的调控
- 4.5 胰岛ε细胞功能及对β细胞的调控
- 4.6 胰岛 PP 细胞功能及对β细胞的调控

疾病与诊治
- 4.7 糖尿病
  - 糖尿病的定义、诊断标准和分型
  - 糖尿病的病因和发病机制
  - 糖尿病的治疗和管理
  - 糖尿病的药物治疗

模块 5：肾上腺内分泌

结构与功能
- 5.1 肾上腺的解剖学
- 5.2 肾上腺的组织结构与发育
- 5.3 肾上腺激素的合成与代谢
- 5.4 肾上腺的生理功能与调节

疾病与药物
- 5.5 肾上腺相关疾病
  - 库欣综合征
  - 肾上腺皮质功能减退症
  - 原发性醛固酮增多症
  - 嗜铬细胞瘤
- 5.6 糖皮质激素的药理作用

模块 6：非经典内分泌组织

- 6.1 肝的内分泌学
  - 肝对激素的转运及代谢
  - 肝的内分泌功能
  - 总结与展望
- 6.2 肠道内分泌学
  - 肠道的内分泌功能
  - 总结与展望
- 6.3 肌肉内分泌学
  - 骨骼肌的内分泌功能
  - 总结与展望
- 6.4 脂肪内分泌学
  - 脂肪的能量代谢
  - 脂肪的内分泌功能
  - 总结与展望
- 6.5 前列腺内分泌学
  - 前列腺的结构
  - 前列腺的内分泌功能
  - 前列腺素
  - 良性前列腺增生症及其治疗

模块 7：多发性内分泌肿瘤

- 7.1 多发性内分泌肿瘤概述
- 7.2 多发性内分泌肿瘤 1 型
  - 病因及发病机制
  - 临床病理表现
  - 诊断
  - 治疗、检测和预后
- 7.3 多发性内分泌肿瘤 2 型
  - 病因及发病机制
  - 临床病理表现
  - 诊断
  - 治疗、检测和预后
- 7.4 多发性内分泌肿瘤 4 型
  - 病因及发病机制
  - 临床病理表现
  - 诊断
  - 治疗、检测和预后

图 2-10 人体形态与功能 - 内分泌系统课程设计

四、人体形态与功能 - 内分泌系统课程知识点

说明：根据“布鲁姆教育目标分类法”，在认知领域知识点的能力目标可分为 ABCDEF 六级，其中 A 表示记忆（知道），B 表示理解（领会），C 表示应用，D 表示分析，E 表示评价，F 表示创造。

模块 1：内分泌系统总论

知识点	主要内容	能力目标	参考学时
1. 生命整体观与内环境稳态	生命整体观；生理学内环境平衡	复述生理学整体内环境稳定的概念（B）	0.5
2. 内分泌系统的构成	内分泌系统的组成、结构及功能	描述人体内分泌系统的构成（A）	1
3. 内分泌系统的重要作用	经典内分泌系统与非经典内分泌系统对机体生理功能稳态的作用	列举经典内分泌系统的作用以及非经典内分泌细胞和组织的进展（A、D、F）	0.5

模块 2：下丘脑 - 垂体内分泌

知识点	主要内容	能力目标	参考学时
1. 下丘脑的结构与影像	下丘脑概述；下丘脑的分区与主要核团；人类下丘脑的磁共振影像	概括下丘脑的形态、位置、分区和主要核团（B）；分析神经内分泌细胞的形态结构与功能特点（D）	2
2. 垂体的结构与影像	垂体结构概述；垂体的分区；垂体的血供；垂体的磁共振影像	概括垂体的形态、位置、分部和血供（B）；说明腺垂体中间部的组织结构（B）；说明腺垂体结节部的组织结构（B）；概括脑垂体门脉系统（B）；总结腺垂体远侧部（前叶）的组织结构（B）	2
3. 下丘脑与垂体的联系	下丘脑与垂体前叶的联系；下丘脑与垂体后叶的联系	概括下丘脑 - 垂体系（B）；分析下丘脑 - 神经垂体关系（D）；分析神经系统与内分泌系统的联系（D）	1

续表

知识点	主要内容	能力目标	参考学时
4. 下丘脑 - 垂体的功能	神经垂体激素；垂体中间部激素；下丘脑 - 腺垂体的激素调节；下丘脑 - 腺垂体分泌调节轴	总结神经垂体（神经部）的结构与释放的激素（B）；理解激素的概念和作用方式（B）；分析激素作用的一般特性（D）；理解生长激素的生理作用、分泌调节（B）；总结激素的分类（B）；分析激素分泌的调节与作用的机制（D）；理解血管加压素和催产素（B）；总结 9 种下丘脑调节肽（B）	1
5. 松果体的结构与功能	松果体的结构；松果体的功能	概括松果体包含的细胞和功能（B）；理解松果体激素、褪黑素（B）	2
6. 下丘脑 - 垂体相关疾病	垂体疾病的诊疗思路；垂体前叶疾病、垂体后叶疾病、下丘脑疾病及其与垂体疾病的关系；下丘脑 - 垂体疾病诊治展望；松果体相关疾病	总结下丘脑、垂体和肾上腺激素分泌不足和分泌过多的症状和病理生理基础（B）；分析与下丘脑 - 垂体 - 肾上腺轴密切相关的应激及应激相关疾病的病理生理基础（D）；总结并分析下丘脑、垂体和肾上腺激素分泌异常相关疾病（D）	2

模块 3：甲状腺与甲状旁腺内分泌

知识点	主要内容	能力目标	参考学时
1. 甲状腺和甲状旁腺的发生	甲状腺的发生；甲状旁腺的发生	说明甲状腺与甲状旁腺的发生过程（B）	1
2. 甲状腺和甲状旁腺的解剖学	甲状腺的解剖；甲状旁腺的解剖	概括甲状腺的形态结构（B）；概括甲状旁腺的形态结构（B）	1
3. 甲状腺和甲状旁腺的组织学	甲状腺滤泡与滤泡旁细胞；甲状旁腺主细胞与嗜酸性细胞	概括甲状腺滤泡上皮细胞以及滤泡旁细胞的光镜和电镜下的结构与功能（B）；概括甲状旁腺主细胞的分布和光镜、电镜下的形态结构（B）；概括甲状旁腺嗜酸性细胞的形态、结构（B）	1
4. 甲状腺激素的合成和代谢	甲状腺激素的合成；甲状腺激素的贮存、释放、运输及降解	分析甲状腺激素的合成与代谢、生物学作用与分泌的调节（D）；解释甲状腺激素的形成、释放过程与微细结构的关系（B）	2

续表

知识点	主要内容	能力目标	参考学时
5. 甲状腺激素的生理作用	甲状腺激素的作用机制；甲状腺激素的生理作用	总结并分析甲状旁腺激素分泌不足和分泌过多对肾、骨和小肠功能的影响（D）；总结甲状旁腺功能亢进症和减退症临床表现的病理生理基础（B）；理解甲状腺激素的药理作用、临床应用和不良反应（B）；运用甲状腺激素的药理作用，初步解决临床实例（F）；总结并分析甲状腺激素分泌不足和分泌过多对机体代谢、生长发育、神经系统及心血管活动等的影响（D）	2
6. 甲状腺功能的调节	下丘脑 - 腺垂体 - 甲状腺轴调控系统；甲状腺功能的自身调节；甲状腺功能的神经调节	分析丘脑下部与脑垂体的关系，包括下丘脑 - 神经垂体、下丘脑 - 腺垂体的关系（D）	1
7. 甲状旁腺、维生素 D 与甲状腺 C 细胞内分泌	甲状旁腺激素的生物作用与分泌调节；维生素 D 的活化、作用与生成调节；降钙素的生物作用与分泌调节	理解甲状旁腺激素、降钙素和 1,25-二羟维生素 D_3 的生物作用与调节（B）	1
8. 甲状腺相关疾病	弥漫性非毒性甲状腺肿；弥漫性毒性甲状腺肿；甲状腺炎；甲状腺腺瘤	分析弥漫性非毒性甲状腺肿的大体及镜下病理形态，以及临床病理联系（D）；分析桥本甲状腺炎的大体及镜下病理形态，以及临床病理联系（D）；分析甲状腺乳头状癌的大体及镜下病理形态，特别是对甲状腺乳头状癌核非典型性的判断标准（D）；分析亚急性甲状腺炎的大体及镜下病理形态，以及临床病理联系（D）；分析甲状腺滤泡性肿瘤（包括滤泡性腺瘤及滤泡癌）的大体及镜下病理形态，特别是对甲状腺滤泡癌侵犯标准的判断（D）；分析甲状腺淋巴瘤的病理特征，以及与桥本甲状腺炎的关系（D）；分析复旧状态下的甲状腺病理形态（D）；分析甲状腺髓样癌大体及镜下形态，以及临床病理联系（D）；区分结节性甲状腺肿和甲状腺腺瘤（D）	2

续表

知识点	主要内容	能力目标	参考学时
9. 抗甲状腺药	硫脲类；碘和碘化物；放射性碘；β 肾上腺素受体阻断药；不同甲亢治疗方法的优缺点	总结碘化物、放射性碘、β 肾上腺素受体阻断药治疗甲亢的机制和药理作用（B）；分析硫脲类抗甲状腺药、碘及碘化物的药理作用与机制、临床应用及不良反应与注意事项（D）；概括放射性碘和 β 肾上腺素受体阻断药的药理作用与机制、临床应用及不良反应与注意事项（B）；举例说明甲状腺激素分泌过多或过少所导致的疾病，并理解其发生的分子机制（B）；运用药物的药理知识，正确、合理地使用抗甲状腺药物，并能给患者提供相关用药咨询服务（F）	2

模块 4：胰岛内分泌与糖尿病

知识点	主要内容	能力目标	参考学时
1. 胰岛发育和形态	胰岛结构和形态；啮齿类和人类胰岛的发育；发育中的关键转录因子	说明胰腺的形态和位置、主要毗邻（B）；概括胰腺内分泌部胰岛的形态结构、分布、细胞类型及功能（B）；概括胰岛内分泌细胞的构成、比例及其主要内分泌激素（B）	1
2. 胰岛 β 细胞的生理功能	胰岛 β 细胞的异质性和功能；胰岛素合成和分泌及其生理调控；胰岛素的生理功能；胰岛 β 细胞在生理状态和糖尿病进程中的变化	总结胰岛素的生物学作用（B）；分析胰岛素分泌的调节（D）；说明细胞内分泌颗粒的超微结构特点（B）；总结胰岛 β 细胞分泌胰岛素的主要过程及机制（B）；分析胰岛素的作用机制（D）	1
3. 胰岛 α 细胞功能及对 β 细胞的调控	胰岛 α 细胞功能、亚群和对 β 细胞的调控；胰岛 α 细胞分泌胰高血糖素的主要过程及机制；胰高血糖素的生物学作用和分泌调节；生理和糖尿病状态下的表型和功能变化	总结胰岛 α 细胞分泌胰高血糖素的主要过程及机制（B）；分析胰高血糖素的生物学作用和分泌调节（D）	1
4. 胰岛 δ 细胞功能及对 β 细胞的调控	胰岛 δ 细胞功能和对 β 细胞的调控；生理和糖尿病状态下的表型和功能变化	分析胰岛 δ 细胞分泌的生长抑素在全身代谢调控中的作用（D）	1

续表

知识点	主要内容	能力目标	参考学时
5. 胰岛 ε 细胞功能及对 β 细胞的调控	胰岛 ε 细胞功能和对 β 细胞的调控；胰岛 ε 细胞在生理和糖尿病状态下的表型和功能变化	分析胰岛 ε 细胞分泌的生饥饿素在全身代谢调控中的作用（D）	1
6. 胰岛 PP 细胞功能及对 β 细胞的调控	胰岛 PP 细胞功能和对 β 细胞的调控；胰岛 PP 细胞在生理和糖尿病状态下的表型和功能变化	分析胰岛 PP 细胞分泌的胰岛多肽在全身代谢调控中的作用（D）	1
7. 糖尿病	糖尿病的定义、诊断标准和分型；糖尿病的病因和发病机制；糖尿病的治疗和管理；糖尿病的药物治疗	描述糖尿病的分型（B）；运用 1 型糖尿病的发病机制描述其自然病程（C）；举例说明 2 型糖尿病胰岛素抵抗的机制和 β 细胞功能缺陷的主要表现形式（B）；分析胰岛 α 及 β 细胞功能紊乱在糖尿病发生发展中的作用（D）；理解胰岛素的药理作用、作用机制、临床应用、不良反应（B）；理解双胍类（二甲双胍）的降糖作用机制、临床应用、不良反应（B）；理解口服降糖药（磺酰脲类、双胍类、α- 葡萄糖苷酶抑制剂、噻唑烷二酮类等）的分类、代表药物，及各自的降糖作用机制（B）；理解新型降糖药（GLP-1 类似物、SGLT-2 抑制剂）的降糖作用机制及其特点（B）；运用抗糖尿病药的药理作用，初步解决临床实例（C）；总结糖尿病、肥胖的行为影响因素（B）；总结糖尿病、肥胖的行为干预策略（B）；总结现有治疗糖尿病药物对胰岛内分泌功能的影响（B）；总结胰岛素的药物相互作用（B）；总结糖尿病和肥胖预防为主、防治结合的理念（B）；针对糖尿病的发病机制，思考降糖药物可能的新靶点（F）；解释 GLP-1 和 SGLT-2 抑制剂改善糖尿病患者心血管结局的潜在机制（B）	2

模块 5：肾上腺内分泌

知识点	主要内容	能力目标	参考学时
1. 肾上腺的解剖学	肾上腺的形态与解剖位置；肾上腺的血管、淋巴与神经支配	说明肾上腺的形态、结构（B）；解释肾上腺血管的分布特点（B）	1

续表

知识点	主要内容	能力目标	参考学时
2. 肾上腺的组织结构与发育	肾上腺皮质的组织结构；肾上腺髓质的组织结构；肾上腺皮质和髓质的相关性；肾上腺的发生	概括肾上腺皮质的组织结构，皮质各带的细胞共同的超微结构特点及其分泌的激素和功能（B）；总结肾上腺髓质细胞（嗜铬细胞）的光镜下结构及其分泌的激素（B）；概括肾上腺髓质神经节细胞的结构和功能（B）	1
3. 肾上腺激素的合成与代谢	肾上腺皮质激素的合成；肾上腺皮质激素的分泌、运输与灭活；肾上腺素与去甲肾上腺素的合成；肾上腺髓质激素的降解	分析肾上腺激素的合成与代谢过程（D）	2
4. 肾上腺的生理功能与调节	肾上腺皮质激素（糖皮质激素、盐皮质激素、肾上腺雄激素）的生理作用与分泌调节；肾上腺髓质激素（肾上腺素与去甲肾上腺素、肾上腺髓质其他激素）的生理作用与分泌调节	分析糖皮质激素的生物学作用和分泌的调节（D）；分析盐皮质激素的生物学作用和分泌的调节（D）；分析肾上腺皮质激素的构效关系（D）	2
5. 肾上腺相关疾病	库欣综合征；肾上腺皮质功能减退症；原发性醛固酮增多症；嗜铬细胞瘤	描述醛固酮的体内调节机制（B）；理解原发性醛固酮增多症的发病机制（B）；掌握原发性醛固酮增多症的诊断方法与治疗原则（C）；理解原醛的分型和治疗之间的关系（B）；理解原醛分型诊断的重要性（B）；描述嗜铬细胞瘤的临床表现（B）；描述嗜铬细胞瘤相关的综合征（B）；掌握嗜铬细胞瘤的诊断方法与治疗原则（C）；理解嗜铬细胞瘤的发病机制（B）；深入理解嗜铬细胞瘤术前准备的重要性（B）	2
6. 糖皮质激素的药理作用	糖皮质激素的体内过程、药理作用和作用机制；糖皮质激素的临床应用、用药方案和疗程；糖皮质激素的不良反应；盐皮质激素与皮质激素抑制药	分析和理解糖皮质激素的药理作用、临床应用、不良反应（D）；总结糖皮质激素的抗炎作用机制（B）；总结糖皮质激素的用药方案（B）；理解盐皮质激素的代表药物、作用机制和临床应用（B）；综合运用糖皮质激素类药物的作用机制和作用特点，对临床相关疾病患者进行初步合理用药指导（F）	2

模块 6：非经典内分泌组织

知识点	主要内容	能力目标	参考学时
1. 肠道内分泌	肠道内分泌细胞的结构；肠道内分泌细胞的功能和疾病	思考肠道的内分泌功能和相关疾病进展（B）	0.5
2. 肝内分泌	肝对激素的转运及代谢；肝的内分泌功能	解释肝的内分泌功能和相关疾病进展（B）	0.5
3. 肌肉内分泌	骨骼肌的内分泌功能	说明肌细胞的内分泌功能和相关疾病进展（B）	
4. 脂肪内分泌	脂肪的能量代谢；脂肪的内分泌功能	理解脂肪细胞的内分泌功能（B）	
5. 前列腺内分泌	前列腺的结构；前列腺的内分泌功能；前列腺素；良性前列腺增生症及其治疗	理解前列腺的内分泌功能和疾病研究进展（B）	0.5

模块 7：多发性内分泌肿瘤

知识点	主要内容	能力目标	参考学时
1. 多发性内分泌肿瘤概述	多发性内分泌肿瘤的共同特征；多发性内分泌肿瘤的类型	说明多发性内分泌肿瘤的总体特征（B）	1
2. 多发性内分泌肿瘤 1 型	病因及发病机制；临床病理表现、诊断、治疗；检测和预后	说明多发性内分泌肿瘤 1 型的遗传学特点及基本临床病理特征（B）；说明多发性内分泌肿瘤 1 型的基本治疗原则、监测方法及预后（B）；说明多发性内分泌肿瘤 1 型关键性的决定预后的病变（B）；说明多发性内分泌肿瘤 1 型的诊断标准及筛查方法（B）	1
3. 多发性内分泌肿瘤 2 型	病因及发病机制；临床病理表现、诊断、治疗；检测和预后	说明多发性内分泌肿瘤 2 型的遗传学特点及基本临床病理特征（B）；说明多发性内分泌肿瘤 2 型的基本治疗原则、监测方法及预后（B）；说明多发性内分泌肿瘤 2 型关键性的决定预后的病变（B）；说明多发性内分泌肿瘤 2 型的诊断标准及筛查方法（B）	1

续表

知识点	主要内容	能力目标	参考学时
4. 多发性内分泌肿瘤 4 型	病因及发病机制；临床病理表现、诊断、治疗；检测和预后	说明多发性内分泌肿瘤 4 型的遗传学特点及基本临床病理特征（B）；说明多发性内分泌肿瘤 4 型的基本治疗原则、监测方法及预后（B）；说明多发性内分泌肿瘤 4 型关键性的决定预后的病变（B）；说明多发性内分泌肿瘤 4 型的诊断标准及筛查方法（B）	1

人体形态与功能 - 神经系统

一、人体形态与功能 - 神经系统课程定位

本课程面向八年长学制（本博连读）基础医学专业二年级学生开设，是学生接受的第一个整合多学科资源的器官系统整合课程。希望通过本课程的学习，使学生深化“整合”理念，适应“整合”课程教学方式，形成“整合”思维模式。

二、人体形态与功能 - 神经系统课程目标

- 知识目标

描述神经系统的大体和组织结构（宏观→微观），概述其工作原理（结构→功能），理解结构和功能的联系，并解释一些重要的神经系统疾病，如感觉和运动障碍、学习记忆障碍、情绪情感障碍等疾病的主要发病机制（正常→异常）。

- 能力目标

（1）综合神经系统结构和功能相关的知识，对大脑功能进行基本解析；

（2）针对神经系统疾病，在阐述疾病发生的细胞和分子机制的基础上，提出可能的治疗干预策略；

（3）形成“结构→功能、正常→异常、机制→治疗”的整体思维模式，对神经科学领域相关科学问题，提出自己的认识。

- 素质目标

正“三观”（人生观、价值观和世界观），立“五术”（救死扶伤的道术、心中有爱的仁术、知识扎实的学术、本领过硬的技术和方法科学的艺术），坚定严谨求实的科学作风（学术诚信）。

三、人体形态与功能 - 神经系统课程设计

以“器官系统”为中心的整合课程打破学科壁垒，围绕某一器官系统，综合和重组了相关学科。“神经系统”课程整合了神经系统相关的大体结构（人体解剖学）、组织形态（组织胚胎学）、正常功能（神经生物学）、疾病状态下的组织结构（病理学）和药物治疗（药理学）5个学科，实现从宏观到微观、从结构到功能、从正常到异常、从疾病到药物的多层次、多水平整合，以“整体”方式授课。学生从学习伊始就应用“整体”思维模式，从系统的角度看问题，融结构认识与功能理解、正常状态与异常改变、机制探究与药物研发于一体。这种整合顺应了学科间密切联系的自然规律，使得各学科内容有机融合，

层层递进。

课程经过多次研讨，精炼教学内容，力求“整而有序，整而不乱”，拒绝简单拼盘。目前包含了 6 个知识模块，如图 2-11 所示。

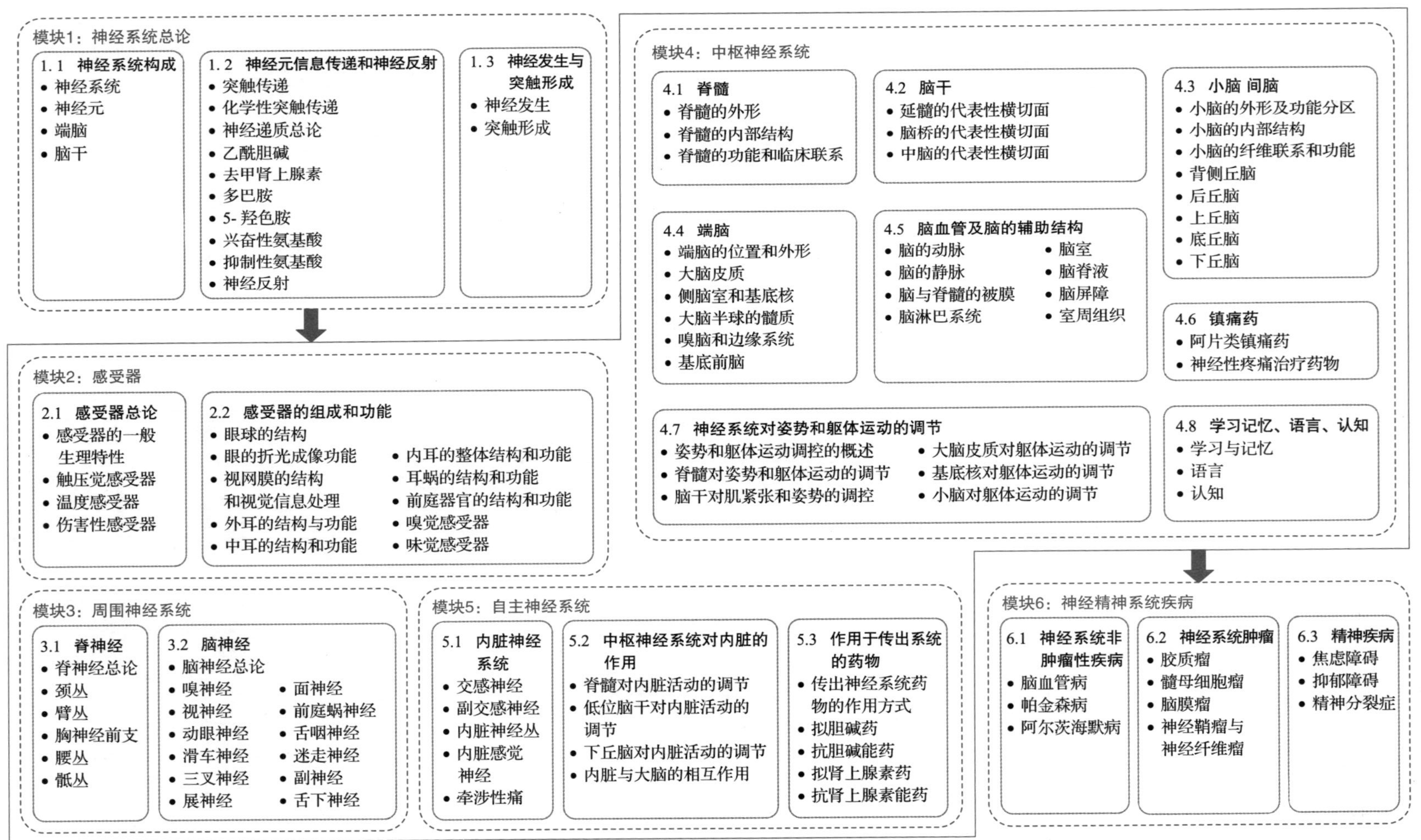

图 2-11　人体形态与功能 - 神经系统知识模块关系图

四、人体形态与功能 - 神经系统课程知识点

说明：根据“布鲁姆教育目标分类法”，在认知领域知识点的能力目标可分为 A、B、C、D、E、F 六级，其中 A 表示识记层次，即记忆（知识），B 表示领会（理解），C 表示应用，D 表示分析，E 表示评价，F 表示创造。

模块 1：神经系统总论

知识点	主要内容	能力目标	参考学时
1. 神经系统	神经系统的构成	概括中枢神经系统和周围神经系统的基本构成（B）	0.8
2. 神经元	神经元的结构和分类；神经元的功能	理解不同类型神经元的功能意义（B）；从神经环路水平，理解不同神经元连接方式的功能意义（B）	0.6
3. 神经胶质细胞	神经胶质细胞的功能和分类	概括中枢神经系统和周围神经系统神经胶质细胞的基本构成（B）	0.6
4. 端脑的外形和分区	大脑半球外侧面的组成；大脑半球内侧面和底面的组成	区分脑的各部，并识别端脑的主要结构（B）；将脑的外部形态与内部结构建立联系，以达到准确定位的目的（E）	1
5. 脑干的外形	延髓的结构；脑桥的结构；中脑的结构；菱形窝的结构；第四脑室的结构	区分脑的各部，并识别脑干的主要结构（B）；将脑的外部形态与内部结构建立联系，以达到准确定位的目的（E）	1
6. 突触传递	突触的分类及其功能特性	定义突触（A）；说明突触的分类，并对其进行比较（B）	0.2
7. 化学性突触传递	化学性突触传递过程；突触后电位；化学性突触传递的功能特征	定义化学性突触（A）；解释化学性突触传递过程，兴奋性 / 抑制性突触后电位的产生机制（B）	0.4
8. 神经递质总论	神经递质的分类；递质共存；神经递质受体的分类及其信号传递特征	简述囊泡释放的过程及其分子机制（B）；举例说明常见神经递质的分类及其合成和代谢过程（B）；根据神经递质的合成、代谢过程，提出可能的增强或抑制某种神经递质功能的策略，以用于临床相关疾病的治疗（C）；举例说明神经递质受体的分类及其信号传递特征（B）	0.4

续表

知识点	主要内容	能力目标	参考学时
9. 乙酰胆碱	乙酰胆碱的合成和储存；乙酰胆碱的释放与清除；乙酰胆碱受体；乙酰胆碱的生理功能	说明乙酰胆碱的合成和代谢过程、乙酰胆碱受体分类及其生理功能（B）	0.1
10. 去甲肾上腺素	去甲肾上腺素的合成和储存；去甲肾上腺素的释放与清除；去甲肾上腺素受体	说明去甲肾上腺素的合成和代谢过程、肾上腺素受体的分类及其生理功能（B）	0.1
11. 多巴胺	多巴胺的合成和储存；多巴胺的释放与清除；多巴胺受体；多巴胺的生理功能	说明多巴胺的合成和代谢过程、多巴胺能受体的分类及其生理功能（B）	0.1
12. 5- 羟色胺	5- 羟色胺的合成和储存；5- 羟色胺的释放与清除；5- 羟色胺受体；5- 羟色胺的生理功能	说明 5- 羟色胺的合成和代谢过程、5- 羟色胺受体的分类及其生理功能（B）	0.1
13. 兴奋性氨基酸	常见兴奋性氨基酸的种类；谷氨酸的合成和储存；谷氨酸的释放与清除；谷氨酸受体；谷氨酸的生理功能	举例说明常见兴奋性氨基酸的分类及其合成和代谢过程、谷氨酸受体的分类及其生理功能（B）	0.1
14. 抑制性氨基酸	γ- 氨基丁酸的合成和储存；γ- 氨基丁酸的释放与清除；γ- 氨基丁酸受体；γ- 氨基丁酸的生理功能	举例说明常见抑制性氨基酸的分类及其合成和代谢过程、γ- 氨基丁酸受体的分类及其功能（B）	0.1
15. 神经反射	反射和反射弧的定义；反射的分类；反射中枢；中枢神经元的联系方式；中枢抑制的分类	定义神经反射（A）；说明反射的分类及其意义（B）；解释突触后抑制和突触前抑制的产生机制（B）	0.4
16. 神经发生	神经管和神经嵴的发生过程；神经管的早期分化过程；脊髓的发生；脑的发生；神经节和周围神经的发生	概括神经节和周围神经的发生过程（B）；概括神经管与神经嵴形成的基本过程（B）；简述神经管的早期分化（B）；简述脊髓和脑的发生过程（B）	1
17. 突触形成	神经元生长锥的形成与延伸；树突的生长发育；轴突的生长发育；突触形成过程	概括神经元生长锥的形成与延伸过程（B）；简述突触形成的基本步骤（B）	1

模块 2：感受器

知识点	主要内容	能力目标	参考学时
1. 感受器的一般生理特性	感受器的换能作用；感受器的编码功能；感受器的适宜刺激；感受器的适应现象	定义感受器（A）；说明感受器的分类（B）；说明感受器换能的分子机制（B）；解释感受器发挥的主要功能及其特性（B）	0.8
2. 触压觉感受器	环层小体；Meissner 触觉小体；Merkel 盘；Ruffini 小体；毛囊感受器；触压觉感受的分子机制；触觉阈和两点辨别阈	通过解释触压觉感受器发挥的主要功能及其特性，形成对触压觉感受器核心结构、功能及其压力感受机制的认识（B）	0.3
3. 温度感受器	温度感受器的结构、分布和神经支配；温度感受器的适宜刺激及反应特点；温度感受的分子机制	通过解释温度感受器发挥的主要功能及其特性，形成对温度感受器核心结构、功能及其温度感受机制的认识（B）	0.3
4. 伤害性感受器	伤害性感受器的分类及其特征；致痛物质的来源及其作用	通过解释伤害性感受器发挥的主要功能及其特性，形成对伤害性感受器核心结构、功能及其对伤害性刺激感受机制的认识（B）	0.3
5. 眼球的结构	眼球壁的分层和功能；眼球的内容物	概括眼球壁的各层结构及其功能（B）；简述房水循环的过程（B）；分析眼球的屈光系统的构成及晶状体的调节作用（B）；分析眼外肌的作用（B）；概括视网膜损伤后再生的分子机制（B）	1
6. 眼的折光成像功能	眼的折光成像原理；视调节；眼的折光异常；视敏度和视野	定义视调节、视敏度和视野（A）；解释人眼视近物时的调节过程及其神经通路（B）	0.5
7. 视网膜的结构和视觉信息处理	视网膜的组织结构；视杆细胞和视锥细胞的功能特点；眼副器的定义及功能特点	说明光感受器细胞的分类及其功能特征（B）；解释光感受器细胞感受器电位产生的分子机制（B）；解释双极细胞和神经节细胞对光反应的特性及其原因（B）；分析色觉及色盲的产生机制（D）；分析暗适应、明适应等视觉现象的形成机制（D）；根据视觉信号在视网膜不同细胞层次的信号处理过程，提出可能用于光感受器细胞功能障碍导致视觉受损疾病的治疗策略（E）	1

续表

知识点	主要内容	能力目标	参考学时
8. 外耳的结构与功能	耳郭、外耳道和鼓膜的结构与功能	分析和理解外耳的结构与功能（C）	0.2
9. 中耳的结构和功能	鼓膜、鼓室、咽鼓管、乳突窦和乳突小房的结构与功能	概述中耳鼓室的六壁及毗邻交通情况（B）；说明中耳在声音传递过程中的功能特性（B）	0.2
10. 内耳的整体结构	骨迷路和膜迷路的结构与功能	分析和理解内耳的位置和分部（C）	0.2
11. 耳蜗的结构和功能	Corti 器；毛细胞的感音换能作用；外毛细胞的放大器作用；基底膜对声音频率的编码作用；声源定位和声源位置辨别	分析外毛细胞的声音放大作用（C）；说明声音频率和声音强度编码的外周机制（B）；总结声波的传导途径（B）；总结螺旋器的结构及听力损伤过程中毛细胞的再生机制（B）；分析毛细胞感受器电位的形成机制（C）	1
12. 前庭器官的结构和功能	耳石器官和半规管的结构与功能	解释人体平衡觉的调节机制（B）	0.1
13. 嗅觉、味觉感受器	嗅觉感受器的适宜刺激和感觉换能机制；气味受体信息编码；味觉感受器的适宜刺激和感觉换能机制	根据嗅、味觉感受细胞对不同嗅、味觉信息的外周编码机制，说明感觉信息外周编码的一般规律（B）	0.1

模块 3：周围神经系统

知识点	主要内容	能力目标	参考学时
1. 脊神经总论	脊神经的构成、区分和纤维成分；脊神经的全身分布规律	描述脊神经的构成、区分和纤维成分（A）；区分并理解脊神经的全身分布规律（B）；概括神经损伤后的主要表现（B）；根据患者的临床表现，判断神经损伤的部位（E）	0.5
2. 颈丛	颈丛的组成和位置；颈丛的分支	说明颈丛的组成、位置和分支（B）	0.3
3. 臂丛	臂丛的组成和位置；臂丛的分支；臂丛损伤的表现	说明臂丛的组成、位置和分支（B）	0.2
4. 胸神经前支	胸神经前支的组成、位置及分支	说明胸神经前支的行程及其皮支分布的节段性分布规律的运用（C）	0.2
5. 腰丛	腰丛的组成和位置；腰丛的分支；腰丛主要神经损伤的表现	说明腰丛的组成、位置和分支（B）	0.3

续表

知识点	主要内容	能力目标	参考学时
6. 骶丛	骶丛的组成和位置；骶丛的分支；骶丛主要神经损伤的表现	说明骶丛的组成、位置和分支（B）	0.3
7. 脑神经总论	脑神经的纤维成分；脑神经与脊神经的主要区别	对脑神经的具体损伤部位进行定位（C）；概括脑神经中感觉神经节及副交感神经节的名称、位置、纤维联系及功能（B）	0.5
8. 嗅神经	嗅神经的纤维成分、性质、走行；嗅神经的主要分支分布；嗅神经的功能；嗅神经损伤后出现的感觉及运动异常	说明嗅神经的纤维成分、性质、走行及主要分支分布（B）；描述嗅神经连结的脑部、出入颅的部位（B）；简述嗅神经的功能（B）；分析嗅神经损伤后出现的感觉及运动异常（D）	0.1
9. 视神经	视神经的纤维成分、性质、走行；视神经的主要分支分布；视神经的功能；视神经损伤后出现的感觉及运动异常	说明视神经的纤维成分、性质、走行及主要分支分布（B）；描述视神经连结的脑部、出入颅的部位（B）；总结视神经的功能（B）；分析视神经损伤后出现的感觉及运动异常（D）	0.1
10. 动眼神经	动眼神经的纤维成分、性质、走行；动眼神经的主要分支分布；动眼神经的功能；动眼神经损伤后出现的感觉及运动异常	说明动眼神经的纤维成分、性质、走行及主要分支分布（B）；描述动眼神经连结的脑部、出入颅的部位（A）；总结动眼神经的功能（B）；分析动眼神经损伤后出现的感觉及运动异常（D）	0.2
11. 滑车神经	滑车神经的纤维成分、性质、走行；滑车神经的主要分支分布；滑车神经的功能；滑车神经损伤后出现的感觉及运动异常	说明滑车神经的纤维成分、性质、走行及主要分支分布（B）；描述滑车神经连结的脑部、出入颅的部位（A）；总结滑车神经的功能（B）；分析滑车神经损伤后出现的感觉及运动异常（D）	0.2
12. 三叉神经	三叉神经的分支；三叉神经的纤维成分、性质、走行；三叉神经的主要分支分布；三叉神经的功能；三叉神经损伤后出现的感觉及运动异常	说明三叉神经的纤维成分、性质、走行及主要分支分布（B）；描述三叉神经连结的脑部、出入颅的部位（A）；概括三叉神经的功能（B）；分析三叉神经损伤后出现的感觉及运动异常（D）	0.2
13. 展神经	展神经的纤维成分、性质、走行；展神经的主要分支分布；展神经的功能；展神经损伤后出现的感觉及运动异常	说明展神经的纤维成分、性质、走行及主要分支分布（B）；描述展神经连结的脑部、出入颅的部位（A）；总结展神经的功能（B）；分析展神经损伤后出现的感觉及运动异常（D）	0.1

续表

知识点	主要内容	能力目标	参考学时
14. 面神经	面神经的纤维成分、性质、走行；面神经的主要分支分布；面神经的功能；面神经损伤后出现的感觉及运动异常	说明面神经的纤维成分、性质、走行及主要分支分布（B）；描述面神经连结的脑部、出入颅的部位（A）；总结面神经的功能（B）；分析面神经损伤后出现的感觉及运动异常（D）	0.1
15. 前庭蜗神经	前庭蜗神经的纤维成分、性质、走行；前庭蜗神经的主要分支分布；前庭蜗神经的功能；前庭蜗神经损伤后出现的感觉及运动异常	说明前庭蜗神经的纤维成分、性质、走行及主要分支分布（B）；描述前庭蜗神经连结的脑部、出入颅的部位（A）；前庭蜗神经的功能（B）；分析前庭蜗神经损伤后出现的感觉及运动异常（D）	0.1
16. 舌咽神经	舌咽神经的纤维成分、性质、走行；舌咽神经的主要分支分布；舌咽神经的功能；舌咽神经损伤后出现的感觉及运动异常	描述舌咽神经连结的脑部、出入颅的部位（A）；总结舌咽神经的纤维成分、性质、走行及主要分支分布（B）；舌咽神经的功能（B）；分析舌咽神经损伤后出现的感觉及运动异常（D）	0.1
17. 迷走神经	迷走神经的纤维成分、性质、走行；迷走神经的主要分支分布；迷走神经的功能；迷走神经损伤后出现的感觉及运动异常	说明迷走神经的纤维成分、性质、走行及主要分支分布（B）；描述迷走神经连结的脑部、出入颅的部位（A）；迷走神经的功能（B）；分析迷走神经损伤后出现的感觉及运动异常（D）	0.3
18. 副神经	副神经的纤维成分、性质、走行；副神经的主要分支分布；副神经的功能；副神经损伤后出现的感觉及运动异常	说明副神经的纤维成分、性质、走行及主要分支分布（B）；描述副神经连结的脑部、出入颅的部位（A）；副神经的功能（B）；分析副神经损伤后出现的感觉及运动异常（D）	0.1
19. 舌下神经	舌下神经的纤维成分、性质、走行；舌下神经的主要分支分布及功能；舌下神经损伤后出现的感觉及运动异常	说明舌下神经的纤维成分、性质、走行及主要分支分布（B）；描述舌下神经连结的脑部、出入颅的部位（A）；舌下神经的功能（B）；分析舌下神经损伤后出现的感觉及运动异常（D）	0.1

模块 4：中枢神经系统

知识点	主要内容	能力目标	参考学时
1. 脊髓的外形	脊髓的位置；脊髓节段的定义；脊髓节段与椎骨的对应关系	描述脊髓的解剖，包括位置、上端和下端水平及外形特点（两个膨大、脊髓圆锥、终丝、马尾、表面的沟、裂等）（A）；说明脊髓节段与椎骨的对应关系，并解释马尾的性质（B）；根据解剖学特征识别脊髓不同节段的特点（B）；分析不同节段脊髓损伤的症状及定位诊断（C）	0.5
2. 脊髓的内部结构	灰质的解剖学特征及功能；白质的解剖学特征及功能	概括脊髓灰质内主要核团的位置和功能（A）；比较脊髓横切面上灰、白质的配布及各部的名称和位置（B）	0.5
3. 脊髓的功能和临床联系	脊髓的功能；脊髓与临床的联系	辨别不同脊髓疾病的相关症状（B）；应用脊髓的感觉和运动传导束解释脊髓损伤后的临床表现（C）；分析不同节段脊髓损伤的症状及定位诊断（D）；综合运用脊髓解剖学知识，解释脊髓半切综合征和脊髓横贯性损伤的临床表现及解剖学原因（E）	0.5
4. 延髓的代表性横切面	锥体交叉节段的横切面；内侧丘系交叉节段的横切面；橄榄中部的横切面；橄榄上部的横切面	概括脑干各代表切面的主要形态（B）；总结内侧丘系、脊髓丘脑束、外侧丘系、三叉丘系的位置、走行及终止；锥体束位置、起止及功能，其他脑干下行纤维束的位置（B）；概括薄、楔束核的位置、接受的纤维，发出纤维的交叉部位及上行纤维所组成纤维束的名称、位置（B）；概括下橄榄核的位置，理解其纤维联系，概括上橄榄核和脑桥核的位置，理解两核的纤维联系（B）；分析代表性脑干损伤的临床表现，辅助相应疾病的定位诊断（D）	0.5
5. 脑桥的代表性横切面	脑桥面神经丘的横切面；脑桥三叉神经根的横切面；脑桥滑车神经交叉的横切面	概括脑桥的代表性横切面的主要形态（B）；区分脑的各部，并识别脑干的主要结构（B）；概括 7 种性质脑神经核的性质和分类概况，6 个脑神经核机能柱所属各核团的位置、纤维联系和功能（B）；分析代表性脑干损伤的主要临床表现，辅助相应疾病的定位诊断（D）	0.5

续表

知识点	主要内容	能力目标	参考学时
6. 中脑的代表性横切面	下丘节段的横切面；上丘节段的横切面；网状结构的功能	概括中脑的代表性横切面的主要形态（B）；区分脑的各部，并识别脑干的主要结构（B）；从脑干网状结构角度，拓展伤害性疼痛的传导途径（C）；分析代表性脑干损伤的主要临床表现，辅助相应疾病的定位诊断（D）	0.5
7. 小脑的外形及功能分区	小脑的外形；小脑的功能分区	描述小脑的位置、外形和小脑脚（A）；比较小脑的解剖学分叶和功能分区的对应关系（B）	0.5
8. 小脑的内部结构	小脑皮质的结构和功能；小脑核的结构和功能；小脑髓质（白质）的结构和功能	说明小脑扁桃体的位置及临床意义（B）；总结小脑核的名称、位置及其纤维联系（B）；概述间脑的位置、分部及各部的主要结构（B）	0.5
9. 小脑的纤维联系和功能	前庭小脑的纤维联系和功能；脊髓小脑的纤维联系和功能；大脑小脑的纤维联系和功能	概括小脑核、小脑功能分区以及与小脑功能的对应关系（B）；结合小脑皮质的细胞构筑，综合分析神经冲动传入传出小脑皮质的纤维投射过程（D）	0.5
10. 背侧丘脑	背侧丘脑的位置和外形；背侧丘脑的内部结构和功能	分析背侧丘脑特异性中继核团及其传入传出纤维联系（D）	0.2
11. 后丘脑	后丘脑的位置和外形；后丘脑的内部结构和功能	分析后丘脑核团的主要纤维联系及功能（D）	0.2
12. 上丘脑	上丘脑的位置和外形；上丘脑的内部结构和功能	说明上丘脑的位置（B）	0.2
13. 底丘脑	底丘脑的位置和外形；底丘脑的内部结构和功能	说明底丘脑的位置（B）	0.2
14. 下丘脑	下丘脑的位置和外形；下丘脑的分区及主要核团；下丘脑的主要纤维联系；下丘脑的功能；第三脑室的结构	概括下丘脑与其他脑区的纤维联系及其功能（B）	0.2
15. 端脑的位置和外形	端脑的位置；端脑的外形和功能	综合运用端脑各功能区的位置和功能知识解释临床脑部疾病出现的各种临床症状和体征（C）	0.3
16. 大脑皮质	大脑皮质的细胞构筑；大脑皮质的功能定位	说明第Ⅰ躯体运动区、第Ⅰ躯体感觉区、视区、听区的位置及功能定位（B）；说明语言中枢的位置（B）	0.2

续表

知识点	主要内容	能力目标	参考学时
17. 侧脑室和基底核	侧脑室的结构和功能；基底核的结构和功能	说明基底核的组成和位置（B）；说明侧脑室的形态、分部（B）；说明内囊的位置、分部及各部所通过的主要纤维束（B）；将内囊结构、功能与损伤表现有机联系起来（E）	0.2
18. 大脑半球的髓质	连合纤维；联络纤维；投射纤维	描述大脑半球连合纤维中胼胝体的位置和形态（A）；说明穹窿的起止和位置（B）	0.1
19. 嗅脑和边缘系统	嗅脑的结构；边缘系统的结构和功能	说明边缘系统的组成结构和功能（B）	0.1
20. 基底前脑	基底前脑和伏隔核的结构和功能	描述基底前脑和伏隔核的结构和功能（A）	0.1
21. 脑的动脉	颈内动脉的主要分支；椎动脉和基底动脉的主要分支；大脑动脉环	说明脑的动脉来源，颈内动脉和椎动脉的行程及其主要分支，大脑前、中、后动脉的发起和分布（B）；说明大脑动脉环的组成和位置（B）；通过对脑血管分支、分布的学习，了解脑卒中的形成、类型及潜在损伤机制（B）	0.5
22. 脑的静脉	大脑浅、深静脉的组成	描述大脑浅、深静脉的回流概况（A）；说明脑的静脉（B）；说明脊髓的动脉和静脉（B）；通过对脑血管分支、分布的学习，了解脑卒中的形成、类型及潜在损伤机制（B）	0.2
23. 脑与脊髓的被膜	脑的被膜；脑蛛网膜；软脑膜；硬脊膜；脊髓蛛网膜；软脊膜	说明脑膜的基本结构（B）；综合运用脑膜的结构组成与功能相关知识，解释脑膜窦出血、蛛网膜下腔出血可能出现的临床症状与体征（E）	0.3
24. 脑淋巴系统	脑膜淋巴管；胶质淋巴系统	解释脑膜淋巴管与类淋巴系统的结构与作用（B）；通过脑血管与脑淋巴系统的学习，分析脑内液体的运输与引流途径（D）	0.1
25. 脑室	脑室的组成	通过室周器官的学习，分析并探讨室周器官在神经内分泌与神经免疫中的作用（D）	0.1
26. 脑脊液	脑脊液的产生与回流途径	说明脑脊液的产生与回流途径（B）	0.1
27. 脑屏障	血脑屏障；血 - 脑脊液屏障；脑脊液 - 脑屏障	说明脑的屏障系统（B）	0.1

续表

知识点	主要内容	能力目标	参考学时
28. 室周组织	室周组织的种类和功能	通过室周器官的学习，分析并探讨室周器官在神经内分泌与神经免疫中的作用（D）	0.1
29. 阿片类镇痛药	阿片受体与内源性阿片肽；吗啡的药理作用、临床应用和不良反应	应用阿片受体的信号转导，解释吗啡的镇痛机制（C）；说明吗啡的药理作用和临床应用（B）；分析吗啡的作用机制和不良反应，解释不良反应的发生机制（D）；综合镇痛药的作用，理解慢性癌痛的药物治疗原则（E）	1
30. 神经性疼痛治疗药物	神经性疼痛治疗药物的应用	将神经病理性疼痛的发生机制与治疗药物的作用机制建立联系（E）	1
31. 姿势和躯体运动调控的概述	躯体运动的分类；躯体运动控制的方式和所需信息；控制躯体运动的主要神经	定义运动神经元和运动单位（A）；简述运动单位的不同类型和特征（B）	1
32. 脊髓对姿势和躯体运动的调节	骨骼肌的收缩；脊髓的运动神经元；骨骼肌内的牵张感受器；脊髓反射；脊髓损伤对运动调控的影响	定义牵张反射（A）；描述腱器官反射的过程和生理意义（A）；分析对比肌梭和腱器官的传入纤维支配的运动神经元和功能（B）；总结屈肌反射和对侧伸肌反射的过程（B）；总结反射弧的组成和生理意义（B）；举例说明牵张反射的类型和过程，分析对比各自的特点、反射弧的组成和生理意义（E）	1
33. 脑干对肌紧张和姿势的调控	脑干对肌紧张的调控；脑干对姿势反射的调节	说明大脑中存在肌紧张的抑制区和易化区，不同部位损伤会表现为不同类型的僵直（B）	0.5
34. 大脑皮质对躯体运动的调节	大脑皮质运动区；运动传导通路	描述运动皮质的分区及初级运动皮质调控运动的特点（A）；根据运动障碍的临床表现，判断疾病累及的是上运动神经元还是下运动神经元（C）	0.5
35. 基底核对躯体运动的调节	基底核与皮质之间的纤维联系；黑质 - 纹状体投射系统；基底核损伤对运动的影响	描述基底核的功能组成，总结直接通路和间接通路的组成及功能，并运用该知识判断不同部位损伤对运动调控的影响（E）	0.5
36. 小脑对躯体运动的调节	小脑的解剖结构；小脑的运动控制功能；小脑的神经环路组成；小脑损伤对运动调节的影响	描述小脑的功能分区，举例说明小脑各功能分区对躯体运动的调控作用（B）	0.5

续表

知识点	主要内容	能力目标	参考学时
37. 学习与记忆	学习与记忆的概念；记忆的基本过程；记忆的时程；记忆的分类；非陈述性记忆；陈述性记忆；学习记忆的机制	描述学习记忆的概念、基本过程（A）；概括学习记忆及遗忘的基本类型（B）；说明学习记忆的基本机制（B）	2
38. 语言	语言的基本概述；失语症的分类和症状	描述大脑皮质的语言处理模型（A）；根据症状判断临床患者记忆障碍的类型（C）	1
39. 认知	认知的概述；空间认知的细胞机制	描述优势半球和皮质功能的一侧优势现象及两侧大脑半球的认知功能关联（A）；理解空间认知的细胞基础（B）	1

模块 5：自主神经系统

知识点	主要内容	能力目标	参考学时
1. 交感神经	交感神经节的分类和组成；交感干与交通支；交感神经的分布	描述交感神经的组成、分布和功能（A）；分析交感神经与副交感神经的异同（B）；根据交感与副交感神经的异同，理解内脏运动神经对相关脏器功能的调节（E）；联系内脏运动神经纤维走行规律，理解相关内脏神经疾病的临床症状（E）	1
2. 副交感神经	脑部副交感神经；骶部副交感神经	描述副交感神经的组成、分布和功能（A）；分析交感神经与副交感神经的异同（B）；根据交感与副交感神经的异同，理解内脏运动神经对相关脏器功能的调节（E）；联系内脏运动神经纤维走行规律，理解相关内脏神经疾病的临床症状（E）	1
3. 内脏神经丛	心丛；肺丛；腹腔丛；腹主动脉丛；腹下丛	总结主要内脏神经丛的名称、组成、位置及分布（B）；联系内脏运动神经纤维走行规律，理解相关内脏神经疾病的临床症状（E）	0.2
4. 内脏感觉神经	内脏感觉神经的组成和特点	说明内脏感觉神经的特点（B）	0.2
5. 牵涉性痛	牵涉性痛的定义和机制	定义牵涉性痛（A）；说明牵涉性痛的机制（B）	0.2
6. 脊髓对内脏活动的调节	脊髓对内脏活动的调节内容和方式	概括脊髓在内脏功能调节方面的特点（B）	0.2

续表

知识点	主要内容	能力目标	参考学时
7. 低位脑干对内脏活动的调节	延髓的功能；脑干网状结构的组成和功能；中脑动眼神经副核的功能	概括低位脑干在内脏功能调节方面的特点（B）	0.2
8. 下丘脑对内脏活动的调节	下丘脑调节基本生理活动的方式；下丘脑的主要功能	概括下丘脑在内脏功能调节方面的特点（B）；简述下丘脑对机体内稳态、生物节律、动机与行为进行调节的方式（B）；解释下丘脑几种调节的生理意义（B）	1
9. 大脑新皮质与边缘系统对内脏活动的调节	大脑新皮质与边缘系统的组成；大脑新皮质与边缘系统对内脏活动的调节	总结新皮质与边缘系统对内脏的调节特点（B）	0.1
10. 内脏与大脑的相互作用	肾与大脑的相互作用；胃肠道 - 大脑反应轴的构架与作用	分析肾和脑之间的联系（D）；分析脑 - 肠轴（D）；分析生殖内分泌系统与脑（D）	0.2
11. 应激	应激的概念；急性应激和慢性应激的机制	分析急、慢性应激对脑的影响（D）；应用自主神经基础知识举例说明自主神经系统紊乱的生理与病理表现（C）	0.2
12. 传出神经系统药物的作用方式	传出神经系统药物的作用方式和原理	综合各类传出神经系统药物的作用机制，说明传出神经系统药物的作用方式（E）	0.5
13. 拟胆碱药	胆碱受体激动药；抗胆碱酯酶药	解释拟胆碱药，比较各类拟胆碱药的异同（B）	0.3
14. 抗胆碱能药	M 胆碱受体阻断药；N 受体阻断药	解释抗胆碱能药，比较各类抗胆碱能药的异同（B）	0.2
15. 拟肾上腺素药	α、β 肾上腺素受体激动药；α 肾上腺素受体激动药；β 肾上腺素受体激动药	解释拟肾上腺素药，比较各类拟肾上腺素药的异同（B）	0.3
16. 抗肾上腺素能药	α 肾上腺素受体阻断药；β 肾上腺素受体阻断药	解释抗肾上腺素能药，比较各类抗肾上腺素能药的异同（B）	0.2

模块 6：神经精神系统疾病

知识点	主要内容	能力目标	参考学时
1. 脑血管病	脑血管的解剖学特征；脑血管病的常见病因和一级预防；脑血管病的主要分类和病理过程；脑血管病的处理与治疗	分析脑卒中缺血瀑布级联反应的主要损伤环节（D）；举例说明脑卒中从预防、诊疗到康复的主要处置措施，并理解其意义（B）	1

续表

知识点	主要内容	能力目标	参考学时
2. 帕金森病	帕金森病的病因和发病机制；帕金森病的病理改变；帕金森病的分类和分期；帕金森病的临床表现与评估；帕金森病的治疗	说明抗帕金森病药物的主要作用机制（B）；根据帕金森病中异常折叠蛋白的聚集机制，设计清除这些蛋白的基本策略（C）	2
3. 阿尔茨海默病	阿尔茨海默病的病因和发病机制；阿尔茨海默病的病理特征；阿尔茨海默病的分期和临床表现；阿尔茨海默病的治疗	描述阿尔茨海默病的特征性病理变化（A）；根据阿尔茨海默病中异常折叠蛋白的聚集机制，设计清除这些蛋白的基本策略（C）	2
4. 胶质瘤	星形细胞瘤的分类和病理特征；胶质母细胞瘤的分类和病理特征；室管膜瘤的分类和病理特征	描述弥漫性胶质瘤（包括星形胶质细胞瘤和少突胶质细胞瘤）的组织病理学改变和分级标准（A）；解释主要分子变化与肿瘤分型分级（B）；描述室管膜瘤的典型病理特征（A）；举例说明 WHO 脑肿瘤分类的分子特征与胶质瘤的诊断及分级密切相关（B）	1.5
5. 髓母细胞瘤	髓母细胞瘤的分子分型与临床特点	解释髓母细胞瘤的病理改变及分型（B）；举例说明 WHO 脑肿瘤分类的分子特征与髓母细胞瘤的诊断及分级密切相关（B）	0.5
6. 脑膜瘤	脑膜瘤的分型分级与病理特征；脑膜瘤的临床特点	描述脑膜瘤的典型病理特征（A）；举例说明 WHO 脑肿瘤分类的分子特征与脑膜瘤的诊断及分级密切相关（B）	0.8
7. 神经鞘瘤与神经纤维瘤	神经鞘瘤的病理特征；神经纤维瘤的病理特征	描述神经鞘膜瘤的病理特点（A）	0.2
8. 焦虑障碍	焦虑障碍的类型和特征；焦虑障碍的生物学基础；焦虑障碍的治疗	概括焦虑障碍的主要类型和特点（B）；分析焦虑障碍发生的神经生物学机制（B）	0.8
9. 抑郁障碍	抑郁障碍的生物学基础和药物治疗	概括抑郁障碍的主要特点（B）；概括抗抑郁药物的分类及代表药物（B）；总结氟西汀的临床应用（B）；分析氟西汀的抗抑郁作用机制（D）；分析抑郁症发生的神经生物学机制（D）；探讨重度抑郁症药物治疗的发展方向（F）	0.2
10. 精神分裂症	精神分裂症的生物学基础和治疗；抗精神病药的分类及作用特点	概括精神分裂症的主要类型和特点（B）；总结精神分裂症的发病机制假说（B）；说明氯丙嗪的作用机制、临床应用及不良反应（B）；比较非典型抗精神病药与典型抗精神病药作用机制的异同点（B）	1.5

基础医学核心实践与创新研究

一、基础医学核心实践与创新研究课程定位

本课程以基础医学理论与实践相结合为出发点，通过实践，更深入地理解人体的生理和病理的一般规律以及各器官系统的特殊规律，重点是培养学生规范的科学研究素养，提升学生的创新能力，特别是培养提出科学问题和解决科学问题的思维意识。本课程主要面向医学院校基础医学类专业学生，同时可作为临床医学和预防医学专业学生的参考。

二、基础医学核心实践与创新研究课程目标

- 知识目标

基于本课程核心知识的实践学习，理解科学研究的基本规范；理解信息科学、数据科学的基本原理，了解基础医学所涵盖学科的主要研究方法。促进学生深度理解和综合应用生命科学和人体科学系统性知识。

- 能力目标

能够进行信息收集、挖掘，设计科学实验，利用统计方法和模型构建分析实验结果，在此基础上培养学生的批判性思维和创新能力，以及提出及解决生命及医学中的科学问题的能力，并促进学生辩证观和系统观的养成。

- 素质目标

自然融入课程思政目标，注重实践与其人格养成的联系，培养学生的科学精神和职业道德、团队合作和人文关怀精神、终身学习和不断探索的精神。

三、基础医学核心实践与创新研究课程设计

本课程包含 5 个篇章 19 个知识模块，教学内容兼顾知识的基础性与先进性，理论性与实用性，广度、深度和难度与培养目标定位相符。课程的具体设计如下：

模块 1：医学文献检索

本模块旨在培训医学生的信息素养与文献检索技能，了解医学文献检索的主要途径及检索策略的构建原理，熟悉国内外常用医学文献检索数据库的收录范围、检索途径与结果输出方法，掌握应用主题词途径清晰表达检索目的的技能，并应用 EndNote 等文献管理工具有效管理检索结果及撰写科研论文。

模块 2：学术规范与科研伦理

本模块首先引入学术不端的真实案例，并明确学术规范和科研伦理的定义。在回顾历史的基础上，对学术不端和违反伦理原则的行为进行界定，并对典型案例进行剖析。最后摘录政府部门的指导性文件，要求学生在科学研究中恪守学术规范和科研诚信。

模块 3：科学研究项目设计

合理设计科学研究项目、撰写有竞争力的项目申请书是开展科学研究的重要环节。本模块首先介绍科学研究项目的概念及构成等基本信息，然后着重介绍研究问题的提出，在文献调研等前期基础上凝练科学问题，明确研究内容和研究方案，最终形成项目申请书 。

模块 4：科学研究记录

本模块主要是使医学生初步了解科学研究记录的主要定义和基本原则，理解科学研究记录的重要内容和关键要点，熟悉科学研究记录的相关人员如负责人、研究者和管理单位各自的责任和要求。并以如何撰写实验记录本为例深入理解做好科学研究记录的具体要求和要点，以进一步应用于未来的科学研究中。

模块 5：科学研究报告写作

科学研究报告写作模块介绍了科学研究报告的常见类型和基本结构。力图使学生了解科学研究报告规范，使其能够根据具体内容、实验结果和体裁选择不同的写作形式，撰写出正确反映科学研究目标、方法、结果及讨论充分的科学研究报告。

模块 6：基于中心法则的核心实验

中心法则是所有生物所遵循的基本准则，推动着分子生物学的发展与革新，对于理解生命过程、明晰人体生理、病理机制以及干预疾病等具有重要的意义。基因工程等则是对中心法则的实践应用。尿嘧啶磷酸核糖转移酶（UPRT）是一种嘧啶补救酶，具有催化 5-FU 转化为 5-FUMP 的生物活性，注射外源 UPRT 可提高肿瘤患者体内 UPRT 的活性，进而显著提高 5-FU 的治疗效果。本模块基于中心法则设计了“UPRT 重组蛋白的原核表达、纯化及活性鉴定”和“UPRT 在真核细胞 A549 中的过表达及验证”2 个综合实验，旨在使学生通过实验操作深化对中心法则的认识、理解和实践应用。

模块 7：基于科赫法则的核心实验

本章基于科赫法则及其后续修订设计了两个综合实验：肺炎链球菌引起的大叶性肺炎的病原学诊断和小鼠肝炎病毒感染检测，使学生通过本章学习掌握病原生物学实验中的相关操作和技术，同时深化理解经典科赫法则及其拓展法则在确证传染病病因中的应用和价值。

模块 8：循环系统核心实验

本模块主要介绍了循环系统相关实验原理。通过临床病例的引入，建立学生对循环系统疾病的感性认识；接着介绍心肌梗死、心力衰竭模型的构建，并通过开展相关动物及生化实验，引导学生探索其病理生理机制，学会判断实验结果并解释存在的问题。

模块 9：呼吸系统核心实验

本模块从常见、多发肺癌病例入手，引入动物研究模型，综合运用动物、细胞和分子水平研究技术和手段，系统探讨呼吸系统肿瘤的特点及其发生发展的分子机制，帮助学生认识呼吸系统，培养学生分析和解决科学问题的思路和方法。

模块 10：运动系统核心实验

本模块中以运动系统遗传病——多发性骨性连接综合征 3 型为切入点，围绕人类成纤维生长因子 9（FGF9）基因错义突变（c.296G>A，p.Ser99Asn）开展研究。在已建立的突变敲入小鼠模型的基础上，设计了小动物活体成像、组织病理学分析、PCR、实时荧光定量 PCR 和免疫共沉淀（Co-IP）等实验，要求学生开展小鼠模型表型分析和分子机制研究，有助于学生掌握相关实验的技术和方法，提高学生解决科学问题的实践能力和创新意识。

模块 11：消化系统核心实验

本模块设计了“D- 半乳糖胺联合 LPS 对小鼠肝的损伤作用及机制”的核心实验。旨在为学生提供一个学习消化系统重要器官形态学特征和重要生理功能的场景，通过检测血清肝功能、肝等重要消化器官的病理形态、炎性分子表达等，明确 D-GalN/LPS 对肝及其他重要消化器官的损伤作用和机制。通过本模块的学习，学生应能够了解消化器官的生理功能，受损时发生关键病变的标志。结合对应的检测手段或生物学实验，判别消化器官组织损伤的情况和机制。

模块 12：泌尿系统核心实验

泌尿系统模块通过失血性休克复制急性肾前性肾衰竭，通过汞中毒复制急性肾性肾衰竭，以及在糖尿病酮症酸中毒的基础上复制慢性肾衰竭，观察急性和慢性肾衰竭的常见病因，检测肾衰竭各项指标，从临床表现到分子水平理解肾衰竭的发病机制。

模块 13：生殖系统核心实验

本模块主要以小鼠为研究对象，结合临床不育症病例与生殖技术，介绍哺乳动物生殖系统的结构和功能，以及不育症的诊治研究途径。所含实验训练既可锻炼学生生殖系统相关技能如解剖、显微操作等，同时也能训练实验设计、数据分析，以及基于实验结果的科学推理等技能。

模块 14：内分泌系统核心实验

糖尿病是一组以高血糖为特征的代谢性疾病。高血糖则是由于胰岛素分泌缺陷或其生物作用受损，或两者兼有引起。糖尿病患者长期存在的高血糖，会导致各种组织，特别是眼、肾、心脏、血管、神经的慢性损害、功能障碍。

本模块基于糖尿病的发病机制及特征，设计和制备实验性糖尿病动物模型，实验采用多种方法损伤胰腺或胰岛 β 细胞导致胰岛素缺乏，或采用拮抗剂拮抗胰岛素的作用，制备实验性糖尿病或实验性高血糖动物模型。

模块 15：神经系统核心实验

本模块主要介绍神经系统对机体的反射调控。通过系列基础核心实践，帮助学生深入理解和掌握神经系统的调节原理。再拓展创新研究，展示生物电产生的机制和膜片钳等前沿探究性技术，理解离子通道病以及离子通道机制研究有助于新药的开发。

模块 16：先天免疫细胞及其祖细胞对冠状病毒感染的表观遗传记忆

本模块所介绍的前言科学案例聚焦于解析固有免疫系统中单核细胞在新型冠状病毒感染及康复后所具备的表观遗传记忆特征。通过整合多组学、生物信息学、免疫学等研究策略，鉴定出新冠病毒感染诱发的造血干细胞持续性染色质可及性改变，并关联到其子代单核细胞所具备的表观遗传记忆。本模块以培养生物医学领域的系统性思维为核心，通过科学案例来提升生物大数据的分析能力。

模块 17：操控细菌信号捕杀肿瘤细胞

本实验模块创意源于 2016 年发表于《自然》杂志的研究论文，以细菌群体感应机制为核心理论基础，引导学生在大肠埃希菌中表达具有抗癌活性的效应蛋白，同时设计并构建群体感应信号依赖的细胞浓度控制回路，在此基础上，直接观察同步裂解及效应蛋白合成菌株 GFP 表达周期，检验学生自主构建菌株捕杀癌细胞的功效。通过本实验模块学习，学生将比较完整地体验学术课题研究的基本过程，使其科研思维能力得到全面锻炼和提升。

模块 18：基础医学创新研究

现代创新研究的基本要求包括理论的创新性和方法的先进性。大量创新结论都是建立在先进研究方法的基础上的。本章主要介绍单分子测序、基因编辑、质谱技术、组织工程、纳米技术、组学研究、生物信息学、人工智能等的基本原理、特点和在基础医学研究中的应用。

模块 19：创新研究导引

本章阐述从文献查阅、选题和方案设计、实验和结果采集、到论文发表和答辩这一创新研究的全过程。以基础医学典型研究为例，将创新研究归纳为：概述和提炼科学问题，运用丰富的研究方法，围绕研究目的递进式呈现研究结果，客观评价研究意义和不足之处。

知识模块关系如图 2-12 所示。

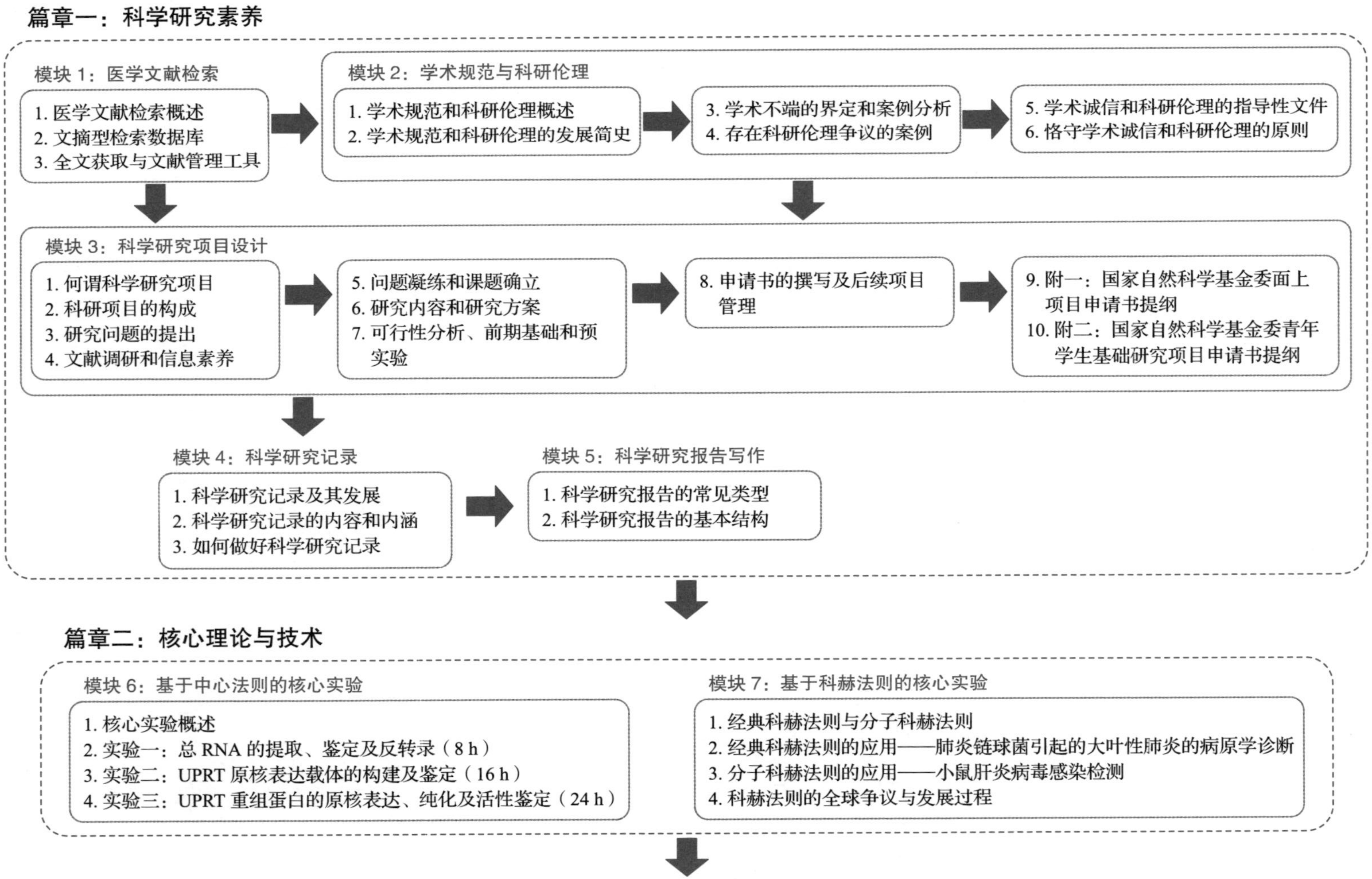

篇章一：科学研究素养

模块 1：医学文献检索
1. 医学文献检索概述
2. 文摘型检索数据库
3. 全文获取与文献管理工具

模块 2：学术规范与科研伦理
1. 学术规范和科研伦理概述
2. 学术规范和科研伦理的发展简史
3. 学术不端的界定和案例分析
4. 存在科研伦理争议的案例
5. 学术诚信和科研伦理的指导性文件
6. 恪守学术诚信和科研伦理的原则

模块 3：科学研究项目设计
1. 何谓科学研究项目
2. 科研项目的构成
3. 研究问题的提出
4. 文献调研和信息素养
5. 问题凝练和课题确立
6. 研究内容和研究方案
7. 可行性分析、前期基础和预实验
8. 申请书的撰写及后续项目管理
9. 附一：国家自然科学基金委面上项目申请书提纲
10. 附二：国家自然科学基金委青年学生基础研究项目申请书提纲

模块 4：科学研究记录
1. 科学研究记录及其发展
2. 科学研究记录的内容和内涵
3. 如何做好科学研究记录

模块 5：科学研究报告写作
1. 科学研究报告的常见类型
2. 科学研究报告的基本结构

篇章二：核心理论与技术

模块 6：基于中心法则的核心实验
1. 核心实验概述
2. 实验一：总 RNA 的提取、鉴定及反转录（8 h）
3. 实验二：UPRT 原核表达载体的构建及鉴定（16 h）
4. 实验三：UPRT 重组蛋白的原核表达、纯化及活性鉴定（24 h）

模块 7：基于科赫法则的核心实验
1. 经典科赫法则与分子科赫法则
2. 经典科赫法则的应用——肺炎链球菌引起的大叶性肺炎的病原学诊断
3. 分子科赫法则的应用——小鼠肝炎病毒感染检测
4. 科赫法则的全球争议与发展过程

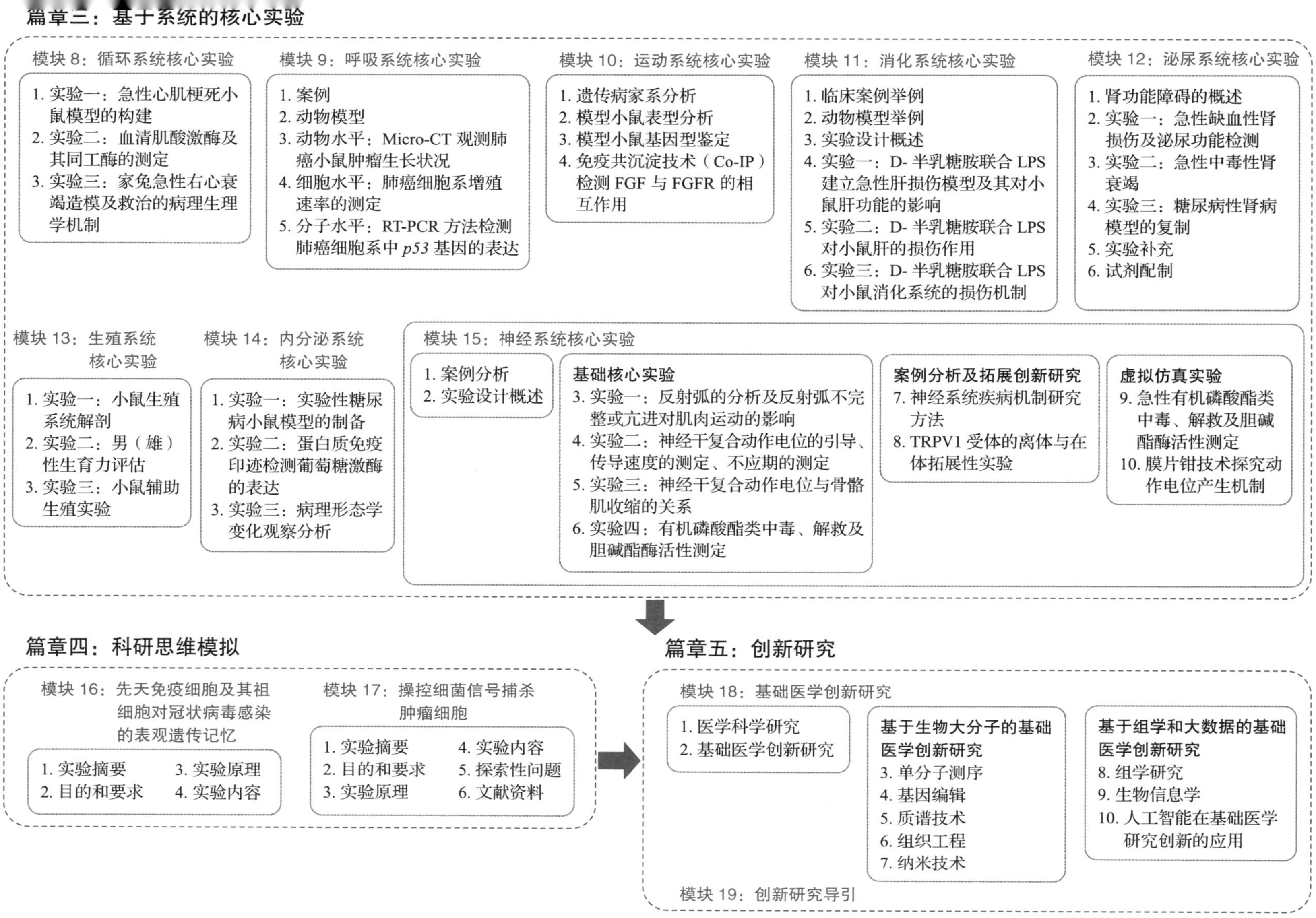

篇章三：基于系统的核心实验

模块 8：循环系统核心实验
1. 实验一：急性心肌梗死小鼠模型的构建
2. 实验二：血清肌酸激酶及其同工酶的测定
3. 实验三：家兔急性右心衰竭造模及救治的病理生理学机制

模块 9：呼吸系统核心实验
1. 案例
2. 动物模型
3. 动物水平：Micro-CT 观测肺癌小鼠肿瘤生长状况
4. 细胞水平：肺癌细胞系增殖速率的测定
5. 分子水平：RT-PCR 方法检测肺癌细胞系中 *p53* 基因的表达

模块 10：运动系统核心实验
1. 遗传病家系分析
2. 模型小鼠表型分析
3. 模型小鼠基因型鉴定
4. 免疫共沉淀技术（Co-IP）检测 FGF 与 FGFR 的相互作用

模块 11：消化系统核心实验
1. 临床案例举例
2. 动物模型举例
3. 实验设计概述
4. 实验一：D- 半乳糖胺联合 LPS 建立急性肝损伤模型及其对小鼠肝功能的影响
5. 实验二：D- 半乳糖胺联合 LPS 对小鼠肝的损伤作用
6. 实验三：D- 半乳糖胺联合 LPS 对小鼠消化系统的损伤机制

模块 12：泌尿系统核心实验
1. 肾功能障碍的概述
2. 实验一：急性缺血性肾损伤及泌尿功能检测
3. 实验二：急性中毒性肾衰竭
4. 实验三：糖尿病性肾病模型的复制
5. 实验补充
6. 试剂配制

模块 13：生殖系统核心实验
1. 实验一：小鼠生殖系统解剖
2. 实验二：男（雄）性生育力评估
3. 实验三：小鼠辅助生殖实验

模块 14：内分泌系统核心实验
1. 实验一：实验性糖尿病小鼠模型的制备
2. 实验二：蛋白质免疫印迹检测葡萄糖激酶的表达
3. 实验三：病理形态学变化观察分析

模块 15：神经系统核心实验
1. 案例分析
2. 实验设计概述

基础核心实验
3. 实验一：反射弧的分析及反射弧不完整或亢进对肌肉运动的影响
4. 实验二：神经干复合动作电位的引导、传导速度的测定、不应期的测定
5. 实验三：神经干复合动作电位与骨骼肌收缩的关系
6. 实验四：有机磷酸酯类中毒、解救及胆碱酯酶活性测定

案例分析及拓展创新研究
7. 神经系统疾病机制研究方法
8. TRPV1 受体的离体与在体拓展性实验

虚拟仿真实验
9. 急性有机磷酸酯类中毒、解救及胆碱酯酶活性测定
10. 膜片钳技术探究动作电位产生机制

篇章四：科研思维模拟

模块 16：先天免疫细胞及其祖细胞对冠状病毒感染的表观遗传记忆
1. 实验摘要
2. 目的和要求
3. 实验原理
4. 实验内容

模块 17：操控细菌信号捕杀肿瘤细胞
1. 实验摘要
2. 目的和要求
3. 实验原理
4. 实验内容
5. 探索性问题
6. 文献资料

篇章五：创新研究

模块 18：基础医学创新研究
1. 医学科学研究
2. 基础医学创新研究

基于生物大分子的基础医学创新研究
3. 单分子测序
4. 基因编辑
5. 质谱技术
6. 组织工程
7. 纳米技术

基于组学和大数据的基础医学创新研究
8. 组学研究
9. 生物信息学
10. 人工智能在基础医学研究创新的应用

模块 19：创新研究导引

图 2-12　基础医学核心实践与创新研究课程知识模块关系图

四、基础医学核心实践与创新研究课程知识点

说明：根据“布鲁姆教育目标分类法”，在认知领域知识点的能力目标可分为 ABCDEF 六级，其中 A 表示记忆（知道），B 表示理解（领会），C 表示应用，D 表示分析，E 表示评价，F 表示创造。

篇章一：科学研究素养

模块 1：医学文献检索

知识点	主要内容	能力目标	参考学时
1. 医学文献检索概述	文献检索的步骤；构建检索提问式；检索效果的评价（查全率，查准率）	理解主题检索与分类检索的作用（B），掌握检索式的构建与波尔逻辑符的应用（C），分析查全率与查准率之间的关系（D）	1.0
2. 文摘型检索数据库	Pubmed（检索方法，检索结果显示与保存）；Embase（检索方法，检索结果显示与保存）；CINAHL 数据库（检索方法，检索结果显示与保存）；Biosis Previews（检索方法，检索结果显示与保存）；CAS SciFinder（检索方法，检索结果显示与保存）；中国生物医学文献服务系统（SinoMed）（检索方法，检索结果显示与保存）	了解 Pubmed 的特点（A），并掌握该数据库主题词（MeSH）与副主题词的组配应用（B）；了解 Embase 的特点（A），并掌握该数据库主题词（Emtree）的组配应用（B）；了解其他文摘型检索工具收录文献的特点（A）	3.0
3. 全文获取与文献管理工具	全文获取工具（DOAJ，Pubmed Central）；文献管理工具（个人文献数据库管理，辅助论文撰写）	了解依据文摘型检索工具的检索结果线索获取各类全文及开放获取（OA）资源的利用（A）；掌握 EndNote 文献管理工具的使用方法（C）	1.0

模块 2：学术规范与科研伦理

知识点	主要内容	能力目标	参考学时
1. 学术规范和科研伦理案例	黄禹锡学术造假案例；贺建奎违反科研伦理案例	分析学术造假产生的原因（D）；理解违反科研伦理被定罪的必要性（B）	0.1

续表

知识点	主要内容	能力目标	参考学时
2. 学术规范和科研伦理概述	学术规范的定义；科研伦理的定义；恪守学术规范和科研伦理的重要性	描述基本概念：学术、科学研究、学术规范、科研诚信、学术不端、伦理学、医学伦理学、科研伦理等（A）；分析恪守学术规范和科研伦理的重要性（D）	0.1
3. 学术规范和科研伦理的发展简史	诚信的由来；学术诚信或学术规范的历史；科研伦理的历史	描述诚信的由来（A）；理解学术规范和科研伦理的历史（B）	0.3
4. 学术不端的界定和案例分析	学术不端的界定（剽窃和抄袭，伪造和篡改，一稿多投和重复发表，其他学术不端行为，有问题的研究行为）；学术不端典型案例及其影响（韩国黄禹锡学术不端事件，日本小保方晴子学术不端事件，美国巴尔的摩 - 卡莉事件，英国凯迪学术不端事件，中国李连生学术不端事件，其他学术不端事件）	描述学术不端或科研不端行为的主要表现和危害性（A）；运用学术规范开展相关案例剖析（D）；初步具备甄别科研不端行为的能力（E）	1.0
5. 存在科研伦理争议的案例	“基因编辑婴儿”事件；辅助生殖引发的伦理问题；异种混合胚胎研究引发的伦理之争	理解违反科研伦理的危害性（B）；运用科研伦理原则开展相关案例剖析（D）	1.0
6. 学术诚信和科研伦理的指导性文件	《高等学校预防与处理学术不端行为办法》；《关于进一步加强科研诚信建设的若干意见》；《科研诚信案件调查处理规则（试行）》；《医学科研诚信和相关行为规范》；《涉及人的生命科学和医学研究伦理审查办法》	理解国家出台的学术诚信和科研伦理的指导性文件的意义（B）；能用于指导科学研究工作（D）	0.4
7. 恪守学术诚信和科研伦理的原则	上海交通大学学生学业诚信守则（2021 版）；医学院科研诚信宣言	熟悉学业诚信守则并举例说明（C）；在学术活动中能自觉做到恪守学术规范和科研伦理（E）	0.1

模块 3：科学研究项目设计

知识点	主要内容	能力目标	参考学时
1. 何谓科学研究项目	科学研究的概念和范畴；科研项目的概念、项目参数和科研项目的分类	描述科研项目基本概念和分类（A）	0.1

续表

知识点	主要内容	能力目标	参考学时
2. 科研项目的构成	研究问题和研究目标；项目时间；项目的研究内容；项目的人员组成；关于该项目的资金需求或者预算；关于科研项目的管理单位	理解科研项目基本组成部分（B），根据要求设计科研项目申请书的框架（C）	0.2
3. 研究问题的提出	科学研究的选题原则；国内外学术界对重要的科学问题的总结；国家层面对青年学生的提问意识的培养；科学问题的来源；研究问题的确定和判断	理解科学问题的由来（B），分析和提出科研问题（D），学习创新思维、尝试提出原创问题（F）	0.5
4. 文献调研和信息素养	文献调研中思想上的准备工作；文献调研工具的选择；如何提高文献检索和阅读文献的能力	理解文献调研一般方法（B），应用文献调研工具查找信息（C），分析文献调研结果（D）并进行归纳和评价（E）	0.5
5. 问题凝练和课题确立	科学问题的属性分类；立项依据和研究内容	理解科学问题属性（B）	0.2
6. 研究内容和研究方案	明确研究内容；撰写研究方案；思考不同于预期或猜想的实验结果；描述创新点	运用实验工具、技术、方法、手段设计研究方案（C）	0.2
7. 可行性分析、前期基础和预实验	可行性的指标；前期基础或预实验的数据准备；原创性比较高、没有太多科研基础的情况	对科研项目的状态进行分析（D）和自我评价（E）	0.2
8. 申请书的撰写及后续项目管理	申请书的撰写技巧；后续的项目管理	运用所学知识掌握申请书的撰写（C）	0.1
9. 附一：国家自然科学基金委面上项目申请书提纲	立项依据与研究内容；研究基础与工作条件；其他需要说明的情况		—
10. 附二：国家自然科学基金委青年学生基础研究项目申请书提纲	报告正文；申请人简历		—

模块 4：科学研究记录

知识点	主要内容	能力目标	参考学时
1. 科学研究记录及其发展	科学研究记录的定义和目的；科学研究记录的管理制度和原则；科学研究记录的发展	描述及熟悉科学研究记录的定义和目的，包括科学研究记录的发展、趋势、新技术应用、管理和基本原则等（C）	0.5

续表

知识点	主要内容	能力目标	参考学时
2. 科学研究记录的内容和内涵	科学研究记录的内容；科学研究记录的存储	熟悉科学研究记录的主要内容及要素，包括研究目的与研究意义、研究方法和程序、研究数据和研究报告，尤其是研究方法和研究数据的分析、处理和储存（B）； 描述科学研究记录和研究数据的储存形式和基本要求，如数据完整性、数据结果和记录复现等（C）	1.0
3. 如何做好科学研究记录	为什么需要做好科学研究记录；研究者的责任；研究小组负责人的责任；首席研究员的责任；部门和机构的责任；良好的科学记录保存做法	理解良好的科学记录的保存要素（B）	0.5

模块5：科学研究报告写作

知识点	主要内容	能力目标	参考学时
1. 科学研究报告的常见类型	综述；论著（分类，要求）；述评；简报；病例报告	掌握科学研究报告的基本结构，能够根据具体内容和体裁选择不同的写作形式（C）；理解科学研究报告的目的是如实反映某一特定领域的研究结果，同时分析相关领域的现状和问题，并提出针对性的解决方案和下一步研究工作的建议，以推动该领域的进步和发展（E）	0.5
2. 科学研究报告的基本结构	标题；署名；摘要；关键词；引言；正文（常见正文的组成，正文的结构层次）；结论；致谢；附录；参考文献（参考文献录入原则，参考文献类型）；注释；基金项目	了解科学研究报告规范，尤其是图表类型等，可以实现结构完整、层次分明、逻辑缜密、条理清楚的写作要求（B）；认识到数据综合分析能力对科学研究报告撰写的重要性，能够收集、验证、分析多种数据，养成在科学研究工作中积极获取、分析信息的习惯（C）；培养开放思维能力，养成对科学研究结果的开放性思维习惯，能在分析实验数据的过程中发现新的创新性线索（D）；提升科学素养，尤其是学习能力，认识到科研需要掌握各种新技能和丰富的背景知识，能够提升获取各种信息的能力（C）；能够在老师的指导下，根据系列实验结果，撰写出正确反映科学研究目标、方法、结果及讨论充分的科学研究报告（D）	0.5

篇章二：核心理论与技术

模块 6：基于中心法则的核心实验

知识点	主要内容	能力目标	参考学时
1. 核心实验概述	尿嘧啶磷酸核糖转移酶（UPRT）治疗肿瘤的原理和依据；本实验设计原理概述	理解遗传信息传递的基本过程（B）；讨论某个基因突变与疾病之间的关系（E）	0.2
2. 中心法则的提出、发展及应用	中心法则的提出；中心法则的发展（逆转录的发现与中心法则的补充，病毒的 RNA 复制与中心法则的补充，朊病毒的发现曾对中心法则提出了严重的挑战）；中心法则内涵的不断丰富；中心法则的实践应用	描述中心法则的概念和主要内容（A）；理解生物遗传信息传递过程和方向（B）；理解中心法则的不断丰富与实践应用（B）	0.8
3. 总 RNA 的提取、鉴定及反转录的综合实验	总 RNA 的提取及定量（实验简介，实验目的，实验原理，实验准备，实验步骤，实验结果与分析，注意事项）；RNA 的非变性琼脂糖凝胶电泳（实验简介，实验目的，实验原理，实验准备，实验步骤，实验结果与分析，注意事项）；反转录获取 cDNA（实验简介，实验目的，实验原理，实验准备，实验步骤，实验结果与分析，注意事项）	能熟练提取、鉴定、定量 RNA，并将其反转录制备 cDNA（C）；能正确分析提取 RNA 的鉴定结果（D）	4
4. UPRT 原核表达载体的构建及鉴定的综合实验	目的 DNA 片段的制备（实验简介，实验目的，实验原理，实验准备，实验步骤，实验结果与分析，注意事项）；质粒载体的选择和制备（实验简介，实验目的，实验原理，实验准备，实验步骤，实验结果与分析，注意事项）；重组载体的构建（实验简介，实验目的，实验原理，实验准备，实验步骤，实验结果与分析，注意事项）；转化大肠埃希菌并筛选阳性克隆（实验简介，实验目的，实验原理，实验准备，实验步骤，实验结果与分析，注意事项）；重组质粒的鉴定（实验简介，实验目的，实验原理，实验准备，实验步骤，实验结果与分析）	阐述 DNA 重组（基因克隆）技术的概念、原理和主要应用（B）；能熟练查找、比对与分析基因序列，阅读、绘制载体图谱，设计构建重组载体的引物（C）；能熟练构建 DNA 重组表达载体（C）；能正确分析 DNA 重组表达载体的鉴定结果（D）；系统掌握基本操作流程及相关技术，并可以熟练运用（C）；设计感兴趣的目的蛋白质的重组表达载体（F）；根据研究需要，设计和构建不同种类载体的重组载体（F）	16

续表

知识点	主要内容	能力目标	参考学时
5. UPRT重组蛋白的原核表达、纯化及活性鉴定的综合性实验	UPRT重组蛋白的原核表达（4 h）（实验简介，实验目的，实验原理，实验准备，实验操作，实验结果与分析，注意事项）；UPRT重组蛋白的Ni-NTA纯化（4 h）（实验简介，实验目的，实验原理，实验准备，实验操作，实验结果与分析，注意事项）；UPRT重组蛋白表达量的测定与重组蛋白纯度分析（4 h）（实验简介，实验目的，实验原理，实验准备，实验操作，实验结果与分析，注意事项）；UPRT重组蛋白的活性鉴定（4 h）（实验简介，实验目的，实验原理，实验准备，实验操作，实验结果与分析，注意事项）；UPRT重组蛋白的分子筛纯化（4 h）（实验简介，实验目的，实验原理，实验准备，实验操作，实验结果与分析，注意事项）；UPRT重组蛋白的晶体制备（4 h）（实验简介，实验目的，实验原理，实验准备，实验操作，实验结果与分析，注意事项）	能熟练表达、纯化和鉴定目的蛋白（C）；能熟练结晶、分析目的蛋白质的结构，并检测其活性（C）；分析重组蛋白的质量与纯度（D）；评估重组蛋白的分子筛纯化质量（E）；根据研究需要，设计、表达、纯化、鉴定并结晶感兴趣的其他蛋白质或多肽（F）	24
6. UPRT在真核细胞A549中的过表达及验证	重组UPRT真核表达质粒载体的构建（4 h）（实验简介，实验目的，实验原理，实验准备，实验操作，实验结果与分析，注意事项）；A549细胞的复苏、传代、种板与冻存（4 h）（实验简介，实验目的，实验原理，实验准备，实验操作，实验结果与分析，注意事项）；重组UPRT真核表达质粒转染A549细胞（4 h）（实验简介，实验目的，实验原理，实验准备，实验操作，实验结果与分析，注意事项）；RT-qPCR检测UPRT的表达水平（4 h）（实验简介，实验目的，实验原理，实验准备，实验操作，实验结果与分析，注意事项）；免疫组化检测UPRT的表达水平（4 h）（实验简介，实验目的，实验原理，实验准备，实验操作，实验结果与分析，注意事项）；本章实验小结；拓展性思考题；推荐阅读	能构建重组真核表达载体（C）；能熟练进行细胞培养，包括细胞的复苏、传代、种板、冻存与转染等（C）；用RT-qPCR、免疫组化等方法检测分子的mRNA和蛋白质表达水平（C）；根据研究需要，能熟练设计、构建、鉴定不同基因的真核表达载体，并在真核细胞中研究其功能（F）	20

模块 7：基于科赫法则的核心实验

知识点	主要内容	能力目标	参考学时
1. 临床案例	案例 7-1；引导性问题；案例 7-2；引导性问题	对细菌性肺炎进行初步诊断，并分析可能的病原体（D）；利用经典科赫法则设计呼吸道感染细菌的病原学诊断流程（C）；理解乙型肝炎的症状、临床表现及相关检查方法（B）	
2. 经典科赫法则和分子科赫法则	经典科赫法则的主要内容；经典科赫法则的局限性；科赫法则的修正和补充	描述经典科赫法则的主要内容及其局限（E）；分析科赫法则的不断修正和补充（B）	
3. 经典科赫法则的应用——肺炎链球菌引起的大叶性肺炎的病原学诊断	实验简介；实验目的；实验原理；实验材料；实验步骤；病原标本的采集；痰液标本直接涂片检查；痰液标本分离培养；细菌鉴定；菌落涂片镜检；触媒试验；胆汁溶菌试验；菊糖发酵试验；奥普托欣试验；荚膜肿胀试验；动物试验；细菌的药物敏感性试验；实验结果与分析；注意事项	掌握应用经典科赫法则进行细菌感染的病原学诊断的策略和科学依据（C）；掌握肺炎链球菌的分离培养及鉴定的方法和结果判定（D）；熟悉实验室生物安全法规条例及其在临床和实验室工作中的应用（C）；自主设计实验，建立未知感染性疾病的病原学诊断方案（C）；培养团队合作精神和科学思维（C）	9
4. 分子科赫法则的应用——小鼠肝炎病毒感染检测	实验目的；实验步骤［病原标本采集，小鼠肝细胞（如 NCTC 1469）用于分离培养小鼠肝炎病毒，小鼠肝炎病毒 MHV 感染小鼠，RT-PCR 检测小鼠肝炎病毒，实时荧光定量 PCR 检测病毒载量，酶联免疫法检测小鼠肝炎病毒 MHV，全基因组测序，转录组测序，基因敲除 MHV 刺突蛋白降低 MHV 致病性］	掌握小鼠肝细胞分离培养肝炎病毒的方法（C）；掌握小鼠肝炎病毒 MHV 感染小鼠的实验操作（C）；掌握 RT-PCR 的原理及 RT-PCR 仪器的使用（C）；掌握实时荧光定量 PCR 的原理及实时荧光定量 PCR 仪器的使用（C）；掌握实时荧光定量 PCR 检测病毒载量及实时荧光定量 PCR 结果的判读（D）；掌握酶联免疫法的原理（B）；掌握用酶联免疫法检测小鼠肝炎病毒 MHV 及小鼠肝炎病毒 MHV 结果的判读（D）；掌握全基因组测序原理及全基因组测序分析的主要流程（A）；能根据全基因组测序分析结果判断感染病毒的类型（D）；掌握转录组测序原理及转录组测序分析的主要流程（A）；能根据转录组测序分析结果寻找可能的 MHV 靶点（D）；掌握基因敲除技术的原理及方法（A）；掌握 RT-PCR 检测小鼠肝炎病毒及 RT-PCR 结果的判读（D）；通过使用小鼠肝炎病毒，从分子水平和角度验证分子科赫法则在病毒感染中的应用（D）；根据病毒生物学特性，设计从组织样本中分离纯化病毒的基本方案（F）	16

篇章三：基于系统的核心实验

模块 8：循环系统核心实验

知识点	主要内容	能力目标	参考学时
1. 临床案例举例	案例背景；引导性问题	描述心脏循环系统的解剖学特征及生理功能（A）；分析急性心肌梗死、心力衰竭发生发展的主要危险因素（D）；结合临床病例，掌握急性心肌梗死、心力衰竭的诊断要点（B）	2
2. 循环系统动物模型简介	动物模型背景；动物模型简介；引导性问题	根据循环系统器官损伤的生物学背景，在老师的指导下能够围绕循环系统（心肌梗死、心力衰竭）模型开展若干动物实验和生化实验（F）	2
3. 急性心肌梗死小鼠模型的构建	实验简介；实验目的；实验原理；实验材料；实验步骤；实验结果与分析；注意事项	描述心脏循环系统的解剖学特征及生理功能（B）；分析冠心病 / 急性心肌梗死、心力衰竭发生发展的主要危险因素（D）；冠心病 / 急性心肌梗死、心力衰竭的诊断要点（C）；能围绕循环系统疾病（冠心病 / 心肌梗死、心力衰竭）模型开展若干动物实验、细胞和分子生物学实验（C）；能对实验结果作出准确判断，对存在的问题作出合理解释（E）；能在教师指导下自行设计实验，探究冠心病 / 急性心肌梗死、心力衰竭的发病机制（F）；能综合分析实验结果，找出疾病与动物模型表型之间的差异（D）	3
4. 血清肌酸激酶及其同工酶的测定	实验简介；实验目的；实验原理；实验材料；实验步骤；实验结果与分析；注意事项；拓展性思考题；实验小结	掌握 CK 及 CK-MB 的检测方法及临床意义（C）；熟悉急性心肌梗死的几种常用生化指标及其检测方法（B）	2
5. 家兔急性右心衰竭造模及救治的病理生理学机制	实验简介；实验目的；实验原理；实验材料；实验步骤；实验结果与分析；注意事项；本章实验小结；整合思考题；拓展性阅读	掌握通过使心脏负荷过度的方法，制备家兔急性右心衰竭的模型（C）；理解心力衰竭的机制，阐述心力衰竭及救治的原理（B）；以动脉血压、中心静脉压、心率、呼吸等为指标，观察整体情况下某些神经、体液因素对心血管活动的调节（D）；熟练掌握基本操作，并能系统描述建立右心衰竭模型的基本流程（C）；了解本实验结果的意义（A）	5

模块 9：呼吸系统核心实验

知识点	主要内容	能力目标	参考学时
1. 案例	案例背景；临床案例；引导性问题	描述呼吸系统的形态特征和生理功能（B）；理解呼吸系统疾病发生发展的主要影响因素（B）；能够根据案例信息理解呼吸系统相关疾病的发生发展机制（C）	0.5
2. 动物模型	动物模型背景；呼吸系统动物模型的关注点；引导性问题	能够围绕呼吸系统疾病模型进行细胞生物学和分子生物学实验操作（C）	0.5
3. 动物水平：Micro-CT 观测肺癌小鼠肿瘤生长状况	实验目的；实验原理；实验准备；实验步骤；实验结果与分析；注意事项	能够围绕呼吸系统疾病模型进行细胞生物学和分子生物学实验操作（C）；能够对实验结果做出准确判断，并能分析存在的问题，做出合理解释（D）	4
4. 细胞水平：肺癌细胞系增殖速率的测定	实验目的；实验原理；实验准备；实验步骤；实验结果与分析；注意事项	能够对实验结果做出准确判断，并能分析存在的问题，做出合理解释（D）；理解从细胞水平和动物水平研究呼吸系统疾病的原理和技术（B）	4
5. 分子水平：RT-PCR 方法检测肺癌细胞系中 *p53* 基因的表达	实验一：细胞 RNA 的提取及鉴定（实验目的，实验原理，实验准备，实验步骤，实验结果与分析，注意事项）；实验二：RT-PCR 检测 *p53* 基因的表达（实验目的，实验原理，实验准备，实验步骤，实验结果与分析，注意事项）	能够对实验结果做出准确判断，并能分析存在的问题，做出合理解释（D）；能够在教师指导下自行设计实验，探究呼吸系统疾病发生发展的分子机制（F）	12

模块 10：运动系统核心实验

知识点	主要内容	能力目标	参考学时
1. 运动系统核心实验概述	运动系统的形态特征和生理功能	描述运动系统的形态特征（A）；理解运动系统的生理功能（B）	0.5

续表

知识点	主要内容	能力目标	参考学时
2. 案例分析	多发性骨性连接综合征（SYNS）的临床特点和主要类型；SYNS3的临床特点和致病基因；发病机制研究策略	描述多发性骨性连接综合征的临床特点（A）；能区分SYNS的主要类型（D）；能选用合适的软件开展系谱分析（C）	0.5
3. 系谱分析	实验简介；实验目的；实验原理；实验对象；实验步骤；实验结果与分析；注意事项	描述实验简介（A）；理解实验目的、原理、对象和注意事项（B）；应用软件开展系谱分析（C）；能准确分析实验结果（D）	0.5
4. Spectrum CT小动物活体成像实验	实验简介；实验目的；实验原理；实验材料；实验步骤；实验结果与分析；注意事项	理解实验目的、原理、材料和注意事项（B）；能应用小动物活体成像系统开展实验（C）；能准确分析实验结果（D）	0.5
5. 突变敲入小鼠骨组织形态学检测	实验目的；实验原理；实验材料；实验步骤；实验结果与分析；注意事项	描述实验简介（A）；理解实验目的、原理、材料和注意事项（B）；能应用HE染色法开展骨组织形态学检测（C）；能准确分析实验结果（D）	4
6. 模型小鼠基因型鉴定	实验简介；实验目的；实验原理；实验材料；实验步骤；实验结果与分析；注意事项，拓展性思考题	描述实验简介（A）；理解实验目的、原理、材料和注意事项（B）；能采用PCR技术开展小鼠基因型鉴定（C）；能准确分析实验结果（D）	6
7. qPCR技术检测模型小鼠骨关节相关基因核酸表达	实验简介；实验目的；实验原理；实验材料；实验步骤；实验结果与分析；注意事项	描述实验简介（A）；理解实验目的、原理、材料和注意事项（B）；能运用Q-PCR技术开展小鼠骨关节相关基因核酸表达水平检测（C）；能准确分析实验结果（D）	5
8. 免疫共沉淀技术（Co-IP）检测FGF与FGFR的相互作用	实验简介；学习目标；实验原理；实验准备；实验步骤；实验结果与分析；注意事项；拓展性思考题	描述实验简介（A）；理解实验目的、原理、材料和注意事项（B）；能使用免疫共沉淀技术（Co-IP）检测FGF与FGFR的相互作用（C）；能对实验结果作出准确判断，对存在的问题作出合理解释（D）；能综合分析实验结果，明确运动系统疾病与相关动物模型表型之间的关系以及细胞或分子基础（E）	10

模块 11：消化系统核心实验

知识点	主要内容	能力目标	参考学时
1. 临床案例举例	案例背景；引导性问题	描述肝及其他消化系统重要器官（如胆、胰、脾、肾、胃、肠等）的形态特征和重要生理功能（A）；阐述肝功能主要检测指标的正常值和临床意义（A）；结合临床病例，理解不同疾病中消化器官损伤发生的临床背景和潜在病理特征（E）	0.2
2. 肝损伤动物模型简介	动物模型背景；动物模型简介；引导性问题	根据消化器官损伤的生物学背景，在教师指导下能够针对性设计若干实验，探究损伤的类型和分子机制（F）	0.8
3. D- 半乳糖胺联合 LPS 诱导急性肝损伤模型及其对小鼠肝的损伤作用	D- 半乳糖胺联合 LPS 建立急性肝损伤模型（实验简介，实验目的，实验原理，实验准备，操作步骤，实验结果及分析，注意事项）；HE 染色检测 D- 半乳糖胺联合 LPS 对小鼠肝的损伤（实验简介，实验目的，实验原理，实验准备，实验操作）	正确收集并储存模型动物血清及重要消化器官的组织样本（C）；HE 染色明确重要消化器官肝的病理变化及损伤程度（C）；用 HE 染色明确其他消化器官损伤的类型和分子机制（F）；根据肝损伤的生物学背景，在教师指导下能够针对性设计若干实验，探究肝损伤的类型和分子机制（F）	3
4. D- 半乳糖胺联合 LPS 诱导急性肝损伤模型的肝功能检测	D-GalN/LPS 诱导急性肝损伤模型血清 GPT（SGPT）的检测（实验简介，实验目的，实验原理，实验准备，实验操作）；D-GalN/LPS 诱导急性肝损伤模型血清胆红素的检测（实验简介，实验目的，实验原理，实验准备，实验操作，实验结果及分析，注意事项）	检测并判读肝功能主要检测指标的意义（B）；针对肝损伤检测的各种指标，分析不同类型肝损伤的差异（D）	4

续表

知识点	主要内容	能力目标	参考学时
5. D-半乳糖胺联合LPS对小鼠消化系统的损伤机制	蛋白印迹法检测肝损伤组织中信号分子磷酸化水平变化（实验简介，实验目的，实验原理，实验准备，实验步骤，实验结果与分析，注意事项）；免疫组织化学实验检测肝损伤组织中细胞凋亡标志物c-Caspase3水平变化（实验简介，实验目的，实验原理，实验准备，实验步骤，实验结果与分析，注意事项）；TBARS实验检测脂质过氧化物MDA水平变化（实验简介，实验目的，实验原理，实验准备，实验步骤，实验结果与分析，注意事项）；实验小结；整合思考题；拓展阅读	用免疫组化、免疫印迹等方法明确肝损伤的类型和分子机制（C）；用免疫组化、免疫印迹等方法明确其他消化器官损伤的类型和分子机制（F）	16

模块12：泌尿系统核心实验

知识点	主要内容	能力目标	参考学时
1. 肾功能障碍的概述	肾的主要功能；肾衰竭的概念、分类和转归；肾功能障碍的病因；肾功能障碍的基本发病环节	理解急性和慢性肾衰竭的病因及发病机制（B）；描述肾衰竭的临床症状及机制（A）；理解急性和慢性肾衰竭的临床治疗要点（C）；了解肾衰竭发病机制的前沿与进展、临床瓶颈问题（B）	3
2. 实验一：急性缺血性肾损伤及泌尿功能检测	实验目的；实验原理；实验准备（实验对象，实验器材与药品）；实验步骤；实验结果与分析；注意事项	能够分析肾衰竭各项指标意义（D）；能够对实验结果做出准确判断，并能够运用现有知识进行合理解释（D）	3
3. 实验二：急性中毒性肾衰竭	实验目的；实验原理；实验准备（实验对象，实验器材和药品）；实验步骤；实验结果与分析；注意事项	能够对实验结果做出准确判断，并能够运用现有知识进行合理解释（D）；能够运用基本知识设计急性肾衰竭模型（F）；能够在疾病模型的基础上探索其分子机制及治疗策略（F）	3

续表

知识点	主要内容	能力目标	参考学时
4. 实验三：糖尿病性肾病模型的复制	实验目的；实验原理；实验准备（实验对象，实验器材和药品）；实验步骤；实验结果与分析；注意事项	能够对实验结果做出准确判断，并能够运用现有知识进行合理解释（D）；能够运用基本知识设计慢性肾衰竭模型（F）；能够在疾病模型的基础上探索分子机制及治疗策略（F）	10
5. 实验补充	大鼠血糖检测（原理，步骤，结果分析）；尿蛋白检测方法；胆固醇检测方法（原理，步骤）；尿素氮检测方法（原理，操作方法，结果意义）；血清白蛋白检测方法（原理，操作方法）；尿沉渣镜检（原理，实验步骤）；血清肌酐含量检测（原理，具体步骤）；内生肌酐清除率（原理，具体步骤）；HE 和 Masson 染色方法；免疫组化染色方法；Western blot 检测方法	能够对实验结果做出准确判断，并能够运用现有知识进行合理解释（D）	6
6. 试剂配制	尿蛋白检测方法所用试剂；胆固醇检测方法所用试剂；尿素氮检测所用试剂；血清白蛋白检测所用试剂；内生肌酐清除率检测所用试剂；实验所需抗体及引物信息		3

模块 13：生殖系统核心实验

知识点	主要内容	能力目标	参考学时
1. 实验一：小鼠生殖系统解剖	实验目的；实验原理；实验对象；实验器材和药品；实验步骤与观察项目	描述生殖系统性腺的形态特征和生理功能（B）	3
2. 实验二：男（雄）性生育力评估	研究内容；实验目的；实验原理；实验对象；实验器材与试剂；实验步骤与观察记录项目；注意事项	理解下丘脑 - 垂体 - 性腺轴对生殖细胞发生发育的调控（B）；能够根据不孕症或不育症案例信息进行诊断（C）；能够利用小鼠进行生育力评估实验（C）；能够分析判断小鼠生育力评估实验结果，对存在的问题作出合理解释（D）；能够结合文献阅读结果，在教师的帮助下设计若干实验，探究不明原因性不孕不育症可能的分子机制（F）	6

续表

知识点	主要内容	能力目标	参考学时
3. 实验三：小鼠辅助生殖实验	研究内容；实验目的；实验原理；实验对象；实验器材和试剂；实验步骤与观察项目；注意事项	能够利用小鼠进行体外受精、胚胎体外培养及胚胎移植等实验（C）；能够分析判断小鼠体外受精、胚胎体外培养及胚胎移植等实验结果，对存在的问题作出合理解释（D）	10

模块 14：内分泌系统核心实验

知识点	主要内容	能力目标	参考学时
1. 实验一：实验性糖尿病小鼠模型的制备	实验目的；实验材料；实验步骤；附：四氧嘧啶糖尿病小鼠模型（基本原理，操作步骤，注意事项）；附：链脲佐菌素糖尿病小鼠模型（基本原理，操作步骤，注意事项）；附：肝葡萄糖激酶基因敲除（GCK）小鼠模型	掌握实验性糖尿病小鼠模型的制备方法（C）；了解转基因和基因敲除小鼠糖尿病模型的制备（B）；掌握抗糖尿病药物的降血糖作用机制（C）；掌握血糖相关指标的检测方法（C）	8
2. 实验二：蛋白质免疫印迹检测葡萄糖激酶的表达	实验原理；实验材料；仪器设备；实验步骤；分析与思考；注意事项；安全提示；附：BCA 法测定蛋白质浓度（实验原理，耗材及仪器设备，实验试剂，实验操作，数据分析，注意事项，思考题）	理解糖尿病动物模型糖代谢相关基因的改变和糖代谢相关酶基因的常用检测技术（B）；掌握蛋白质免疫印迹技术的基本原理和聚丙烯酰胺凝胶电泳分离蛋白质的基本原理（C）；理解糖尿病鼠模型的构建原理和构建技术，自主设计实验证实该模型是否有效（F）	4
3. 实验三：病理形态学变化观察分析	实验步骤；注意事项；思考题	熟悉苏木素 - 伊红染色方法（A）；镜下观察胰腺组织的形态学变化（C）	4

模块 15：神经系统核心实验

知识点	主要内容	能力目标	参考学时
1. 案例分析	背景介绍；案例内容；引导性问题	描述神经系统的形态特征和生理功能（A）；能开展神经反射的检查（如神经科体检），并理解其原理（C）；理解离子通道的结构等改变会导致神经系统疾病，也是药物治疗的靶点，对离子通道机制的研究有助于神经系统的新药开发（E）	0.5

续表

知识点	主要内容	能力目标	参考学时
2. 实验设计概述	实验设计概述	描述反射弧的结构基础和神经电活动产生的机制（A）	0.5
3. 实验一：反射弧的分析及反射弧不完整或亢进对肌肉运动的影响	实验目的；实验原理；实验动物；实验用品；实验方法与步骤；观察项目；注意事项；思考题	能开展蟾蜍反射弧完整性分析（C）	4
4. 实验二：神经干复合动作电位的引导、传导速度的测定、不应期的测定	实验目的；实验原理；实验动物；实验用品；实验步骤；注意事项；思考题	能开展蟾蜍神经干动作电位测定（C）	5
5. 实验三：神经干复合动作电位与骨骼肌收缩的关系	实验目的；实验原理；实验动物；实验用品；实验步骤；注意事项；思考题	能描述神经干动作电位与骨骼肌收缩的关系，理解神经电活动调控骨骼肌收缩的原理（C）	5
6. 实验四：有机磷酸酯类中毒、解救及胆碱酯酶活性测定	实验目的；实验原理；实验动物；实验用品；实验步骤；思考题	能结合有机磷酸酯类中毒病例，开展中毒解救及胆碱酯酶活性测定（E）	5
7. 神经系统疾病机制研究方法	离体研究；在体研究	能综合分析实验结果，说明神经系统疾病发生、发展的可能机制（D）	0.5
8. TRPV1 受体的离体与在体拓展性实验	实验一：HEK293 细胞的培养和转染（实验目的，实验原理，实验准备，实验步骤，实验结果与分析，注意事项，思考题）；实验二：电生理膜片钳记录（实验目的，实验原理，实验准备，实验步骤，实验结果与分析，注意事项，拓展性思考题）；实验三：角叉菜胶诱导炎症模型小鼠的热痛觉过敏测试（实验目的，实验原理，实验准备，实验步骤，实验结果与分析，注意事项，拓展性思考题）	在教师的指导下开展膜片钳实验，探究机体电生理变化（C）；能设计一项实验来研究 TRPV1 通道在不同疼痛模型中的表达和功能变化（C）	25
9. 急性有机磷酸酯类中毒、解救及胆碱酯酶活性测定（虚拟仿真实验）	实验简介；实验目的；实验原理；虚拟实验步骤；总结与思考；思考题	能结合有机磷酸酯类中毒病例，开展中毒解救及胆碱酯酶活性测定（E）	线上（业余时间）
10. 膜片钳技术探究动作电位产生机制（虚拟仿真实验）	实验简介；实验目的；实验原理；虚拟实验步骤；实验项目与观察指标；实验考核；总结与思考；思考题	描述机体电活动研究的发展史，理解科学技术创新对医学研究的推动作用（B）；在教师的指导下开展膜片钳实验，探究机体电生理变化（C）	线上（业余时间）

篇章四：科研思维模拟

模块 16：先天免疫细胞及其祖细胞对冠状病毒感染的表观遗传记忆

知识点	主要内容	能力目标	参考学时
1. 先天免疫细胞及其祖细胞对冠状病毒感染的表观遗传记忆实验概述	实验背景；主要教学和实验内容；教学和实验目标	了解转录组、表观基因组数据分析（B）；理解单细胞多组学分析的原理与应用（B）；理解重症 COVID-19 感染对免疫系统的长期影响以及持续分子和细胞变化的机制（B）；发掘系统生物学在免疫学领域的潜力，主动学习相关理论知识（E）；从系统生物学角度分析重症 COVID-19 感染后是否会在造血干细胞和祖细胞（HSPC）中形成先天免疫记忆，以及这种表观遗传程序是否能遗传给子代细胞（D）	16
2. 目的和要求	实验目的；实验要求	运用系统生物学策略解决问题（C）；对实验结果进行分析和批判性思考的能力（E）	2
3. 实验原理	RNA-seq；ATAC-seq；单细胞测序（sn RNA-seq & sn ATAC-seq）；系统生物学	掌握 RNA-seq 原理（B）；掌握 ATAC-seq 的原理与应用（B）；学习 snRNA-seq 的原理（B）	8
4. 实验内容	COVID-19 后单核细胞中染色质可及性和持久表观遗传记忆的改变（bulk ATAC-seq）；重症 COVID-19 患者单核细胞基因表达的持久变化（bulk RNA-seq）；重症 COVID-19 后 HSPC 中持久的染色质可及性特征（sn ATAC-seq）；重症 COVID-19 后 HSPC 中基因表达的持久变化（sn RNA-seq）；HSPC 和单核细胞之间共享 COVID-19 后表观遗传特征和 TF 程序	通过 PCA 分析不同组染色质可及性差异（D）；绘制单核细胞差异基因表达火山图（C）；理解疾病组与健康组之间差异可及性区域分析的设计原理（B）；完成疾病组与健康组之间差异可及性区域分析（C）；绘制造血干细胞和祖细胞（HSPC）基因表达热图（C）；学习 snATAC-seq 的原理（B）	8

模块 17：操控细菌信号捕杀肿瘤细胞

知识点	主要内容	能力目标	参考学时
1. 核心科学概念	超级生物体；细菌群体感应机制；合成生物学	能够解释细菌的群体感应现象（B）；理解微生物信号转导与基因调控的分子基础（B）；理解群体感应信号依赖的药物递送细菌构建原理（B）	1.5
2. 综合实验（实验一）	AHL 群体感应信号依赖的同步裂解与效应蛋白合成菌株构建	理解群体感应信号调控机理（B）；熟练运用分子克隆、多片段组装技术（C）；完成从查阅文献、实验设计到工程菌株构建的科研训练过程（F）；训练批判性思维能力、探索创新能力、团队合作能力和自主学习能力（E）	15
3. 综合实验（实验二）	AHL 群体感应信号分子检测	理解 AHL 信号转导机制（B）；熟练运用微生物学相关实验技术（B）；自主设计 AHL 检测实验方案，完成实验并分析实验结果（D）；训练批判性思维能力、探索创新能力、自主学习能力（E）	3
4. 综合实验（实验三）	AHL 依赖的同步裂解与效应蛋白合成菌株 GFP 周期性表达观测与分析	理解荧光显微镜的基本操作原理和方法（B）；能够自主操作荧光显微镜观察和记录所构建菌株的自裂解过程（C）；运用 ImageJ 软件完成计数分析（D）；训练批判性思维能力、探索创新能力、自主学习能力（E）	3
5. 综合实验（实验四）	LDH 细胞毒性测试	理解 LDH 细胞毒性检测原理（B）；掌握细胞生物学相关基础实验技术（B）；运用酶标仪完成细胞毒性测试，计算并绘制图表比较各样品细胞毒性（C）；训练批判性思维能力、探索创新能力、自主学习能力（E）	3
6. 分析与讨论	综合小结与探索性思考题讨论	培养阅读文献的能力（E）；培养总结评价实验、撰写实验报告的能力（E）	1.5

篇章五：创新研究

模块 18：基础医学创新研究

知识点	主要内容	能力目标	参考学时
1. 医学科学研究	什么是医学科学研究；医学科学研究的分类；医学科学研究的基本要求	知道医学科学研究的分类（A）；复述医学科学研究的基本要求（B）	1
2. 基础医学创新研究	什么是基础医学创新研究；基础医学创新研究的新特点	复述基础医学创新研究的新特点（B）	1
3. 单分子测序	DNA 测序及其迭代；单分子测序原理与方法；单分子测序的应用（疾病位点研究，基因组组装，现场检测，表观遗传标记）	知道单分子测序的方法（A）；能够分析单分子测序的优势与应用（D）	1.5
4. 基因编辑	基因编辑的概念和发展，基因编辑技术在医学的应用（抗肿瘤免疫治疗，病毒性疾病治疗，遗传性疾病治疗）	理解 CRISPR 技术的应用（B）	1.5
5. 质谱技术；组织工程；纳米技术	质谱技术的原理和发展；质谱技术在医学研究中的应用；组织工程的概念和发展；组织工程的应用与挑战；纳米技术的概念；纳米技术在医学领域中的应用	知道质谱技术的概念和原理（A）；阐述质谱技术、组织工程技术、纳米技术在医学研究中的应用（C）	2
6. 组学研究；生物信息学；人工智能	组学研究的概念和内涵；组学研究的现状及挑战；生物信息学的概念和发展；生物信息学的趋势和未来；人工智能的概念；人工智能深度学习的医学应用；人工智能在基础医学的研究	理解组学、生物信息学、人工智能的概念和特点（B）；分析如何将人工智能用于医学研究（D）	2

模块 19：创新研究导引

知识点	主要内容	能力目标	参考学时
1. 创新研究导引	文献查阅与综述撰写；选题、方案设计和预实验；正式实验和结果采集分析；论文撰写、论文发表和答辩	复述综述撰写的基本要求（B）；自主撰写综述（E）；复述实验结果分析和论文写作的要求（B）	3
2. 创新研究导引范例	研究背景与研究选题；研究方法选择；结果分析与讨论	评价顶刊论文的优点与不足（E）；根据导师或自身兴趣，设计和实践创新研究（F）	3

基于理工信的人体系统仿真与功能检测

一、基于理工信的人体系统仿真与功能检测课程定位

基于理工信的人体系统仿真与功能检测是运用生物物理学、系统生物学、定量生理学的原理，分析人体及主要系统的运行原理与调节机制，是主要面向医学院校基础医学、临床医学或生物医学工程专业开设的基础医学核心整合课程。本课程首先介绍人体系统的运行原理与计算机仿真，然后介绍人体信号的检测与医学仪器原理，接着以系统论的方法对各器官系统进行细节解析，并抽象概括成可视化模型。课程还引入人体机能实验和虚拟仿真实验，实现理论与应用整合、基础与临床整合。本课程以能力培养为目标，以系统论方法为主线，充分运用现代信息技术构建理论与实践相结合的全新教学体系。本课程通过将医学、工学、理学与信息技术深度融合，培养能适应信息化时代医学发展需要的基础医学拔尖创新人才。

二、基于理工信的人体系统仿真与功能检测课程目标

- 知识目标

理解系统论视角下人体及主要系统运行的基本原理与调节机制，会分析生理及病理生理状态下人体信号。

- 能力目标

培养具备实践操作技能、信息技术应用素养、临床思维能力以及创新和批判性思维的能力，增强解决实际问题的综合能力。

- 素质目标

培养学术诚信和伦理责任感、协同合作的能力、持续学习的主动性、对社会的贡献意识以及具有国际化视野的综合素质。

三、基于理工信的人体系统仿真与功能检测课程设计

本课程共三个篇章，涵盖 10 个模块，既提供理论基础，又与临床案例相结合，并包含有详细的实验指南。课程内容的广度、深度和难度与培养目标定位相符。具体表现在：

1. 篇章一：人体系统的运行原理及数理模型构建，即模块 1。

这部分内容为概述部分，主要介绍人体系统的复杂性及建模的意义、人体系统建模概论，并以心血管系统和呼吸系统建模为例，阐述稳态对生命体的重要性。这部分运用生物物理学、系统生物学、定量生理学的原理，分析人体及主要系统的运行原理与调节机制，

构成了基于理工信的人体系统仿真与功能检测课程总论，为篇章二和篇章三内容奠定重要的基础。

2. 篇章二：人体信号的检测与医学仪器原理，即模块 2。

该模块主要包含医学仪器的一般结构与整体设计、基本生命体征的测量原理及相关仪器、生物电信号的测量原理及相关仪器、医学康复类仪器等。通过本模块的学习能够使学生将理论知识与临床实践相联系，加深理解。

3. 篇章三：人体各系统的主要功能、运行原理及信号检测，包括模块 3 至模块 10。

这部分内容引入了人体机能实验和虚拟仿真实验。人体机能实验是采集与分析正常人体信号，虚拟仿真实验选择临床常见疾病为代表，通过对病理信号的获取判读，分析疾病状态下人体系统的运行规律及诊断治疗的原则。

上述三部分相互联系、相互渗透。篇章一是基础，篇章二和篇章三是应用。内容安排上有助于学生掌握人体系统背后的数学、物理学、生物医学及工程学等领域的基础知识，为未来的医学研究和临床实践打下坚实的基础。

本课程包含 10 个知识模块，知识模块关系如图 2-13 所示。

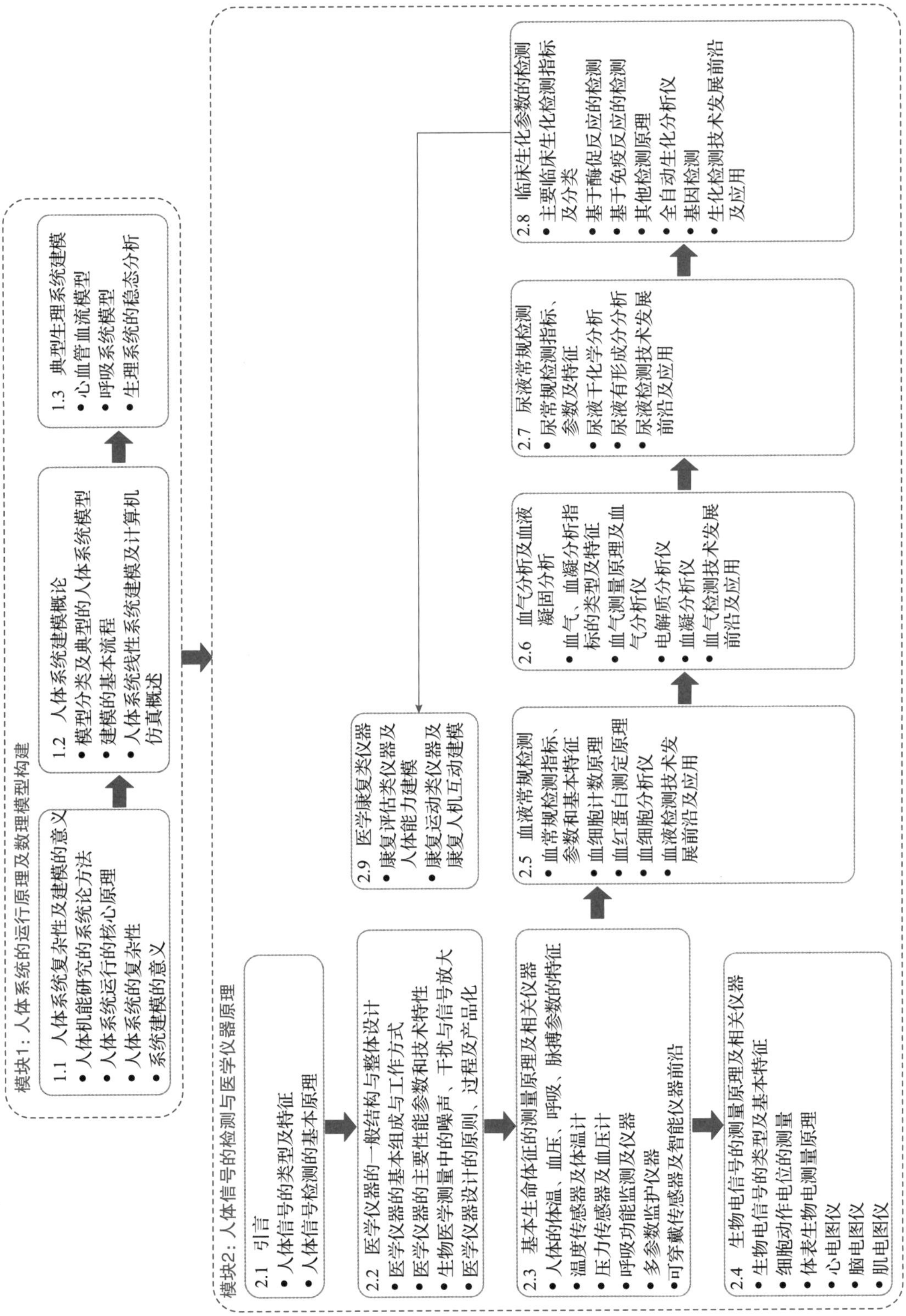

模块1：人体系统的运行原理及数理模型构建

1.1 人体系统复杂性及建模的意义
- 人体机能研究的系统论方法
- 人体系统运行的核心原理
- 人体系统的复杂性
- 系统建模的意义

1.2 人体系统建模概论
- 模型分类及典型的人体系统模型
- 建模的基本流程
- 人体系统线性系统建模及计算机仿真概述

1.3 典型生理系统建模
- 心血管血流模型
- 呼吸系统模型
- 生理系统的稳态分析

模块2：人体信号的检测与医学仪器原理

2.1 引言
- 人体信号的类型及特征
- 人体信号检测的基本原理

2.2 医学仪器的一般结构与整体设计
- 医学仪器的基本组成与工作方式
- 医学仪器的主要性能参数和技术特性
- 生物医学测量中的噪声、干扰与信号放大
- 医学仪器设计的原则、过程及产品化

2.3 基本生命体征的测量原理及相关仪器
- 人体的体温、血压、呼吸、脉搏参数的特征
- 温度传感器及体温计
- 压力传感器及血压计
- 呼吸功能监测及仪器
- 多参数监护仪器
- 可穿戴传感器及智能仪器前沿

2.4 生物电信号的测量原理及相关仪器
- 生物电信号的类型及基本特征
- 细胞动作电位的测量
- 体表生物电测量原理
- 心电图仪
- 脑电图仪
- 肌电图仪

2.5 血液常规检测
- 血常规检测指标、参数和基本特征
- 血细胞计数原理
- 血红蛋白测定原理
- 血细胞分析仪
- 血液检测技术发展前沿及应用

2.6 血气分析及血液凝固分析
- 血气、血凝分析指标的类型及特征
- 血气测量原理及血气分析仪
- 电解质分析仪
- 血凝分析仪
- 血气检测技术发展前沿及应用

2.7 尿液常规检测
- 尿常规检测指标、参数及特征
- 尿液干化学分析
- 尿液有形成分分析
- 尿液检测技术发展前沿及应用

2.8 临床生化参数的检测
- 主要临床生化检测指标及分类
- 基于酶促反应的检测
- 基于免疫反应的检测
- 其他检测原理
- 全自动生化分析仪
- 基因检测
- 生化检测技术发展前沿及应用

2.9 医学康复类仪器
- 康复评估类仪器及人体能力建模
- 康复运动类仪器及康复人机互动建模

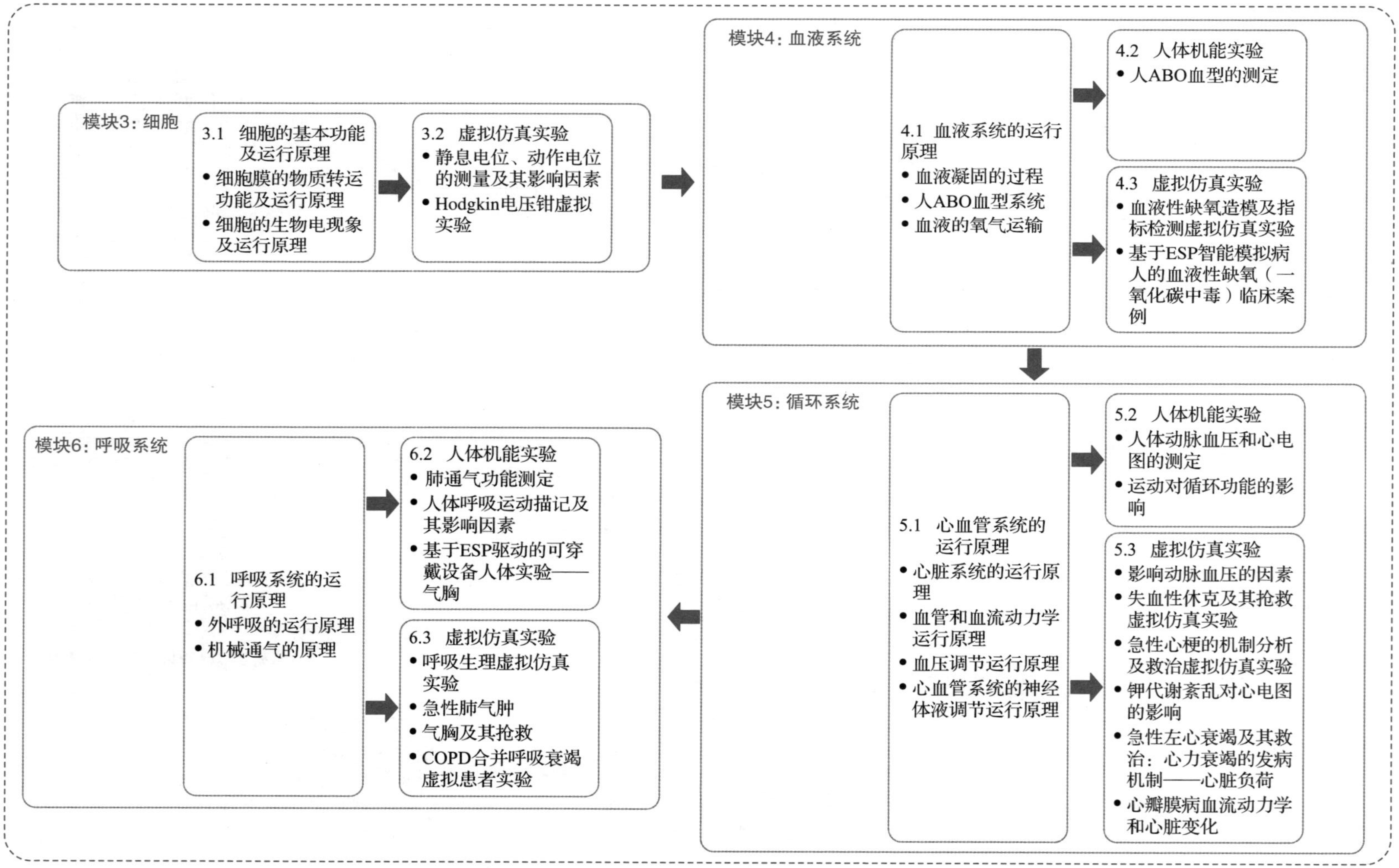

模块3：细胞

3.1　细胞的基本功能及运行原理
- 细胞膜的物质转运功能及运行原理
- 细胞的生物电现象及运行原理

→ 3.2　虚拟仿真实验
- 静息电位、动作电位的测量及其影响因素
- Hodgkin电压钳虚拟实验

→

模块4：血液系统

4.1　血液系统的运行原理
- 血液凝固的过程
- 人ABO血型系统
- 血液的氧气运输

→ 4.2　人体机能实验
- 人ABO血型的测定

→ 4.3　虚拟仿真实验
- 血液性缺氧造模及指标检测虚拟仿真实验
- 基于ESP智能模拟病人的血液性缺氧（一氧化碳中毒）临床案例

↓

模块5：循环系统

5.1　心血管系统的运行原理
- 心脏系统的运行原理
- 血管和血流动力学运行原理
- 血压调节运行原理
- 心血管系统的神经体液调节运行原理

→ 5.2　人体机能实验
- 人体动脉血压和心电图的测定
- 运动对循环功能的影响

→ 5.3　虚拟仿真实验
- 影响动脉血压的因素
- 失血性休克及其抢救虚拟仿真实验
- 急性心梗的机制分析及救治虚拟仿真实验
- 钾代谢紊乱对心电图的影响
- 急性左心衰竭及其救治：心力衰竭的发病机制——心脏负荷
- 心瓣膜病血流动力学和心脏变化

←

模块6：呼吸系统

6.1　呼吸系统的运行原理
- 外呼吸的运行原理
- 机械通气的原理

→ 6.2　人体机能实验
- 肺通气功能测定
- 人体呼吸运动描记及其影响因素
- 基于ESP驱动的可穿戴设备人体实验——气胸

→ 6.3　虚拟仿真实验
- 呼吸生理虚拟仿真实验
- 急性肺气肿
- 气胸及其抢救
- COPD合并呼吸衰竭虚拟患者实验

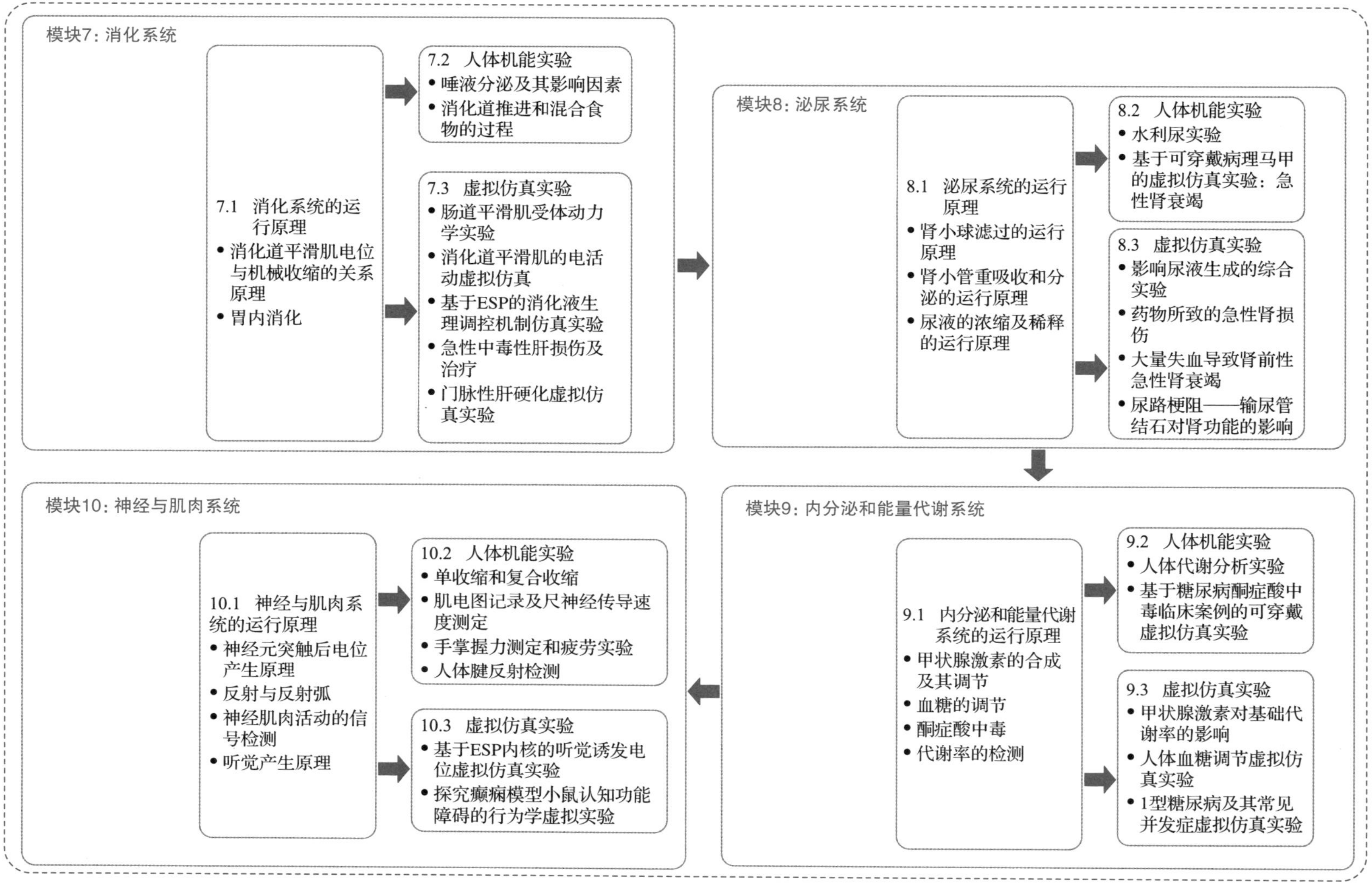

模块7：消化系统

7.1 消化系统的运行原理
- 消化道平滑肌电位与机械收缩的关系原理
- 胃内消化

7.2 人体机能实验
- 唾液分泌及其影响因素
- 消化道推进和混合食物的过程

7.3 虚拟仿真实验
- 肠道平滑肌受体动力学实验
- 消化道平滑肌的电活动虚拟仿真
- 基于ESP的消化液生理调控机制仿真实验
- 急性中毒性肝损伤及治疗
- 门脉性肝硬化虚拟仿真实验

模块8：泌尿系统

8.1 泌尿系统的运行原理
- 肾小球滤过的运行原理
- 肾小管重吸收和分泌的运行原理
- 尿液的浓缩及稀释的运行原理

8.2 人体机能实验
- 水利尿实验
- 基于可穿戴病理马甲的虚拟仿真实验：急性肾衰竭

8.3 虚拟仿真实验
- 影响尿液生成的综合实验
- 药物所致的急性肾损伤
- 大量失血导致肾前性急性肾衰竭
- 尿路梗阻——输尿管结石对肾功能的影响

模块9：内分泌和能量代谢系统

9.1 内分泌和能量代谢系统的运行原理
- 甲状腺激素的合成及其调节
- 血糖的调节
- 酮症酸中毒
- 代谢率的检测

9.2 人体机能实验
- 人体代谢分析实验
- 基于糖尿病酮症酸中毒临床案例的可穿戴虚拟仿真实验

9.3 虚拟仿真实验
- 甲状腺激素对基础代谢率的影响
- 人体血糖调节虚拟仿真实验
- 1型糖尿病及其常见并发症虚拟仿真实验

模块10：神经与肌肉系统

10.1 神经与肌肉系统的运行原理
- 神经元突触后电位产生原理
- 反射与反射弧
- 神经肌肉活动的信号检测
- 听觉产生原理

10.2 人体机能实验
- 单收缩和复合收缩
- 肌电图记录及尺神经传导速度测定
- 手掌握力测定和疲劳实验
- 人体腱反射检测

10.3 虚拟仿真实验
- 基于ESP内核的听觉诱发电位虚拟仿真实验
- 探究癫痫模型小鼠认知功能障碍的行为学虚拟实验

图 2-13 基于理工信的人体系统仿真与功能检测课程知识模块关系图

四、基于理工信的人体系统仿真与功能检测课程知识点

说明：根据“布鲁姆教育目标分类法”，在认知领域知识点的能力目标可分为 A、B、C、D、E、F 六级，其中 A 表示记忆（知道），B 表示理解（领会），C 表示应用，D 表示分析，E 表示评价，F 表示创造。

模块 1：人体系统的运行原理及数理模型构建

知识点	主要内容	能力目标	参考学时
1. 人体机能研究的系统论方法	人体机能研究的还原论与系统论；系统的概念和分类方法（线性系统和非线性系统、时变系统和时不变系统、因果系统和非因果系统）	了解人体机能研究的系统论方法（B）；理解不同物理系统的广义描述方式（B）	0.5
2. 人体系统运行的核心原理	细胞是人体的基本组成单位；生物进化的机制使人体在长时间尺度上保持高效运作；内环境的稳态是人体系统运行的核心主题；人体系统的物质和能量转化遵循守恒定律；协调和控制需要在组织的各个层次进行信号传递；人体系统的反馈、前馈控制和阈值机制	理解并描述人体系统运行的基本原理（B）	0.5
3. 人体系统的复杂性	系统复杂性的五个特征（系统包含大量的组件或元素、元素间具备相互连接性、非线性、非对称性、非完整约束）	了解人体系统的复杂性（A）	0.2
4. 系统建模的意义	真实系统的运作方式；明确建模的目的（解释、预测、验证假设、沟通）	理解真实系统的运作方式（B）；了解建模的目的（A）	0.3
5. 模型分类及典型的人体系统模型	人体系统模型分类（概念模型、数学模型）；典型的人体系统模型	了解人体系统模型分类（A）；理解并列举典型的人体系统模型（B）	1
6. 建模的基本流程	人体系统数学建模方法（数据建模、系统建模）；人体系统数学模型构建的基本流程（模型辨识、模型验证、模型仿真）	了解人体系统建模的基本流程和要素（A）	1

续表

知识点	主要内容	能力目标	参考学时
7. 人体系统线性系统建模及计算机仿真入门	线性时不变物理系统的广义描述方法（阻性、容性、惯性、线性时不变系统元素的广义组合）；线性系统建模的微分方程表示（人体系统线性微分方程举例、线性系统微分方程和叠加原理）；线性微分方程的解法（线性微分方程的时域解法、利用拉普拉斯变换求解常系数线性微分方程）；模型辨识和参数估计方法简介	了解线性时不变物理系统的广义描述方法（A）；应用微分方程的时域和变换域解法对简单的线性系统微分方程进行求解和仿真（C）；应用测试信号对系统进行结构与辨识，并使用最小二乘法对系统微分方程进行参数估计（C）	2.5
8. 心血管血流模型	心血管系统的血流；血流流体力学和电子学的物理量类比；体循环建模；体循环模型的计算机仿真；心血管血流模型的分类及应用简介（高维模型、低维模型）	理解心血管血流模型（B）；能够对心血管血流系统进行集总参数建模（C）；分析通过改变关键参数生理和病理情况下的系统行为改变（D）	1.5
9. 呼吸系统模型	呼吸系统的解剖结构及肺通气原理；肺通气的集总参数模型；慢性阻塞性肺疾病情况下的简化模型仿真；基于临床实际的模型参数选择——以 Pulse 系统为例	理解呼吸系统模型（B）；能够对呼吸系统进行集总参数建模（C）；分析通过改变关键参数生理和病理情况下的系统行为改变（D）	1.5
10. 生理系统的稳态分析	开环系统和闭环系统；生理系统的稳态调定点（牵张反射的稳态调定点、肺通气的化学稳态调定点）	理解闭环反馈系统的工作原理（B）；能够对人体系统的稳态调定点进行建模仿真（C）	1

模块 2：人体信号的检测与医学仪器原理

知识点	主要内容	能力目标	参考学时
1. 引言	人体信号的类型及特征（生物电信号、生物声信号、生物力学信号、生化信号、生物磁信号、生物光信号、生物阻抗信号）；人体信号检测的基本原理	理解人体信号的特征和检测方法（B）；理解人体信号检测的基本原理（B）	0.2
2. 医学仪器的基本组成与工作方式	医学仪器的基本组成（必要功能组件、可选功能组件）；医学仪器工作方式	能够描述医学仪器的整体设计和基本组成并进行举例（B）；了解医学仪器工作方式（A）	0.2
3. 医学仪器的主要性能参数和技术特性	医学仪器的主要性能参数（准确度、精密度、分辨率、重复性、零点漂移、输入阻抗、信噪比、共模抑制比）；医学仪器技术特性	了解医学仪器的主要性能参数和技术特性（A）	0.2

续表

知识点	主要内容	能力目标	参考学时
4. 生物医学测量中的噪声、干扰与信号放大	生物医学测量的干扰与干扰耦合途径；生物医学测量噪声和低噪声放大器	理解生物医学测量的干扰与干扰耦合途径（B）；理解生物医学测量噪声和低噪声放大器原理（B）	0.2
5. 医学仪器设计的原则、过程及产品化	医学仪器设计的原则；医学仪器设计过程与产品化	理解医学仪器设计和开发的基本流程和原则（B）	0.2
6. 人体的体温、血压、呼吸、脉搏参数的特征	人体的体温特征；人体的血压特征；人体的呼吸特征；人体的脉搏特征	了解基本生命体征的分类和特征（B）	0.2
7. 温度传感器及体温计	热膨胀效应与汞体温计；热敏电阻与热电偶；基于 PN 结的温度传感器；非接触式温度测量	了解热膨胀效应与汞体温计的基本原理和应用（A）；了解热敏电阻与热电偶的基本原理和应用（A）；了解基于 P-N 结的温度传感器的原理和应用（A）；了解非接触式温度测量的基本原理和应用（A）	0.3
8. 压力传感器及血压计	压变与压阻式传感器；压电式传感器；光纤传感器；血压测量常用方法（直接测量、间接测量）	了解压变与压阻式传感器的基本原理和应用（A）；了解压电式传感器的基本原理和应用（A）；了解光纤传感器的基本原理和应用（A）；了解血压测量常用方法（A）	0.5
9. 呼吸功能监测及仪器	肺量计；红外分光光度计及质谱仪；呼吸监护仪	了解肺量计的原理和应用（A）；了解红外分光光度计及质谱仪的原理和应用（A）；了解呼吸监护仪的原理和应用（A）	0.5
10. 多参数监护仪器	多参数监护仪的基本组成、监测指标与功能；中央监护系统原理	了解多参数监护仪的基本组成、监测指标与功能（A）；理解中央监护系统的原理（B）	0.5
11. 可穿戴传感器及智能仪器前沿	可穿戴传感器及智能仪器的发展趋向；可穿戴设备发展前沿	了解可穿戴传感器及智能仪器的发展趋向（A）；了解可穿戴设备的发展前沿（A）	0.5
12. 生物电信号的类型及基本特征	生物电信号的本质；典型生物电信号（心电信号、脑电信号、肌电信号）；生物电信号的基本特征与应对方法（信号强度弱、噪声强、频率范围较低、随机性强）	理解生物电信号的本质（B）；理解典型生物电信号（B）；理解生物电信号的基本特征与应对方法（B）	1

续表

知识点	主要内容	能力目标	参考学时
13. 细胞动作电位的测量	动作电位的传导原理与特点；细胞膜离子通道测量（膜片钳技术）；神经纤维的动作电位测量；局部电位	理解动作电位的传导原理与特点（B）；了解细胞膜离子通道测量（膜片钳技术）（A）；理解神经纤维的动作电位测量（B）；理解局部电位原理（B）	0.2
14. 体表生物电测量原理	容积导体电场解释体表生物电的测量原理；生物电极；人体生物电阻抗	理解容积导体电场解释体表生物电的测量原理（B）；了解生物电极特点（A）；了解人体生物电阻抗特点（A）	0.5
15. 心电图仪	常用心电图导联（双极导联心电图、单极导联心电图）；心电图仪的结构；心电图仪的主要参数（输入电阻、灵敏度、共模抑制比、抗极化电压、时间常数、内部噪声与漂移、频率响应、绝缘性与安全性）	理解常用心电图导联原理（B）；了解心电图仪的结构（A）；了解心电图仪的主要参数（A）	0.5
16. 脑电图仪	脑电电极与导联（双极导联法、单极导联法）；脑电图仪的工作原理；脑电图仪参数设计要求	理解脑电电极与导联原理（B）；理解脑电图仪的工作原理（B）；了解脑电图仪的参数设计要求（A）	0.5
17. 肌电图仪	临床肌电常规检测（插入电位、静息电位、运动单位电位、被动牵动肌电、随意收缩肌电）；诱发肌电图（运动神经传导速度、感觉神经传导速度、F 波、H 反射、重复刺激）；典型肌电诱发电位仪	理解临床肌电常规检测原理（B）；了解诱发肌电图相关参数（A）；了解典型肌电诱发电位仪（A）	0.3
18. 血常规检测指标、参数和基本特征	红细胞计数；血红蛋白；血细胞比容；平均红细胞体积；平均血红蛋白含量；平均血红蛋白浓度；红细胞体积分布宽度-CV 值；红细胞体积分布宽度-SD 值；血小板计数；血小板体积分布宽度；平均血小板体积；大血小板比例；血小板压积；白细胞计数；淋巴细胞计数；单核细胞计数；中性粒细胞计数；嗜酸性粒细胞计数；嗜碱性粒细胞计数；淋巴细胞百分比；单核细胞百分比；中性粒细胞百分比；嗜酸性粒细胞百分比；嗜碱性粒细胞百分比	了解血常规检测指标、参数和基本特征（A）	0.5

续表

知识点	主要内容	能力目标	参考学时
19. 血细胞计数原理	光学方法；电阻抗法	理解光学方法测量血细胞数量的原理（B）；理解电阻抗法测量血细胞数量的原理（B）	0.2
20. 血红蛋白测定原理	血红蛋白吸收；比色法	理解血红蛋白吸收和比色法测定血红蛋白的原理（B）	0.2
21. 血细胞分析仪	血细胞分析仪的关键特征；工作原理（样本准备、自动分析、数据处理、结果输出、应用领域）	了解血细胞分析仪的关键特征（A）；理解血细胞分析仪的工作原理（B）	0.2
22. 血液检测技术发展前沿及应用	单细胞分析；液体活检；微流控技术；生物传感技术；基因组学和蛋白质组学；人工智能和机器学习；微生物组研究	了解血液检测技术的前沿发展和应用领域（A）	0.4
23. 血气、血凝分析指标的类型及特征	血气分析指标（动脉氧分压、二氧化碳分压、酸碱度、碳酸氢盐、碱剩余、血氧饱和度、电解质）；血凝分析指标（凝血酶原时间及由其衍化出的国际标准化比值、活化部分凝血活酶时间、纤维蛋白原）、凝血酶时间	了解血气分析指标特征（A）；了解血凝分析指标特征（A）	0.5
24. 血气测量原理及血气分析仪	血气测量原理；血气分析仪工作原理、基本结构（电极系统、管路系统、电路系统）、注意事项	理解血气测量原理（B）；了解血气分析仪的工作原理、基本结构、注意事项（A）	0.3
25. 电解质分析仪	电解质分析仪的工作原理；电解质分析仪的结构（电极系统、液路系统、电路系统、软件系统）；电解质分析仪的注意事项	了解电解质分析仪的工作原理（A）；了解电解质分析仪的结构（A）；了解电解质分析仪的注意事项（A）	0.2
26. 血凝分析仪	血凝分析；血凝检测原理；血凝仪的结构（主控系统、进样检测系统、恒温系统、光路系统）；血凝仪使用时的注意事项	理解血凝分析过程和血凝检测原理（B）；了解血凝仪的结构（A）；了解血凝仪使用时的注意事项（A）	0.3
27. 血气检测技术发展前沿及应用	血气检测技术近年发展；血气检测技术前沿应用	了解血气检测技术近年发展（A）；了解血气检测技术前沿应用（A）	0.2

续表

知识点	主要内容	能力目标	参考学时
28. 尿常规检测指标、参数及特征	尿液样本的采集（尿液样本的采集方法、保存方法）；尿液样本的一般性状检测（尿液总量、尿液颜色、尿液透明度、尿液比重、尿液酸碱度）；尿液样本的常规检测	理解尿液样本的采集（B）；理解尿液样本的一般性状检测（B）；理解尿液样本的常规检测方法（B）	0.3
29. 尿液干化学分析	检测方法；检测指标（蛋白质、葡萄糖、尿胆红素与尿胆原、酮体、其他）	理解尿液干化学分析方法（B）；了解尿液干化学分析检测指标的特征（A）	0.3
30. 尿液有形成分分析	检测方法（尿沉渣人工镜检法、尿液有型成分分析仪）；检测指标（红细胞、白细胞、上皮细胞、管型、结晶、其他）	理解尿液有形成分分析方法（B）；了解尿液有形成分分析检测指标特征（A）	0.2
31. 尿液检测技术发展前沿及应用	便携式或可穿戴式生物传感器原理	理解便携式或可穿戴式生物传感器原理（B）	0.2
32. 主要临床生化检测指标及分类	常见临床生化检测指标（肝功能、肾功能、血脂类、糖代谢、心肌类、特定蛋白、胰腺、电解质）	了解常见临床生化检测指标（A）	0.5
33. 基于酶促反应的检测	酶促反应动力学；酶活性浓度的测定	理解酶促反应动力学原理（B）；了解酶活性浓度的测定方法（A）	0.5
34. 基于免疫反应的检测	非标记免疫反应检测；标记免疫反应检测（化学发光免疫分析、酶联免疫吸附试验、酶标仪、放射免疫分析）	了解非标记免疫反应检测原理（A）；理解标记免疫反应检测方法（B）	0.5
35. 其他检测原理	常见谱分析方法（紫外 - 可见光谱、红外光谱、核磁共振波光谱、X 射线衍射、电子自旋共振、光谱成像）	了解常见谱分析方法（A）	0.5
36. 全自动生化分析仪	全自动生化分析仪	理解全自动生化分析仪的原理（B）；理解干化学式自动生化分析仪的原理（B）	0.5
37. 基因检测	聚合酶链反应；基因测序技术；核酸分子杂交分子技术	理解聚合酶链反应的原理（B）；了解基因测序技术（A）；了解核酸杂交技术（A）	0.5
38. 生化检测技术发展前沿及应用	即时检测、纳米孔测序技术	了解即时检测原理（A）；了解纳米孔测序技术原理（A）	0.5

续表

知识点	主要内容	能力目标	参考学时
39. 康复评估类仪器及人体能力建模	肌力评估设备；姿态评估和步态分析设备；平衡评估设备；数字孪生评估平台	了解肌力评估设备原理和应用（A）；了解姿态评估和步态分析设备原理和应用（A）；了解平衡评估设备原理和应用（A）；了解数字孪生评估平台应用（A）	1
40. 康复运动训练仪器	康复运动仪器；康复中的人体信号检测（生物力学信号、生理学信号、心理学信号）；人机交互模型（运动控制、意图检测、运动控制）；康复理疗仪器	了解康复运动仪器应用（A）；了解康复设备的信号分类和处理（A）；了解人机交互模型应用（A）；了解康复理疗仪器原理和应用（A）	1

模块 3：细胞

知识点	主要内容	能力目标	参考学时
1. 细胞膜的物质转运功能及运行原理	单纯扩散，易化扩散（经通道的易化扩散、经载体的易化扩散），主动转运，出胞和入胞	理解单纯扩散、易化扩散、主动转运、出胞和入胞的原理并分别列举其代表性物质（B）；掌握易化扩散的种类及其特征，并列举离子通道的控制类型（B）；掌握继发性主动转运的原理和特点（B）	0.5
2. 细胞的生物电现象及运行原理	静息电位，动作电位	掌握静息电位和动作电位的概念，解释二者的产生原理（B）	0.5
3. 静息电位、动作电位的测量及其影响因素	实验目的；实验原理；实验步骤；观察项目；总结与思考	理解生物电细胞内记录方法（B）；掌握静息电位、动作电位的产生原理及影响因素（B）	2
4. Hodgkin 电压钳虚拟实验	实验目的；实验原理；实验步骤；观察项目；总结与思考	理解电压钳技术的原理（B）；分析钠电导和钾电导变化对膜电位的影响（C）	2

模块 4：血液系统

知识点	主要内容	能力目标	参考学时
1. 血液凝固的过程	血液凝固过程；血液凝固阶段（凝血酶原激活物的形成、凝血酶原的激活、纤维蛋白的形成）；凝血途径（内源性凝血、外源性凝血）	了解血液凝固的过程（A）；理解血液凝固过程的复杂性及可能影响血液凝固过程的因素（B）	0.3
2. 人 ABO 血型系统	人类血型种类（ABO 血型系统、Rh 血型系统）	理解人 ABO 血型的分类（B）；能够根据系统模型掌握血型检测的原理（B）	0.2
3. 血液的氧气运输	血液的氧气运输过程；氧饱和度曲线	了解氧的运输（A）；理解血红蛋白的运氧机制（B）	0.5
4. 人 ABO 血型的测定	实验目的；实验原理；观察对象；实验方法；观察结果；总结与思考	了解血型检查在输血中的重要意义（B）；掌握使用抗体检测 ABO 血型的方法（C）	2
5. 血液性缺氧造模及指标检测虚拟仿真实验	实验目的；实验原理；实验对象；实验方法；实验结果；总结与思考	了解一氧化碳中毒和亚硝酸钠中毒引起血液性缺氧病理模型的方法（B）；掌握主要的发病原因和机制（C）	2
6. 基于 ESP 智能模拟病人的血液性缺氧（一氧化碳中毒）临床案例	实验目的；实验原理；实验对象；实验方法；实验结果；总结与思考	熟悉血液性缺氧（一氧化碳中毒）的诊治原则及预防措施（C）	2

模块 5：循环系统

知识点	主要内容	能力目标	参考学时
1. 心脏系统的运行原理	心血管系统的主要生理功能；心脏泵血过程、机制与心排血量；心排血量的影响因素；心脏与血管系统的耦合原理；心脏功能评价	理解心脏泵血的基本过程和心室压力 - 容积关系（B）；了解心排血量的影响因素（A）；了解心脏与血管系统的耦合原理（A）；了解心脏功能评价（A）	0.5
2. 血管和血流动力学运行原理	压差驱动液体流动；不同大小血管血压；动脉血压的间接测量	理解血流动力学运行原理（B）	0.5

续表

知识点	主要内容	能力目标	参考学时
3. 血压调节运行原理	血压；动脉血压及其调节（心肌的收缩性、心率、外周阻力、血容量、血管零压力充盈容积）；静脉血压；外周循环的电学模型；Windkessel 简化模型	了解血压的概念（A）；理解动脉血压及其调节原理（B）；了解静脉血压的概念（A）；了解外周循环的电学模型（A）；了解 Windkessel 简化模型（A）	0.5
4. 心血管系统的神经体液调节运行原理	心脏功能的调节——影响心排血量的因素（心率、心肌收缩能力、前负荷、后负荷）；血压的调节；心血管活动的神经调节——心血管反射；心血管活动的体液调节	理解影响心排血量的因素（B）；理解血压的调节原理（B）；理解心血管活动的神经调节（B）；理解心血管活动的体液调节（B）	0.5
5. 人体动脉血压和心电图的测定	实验目的；实验原理；实验对象；实验步骤；实验结果；总结与思考	掌握人体动脉血压的测定方法和全导联心电图的记录方法（C）；了解心电图各波段的生理意义（B）	1
6. 运动对循环功能的影响	实验目的；实验原理；实验对象；实验步骤；实验结果；总结与思考	掌握综合评价人体循环系统功能的方法（C）；了解运动对循环功能的影响及其调节机制（B）	3
7. 影响动脉血压的因素	实验目的；实验原理；实验对象；实验步骤；实验结果；总结与思考	理解动脉血压形成的本质（B）；掌握动脉血压调节的规律（B）；了解临床常见疾病中导致血压异常的主要因素（C）	2
8. 失血性休克及其抢救虚拟仿真实验	实验目的；实验原理；实验对象；实验步骤；实验结果；总结与思考	熟悉失血性休克的基本原理（B）；了解救治原则（C）	2
9. 急性心梗的机制分析及救治虚拟仿真实验	实验目的；实验原理；实验对象；实验步骤；实验结果；总结与思考	熟悉急性心梗从基础到临床的全过程（B）；掌握其病因和发病机制（B）；了解其救治原则（C）	2
10. 钾代谢紊乱对心电图的影响	实验目的；实验原理；实验对象；实验步骤；实验结果；总结与思考	理解心电图形成的本质（B）；掌握钾代谢紊乱引起心电图改变的病理生理学机制（B）	2
11. 急性左心衰竭及其救治：心力衰竭的发病机制——心脏负荷	实验目的；实验原理；实验对象；实验步骤；实验结果；总结与思考	了解左心衰竭的基本发生发展及水肿等症状出现的机制（B）；并能够掌握对虚拟病人做出左心衰竭相关的鉴别诊断与依据（D）；掌握基本的用药原则、药物治疗原则、药物治疗的作用机制、药理作用及临床应用和不良反应（C）	2
12. 心瓣膜病血流动力学和心脏变化	实验目的；实验原理；实验对象；实验步骤；实验结果；总结与思考	掌握正常心、肺、肝的解剖结构与组织形态（B）；了解心瓣膜病时心、肺、肝结构和形态异常分析及诊治方法（C）	2

模块 6：呼吸系统

知识点	主要内容	能力目标	参考学时
1. 外呼吸的运行原理	肺通气；肺换气；呼吸运动的调节（化学感受性呼吸反射、肺牵张反射）	列出呼吸系统的主要结构（A）；了解呼吸系统各部分的结构特点及其功能（A）；理解呼吸运动的原理（B）	0.9
2. 机械通气的原理	机械通气的概念；机械通气的工作原理及基本过程	了解机械通气的概念（B）；了解机械通气的工作原理及基本过程（B）	0.1
3. 肺通气功能测定	实验目的；实验原理；实验对象；实验步骤；实验结果；总结与思考	理解应用呼吸流量传感器测定肺通气功能的方法（B）；运用肺容量和肺容积指标评价肺通气能力（C）	1
4. 人体呼吸运动描记及其影响因素	实验目的；实验原理；实验对象；实验步骤；实验结果；总结与思考	观察正常情况下，过度换气、增加无效腔、吸入过多二氧化碳、运动等因素对呼吸运动的影响（C）	3
5. 基于ESP驱动的可穿戴设备人体实验——气胸	实验目的；实验原理；实验对象；实验步骤；实验结果；总结与思考	掌握肺通气的原理，呼吸运动、肺内压、胸膜腔内压的概念，胸膜腔内压的形成与作用（B）；了解气胸的发病机制、诊断和基本治疗原则（D）	1
6. 呼吸生理虚拟实验系统	实验目的；实验原理；实验对象；实验步骤；实验结果；总结与思考	了解呼吸系统在人体中的运作机制，包括呼吸的生理过程、呼吸系统的功能以及病理状态下呼吸系统的变化（D）	2
7. 急性肺气肿	实验目的；实验原理；实验对象；实验步骤；实验结果；总结与思考	理解发病机制的基础上进行标准化治疗（C）	2
8. 气胸及其抢救	实验目的；实验原理；实验对象；实验步骤；实验结果；总结与思考	通过从形态学、机能学虚拟仿真探讨气胸的发生机制，逐步建立从宏观到微观、从正常到异常的框架逻辑思维（D）	2
9. COPD合并呼吸衰竭虚拟病人实验	实验目的；实验原理；实验对象；实验步骤；实验结果；总结与思考	正确鉴别COPD及其并发症，判断COPD急性加重发生呼吸衰竭的原因及机制（D）；根据氧疗原则对虚拟病人进行正确治疗（C）	2

模块 7：消化系统

知识点	主要内容	能力目标	参考学时
1. 消化道平滑肌电位与机械收缩的关系原理	消化道平滑肌电生理特性（静息电位、慢波电位、动作电位）；消化道平滑肌机械收缩（紧张性收缩、分节运动、蠕动）；消化道平滑肌电位与机械收缩的关系	了解消化道平滑肌电生理特性（B）；了解消化道平滑肌机械收缩（B）；掌握消化道平滑肌电位与机械收缩的关系原理（B）	0.5
2. 胃内消化	胃的运行原理；胃的机械运动原理；胃液分泌的机制	了解胃的运行原理（B）；理解胃的机械运动原理（B）；理解胃液分泌的机制（B）	0.5
3. 唾液分泌及其影响因素	实验目的；实验原理；实验对象；实验步骤；实验结果；总结与思考	理解不同反应条件对酶活性的影响（B）；了解体外验证唾液淀粉酶对淀粉的消化（C）	2
4. 消化道推进和混合食物的过程	实验目的；实验原理；实验对象；实验步骤；实验结果；总结与思考	观察吞咽活动以及消化系统的运动，并通过听诊器记录上消化道系统的运动和肠蠕动（C）	1
5. 肠道平滑肌受体动力学实验虚拟仿真教学软件	实验目的；实验原理；实验对象；实验步骤；实验结果；总结与思考	熟悉消化道平滑肌标本的制作方法、记录消化道平滑肌自发收缩以及平滑肌胞内记录方法（B）；了解小鼠小肠 ICC 培养及其起搏电流记录的方法（C）；理解消化道平滑肌的生理特性（B）	2
6. 消化道平滑肌的电活动虚拟仿真	实验目的；实验原理；实验对象；实验步骤；实验结果；总结与思考	掌握手术埋置电极及动态在体胃肠浆膜表面肌电的检测方法（C）；理解大鼠胃肠肌电慢波和快波的辨认方法和特点（D）；了解胃肠电活动的生理意义（B）	2
7. 基于 ESP 的消化液生理调控机制仿真实验	实验目的；实验原理；实验对象；实验步骤；实验结果；总结与思考	分析认知神经因素和体液因素对各消化液的调控机制（C）；理解糖、蛋白质、脂肪对消化液分泌的影响效果（B）	2
8. 急性中毒性肝损伤及治疗	实验目的；实验原理；实验对象；实验步骤；实验结果；总结与思考	了解肝和门脉的解剖结构，列举肝的主要功能（A）；理解四氯化碳致肝损伤的机制，描述自由基的产生和作用机制（D）；观察急性中毒性肝损伤患者的症状和体征，解释出现这些变化的机制（C）；了解肝功能检测的常用指标（A）；分析指标的变化特点及发生机制（C）；理解急性中毒性肝损伤的临床表现和治疗原则（C）	2

续表

知识点	主要内容	能力目标	参考学时
9. 门脉性肝硬化虚拟仿真实验	实验原理；实验目的；实验器材；实验步骤；观察项目	描述正常肝和门脉的解剖结构，列举肝的主要功能（B）；理解门脉性肝硬化的发病机制，描述主要的病理变化（B）；观察肝硬化患者的症状和体征，解释出现这些变化的机制（C）；了解肝功能检测的常用指标，分析指标的变化特点及发生机制（D）；理解门脉性肝硬化的临床表现和治疗原则（C）	2

模块 8：泌尿系统

知识点	主要内容	能力目标	参考学时
1. 肾小球滤过的运行原理	肾小球滤过功能的解剖基础；肾小球滤过的运行原理（滤过膜和滤过系数、有效滤过压）	描述泌尿系统的解剖结构（A）；理解肾小球滤过的运行原理及意义（B）	0.2
2. 肾小管重吸收和分泌的运行原理	肾小管重吸收和分泌的解剖基础；肾小管重吸收和分泌的运行原理	理解肾小管重吸收和分泌的运行原理及意义（B）	0.3
3. 尿液的浓缩及稀释的运行原理	尿液的浓缩及稀释的解剖基础；尿液的浓缩及稀释的运行原理	描述尿液的浓缩及稀释的解剖基础（A）；理解尿液的浓缩及稀释的运行原理（B）	0.5
4. 水利尿实验	实验目的；实验原理；实验对象；实验步骤；实验结果；总结与思考	检测肾的尿液浓缩稀释能力（C）；验证并分析血浆晶体渗透压的变化对抗利尿激素分泌、肾小管重吸收尿生成的影响（D）	4
5. 基于可穿戴病理马甲的虚拟仿真实验：急性肾衰竭	实验目的；实验原理；实验对象；实验步骤；实验结果；总结与思考	分析烧伤后出现急性肾衰竭的临床表现（C）；分析从肾前性急性肾衰竭到肾性急性肾衰竭演变的病理生理学机制（D）和给出治疗原则（C）	2
6. 影响尿液生成的综合实验	实验目的；实验原理；实验对象；实验步骤；实验结果；总结与思考	观察并理解各种因素对尿液生成的影响（D）	2

续表

知识点	主要内容	能力目标	参考学时
7. 药物所致的急性肾损伤	实验目的；实验原理；实验对象；实验步骤；实验结果；总结与思考	基于使用镇痛药不当所引起的肾毒性为病因，采用虚拟智能标准化病人技术模拟不同时期肾损伤（C）；通过动画和数据曲线的反馈，深入了解该病的内在发病机制（D）；了解疾病各时期的相应治疗措施（C）	2
8. 大量失血导致肾前性急性肾衰竭	实验目的；实验原理；实验对象；实验步骤；实验结果；总结与思考	通过虚拟仿真的互动操作，理解并掌握急性大失血引起肾前性急性肾衰竭患者的病理生理学改变及其发生机制和治疗原则（D）	2
9. 尿路梗阻——输尿管结石对肾功能的影响	实验目的；实验原理；实验对象；实验步骤；实验结果；总结与思考	理解并掌握双侧输尿管结石引起肾后性急性肾衰竭的病理生理学改变和治疗原则（C）	2

模块 9：内分泌和能量代谢系统

知识点	主要内容	能力目标	参考学时
1. 甲状腺功能的调节原理	促甲状腺激素；促甲状腺激素释放激素；甲状腺激素的反馈效应	了解甲状腺功能的调节原理（A）；了解甲状腺对机体基础代谢率的影响（A）	0.3
2. 血糖的调节	血糖的来源；机体中血糖的去路；机体血糖的调节；血糖的神经调节通路；血糖检测；常规生化分析仪的检测原理；快速血糖仪法	描述调节人体血糖的主要因素（B）；理解血糖动态变化（B）；了解临床血糖检测方法（A）	0.2
3. 酮症酸中毒	概念及发病机制；临床表现及实验室检查指标；糖尿病酮症酸中毒	理解酮症酸中毒的概念（B）；理解发病机制和临床表现（C）	1
4. 代谢率的检测	机体的能量代谢；测定机体能量代谢的方法；间接测热法；基础代谢；静息代谢率	理解代谢率的测定方法（A）	0.5

续表

知识点	主要内容	能力目标	参考学时
5. 人体代谢分析实验	实验目的；实验原理；实验对象；实验步骤；实验结果；总结与思考	了解能量代谢测定的基本原理（A）；掌握并能够应用能量代谢测定仪器（间接测热法）的操作，检测人体耗氧（O_2）量和二氧化碳（CO_2）产生量等代谢数据（C）；运用公式计算人体体质指数（BMI）、呼吸商（RQ）、产热量和静息代谢率（RMR）等代谢指标，观察和比较人体安静和运动状态下能量代谢的变化（C）	4
6. 基于糖尿病酮症酸中毒临床案例的可穿戴虚拟仿真实验	实验目的；实验原理；实验对象；实验步骤；实验结果；总结与思考	掌握糖尿病酮症酸中毒的发病机制和病理变化过程（B）；熟悉并理解病例中提到的有关酮症酸中毒的临床表现，检查结果和治疗措施（B）；理解每一个角色的任务设置原理和相应医学机制（C）；了解糖尿病酮症酸中毒的临床诊断和治疗原则（C）；分析并判断糖尿病酮症酸中毒时的胰腺形态学变化，胰岛功能的改变（D）；理解并掌握其中涉及的主要病理生理学机制，从器官到整体对功能和代谢的影响（D）	2
7. 甲状腺激素对基础代谢率的影响	实验目的；实验原理；实验对象；实验步骤；实验结果；总结与思考	了解内分泌、激素、负反馈等概念（B）；理解并掌握下丘脑 - 腺垂体 - 甲状腺轴的反馈调节过程（B）；理解并掌握代谢率测定的原理和计算方法（C）；观察替代激素或药物对甲状腺模型动物代谢率的影响（C）；掌握研究激素分泌调控的科研方法（D）	2
8. 人体血糖调节虚拟仿真实验	实验目的；实验原理；实验对象；实验步骤；实验结果；总结与思考	了解人体（不同年龄）血糖的正常范围标准（A）；理解进食、饥饿和运动状态下人体血糖调节的动态过程（B）；理解血糖调节在生命活动中的重要性（B）	2
9. 1 型糖尿病及其常见并发症虚拟仿真实验	实验目的；实验原理；实验对象；实验步骤；实验结果；总结与思考	了解糖尿病的临床表现和诊断标准（B）；理解不同类型糖尿病的发病机制（B）；了解糖尿病常见并发症（B）；理解糖尿病的治疗药物和治疗原则（C）	2

模块 10：神经与肌肉系统

知识点	主要内容	能力目标	参考学时
1. 神经元突触后电位产生原理	神经元突触后电位产生原理；兴奋性突触后电位产生原理；抑制性突触后电位产生原理；突触后神经元动作电位的产生	理解神经元突触后电位产生原理（B）；理解兴奋性突触后电位的产生原理（B）；理解抑制性突触后电位的产生原理（B）；理解突触后神经元动作电位的产生（B）	0.3
2. 反射与反射弧	反射与反射弧的定义；反射的中枢整合；脊髓反射（屈肌反射、对侧伸肌反射、牵张反射、反牵张反射）	理解反射与反射弧的定义（B）；理解反射的中枢整合（B）；理解脊髓反射的分类及特征（B）	0.2
3. 神经肌肉活动的信号检测	骨骼肌神经 - 肌接头处兴奋的传递；骨骼肌收缩张力和收缩形式测定	掌握骨骼肌神经 - 肌接头处兴奋的传递（B）；掌握骨骼肌收缩张力和收缩形式测定（C）	0.5
4. 听觉产生原理	外耳的功能；中耳的功能；内耳耳蜗的功能	了解外耳的功能（B）；了解中耳的功能（B）；了解内耳耳蜗的功能（B）	0.5
5. 单收缩和复合收缩	实验原理；实验目的；实验器材；实验步骤；观察项目；总结与思考	理解骨骼肌单收缩与复合收缩的原理（C）	2
6. 肌电图记录及尺神经传导速度测定	实验原理；实验目的；实验器材；实验步骤；观察项目；总结与思考	熟悉人体肌电图描记方法（C）；理解尺神经传导速度测定方法（C）	2
7. 手掌握力测定和疲劳实验	实验原理；实验目的；实验器材；实验步骤；观察项目；总结与思考	熟悉测量受试者的手掌握力的方法（C）	2
8. 人体腱反射检测	实验原理；实验目的；实验器材；实验步骤；观察项目；总结与思考	熟悉人体脊髓反射——腱反射的临床检查方法（C）；了解脊髓反射的机理和对躯体运动的调节作用（C）	2
9. 基于 ESP 内核的听觉系统虚拟仿真实验	实验原理；实验目的；实验器材；实验步骤；观察项目	熟悉和认识临床常见听觉疾病的发病机制和治疗手段（C）；理解听觉的产生原理（B）	2
10. 探究癫痫模型小鼠认知功能障碍的行为学虚拟实验	实验原理；实验目的；实验器材；实验步骤；观察项目与结果分析	掌握认知功能评估的行为学实验方法（C）；运用多学科知识分析癫痫模型小鼠的认知功能障碍（D）	2

基于理工信的医学数据采集与分析

一、基于理工信的医学数据采集与分析课程定位

本教材是针对医学数据的采集与分析，融合科学（Science）、技术（Technology）、工程（Engineering）和数学（Mathematics）等多方面知识、理论和实践的教育，主要面向医学院校基础医学和临床医学高年级学生开设的核心多学科交叉整合课程。本课程在介绍各类医学数据采集仪器的基本原理以及数据形式的基础上，注重培养学生的统计理论知识、编程实践能力和数据思维，帮助学生系统地理解从简单的人体生命科学信号捕捉到数据生成、建模分析、知识形成的整个过程。同时，本课程从单模态的数据分析到复杂的多模态数据系统建模，全面覆盖分子组学、临床试验检查、文本数据、影像数据等各种医学数据的采集和分析，着重于提高学生动手解决实际问题的实践能力和素质，使学生今后面对复杂、多模态的临床数据时，具备清晰的逻辑思维和科学研究分析能力。

二、基于理工信的医学数据采集与分析课程目标

- 知识目标

保障学生理解医学数据采集器的原理、数据生成和存储、数学统计的基本知识。

- 能力目标

培养学生的数据思维和实践编程能力，培养学生面对临床数据具备从数据中挖掘其中的科学价值。能灵活运用编程工具和数学建模实现数据的信息化和知识化。

- 素质目标

本课程注重理论知识与实践相结合，培养学生科学的探索精神和临床决策能力、求真求是的职业素养、崇高的道德品质和社会责任感。

三、基于理工信的医学数据采集与分析课程设计

本课程共五个版块，12 个模块。具体表现在：

1. 导论版块：为基于理工信的医学数据采集与分析的总论，对应模块 1。总体概括本教程的框架一些基本概念以及总体目标。

2. 数据采集与编程基础版块：介绍数据采集仪器与原理、R 编程与医学数据分析、数据处理与存储三个部分，分别对应模块 2-4。

3. 数据分析基础版块：介绍生物医学统计基础和健康大数据的分析与挖掘两个模块。

4. 多模态数据分析版块：本版块包含分子组学数据分析、医学影像数据分析与应用、

生物医学文本数据分析和利用、生物医学信号数据分析与应用四个模块。分别从组学、影像、文本和生物医学信号四个主要模态的数据介绍分析方法和具体应用。

5. 复杂系统建模与未来趋势版块：介绍系统医学与复杂数据建模、医学数据科学的未来趋势。

上述五个版块相互联系且层级递进。版块 1 是本课程的概览；版块 2 是数据基础和编程基础，帮助学生理解数据的生成和编程的原理；版块 3 是数据统计与分析理论，使学生掌握抽样、参数估计、假设检验的基本统计原理和常用的机器学习算法；版块 4 是应用，逐个解析不同模态的数据形式。版块 5 是进阶应用和未来趋势，提升学生复杂系统建模的综合素质，在精准医学时代具备大数据的思维和远见。

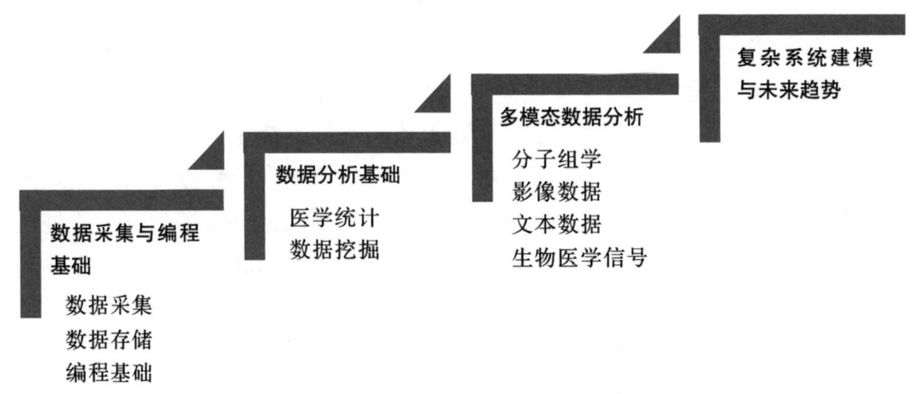

图 2-14　医学数据采集与分析课程学习的四个层次

本课程包含 12 个知识模块，知识模块关系如图 2-15 所示。

导论

模块 1：导论

1.1 医学数据采集与分析的重要性
- 科学与医学研究范式的演变
- 医学数据采集与分析课程体系

1.2 医学数据科学的概念与基本工具
- 医学数据科学简介
- 医院多样性数据的采集
- 医学数据共享与隐私保护

1.3 R 语言、Python 语言和 Matlab 等计算机编体语言在医学数据科学中的应用
- R 语言
- Python 语言
- Matlab 语言

1.4 医学数据的多样化演变
- WHO 的健康定义与健康方程式
- 医学数据的多模态

1.5 课程概览和目标
- 数据的层次与课程设计思路
- 本课程相关的学科生态与学习方法

数据采集与编程基础

模块 2：数据采集仪器与原理

2.1 核酸测序技术
- 第一代测序技术
- 第二代测序技术
- 第三代测序技术

2.2 基于质谱的蛋白质组学检测技术
- 质谱分析技术相关的诺贝尔奖
- 质谱仪的基本构造
- 蛋白质组的质谱检测方法
- 蛋白质组定量分析
- 基于质谱技术检测蛋白磷酸化组
- 基于质谱的蛋白质组学在精准肿瘤学研究中的应用

2.3 X 射线单晶衍射技术
- X 射线单晶衍射技术的历史
- X 射线单晶衍射技术解析蛋白质三维结构的步骤
- X 射线单晶衍射技术解析蛋白质结构的原理
- X 射线单晶衍射技术的应用

2.4 透射电子显微镜技术
- 透射电子显微镜的发明
- 透射电子显微镜的结构
- 透射电子显微镜成像原理
- 透射电子显微镜三维重构方法
- 透射电子显微镜的样品制备
- 透射电子显微镜的应用

2.5 磁共振成像
- 磁共振成像的历史
- 磁共振成像的原理
- 磁共振成像系统的硬件构成
- MRI 技术在临床疾病诊断与科研中的应用

模块 3：R 编程与医学数据分析

3.1 R 语言基础
- R 在医学数据分析中的作用与优势
- R 语言环境设置
- 数据导入和导出
- R 语言的基本语法

3.2 数据结构
- 医学数据的表示结构
- 数据格式转换

3.3 流程控制
- 循环语句
- 条件语句
- 选择语句

3.4 R 语言的函数应用
- 函数入门
- 数据分析中的函数应用
- 函数的向量化操作
- 函数的高级应用

3.5 R 语言包
- 定义与功能
- R 包的使用基本流程
- 数据导入导出常用的 R 包导入、导出
- 数据质量检查和清洗的常用 R 包
- 绘图和数据可视化常用 R 包
- 特征选择和机器学习常用 R 包
- 基因组分析的 R 包
- 常用于生物医学影像数据分析和建模的 R 包
- 常用于生物医学文本数据分析和建模的 R 包
- 常用于图模型与网络分析和建模的 R 包

模块 4：数据处理与存储

4.1 数据采集工具技术
- 初级数据采集
- 次级数据采集

4.2 数据质量与数据清洗
- 数据质量分析概览
- 数据清洗基础
- 用 dplyr 包处理数据

4.3 数据库的基本概览与实例
- 数据库的基本概念
- 生物医学数据库实例

4.4 数据库的软件与硬件支撑
- 数据库的软件操作语言
- 数据库的硬件基础设施

4.5 数据模块化
- 基础绘图函数的语法结构及其常见函数
- R 绘图进阶

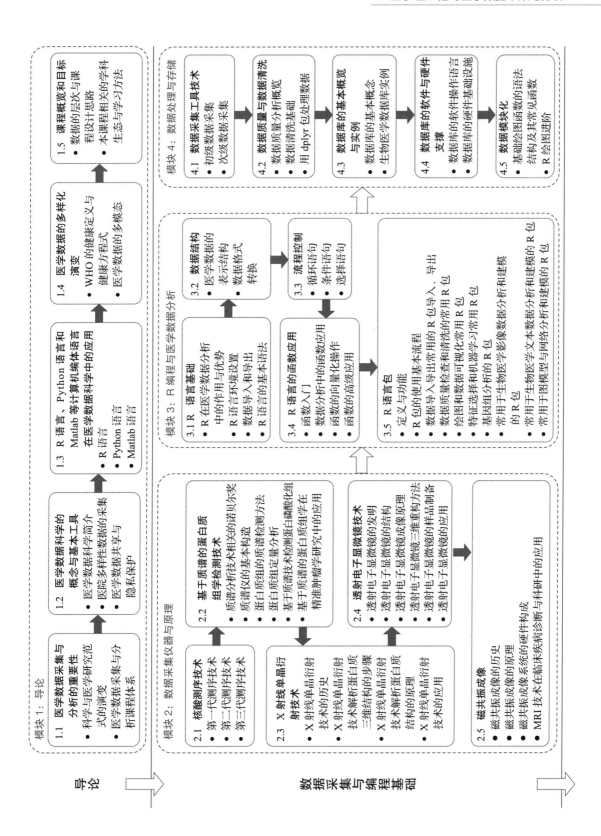

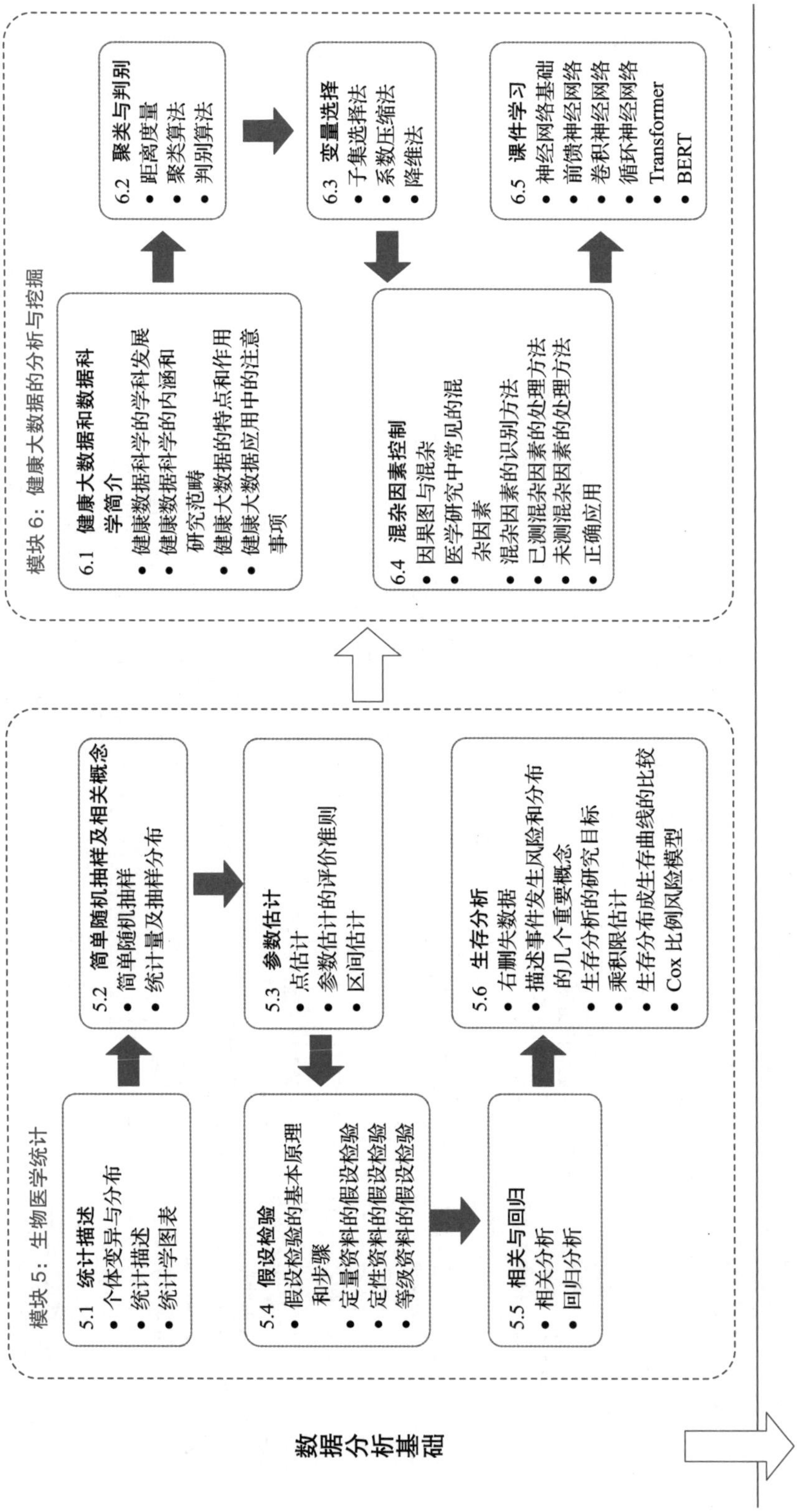

数据分析基础

模块 5：生物医学统计

5.1 统计描述
- 个体变异与分布
- 统计描述
- 统计学图表

5.2 简单随机抽样及相关概念
- 简单随机抽样
- 统计量及抽样分布

5.3 参数估计
- 点估计
- 参数估计的评价准则
- 区间估计

5.4 假设检验
- 假设检验的基本原理和步骤
- 定量资料的假设检验
- 定性资料的假设检验
- 等级资料的假设检验

5.5 相关与回归
- 相关分析
- 回归分析

5.6 生存分析
- 右删失数据
- 描述事件发生风险和分布的几个重要概念
- 生存分析的研究目标
- 乘积限估计
- 生存分布成生存曲线的比较
- Cox 比例风险模型

模块 6：健康大数据的分析与挖掘

6.1 健康大数据和数据科学简介
- 健康数据科学的学科发展
- 健康数据科学的内涵和研究范畴
- 健康大数据的特点和作用
- 健康大数据应用中的注意事项

6.2 聚类与判别
- 距离度量
- 聚类算法
- 判别算法

6.3 变量选择
- 子集选择法
- 系数压缩法
- 降维法

6.4 混杂因素控制
- 因果图与混杂
- 医学研究中常见的混杂因素
- 混杂因素的识别方法
- 已测混杂因素的处理方法
- 未测混杂因素的处理方法
- 正确应用

6.5 课件学习
- 神经网络基础
- 前馈神经网络
- 卷积神经网络
- 循环神经网络
- Transformer
- BERT

多模态数据分析

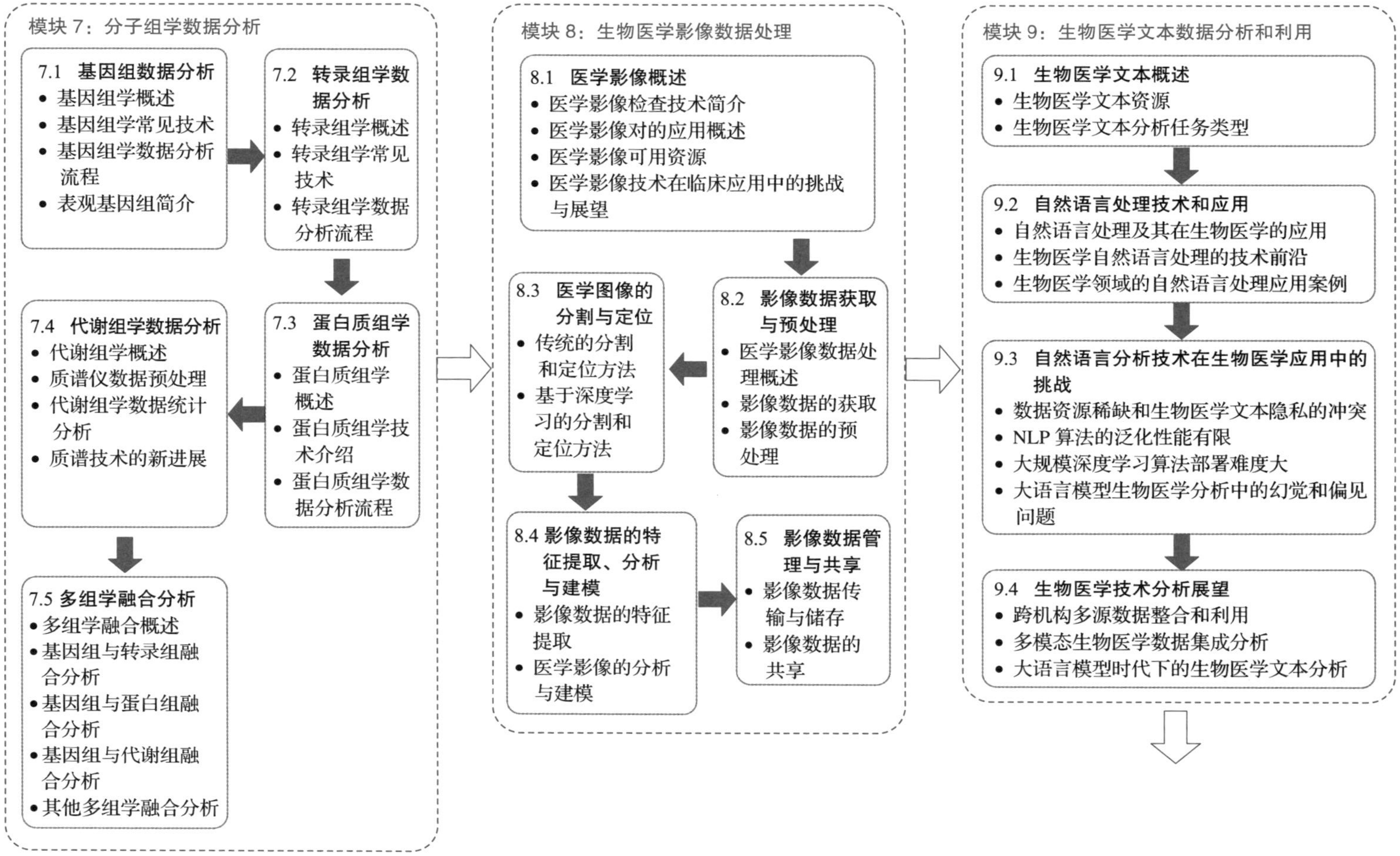

模块7：分子组学数据分析

7.1 基因组数据分析
- 基因组学概述
- 基因组学常见技术
- 基因组学数据分析流程
- 表观基因组简介

7.2 转录组学数据分析
- 转录组学概述
- 转录组学常见技术
- 转录组学数据分析流程

7.3 蛋白质组学数据分析
- 蛋白质组学概述
- 蛋白质组学技术介绍
- 蛋白质组学数据分析流程

7.4 代谢组学数据分析
- 代谢组学概述
- 质谱仪数据预处理
- 代谢组学数据统计分析
- 质谱技术的新进展

7.5 多组学融合分析
- 多组学融合概述
- 基因组与转录组融合分析
- 基因组与蛋白组融合分析
- 基因组与代谢组融合分析
- 其他多组学融合分析

模块8：生物医学影像数据处理

8.1 医学影像概述
- 医学影像检查技术简介
- 医学影像对的应用概述
- 医学影像可用资源
- 医学影像技术在临床应用中的挑战与展望

8.2 影像数据获取与预处理
- 医学影像数据处理概述
- 影像数据的获取
- 影像数据的预处理

8.3 医学图像的分割与定位
- 传统的分割和定位方法
- 基于深度学习的分割和定位方法

8.4 影像数据的特征提取、分析与建模
- 影像数据的特征提取
- 医学影像的分析与建模

8.5 影像数据管理与共享
- 影像数据传输与储存
- 影像数据的共享

模块9：生物医学文本数据分析和利用

9.1 生物医学文本概述
- 生物医学文本资源
- 生物医学文本分析任务类型

9.2 自然语言处理技术和应用
- 自然语言处理及其在生物医学的应用
- 生物医学自然语言处理的技术前沿
- 生物医学领域的自然语言处理应用案例

9.3 自然语言分析技术在生物医学应用中的挑战
- 数据资源稀缺和生物医学文本隐私的冲突
- NLP 算法的泛化性能有限
- 大规模深度学习算法部署难度大
- 大语言模型生物医学分析中的幻觉和偏见问题

9.4 生物医学技术分析展望
- 跨机构多源数据整合和利用
- 多模态生物医学数据集成分析
- 大语言模型时代下的生物医学文本分析

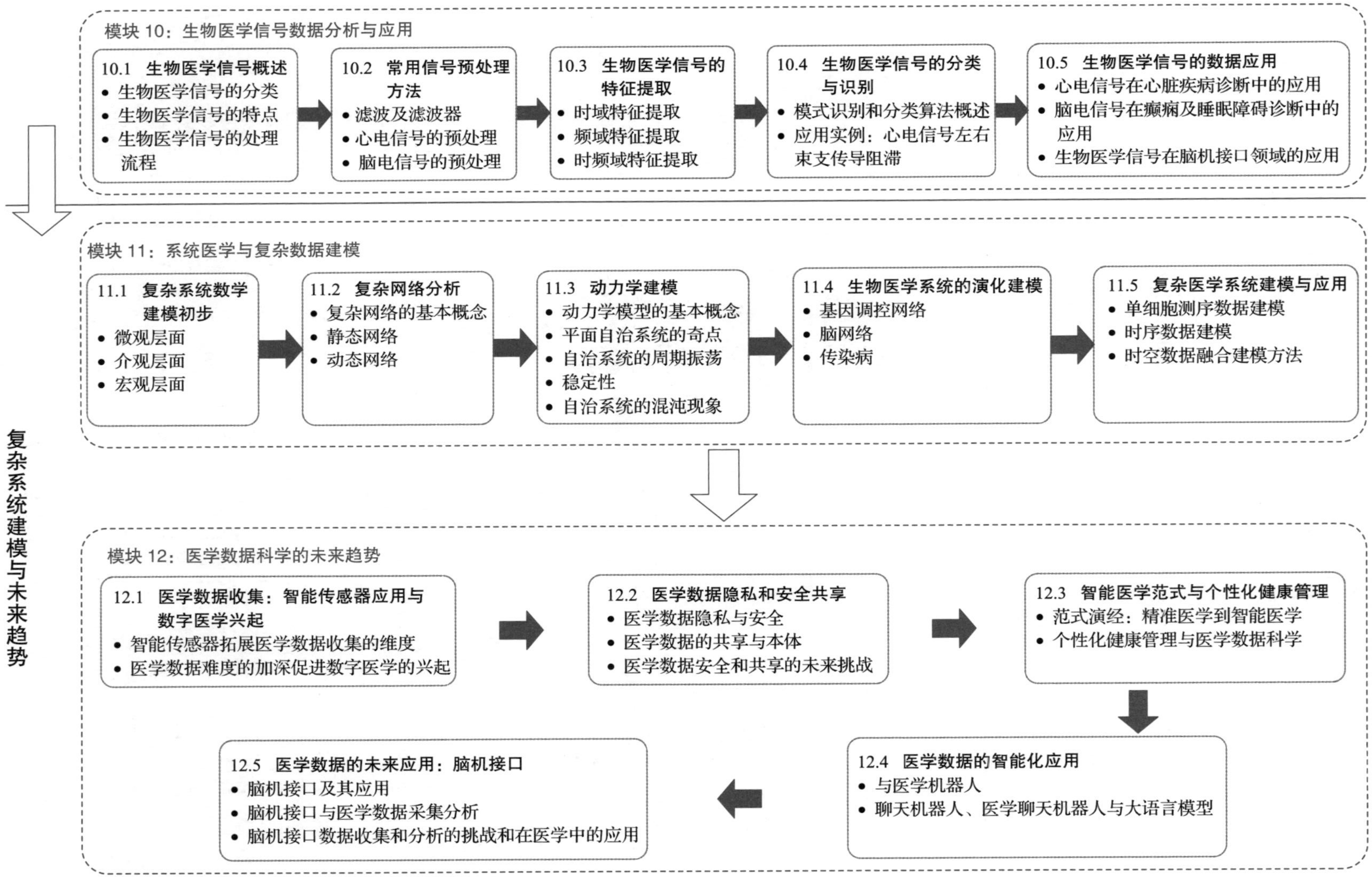

图 2-15　基于理工信的医学数据采集与分析课程知识模块关系图

四、基于理工信的医学数据采集与分析课程知识点

说明：根据“布鲁姆教育目标分类法”，在认知领域知识点的能力目标可分为 A、B、C、D、E、F 六级，其中 A 表示记忆（知道），B 表示理解（领会），C 表示应用，D 表示分析，E 表示评价，F 表示创造。

模块 1：导论

知识点	主要内容	能力目标	参考学时
1. 科学与医学研究范式的演变	科学研究范式的概念；现代科学研究中的四种范式（实验观察、理论推导、计算模拟和数据驱动）；科学范式演变的影响	了解科学研究范式的概念以及现代科学研究中的四种范式（A）；了解科学范式的演变对医学研究的影响（B）；分析学科发展和科学范式之间的关系（D）	0.5
2. 基于理工信融合的数据收集和分析	数据采集（采集技术、数据类型、数据存储）；分析建模（数据预处理、医学本体、隐私保护）；医学应用（应用层次、科学发现、应用场景）	了解医学数据采集与分析的重要性（B）；了解课程教学体系（B）	0.5
3. 医学数据科学	数据生命周期包括的基本过程（创建 / 采集阶段、存储阶段、处理 / 分析阶段、发布 / 共享阶段、使用阶段、维护 / 更新阶段、归档 / 删除阶段、销毁阶段）；医学数据科学的概念以及关键方面（数据采集与整合、数据分析与挖掘、个性化医学、生物信息学、实时数据分析与监测、数据隐私与伦理）；黑箱理论；白箱理论；灰箱理论	了解数据生命周期包括的基本过程（B）；理解医学数据科学的概念（A）；了解根据对系统或软件模型的可解释性和透明度程度分为三种基本模式的概念（A）	0.25
4. 医院的数据采集系统	常见的医学数据来源（医院管理数据、电子健康档案、医学影像数据、病理学与生物样本数据、医院检验数据与分子组学数据、药物和治疗数据、生命体征监测数据、移动健康数据、医学研究数据）	了解九种常见的医学数据来源的概念（A）	0.25

续表

知识点	主要内容	能力目标	参考学时
5. 医学数据共享与隐私保护	常见的医学数据标准（卫生信息交换标准、医学数字成像和通信、医学系统命名法 - 临床术语、观测指标标识符逻辑命名与编码系统、快速医疗互操作资源、统一医学语言系统）；数据隐私保护方法（数据加密、匿名化和去标识化、访问控制和权限管理、安全存储和传输、合规性和法律要求）	了解常见的医学数据标准的概念（A）和意义（B）；了解数据隐私保护方法的概念（A）	0.5
6. R 语言	R 语言的概念；R 语言的特征；常见用于医学影像处理的 R 包	熟悉医学数据科学中 R 语言的概念（A）；熟悉 R 语言的特征（B）；熟悉常见用于医学影像处理的 R 包的功能（B）；掌握用 R 分析并解析结果（D）	1
7. Python 语言	Python 的定义；在医学中常用的 Python 包的内容；Python 与 R 的不同点（语法风格、应用领域、扩展包和库、学习曲线、发展与优势）	熟悉 Python 的定义（A）；熟悉在医学中常用的 Python 包的内容（B）；熟悉 Python 与 R 的不同点（B）；掌握用 Python 分析并解析结果（D）	1
8. Matlab 语言	Matlab 的定义；Matlab 在医学中的应用场景；Matlab 与 Python、R 的不同点（语法风格、应用领域、扩展包和库、学习曲线、发展与优势）	熟悉 Matlab 的定义（A）；熟悉 Matlab 在医学中的应用场景（B）；熟悉 Matlab 与 Python、R 的不同点（B）；掌握用 Matlab 分析并解析结果（D）	1
9. WHO 的健康定义与健康方程式	健康的定义；健康方程式的表达式；生物医学模式和生物医学社会心理模式的概念	理解健康的定义（A）；了解健康方程式的表达式（B）；了解生物医学模式和生物医学社会心理模式的概念（A）	0.25
10. 医学数据的多模态	不同类型医学数据的概念（影像数据、生理参数数据、分子生物学数据、临床记录数据、社交媒体和传感器数据）；不同类型的数据存储格式	掌握不同类型医学数据的概念（A）；掌握不同类型的数据存储格式（A）	0.25
11. 数据的层次与课程设计思路	医学数据的特点；课程学习的四个层次（数据采集与编程基础、数据分析基础、多模态数据分析、复杂系统建模与未来趋势）	了解医学数据的特点（B）；了解课程的设计思路（B）	0.25
12. 本课程相关的学科生态与学习方法	本课程相关的课程内容；本课程的学习方法	了解本课程相关的课程内容（B）；了解本课程的学习方法（B）	0.25

模块 2：数据采集仪器与原理

知识点	主要内容	能力目标	参考学时
1. 第一代测序技术	第一代测序技术的发展；Maxam-Gilbert 化学降解测序法；Sanger 双脱氧链终止法；自动化测序	能够描绘第一代测序技术的发展（B）；能够列出第一代测序技术中各主流核酸测序技术的优缺点（B）	1
2. 第二代测序技术	第一代测序技术的发展；主流测序平台（焦磷酸测序、454/Roche 测序系统、Ion Torrent/Life Technologies 测序系统、Solexa/Illumina 测序系统、SOLiD/Life Technologies 测序系统、Complete Genomics/BGI 测序系统）；文库构建原理（DNA 类文库、RNA 类文库、文库制备的质量评价及影响因素）	能够描绘第二代测序技术的发展（B）；能够列出第二代测序技术中各主流核酸测序平台的优缺点（B）；能够理解文库构建原理（B）	2
3. 第三代测序技术	单分子测序技术；纳米孔单分子测序技术（生物纳米孔、固态纳米孔）	能够描绘第三代测序技术的发展（B）；能够列出第三代测序技术中各主流核酸测序技术的优缺点（B）；能够列出基因组、转录组的主要应用场景（C）；能够检测高度复杂的核酸序列（D）	1
4. 蛋白质组学	蛋白质组学的概念；蛋白质组学的检测方法分类	了解蛋白质组学的概念（A）；了解蛋白质组学的检测方法分类（A）	0.5
5. 质谱分析技术相关的诺贝尔奖	质谱技术的历史	能够描述质谱仪在蛋白质组学检测中的技术突破（B）	0
6. 质谱仪的基本构造	离子源的介绍（MALDI 和 ESI 离子源、液质联用技术、离子淌度谱）；质量分析器；检测器	能够阐述质谱仪的结构组成及其对应的功能（A），了解质谱仪的各个组成部分的功能和作用（B）	0.25
7. 蛋白质组的质谱检测方法	肽指纹图谱技术；串联质谱技术	能够针对不同检测需求选择合适的检测方法（C）；熟悉串联质谱技术的基本原理（A）	0.25
8. 蛋白质组定量分析	标记定量；非标记定量	熟悉蛋白质组定量方法（A）	0.25
9. 基于质谱技术检测蛋白磷酸化组	磷酸化修饰的概念；磷酸化组学技术的概念	了解磷酸化修饰的概念（A）；了解磷酸化修饰谱的检测原理（B）	0.25
10. 基于质谱的蛋白质组学在精准肿瘤学研究中的应用	基于质谱的蛋白质组学在精准肿瘤学研究中的应用和发展	能够探索蛋白质组学在疾病诊断中的应用（F）；能够研究和应用预后判断和药物靶点筛选等领域（C）	0.5

续表

知识点	主要内容	能力目标	参考学时
11. 肺癌	肺癌的概念；非小细胞肺癌	了解肺癌的概念以及肺癌的主要类型（A）	0.25
12. X 射线单晶衍射技术的历史	X 射线的发现；X 射线晶体学的诞生；X 射线单晶衍射技术解析生物大分子的三维结构	了解 X 射线单晶衍射的基本原理（B）；基于对 X 射线单晶衍射技术的理解，能够准确判定其所适用的基础医学和药物研发问题（D）	0.25
13. X 射线单晶衍射技术解析蛋白质三维结构的步骤	蛋白质样品的获取与纯化；蛋白质晶体的制备；晶体衍射数据收集和处理	能够描述 X 射线单晶衍射技术测定蛋白质结构的关键步骤（B）	0.25
14. X 射线单晶衍射技术解析蛋白质结构的原理	X 射线衍射的基本原理；X 射线晶体学方法（差值傅里叶方法、分子置换法、实验相角求解方法）；蛋白质模型的搭建与结构精修	能够综合运用 X 射线单晶衍射技术的原理和技术步骤（C）；能够设计和实施实验以解决相关问题（F）	0.5
15. X 射线单晶衍射技术的应用	分子机理（结构与功能关系）研究；药物作用原理与基于三维结构的药物设计研究；材料科学	了解 X 射线单晶衍射技术在基础医学研究与药物研发中的实际应用（C）	0.25
16. 原发性纤毛运动障碍	原发性纤毛运动障碍的概念；PCD 诊断的重要标准	了解原发性纤毛运动障碍的概念（A）；了解诊断原发性纤毛运动障碍的方法（A）	0.5
17. 透射电子显微镜的发明	显微镜的分辨率极限；电子的波粒二象性；电磁透镜的发明与原理；电子显微镜的发明	能够描述电子显微镜的发明历史和重要里程碑（B）；理解电子显微镜技术的局限性和未来发展趋势（B）	0.5
18. 透射电子显微镜的结构	照明系统；成像系统；记录系统；其他装置	熟悉透射电子显微镜的结构组成和功能（A）；深入了解透射电子显微镜的各个组成部分的作用（B）	0.25
19. 透射电子显微镜成像原理	电子束与样品的相互作用；二维成像原理（散射吸收衬度、相位衬度）；三维重构原理	能够阐述透射电子显微镜的二维成像和三维重构原理（B）	0.25
20. 透射电子显微镜三维重构方法	冷冻电子断层扫描；冷冻电镜单颗粒分析；微晶电子衍射	能够了解冷冻电镜三维重构的方法（B）；能够掌握冷冻电镜三维重构的操作流程（C）	0.25
21. 透射电子显微镜的样品制备	超薄切片技术；冷冻聚焦离子束技术；负染制样；冷冻制样	能够描述透射电子显微镜的样品制备方法（B）	0.25

续表

知识点	主要内容	能力目标	参考学时
22. 透射电子显微镜的应用	病理诊断；药物研发；探索生命机制	能够举例说明透射电子显微镜在生物医学领域的基本应用（C）；能够探究电子显微镜技术在病理检测的实际应用和案例，如原发性纤毛运动障碍（D）；能够探索透射电子显微镜技术在药物设计和蛋白质设计等前沿领域的研究和应用（F）	0.5
23. 磁共振成像技术	磁共振成像技术的背景	了解磁共振成像技术的背景（A）	0.25
24. 磁共振成像的历史	MRI 技术的发展历史	了解 MRI 技术的发展历史（A）	0.25
25. 磁共振成像的原理	核磁矩；磁共振成像系统	掌握磁共振成像的原理（B）	0.25
26. 磁共振成像系统的硬件构成	磁共振成像机的核心部件（磁体系统、射频系统、梯度系统、控制台系统）；MRI 机安装及使用时的空间分布	掌握磁共振成像机的核心部件（B）；了解 MRI 机安装及使用时的空间分布（A）	0.25
27. MRI 技术在临床疾病诊断与科研中的应用	磁共振成像检查的优点；磁共振成像的缺点；MRI 检查的适应证（临床各系统疾病诊断、科研应用）；MRI 检查禁忌证	掌握磁共振成像的优缺点（B）；掌握磁共振成像的临床适应证（A）	0.5

模块 3：R 编程与医学数据分析

知识点	主要内容	能力目标	参考学时
1. R 在医学数据分析中的作用与优势	强大的统计分析功能；数据可视化能力；广泛的包和库；开放源代码；社区支持	了解 R 的优势（A）；掌握 R 语言在医学数据分析中的作用（B）	0.2
2. R 语言环境设置	R 与 RStudio 的区别；安装 R 语言；配置 RStudio	掌握 R 与 RStudio 的区别（B）；了解安装 R 语言的步骤（C）；了解配置 RStudio 的流程（C）	0.2
3. 数据导入和导出	数据导入的方法；数据导出的方法	掌握用 R 语言数据导入的方法（C）；掌握用 R 语言数据导出的方法（C）	0.2

续表

知识点	主要内容	能力目标	参考学时
4. R 基本语法	变量赋值；常用操作符；获取 R 语言帮助	了解 R 语言的基本语法变量赋值和常用操作符（A）；了解获取 R 语言帮助（B）	1
5. 医学数据的表示	向量（基本运算、逻辑运算、条件操作、统计操作）；矩阵；数据框；列表；数组（数据元素、维度、维度名称）	掌握数据不同的表示结构（A）	0.5
6. 数据格式转换	改变数据格式的常用函数；数据格式转换的注意事项（数据类型兼容性、缺失数据处理、数据精度、数据大小写敏感性、因子处理、数据标签、数据验证）	掌握 R 语言常用数据格式（A）；掌握 R 语言常用数据格式的用法（C）	0.5
7. 循环语句	for 循环；while 循环	掌握不同循环语句的写法（B）；能够根据不同的需求选用合适的循环语句（C）	0.5
8. 条件语句	if 语句的基本结构；if-else 语句；多重条件	了解条件语句的基本结构（A）；掌握利用条件语句对数据进行筛选和分类（B）；能够处理多个条件（C）	0.2
9. 选择语句	switch 语句的基本结构；switch 语句的应用；处理多个条件的实际案例	了解选择语句的基本结构（A）；能够处理多个条件（C）；能对 R 脚本优化，使得代码更简洁、执行效率更高（F）	0.2
10. 函数入门	函数的基本概念；函数变量的作用域；函数参数的默认值	掌握函数的基本结构和功能（A）；能够利用不同函数完成任务（F）；能够应用函数参数的默认值（C）	1
11. 数据分析中的函数应用	常用的内置函数的概念以及主要用途；内置函数的示例；绘图与可视化中的函数应用；数据清洗与转换中的函数应用	掌握常用的内置函数的用法（C）；了解绘图与可视化中常用的 R 函数（A）；了解在数据清洗和转换中常见的 R 函数（A）	0.5
12. 函数的向量化操作	向量化操作的概念；向量化操作函数的意义；向量化操作的常用方式	能够掌握向量化操作的方法（C）	0.2
13. 函数的高级应用	匿名函数的使用；函数的递归调用；高阶函数	能够掌握简化数据处理和分析任务的方法（C）；能够处理重复执行相似操作的问题（F）；能够在医学数据分析中应用高阶函数（C）	0.2

续表

知识点	主要内容	能力目标	参考学时
14. R包的定义与功能	R包的概念；R包的获取方式	了解R包的概念（A）；能够获取R包（C）	0.5
15. R包的使用基本流程	安装R包的步骤；使用R包的方法	掌握安装R包的步骤（C）；能够理解使用R包的方法（C）	0.2
16. 数据导入导出常用的R包	readr包；读、写Excel文件相关包；读写数据库数据相关的包；导出到数据库；从SPSS、SAS和Stata导入数据相关的包	熟悉readr包的使用方法（C）	0.5
17. 数据质量检查和清洗的常用R包	naniar包	熟悉naniar包的使用方法（C）；理解和处理医学数据中的缺失值（C）	0.2
18. 绘图和数据可视化常用R包	常用R绘图包和工具；ggfortify包	熟悉绘图和数据可视化常用R包的使用方法（C）；熟悉ggfortify包的使用方法（C）	0.2
19. 特征选择和机器学习常用R包	常用的R包和工具；caret包；xgboost包；ROCR包	熟悉特征选择和机器学习常用R包的使用方法（C）；能够在实际应用中，用不同的算法和方法，找到最适合特定数据集的模型（F）	0.5
20. 基因组分析的R包	常用的基因组分析R包；Bioconductor包；ggbio包	熟悉基因组分析的R包的使用方法（C）；了解Bioconductor包的优势特点（A）；熟悉ggbio包的使用方法（C）	0.2
21. 常用于生物医学影像数据分析和建模的R包	常用于生物医学影像数据分析和建模的R包	了解常用于生物医学影像数据分析和建模的R包的使用方法（B）；了解最新的文本分析方法和工具（B）	0.2
22. 常用于生物医学文本数据分析和建模的R包	常用于生物医学文本数据分析和建模的R包	熟悉常用于生物医学文本数据分析和建模的R包使用方法（C）；了解最新的文本分析方法和工具（B）	0.2
23. 常用于图模型与网络分析和建模的R包	常用于图模型与网络分析和建模的R包	熟悉常用于图模型与网络分析和建模的R包使用方法（C）；了解最新的文本分析方法和工具（B）	0.2

模块 4：数据处理与存储

知识点	主要内容	能力目标	参考学时
1. 初级数据采集	数据的生命周期；初级数据采集的工具和技术（调查、观察）	了解数据的生命周期的流程（A）；理解初级数据采集的基本概念与方式（B）	0.3
2. 次级数据采集的工具与技术	直接下载；网络应用程序接口（WebAPI）；爬虫	理解次级数据采集的工具与技术（B）；运用适当的次级数据采集方法收集数据（D）	0.7
3. 数据质量分析概览	缺失值的识别与处理；异常值处理；dlookr 数据处理包使用	掌握缺失值的识别与处理（C）；了解异常值的处理方法（C）；掌握 dlookr 数据处理包使用（A）	0.5
4. 数据清洗基础	排序；抽样；合并；利用 tidyr 包进行数据重组	掌握数据分析中排序、抽样与合并的方法（C）；掌握利用 tidyr 包进行数据重组的方法（C）	1
5. 用 dplyr 包处理数据	使用 filter () 和 slice () 筛选行；使用 arrange () 排列行；使用 select () 选择列；使用 mutate () 添加新变量；使用 summarize () 计算统计量；使用 group_by () 拆分数据框；使用传递符“%>%”组合多个操作	掌握 dplyr 包中数据处理函数的使用（C）；运用 dplyr 包处理数据（D）	1.5
6. 数据库的基本概念	数据库的概念；数据库管理系统的概念；数据结构的概念（数组、树、图、散列表）；数据库的分类	了解数据库的概念（A）；了解数据库管理系统的概念（A）；理解数据结构的概念（B）；能够阐述数据库的两种类型（B）	0.7
7. 国内外生物医学数据库实例	基于疾病队列和人群数据的综合生物医学数据库；生物信息综合数据库；专题数据库；我国学者在生物医学数据库领域的贡献	了解不同类型的生物医学数据库（A）；了解我国学者在生物医学数据库领域的贡献（A）；分析生物医学数据库经典实例与发展方向（D）	0.7
8. 数据库的软件操作语言	表格的创建、格式更改与删除；为表格添加数据；在 R 语言中调用 MySQL 语句；表格数据的选择浏览、筛选与排序；表格数据的更新与删除表格数据的分类汇总；表格数据的连接	掌握利用 MySQL 或其 R 语言接口对数据进行存储与处理（C）	1.4
9. 数据库的硬件基础设施	计算机系统；网络设备；存储设备；电源和冷却设备；安全设备	了解数据中心的组成部分（A）	0.2

续表

知识点	主要内容	能力目标	参考学时
10. R 基础绘图	R 图形界面；函数 plot；直方图和密度曲线图；条形图；折线图；箱线图和小提琴图；饼图；画布分割	了解 R 绘制函数的基本语法结构（B）；掌握修改图形参数的方法（C）	0.8
11. R 绘图进阶	ggplot2 的基本语法；ggplot2 的绘图架构；图形属性；分面；ggplot2 图形应用	了解 ggplot2 的基本语法（A）；掌握 ggplot2 的绘图架构（B）；掌握图形外观的设置方法（C）；分面（C）；运用 ggplot2 图对数据进行可视化（C）	1.2

模块 5：生物医学统计

知识点	主要内容	能力目标	参考学时
1. 个体变异与分布规律	个体变异；分布规律；正态分布；正态分布的特征；正态分布曲线下面积规律	了解个体变异的概念（A）；了解分布规律的概念（A）；了解正态分布的概念（A）；了解正态分布的特征（A）；了解正态分布曲线下面积规律（A）	0.5
2. 连续性变量的统计描述	集中趋势的描述（算术均数、几何均数、中位数和百分位数）；离散程度的描述（全距、四分位数间距、方差和标准差、变异系数）	了解连续性变量的统计描述方法（B）	1
3. 分类变量的统计描述	比例、率、比	了解分类变量的统计描述方法（B）	0.5
4. 统计学图表	统计表；统计图（描述分布、描述关系、描述构成、描述趋势、描述变化速度、比较大小、描述流程、其他统计图）	了解统计学表和统计图的描述方法（B）	1
5. 简单随机抽样	概率抽样方法；总体的概念；样本的概念	了解简单随机抽样方法的原理（A）；了解总体和样本的概念（A）	0.5
6. 统计量及抽样分布	X_2 分布；t 分布；F 分布；单个正态总体样本均值与样本方差的抽样分布；两个正态总体样本均值和样本方差的抽样分布；大数定律（贝努利大数定律、切比雪夫大数定律）；中心极限定理	了解 X_2 分布、t 分布和 F 分布的基础原理（A）；了解单个正态总体样本均值与样本方差的抽样分布的性质（A）；两个正态总体样本均值和样本方差的抽样分布的性质（A）；了解大数定律的概念（A）；了解大数定律的意义（B）；了解中心极限定理的概念（A）	1

续表

知识点	主要内容	能力目标	参考学时
7. 点估计	矩估计方法；极大似然估计法	掌握矩估计方法和极大似然估计法的基本思想和方法（B）	1
8. 参数估计的评价准则	无偏性；有效性；相合性	掌握评判估计量优劣的常用标准（B）	0.5
9. 区间估计	区间估计的概念；置信区间的性质；单一总体均值的区间估计；正态总体方差 σ^2 的区间估计；两个总体均值之差的区间估计；比率的区间估计；两个总体的比率之差的置信区间；样本量的确定	了解区间估计的概念（A）；了解置信区间的性质（A）；掌握不同总体的区间估计方法（B）；掌握定样本容量的大小的方法（B）	1
10. 假设检验的基本原理和步骤	假设检验的意义；假设检验的原理；假设检验的步骤（建立假设、确定检验水准、计算检验统计量、确定 P 值并作出推断）；注意事项（正确理解假设检验 P 值、正确理解假设检验水准、第一类错误与第二类错误、两类错误的关系与控制、假设检验与可信区间的关系）	掌握假设检验的基本原理（A）；掌握假设检验的步骤（C）	1
11. 定量资料的假设检验	单个样本均数与总体均数的比较；两个样本均数的比较（配对设计、成组设计）；多个样本均数的比较（成组设计、区组设计）；样本均数的比较注意事项（均数比较的应用条件、常见的变量变换方式、方差分析后的两两比较、t 检验与方差分析的关系、区组设计的拓展）	掌握单个样本均数与总体均数的比较方法（C）；掌握两个样本均数的比较方法（C）；掌握多个样本均数的比较（C）；掌握方差分析方法（C）	2
12. 定性资料的假设检验	单个样本率与总体率的比较（正态近似法、确切概率法）；两组样本率的比较（成组设计、配对设计）	掌握单个样本率与总体率的比较方法（C）；掌握两组样本率的比较方法（C）	2
13. 相关分析	定量资料（Pearson 相关分析）；等级资料（Spearman 相关分析）	掌握定量资料和等级资料的相关分析方法（C）	2
14. 回归分析	定量资料（线性回归）；定性资料（logistic 回归）	掌握定量资料和定性资料的回归分析方法（C）	2
15. 右删失数据	Ⅰ型删失数据；Ⅱ型删失数据；Ⅲ型删失数据	熟悉删失数据的概念（A）	0.5
16. 描述失效事件发生风险的几个重要概念	生存函数；危险函数；累计危险函数	了解生存函数的定义（A）；了解危险函数的定义（A）；了解累计危险函数的定义（A）	1

续表

知识点	主要内容	能力目标	参考学时
17. 生存分析的研究目标	三类研究目标	了解生存分析中失效时间观测数据的分析和研究的三类研究目标（B）	0.5
18. 乘积限估计（K-M 估计）	乘积限估计的算法；K-M 估计曲线	理解乘积限估计的算法（B）；利用 R 包实现 K-M 估计的数值计算和作图（C）	0.5
19. 生存分布的比较	两样本对数秩检验；分层对数秩检验；加权对数秩检验	能够对不同的生存分布或生存曲线进行比较（C）	0.5
20. Cox 比例风险模型	预后风险分析；Cox 比例风险模型	了解预后风险分析的概念（A）；了解 Cox 比例风险模型的原理（A）	2

模块 6：健康大数据的分析与挖掘

知识点	主要内容	能力目标	参考学时
1. 健康数据科学的学科发展	数据科学的定义；数据科学的历史	了解数据科学的定义（A）；了解数据科学的历史（B）	0.5
2. 健康数据科学的内涵和研究范畴	DIKW 模型；健康医疗体系	能够描述数据科学的内涵（B）；了解健康医疗体系的意义（B）	1
3. 健康大数据的特点和作用	“5V”特征；健康医疗数据的种类、来源及其用途	了解健康大数据的“5V”特点（A）；了解健康医疗数据的种类、来源及其用途（B）	1
4. 健康大数据应用中的注意事项	设计在先；规范基础上的数据共享和利用；加强医疗数据的真实性、安全性、伦理性；政策支撑	了解健康大数据应用中四个方面的注意事项（B）	0.5
5. 距离度量	闵可夫斯基距离；欧氏距离；曼哈顿距离；切比雪夫距离；余弦距离；汉明距离；杰卡德距离；测地距离	掌握不同距离函数度量样本的相似性的原理（A）	1
6. 聚类算法	K- 均值；层次聚类；DBSCAN 算法；Louvain 算法；Leiden 算法	掌握不同聚类算法的流程（C）；能够描述各个聚类方法的优缺点（B）	1
7. 判别算法	K- 近邻；支持向量机；随机森林；朴素贝叶斯	掌握不同判别算法的方法（C）；能够描述各个判别方法的优缺点（B）	1
8. 子集选择法	AIC；BIC；Adjusted；信息增益	了解子集选择法的概念（A）；能够选出评价最优的特征子集（C）	1

续表

知识点	主要内容	能力目标	参考学时
9. 系数压缩法	岭回归；LASSO；Elastic net	了解不同系数压缩的方法（A）；能够描述各个系数压缩方法的优缺点（B）	1
10. 降维法	主成分分析；线性判别分析；流形学习；t-SNE 算法	了解将原始变量转换后做筛选模型的方法（A）；能够描述各个降维方法的优缺点（B）	1
11. 因果图与混杂	因果图；混杂的基本结构	掌握解决混杂的识别及处理问题的方法（C）	0.5
12. 医学研究中常见的混杂因素	研究对象个体层面；研究人群整体层面	理解不同层面的混杂因素（B）	1
13. 混杂因素的识别方法	从专业角度进行识别；通过敏感性分析进行识别；利用有向无环图进行识别；与修饰效应相互鉴别	能够通过不同的混杂因素的识别方法进行分析（C）	1
14. 已测混杂因素的处理方法	设计阶段（限制、匹配、随机化）；分析阶段（标准化、分层分析、协变量调整、倾向性评分、疾病风险评分）	通过研究设计处理混杂因素（F）	1
15. 未测混杂因素的处理方法	工具变量法；双重差分模型；本底事件率比校正法；E 值法	通过应用不同的未测混杂因素的处理方法研究传统流行病学（C）	1
16. 正确应用	混杂因素的识别和控制；时依混杂	能够针对不同的研究应用合适的方法（C）	0.5
17. 神经网络基础	神经网络的构成；Logistic 函数；Tanh 函数；ReLU 函数；Swish 函数	了解典型神经网络的构成（A）；了解激活函数的性质（A）；了解常用 sigmoid 型函数的定义（A）	1
18. 前馈神经网络	前馈神经网络的定义；前馈神经网络的基本原理	了解前馈神经网络的定义（A）；理解前馈神经网络的基本原理（B）	1
19. 卷积神经网络	卷积神经网络的定义；卷积神经网络的基本原理	了解卷积神经网络的定义（A）；理解卷积神经网络的基本原理（B）	1
20. 循环神经网络	循环神经网络的定义；循环神经网络的基本原理	了解循环神经网络的定义（A）；理解循环神经网络的基本原理（B）	1
21. Transformer	Transformer 的来源；Transformer 的结构；Transformer 的工作流程	了解 Transformer 的来源（A）；掌握 Transformer 的结构（B）；能够掌握 Transformer 的工作流程（C）	1
22. BERT	BERT 的来源；BERT 的训练框架（Pre-training 预训练、微调、输入/输出表示）；BERT 模型基本流程	了解 BERT 的来源（A）；掌握 BERT 的训练框架（B）；掌握 BERT 模型的基本流程（C）	1

模块 7：分子组学数据分析

知识点	主要内容	能力目标	参考学时
1. 基因组学概述	基因组学的定义；基因组学的发展历程；基因组学的应用	了解基因组学的定义（A）；理解基因组学的发展历程（B）；掌握基因组学的应用方向（C）	0.5
2. SNP 分型基因芯片	SNP 分型基因芯片；SNP 分型基因芯片的定义和分类；SNP 分型基因芯片的工作原理；SNP 分型基因芯片的应用	了解 SNP 分型基因芯片的相关概念（A）；了解 SNP 分型基因芯片的定义和分类（A）；理解 SNP 分型基因芯片的工作原理（B）；能够描述 SNP 分型基因芯片的应用（B）	0.5
3. 面板测序和全外显子组测序	文库制备和目标区域捕获；高通量测序	了解全外显子组测序技术的两个组成部分（A）	1
4. 全基因组测序；常见基因组技术的比较	测序技术的发展；测序技术的应用（完整的基因组信息、变异检测、未知变异和新基因发现）；常见基因组技术的比较	了解测序技术的发展（B）；理解测序技术的应用领域（B）；掌握常见基因组技术的比较（E）	1
5. 基因组学数据分析流程	质控及预处理；测序质量控制；测序质量的可视化评估；测序质量的控制；修剪接头序列；标记重复序列（或删除）；序列组装	掌握基因组学数据分析流程的八个步骤（C）	1
6. 全基因组关联研究	选择研究人群；基因分型；质量控制；基因型推断；关联分析；独立队列重复 / 验证；结果解读；结果分析	掌握全基因组关联研究的实验流程（C）	1
7. 候选基因筛选	病例—对照关联分析；家系分析	掌握病例—对照关联分析的步骤（C）；掌握家系分析的步骤（C）	0.5
8. 表观基因组	表观基因组简介； DNA 甲基化芯片； DNA 甲基化测序； 组蛋白修饰分析	了解表观基因组的定义（A）；了解 DNA 甲基化芯片技术的步骤（B）；了解 DNA 甲基化测序技术的步骤（B）；了解组蛋白修饰分析技术（B）	1
9. 转录组学概述	转录组学的定义；转录组学的应用	了解转录组学的定义（A）；掌握转录组学的应用方向（C）	0.5
10. 转录组学常见技术	数据平台；组学数据库；数据质量控制与预处理	能够根据实验需求和预算选择合适的平台（D）；了解可以提供组学数据库的不同平台（A）；能够进行数据质量控制与预处理（C）	0.5

续表

知识点	主要内容	能力目标	参考学时
11. 转录组学数据分析流程	读段匹配及转录组定量；基因差异表达分析；共表达网络与模块分析；功能注释及富集分析	掌握读段匹配及转录组定量的方法（C）；掌握基因差异表达分析的方法（C）；掌握共表达网络与模块分析的方法（C）；掌握功能注释及富集分析的方法（C）	2
12. 蛋白质组学概述	蛋白质组学的由来；蛋白质组学的定义	了解蛋白质组学的由来（A）；了解蛋白质组学的定义（A）	0.5
13. 蛋白质组学技术介绍	定性蛋白质组学；定量蛋白质组学	了解定性蛋白质组学相关技术的发展（B）；了解定量蛋白质组学相关技术的发展（B）	0.5
14. 蛋白质组学数据分析流程	样本前处理；质谱检测；数据库检索；数据分析	掌握蛋白质组学数据分析流程的四个步骤（C）	1
15. 代谢组学概述	代谢组学的定义；代谢组学检测的常见手段（质谱法、液相色谱、气相色谱、毛细管电泳、磁共振）	了解代谢组学的定义（A）；掌握代谢组学检测的常见不同手段方法（C）	0.5
16. 质谱仪数据预处理	输出格式标准化；观测值提取；特征对齐；质谱峰注释	了解质谱数据的分析部分（A）；掌握数据处理的两个步骤方法（C）；掌握特征鉴定的方法（C）；掌握统计分析的方法（C）	1
17. 代谢组学数据统计分析	缺失值处理；批次校正；标准化；单变量统计分析；多变量统计分析（无监督模型、有监督模型）；功能分析（富集分析、代谢网络）	了解代谢组学数据分析的常用软件（A）；掌握统计分析中各环节的方法（C）	1
18. 质谱技术的新进展	单细胞代谢组学；空间代谢组学	了解单细胞代谢组学的定义（A）；了解空间代谢组学的定义（A）	0.5
19. 多组学融合概述	多组学融合的定义；常见的多组学数据库；多组学融合的方法；多组学融合的应用	了解多组学融合的定义（A）；了解常见的多组学数据库（A）；掌握多组学融合的方法（B）；了解多组学融合的应用范围（B）	0.5
20. 基因组与转录组融合分析	数量性状位点分析；共定位分析；全转录组关联分析结合工具变量分析	掌握针对基因组和转录组的融合分析的多种数据整合方法（C）	1
21. 基因组与蛋白质组融合分析	基因组与蛋白质组联合分析方法；基因组与蛋白质组联合分析常见应用	了解基因组与蛋白质组联合分析的方法和策略（C）；了解基因组与蛋白质组联合分析常见应用的领域（B）；能够描述基因组与蛋白质组联合分析面临的挑战（E）	1

续表

知识点	主要内容	能力目标	参考学时
22. 基因组与代谢组融合分析	代谢组的全基因组关联分析；代谢组的全基因组关联分析的步骤；基因组和代谢组联合分析的应用	了解代谢组的全基因组关联分析（A）；掌握代谢组的全基因组关联分析的步骤（C）；理解基因组和代谢组联合分析的应用领域（B）	1
23. 其他多组学融合分析	mRNA 和蛋白质整合分析；转录组与代谢组数据的融合分析；微生物组的定义及与其他组学的融合分析	了解其他组学之间进行整合分析的方法（B）	0.5

模块 8：生物医学影像数据处理

知识点	主要内容	能力目标	参考学时
1. 医学影像的主要类型 2. 医学影像对临床实践的作用	医学影像技术主要包括 X 线成像、CT、磁共振成像、B 超、彩色多普勒图像、PET、SPECT、PET/CT、PET/MR，以及各种电子内窥镜图像和显微镜下病理切片图像等；医学影像临床应用包括疾病诊断、疾病分期、治疗规划等	了解医学影像的主要类型（A）；了解医学影像技术对临床实践的作用（A）；结合自身专业，阐述医学影像的应用场景（B）；思考医学影像研究在临床应用中的挑战与展望（E）	1
3. 获取影像数据的硬件构成及成像原理 4. 影像数据的成像过程	X 线投影成像（传统 X 线摄影、计算机 X 线摄影、数字 X 线摄影设备）；X 线计算机断层摄影；磁共振成像	了解常见影像数据获取的硬件组成（A）；掌握 X 线投影成像的原理（B）；掌握 X 线计算机断层摄影的原理（B）；掌握磁共振成像原理（B）；掌握不同影像模态数据获取的方式、流程和步骤（C）	1
5. 影像数据的预处理	CR 图像的预处理；X-CT 图像的预处理	掌握 CR 图像预处理的过程（A）；掌握 X-CT 图像预处理的过程（A）	1
6. 传统的分割和定位方法	阈值分割法；边缘检测法；区域生长法；基于数学形态学的方法	掌握阈值分割法（B）；了解其他医学图像分割和定位方法的作用（A）	1
7. 基于深度学习的分割和定位方法	U-Net 网络；FCN 网络；DeepLab 系列网络；Mask R-CNN；Yolov 系列网络	掌握基于 U-Net 深度网络的分割（A）；掌握 Yolov 系列网络的定位方法（A）；能够描述基于深度学习的分割和定位方法的基本流程（B）	2

续表

知识点	主要内容	能力目标	参考学时
8. 医学影像数据的特征	形状特征；强度特征；纹理特征；时空特征；统计特征；频域特征；局部特征；基于深度学习提取的特征	了解医学影像数据中常见的特征类型（A）	1
9. 特征提取的传统方法	形状特征提取的主要方法（基于梯度的边缘检测算子、活动轮廓模型、数学形态学的方法、轮廓拟合的方法）；纹理特征提取的主要方法（灰度共生矩阵、灰度差异矩阵、灰度梯度共生矩阵、Gabor 滤波器、小波变换）；强度特征提取的主要方法（直方图分析、直方图均衡化）；统计特征提取的主要方法	了解形状特征提取的主要方法（A）；了解纹理特征提取的主要方法（A）；掌握强度特征提取的主要方法（A）；掌握统计特征提取的主要方法（A）	2
10. 基于深度学习的特征提取方法	卷积神经网络；循环神经网络；转移学习	掌握卷积神经网络的定义（A）；了解循环神经网络的定义（A）；了解转移学习的定义（A）；能够描述深度学习方法提取特征的优势（E）	1
11. 影像数据传输与储存	医学数字成像及传输标准；影像存储与传输系统	了解医学数字成像及传输标准以及特点（A）；了解影像存储与传输系统的意义（B）；了解影像存储与传输系统的功能（A）；掌握 DICOM3.0 主要组成模块及其功能（B）	0.5
12. 影像数据的共享	云技术；医学影像云	了解云技术的定义（A）；了解云技术的应用（C）；了解医学影像云的定义（A）；了解医学影像云的应用（C）	0.5

模块 9：生物医学文本数据分析和利用

知识点	主要内容	能力目标	参考学时
1. 生物医学文本资源	生物医学文献资源；临床文档资源；医疗健康相关的互联网文本资源	了解在生物医学领域的重要文本资源（A）	0.2
2. 生物医学文本分析任务类型	通用的 NLP 基础任务；NLP 应用任务	了解利用资源所需方法和技术（A）；能够运用 NLP 的基本技术和知识（C）	0.5

续表

知识点	主要内容	能力目标	参考学时
3. 自然语言处理及其在生物医学的应用	自然语言处理的技术演变；医学自然语言处理的技术演变	了解自然语言处理技术的定义；能够在各类临床和生物医学研究中灵活使用 NLP 技术（C）	0.2
4. 生物医学自然语言处理的技术前沿	结合医疗知识的医疗大语言模型的应用；医疗大模型推理的可解释性以及因果推断；医疗多模态大模型的研究与应用	了解生物医学自然语言处理的技术前沿热点（B）；掌握在生物医学领域中典型的 NLP 应用场景（C）	0.5
5. 生物医学领域的 NLP 应用案例	基于规则的 NLP 医学应用；基于统计机器学习；深度学习；基于大语言模型	理解在生物医学领域 NLP 的重要性（B）；理解大语言模型的优势和不足（B）	0.5
6. 数据资源稀缺和生物医学文本隐私的冲突	医学文本数据稀缺的背景	分析生物医学领域中 NLP 面临的挑战（D）	0.1
7. NLP 算法的泛化性能有限	泛化性能的限制	分析 NLP 算法的局限性（D）	0.2
8. 大规模深度学习算法中的问题	大规模深度学习所存在的挑战	分析在真实医疗场景下海量计算资源的难度（D）	0.2
9. 大语言模型生物医学分析中的幻觉和偏见问题	大语言幻觉问题；模型的偏见问题	分析大语言模型本身所存在的缺陷（D）	0.1
10. 跨机构多源数据整合和利用	临床文档资源共享	分析目前临床文档资源存在的局限性（D）	0.1
11. 多模态生物医学数据集成分析	生物医学数据研究方向	了解目前生物医学数据研究方向（B）	0.2
12. 大语言模型时代下的生物医学文本分析	大语言模型的发展；稀疏模型	描述大语言模型的发展（B）；了解稀疏模型的定义（A）	0.2

模块 10：生物医学信号数据分析与应用

知识点	主要内容	能力目标	参考学时
1. 生物医学信号的分类	根据不同性质的信号分类；根据不同表现形式的信号分类；根据能量特点的信号分类	了解根据性质的不同可将信号分为确定性信号和非确定性信号（A）；根据表现形式的不同可将信号分为模拟信号、离散信号和数字信号（A）；根据能量特点可将信号分为有限能量信号和有限功率信号（A）	0.2

续表

知识点	主要内容	能力目标	参考学时
2. 生物医学信号的特点	常见生物医学信号的幅度和频率范围；时变性；非线性；信号微弱；频率低；干扰强；干扰信号与目标信号频带重叠	了解生物医学信号的特点以及参数特征（A）	0.3
3. 生物医学信号的处理流程	生物医学信号的采集；生物医学信号的放大；生物医学信号的前置模拟滤波；生物医学信号的数字化；数字信号处理	掌握生物医学信号处理的典型流程（A）；掌握数字信号处理的方法（A）	0.5
4. 常用信号预处理方法	滤波；FIR 滤波器；IIR 滤波器；自适应滤波器	掌握常用信号预处理方法以去除噪声和干扰（C）	1
5. 心电信号的预处理	纠正基线漂移；去除工频干扰；胎儿心电信号提取	掌握心电信号的预处理（C）	0.5
6. 脑电信号的预处理	去除干扰信号；脑电分段与基线校正；诱发电位的提取	掌握脑电信号的预处理（C）	0.5
7. 时域特征提取	参数计算；波形分析；相关分析；卷积和滤波；自回归模型	掌握常用的时域特征提取方法（C）；能够分析信号在时间域上的信息（D）	0.5
8. 频域特征提取	傅里叶变换；离散余弦变换；谱密度特征提取	掌握常用的频域特征提取方法（C）；能够分析信号在频域上的信息（D）	0.5
9. 时频域特征提取	短时傅里叶变换；小波变换；希尔伯特黄变换	能够通过时频特征提取分析信号的动态变化和频谱信息（D）	0.5
10. 生物医学信号的分类与识别	KNN 算法；贝叶斯分类器；支持向量机；决策树；神经网络	掌握常用的模型构建方法（C）	1.5
11. 心电信号左右束支传导阻滞分类	滤波器过滤噪声；PCA 特征提取；SGDClassifier 建模；RF 建模；1D-CNN 模型	掌握信号分析从前处理、特征提取到分类的整个过程（D）	0.5
12. 模型评估	准确性；精确度；召回率；F1 值；ROC 曲线及曲线下面积 AUC；PR 曲线	掌握常见的模型评估方法（E）	0.5
13. 心电信号在心脏疾病诊断中的应用	心电信号高频成分的应用；基于可穿戴式设备的心电信号检测；心电信号的远程监测	能够对心电信号进行检测、处理和分析（F）	0.3
14. 脑电信号在癫痫及睡眠障碍诊断中的应用	脑电信号与癫痫的诊断；脑电信号与睡眠障碍的诊断	了解脑电信号与癫痫的诊断方法（B）；了解脑电信号与睡眠障碍的诊断方法（B）	0.3
15. 生物医学信号在脑机接口领域的应用	有创式脑机接口；无创式脑机接口	了解不同种类生物医学信号在两种脑机接口中的应用（B）	0.4

模块 11：系统医学与复杂数据建模

知识点	主要内容	能力目标	参考学时
1. 微观层面	引入；实验；数据；动力学模型	能够在微观层面建立动力学方程（F）；理解系统医学微观层面的建模与分析思路（B）	1
2. 介观层面	引入；实验；数据；动力学模型	能够在介观层面建立动力学模型（F）；理解系统医学介观层面的建模与分析思路（B）	1
3. 宏观层面	引入；实验；数据来源；数据类型；动力学模型	能够在宏观层面建立流行病学模型（F）；理解系统医学宏观层面的建模与分析思路（B）	1
4. 复杂网络的基本概念	图的基本概念；度和路径的概念；衡量网络规模和特性的指标	能够利用复杂网络的理论应用于解决实际问题（C）	1
5. 静态网络	规则网络；ER 随机网络；小世界网络；无标度网络	掌握常用的静态网络模型及其特性（B）	1
6. 动态网络	动态网络的定义；动态网络的应用	了解动态网络的基本概念和发展动态（A）	0.5
7. 动力学模型的基本概念	自治系统的定义；非自治系统的定义；动力学模型的基本概念	了解动力学模型的基本概念（A）；掌握奇点或平衡点的计算方法（B）；了解相轨线的绘制方法（A）	1
8. 平面自治系统的奇点	平面线性系统的奇点分类；Perron 定理	能够分析平面线性系统的奇点及其类型（D）；能够绘制平面线性系统的相图（C）	1
9. 自治系统的周期振荡	周期轨；极限环	了解周期轨和极限环的定义和实际意义（A）	0.5
10. 稳定性	稳定性；稳定性的判别方法	了解稳定性的概念和实际意义（A）；了解稳定性的判别方法（A）	0.5
11. 自治系统的混沌现象	Lorenz 方程；混沌的三要素	了解混沌的三要素（A）；了解混沌在医学中的应用（A）	0.5
12. 基因调控网络（微观层面）	基因调控网络；蛋白质 - 基因互作机制；Toggle switch（双稳态）；定性分析（双稳态）；Repressilator（合成生物振荡器）；平衡态；Hopf 分岔；昼夜节律（振荡）	理解基因调控网络的意义（B）；了解蛋白质 - 基因互作机制的动力学建模（B）；分析基本的基因调控网络动力学机理（D）；根据基因调控网络的动力学特性，设计可实现特定目标的调控方法（F）	4

续表

知识点	主要内容	能力目标	参考学时
13. 脑网络（介观层面）	时变脑网络；时空脑网络；动态脑网络	了解时变脑网络的相关概念（A）；了解时空脑网络的相关概念（A）；了解动态脑网络的相关概念（A）；能够分析不同脑网络解决临床环境中功能失调的社会行为的干预措施或治疗方法（D）	3
14. 传染病（宏观层面）	经典的 SIR 模型；SIR 模型疾病流行的阈值条件；最终感染规模	能够利用 SIR 模型分析传染病的流行（D）	1
15. 单细胞测序数据建模	细胞测序技术；数据预处理；基因调控网络推断；细胞分化动力学的伪时间估计	了解细胞测序技术的定义（A）；掌握数据预处理方法（A）；掌握无向网络推断方法（C）；能够通过算法从数据中估计细胞演化的动态过程（D）	2
16. 时序数据建模	时序数据的基本概念；心电图和脑电图数据分析；糖尿病等慢性病的数据分析；复杂系统建模；未来展望	了解时序数据的基本概念（A）；了解心电图和脑电图数据分析方法（A）；了解糖尿病等慢性病的数据分析（A）；了解常用于复杂医学系统建模的方法和技术（A）	3
17. 时空数据融合建模方法	时空数据驱动的动力系统识别方法；时空数据驱动的动力系统学习方法	能够掌握时空数据驱动的动力系统识别方法（C）；能够掌握时空数据驱动的动力系统学习方法（C）	4

模块 12：医学数据科学的未来趋势

知识点	主要内容	能力目标	参考学时
1. 智能传感器	智能传感器的定义；常见医学智能传感器及其在医学中的应用举例	了解智能传感器的定义（A）；能够举例常见医学智能传感器的原理（B）	0.5
2. 数字医学	数字医学的起源与应用；数字医学与远程医疗；数字医学、数字健康与数字治疗；数字医学应用举例和未来挑战	了解数字医学的起源与应用（B）；了解数字医学与远程医疗的概念（A）；了解数字医学、数字健康与数字治疗的概念（A）；能够描述数字医学应用和未来挑战（B）	0.5
3. 医学数据隐私与安全	医学数据的隐私与保护的内容；数据共享的隐私保护方法	掌握医学数据的隐私与保护的内容（A）；了解数据共享的隐私保护方法（A）	0.5

续表

知识点	主要内容	能力目标	参考学时
4. 医学数据的共享与本体	本体的种类；本体构建的方法；本体构建的软件工具和平台；本体的评价标准和方法；医学本体的分类与应用	能够根据具体的需求和目标选择适当的本体类型（C）；掌握本体构建的方法流程（C）；了解本体构建的软件工具和平台（A）；能够在实际应用中利用本体的评价标准和方法（C）；了解医学本体的分类与应用（A）	0.5
5. 医学数据安全和共享的未来挑战	数据爆炸和复杂性、虚假信息和数据质量；隐私保护与网络安全威胁；数据互操作性；法规和伦理问题；未来新兴技术挑战	能够描述医学数据安全和共享的未来挑战（B）	0.5
6. 智能医学与精准医学	P4 医学模式；智能医学；精准医学；智能医学及其应用举例	了解 P4 医学模式的定义（A）；能够描述智能医学与精准医学的关系（B）	0.5
7. 个性化健康管理与医学数据科学	主动健康服务模式；个性化健康管理	了解主动健康服务模式的概念（A）；了解个性化健康管理的特点（A）	0.5
8. 机器人与医学机器人	机器人的定义；常见机器人分类方式；常见医学机器人举例	了解机器人的定义（A）；了解常见机器人的分类方式（A）；能够举例常见医学机器人（A）	0.5
9. 医学聊天机器人	聊天机器人的定义；聊天机器人的分类；聊天机器人的工作原理；医学聊天机器人的分类；医学聊天机器人和医学数据之间的关系	能够描述聊天机器人常见的用处（B）；了解聊天机器人的工作原理（A）；能够举例一些医学聊天机器人（A）；能够描述医学聊天机器人和医学数据之间的关系（B）	0.5
10. 脑机接口及其应用	脑机接口的定义；脑机接口的外部系统及其功能；脑机接口的起源	了解脑机接口的定义（A）；了解脑机接口的外部系统及其功能（A）；了解脑机接口的起源（B）	0.5
11. 脑机接口与医学数据采集分析	信号采集和解码；脑区空间定位和功能映射；实时反馈和控制；脑机交互应用；疾病研究和治疗；伦理和隐私考虑	能够描述脑机接口与医学数据之间存在的关系（B）	0.5
12. 脑机接口数据收集和分析的挑战及在医学中的应用	脑机接口数据收集和分析的挑战	能够针对脑机接口数据收集和分析的挑战提出解决方案（F）	0.5

第3部分

高等学校基础医学类专业人才培养方案

北京大学

基础医学专业培养方案

基础医学专业（八年制）培养方案

一、专业简介

基础医学是研究人体生命和疾病现象本质及其规律的自然科学，是临床医学乃至整个现代医学发展的基石，其主要任务是用现代科学技术阐释正常人体和疾病状态的结构与功能，研究疾病的本质及防治的基础理论。基础医学一级学科涵盖了人体解剖与组织胚胎学、生理学、生物化学与分子生物学、细胞生物学、遗传学、神经生物学、免疫学、病原生物学、病理生理学、病理学、药理学、放射医学和系统生物医学 13 个二级学科。

基础医学专业以培养引领现代医药卫生事业和高等医学教育事业发展所需的优秀人才为目标，秉承“八年一贯，本博融通”的原则，在优化综合素质教育的基础上，培养具有创新精神、国际视野、深厚医学基础的科研和教学领军人才。

基础医学专业毕业生可以在高等医学院校从事教学与科研，也可以在科研院所及临床医院研究室从事医学科研工作，成为在医药卫生领域从事基础研究与应用开发的教学和科研专业人才。

二、专业培养目标及要求

1. 思想道德与职业素质目标

（1）爱国敬业，诚信友善，遵纪守法，廉洁自律。

（2）具备高尚的人生观与价值观，以科学方法解决生活和工作中的问题。

（3）遵守学术道德规范，不抄袭、剽窃，不弄虚作假。

（4）崇尚学术，刻苦学习，勤奋工作，不断进取，追求卓越。

（5）具有独立思维，批判性思维，敢于创新和独立工作的能力。

（6）具有团队意识、人际交往和与他人合作的能力。

（7）具有自主学习和终身学习能力。

2. 知识目标

（1）具有坚实的自然科学和社会人文科学的知识。

（2）掌握基础医学相关学科的基本理论、基本知识和基本技能。

（3）掌握一定的临床医学知识和常见疾病的诊断治疗方法和临床思维方法。

（4）掌握与基础医学相关的理、工、信交叉学科知识。

（5）掌握基础医学的科研思维和研究方法。

（6）掌握一定的公共卫生及预防医学知识和思维方法。

（7）掌握一定的基础医学实践的教学知识和技能。

3. 能力目标

（1）具备独立进行科学研究的能力。能熟练阅读、分析实验数据和研究结果及其科学意义。具备信息获取、分析、应用和管理能力。

（2）具有基础医学基本的教学能力，熟练应用现代教育技术和常用的教学方法。

（3）具有良好的英语语言表达及沟通能力，能熟练阅读和翻译英文专业文献，具有较强的英文写作能力和进行国际学术交流的能力。

三、修业年限

1. 学制　八年制，包括本科阶段和二级学科阶段。

2. 时间分配　医学预科课程：1 学年；基础医学课程：2 学年；临床医学课程：0.5 学年；科研实习：0.5 学年；二级学科阶段：4 学年。

四、课程设置

1. 全学程所修课程由必修课和选修课构成，总学分不低于 200 学分，本科阶段需完成不低于 170 学分，二级学科阶段不低于 30 学分。

2. 必修课程

（1）公共基础课程：大学英语、体育、政治理论课（思想道德与法治、中国近现代史纲要、马克思主义基本原理、毛泽东思想和中国特色社会主义理论体系概论、习近平新时代中国特色社会主义思想概论、形势与政策）、计算概论、军事理论、劳动教育、高等数学、普通化学、有机化学、普通物理学等。

（2）专业导论课程：基础医学专业导论。

（3）专业基础课程：人体形态与功能 - 总论、人体形态与功能 - 运动系统、医学分子细胞遗传基础、人体形态与功能 - 神经系统、人体形态与功能 - 循环系统、人体形态与功能 - 淋巴系统、人体形态与功能 - 呼吸系统、人体形态与功能 - 消化系统、人体形态与功能 - 内分泌系统、医学病原与免疫基础（一）、医学病原与免疫基础（二）、人体形态与功能 - 生殖系统、人体形态与功能调节 - 泌尿系统、医学中的理工信（上）、医学中的理工信（下）；预防医学、流行病学、医学心理学；创新性综合实验、创新性思维训练、创新能力培养课程；诊断学、内科学、外科学、妇产科学、儿科学、神经病学。

（4）专业课程：科研思维训练。

3. 选修课及学分要求　包括自主选修课、医学基础选修课和二级学科选修课，不少于 52 学分。

（1）自主选修课：不少于 12 学分。

（2）医学基础选修课：不少于 8 学分。其中 I 类至少 4 学分，且必须选修“教改”选修课程。

（3）二级学科选修课及学术活动：不少于 30 学分，其中公共及专业必修课 17 学分，限制性选修课及选修课 8 学分，学术性活动 5 学分。

（4）本科分流出口选修课：因各种原因本科分流的学生不少于 6 学分。

五、培养计划

（一）本科阶段

1. 专业教育

注重大师引领，邀请国内外、大学本部、医学部及临床医院各个领域的杰出代表，包括众多院士、名师等，围绕“医学人文、战略政策、医学教育、基础前沿、学科交叉、临床引领、转化医学、创新实践”八个方向，对基础医学的内涵和外延、交叉学科对医学发展及人类健康的推动作用进行介绍，使学生全方位、多视角认识基础医学专业学科现状及未来发展，引发学生的家国情怀，增强使命感和责任感，激发学习兴趣和远大志向。

2. 通识教育

注重前沿及人文交叉：高等数学、普通化学、有机化学、普通物理学、分析化学、大学英语、体育、政治理论课、医学史、医学心理学以及其他人文课程。

（1）通过政治理论课程的培养，使学生德智体全面发展，热爱社会主义祖国、拥护中国共产党的领导、具有崇高的理想和社会责任感、能够积极为社会主义现代化建设事业服务。

（2）加强英语教学，采取分级教学的形式，因材施教，提高学生专业文献阅读和译写能力，使学生具有较强的听、说能力。进入二级学科资格审查前，要求学生必须通过国家英语六级考试。除公共英语教学外，要求各专业教研室在专业教学中注意提高学生专业英语水平，注重讲授和应用专业英语词汇和术语，指导学生阅读有关专业英语参考书和英文资料，督促学生加强专业英语自学，考试试卷中应有专业英语内容。

（3）体育课按照国家规定的大学生体育锻炼标准组织教学，增强学生体质，使学生掌握一定的体育技巧。

（4）从计算机基础知识、理论入手，加强学生计算机应用能力的培养，为后期的学习和科研工作打下扎实的基础。

（5）第一学年末安排国防教育，包括军事理论课、政训和军事训练。使学生了解基本的国防知识，确立国防意识，学习解放军的光荣传统和优良作风，掌握基本的军事技能，并增强组织性、纪律性及集体主义观念。

（6）加强职业与人文素养教育，使学生成为具有良好的道德作风修养、具有高尚的道德情操、具有奉献精神、刻苦学习、身体健康、遵纪守法的医学科学研究和教育工作者。

（7）加强高等数学、物理学、化学等自然科学类课程的教学，教师要引导学生运用所学基础理论知识和理科思维方法分析解决生物医学中的一些实际问题。实验课中要在实验基本操作方面进行正规的严格训练，为后续各科的学习和科研训练打下良好的基础，使学生具备适应现代医学科学发展的能力。

3. 基础医学

按器官系统，结合临床案例，实施以问题为中心（Problem Based Learning，PBL）小组讨论式教学与基础医学整合课程群大课互为支撑：创新性思维训练课程、人体形态与功能课程群（涵盖人体解剖学、组织胚胎学、医学生理学、医学神经生物学、病理生理学、药理学和病理学）、医学分子细胞遗传基础课程群（医学生物化学、医学细胞生物学、医学遗传学和生物物理学）、医学病原与免疫基础课程群（涵盖医学免疫学、医学微生物学和医学寄生虫学）。

基础医学课程群教学要求教师注重课程思政，将价值塑造、知识传授和能力培养于一体，在启发式教学的基础上引导学生系统深入地学习基础理论知识，同时引导学生将自己所学的自然科学和社会人文科学的基础知识与生命科学和医学的基础理论知识有机地联系起来，建立牢固、清晰、正确的基本理论和知识的框架，提高学生的自主学习和独立思考能力。要求学生能够掌握预防医学的基本理论知识，了解影响人群健康的各种因素和疾病流行规律，熟悉临床常见病、多发病的防治。

围绕器官系统，以案例为中心，以学生为主体，开展小组讨论式教学，即创新性思维训练课程。注重培养学生发现问题、解决问题的能力，自主学习、终身学习的能力，以及沟通交流、组织、表达、团结协作等综合素质，使学生在早期就能够学会综合运用基础知识解释或解决临床问题，实现基础学科之间以及基础学科与临床学科之间知识的融合，使学生能够较系统、深入地掌握基础医学知识。

4. 基础医学 +X

为适应新时代医学发展和研究的需求，需要增强医学与理学、工学、信息学及人工智能等学科的交叉融合，内容涉及理论和研究方法，包括计算生物医学导论、生物统计、生物信息编程技术、生物信息学、大数据分析、生物技术等。

5. 临床医学

临床医学课程针对本专业的特点，加强基础与临床融合，按器官系统整合，建立转化医学思维。教学应重点结合各类疾病的症状学和体征，着重分析讨论疾病的发病特点、发展和预后，指出临床医学与基础医学的结合点，介绍临床诊断过程中遇到的问题和需要进一步研究解决的问题，特别是需要基础医学工作者深入研究的问题。

6. 科研与思维训练

加强基础医学阶段实验教学，以“夯实基础、注重能力、突出创新”为目标，在开设经典的基础实验基础上，强调开展综合性和自主设计性实验，注重培养学生的实践能力、综合利用多学科知识的能力、观察分析能力和创新能力。

创新能力培养课程与实验教学互为补充，贯穿基础医学阶段全过程，让学生在基础医学阶段早期即开始接触科研、了解科研，接受正规的科研素质和科学思维的训练，以进一步加强创新能力的培养，同时完成早期轮转科研实验室的要求。

开设科研思维训练课程，以专题为引导，在首席科学家、知名学者的指导下，进行课内外的小组讨论，进一步提升创新能力和科研思维，为后续二级学科的科研学习奠定坚实的基础。具体教学进程见表 3-1。

（二）二级学科阶段

1. 为更好地开阔眼界，开拓思维，本专业学生在校期间要求参加一定数量的学术活动，做学术报告或展示论文，并完成 5 学分。

2. 为了使学生学习和掌握基础实验技术和知识，了解本学科的学术动态，以提高动手能力和开拓科研思路，提倡学生在本专业有关实验室进行轮转；积极提倡学生在学期间参加助研、助教或助管工作。

3. 在第 11 学期学生必须参加资格考试，主要是考查学生是否具有良好的政治素质和思想品德，是否掌握较为坚实宽广的基础理论知识和比较系统深入的专业知识，是否具有开展一定的科学研究的能力。不合格者不得继续二级学科培养，予以本科出口。

4. 博士学位论文工作

（1）基本要求：学位论文工作是博士生的主要学习任务，是培养学生科研能力与创新能力的重要环节。学生在学位论文工作中必须具有严谨求实的治学态度和良好的科学作风。应表明学生具有独立从事科学研究工作的能力；应在科学或专门技术上做出创新性成果，应对我国的社会发展与经济建设具有一定的理论意义和实用价值，为本学科的发展做出贡献。

（2）为了保证学位论文质量，加强论文工作的过程管理，严格执行开题报告、论文工作中期报告、论文工作结束报告和学位论文预答辩制度。

（3）学位论文撰写：学生在论文中应对自己的创新性成果做出详细的阐述，阐明本领域前人已有的成果和自己的贡献。学位论文撰写的具体要求见《北京大学医学部研究生学位论文书写格式及有关要求》。

（4）论文发表的要求：学生在学期间论文发表要求参照《北京大学医学部研究生在学期间发表论著的规定》执行。

六、毕业与学位授予

1. 学生完成全学程学业课程并且考核合格，符合学校毕业有关规定，具有毕业资格，发表论文符合学校要求，符合博士学位授予条件者，通过博士毕业论文答辩，准予毕业并颁发毕业证书，授予医学博士或理学博士学位并颁发学位证书。

2. 因任何原因分流的学生在完成前 3.5 学年的培养后，按要求完成专业选修课 6 学分及学士学位论文工作，并于第 5 学年结束时通过毕业论文答辩，符合本科毕业和学士学位授予条件者，准予本科毕业，颁发本科毕业证书并授予学士学位。

表 3-1　北京大学基础医学专业（八年制）教学进程表

2024 年 4 月修订

顺序	课程名称	学分	考核方式	学时数				按学年及学期分配							
				总计	讲课	实习	其他	1 学年		2 学年		3 学年		4 学年	5~8 学年
								1 学期	2 学期	3 学期	4 学期	5 学期	6 学期	7 学期	8~16 学期
								16 周	16 周	18 周	18 周	18 周	18 周	24 周	
								每周学时数							
1	高等数学	4.0		68	68			4							博士学位论文研究
2	普通化学（B）	4.0		60	60			4							
3	普通化学实验（B）	2.0		60		60		4							
4	计算概论（B）	3.0		54	54			2/2							
5	思想道德与法治	3.0		48	48			3							
6	基础医学专业导论课Ⅰ	1	考查	18	18			2×9							
7	基础医学专业导论课Ⅱ	1	考查	18	18				2×9						
8	普通物理	4.0		64	64				4						
9	有机化学（B）	4.0		68	68				4						
10	有机化学实验（B）	2.0		64		64			4						
11	中国近现代史纲要	3.0		51	51				3						
12	军事理论	2.0		34	34				2						
13	大学英语	4.0		64	64			2	2						
14	体育	4.0		140		140		2		2	2	2			
15	形势与政策	2.0		32	32					2×8					
16	医学史	2.0		36	36				2						

续表

顺序	课程名称	学分	考核方式	学时数				按学年及学期分配							
				总计	讲课	实习	其他	1 学年		2 学年		3 学年		4 学年	5~8 学年
								1 学期	2 学期	3 学期	4 学期	5 学期	6 学期	7 学期	
								16 周	16 周	18 周	18 周	18 周	18 周	24 周	8~16 学期
								每周学时数							
17	自主选修课	12.0	考查	192	192			12							博士学位论文研究
18	医学英语综合	2.0		36	36						2				
19	学术交流英语与实践	2.0		36	18	18						2			
20	马克思主义基本原理	3.0		54	36		18			2					
21	物理学实验	1.0		36		36				4×9					
22	人体形态与功能 - 总论	4.5		100	68	32				6					
23	人体形态与功能 - 运动系统	1.0		34	12	22				2					
24	医学分子细胞遗传基础	6.5		130	110	20				8					
25	毛泽东思想和中国特色社会主义理论体系概论	3.0		54	36		18				2				
26	习近平新时代中国特色社会主义思想概论	3.0		54	36		18				3				
27	预防医学	2.0		36	36						4×9				
28	人体形态与功能 - 神经系统	4.0		92	60	32					4				
29	人体形态与功能 - 循环系统	3.5		81	51	30					3				

续表

顺序	课程名称	学分	考核方式	学时数				按学年及学期分配							
								1 学年		2 学年		3 学年		4 学年	5~8 学年
				总计	讲课	实习	其他	1 学期	2 学期	3 学期	4 学期	5 学期	6 学期	7 学期	8~16 学期
								16 周	16 周	18 周	18 周	18 周	18 周	24 周	
								每周学时数							
30	人体形态与功能 - 淋巴系统	0.5		10	7	3					1				
31	医学中的理工信（上）	2.0		44	28	16					3				
32	医学心理学	2.0		36	36							2			
33	思想政治实践	2.0		36			36					2			
34	人体形态与功能 - 呼吸系统	1.5		42	23	19						2			
35	人体形态与功能 - 消化系统	1.5		38	26	12						2			
36	人体形态与功能 - 内分泌系统	1.0		26	20	6						2			博士学位论文研究
37	医学病原与免疫基础（一）	4.0		83	68	15						2			
38	流行病学	2.0		36	36								4×9		
39	医学病原与免疫基础（二）	2.0		43	22	21							5×9		
40	人体形态与功能 - 生殖系统	1.0		26	16	10							4×7		
41	人体形态与功能 - 泌尿系统	2.0		42	30	12							6×8		
42	医学中的理工信（下）	2.5		48	32	16							4×8/4×4		

续表

顺序	课程名称	学分	考核方式	学时数				按学年及学期分配							
								1 学年		2 学年		3 学年		4 学年	5~8 学年
				总计	讲课	实习	其他	1 学期	2 学期	3 学期	4 学期	5 学期	6 学期	7 学期	8~16 学期
								16 周	16 周	18 周	18 周	18 周	18 周	24 周	
								每周学时数							
43	创新性思维训练 I	2.0		38	38			2 × 1		2 × 1/4 × 3	4 × 3	2 × 2	2 × 1/4 × 1		
44	创新性思维训练 II	4.5		84	14		70				4 × 9	4 × 12			
45	创新性思维训练 III	2.0		36			36						3 × 12		
46	创新能力培养课程 I	2.0	考查	72			72			2					
47	创新能力培养课程 II	2.0	考查	72			72					2			
48	创新性综合实验	3.0	考查	96		96				12 × 2	4 × 2/4 × 4	4 × 10	4 × 2		
49	科研思维训练	2.0		48			48						6 × 9		
50	基础选修课	8.0	考查	144	144					8					
51	诊断学	6.0		147	68	79								9/10 × 8	
52	内科学	6.0		174	54	120								9/20 × 6	
53	外科学	8.0		185	81	104								16/21 × 5	
54	妇产科学	3.0		76	36	40								9/10 × 4	
55	儿科学	2.0		38	18	20								5/5 × 4	
56	神经病学	1.0		24	8	16								2/4 × 4	
57	劳动教育	2.0		16		16									

续表

顺序	课程名称	学分	考核方式	学时数				按学年及学期分配							
								1 学年		2 学年		3 学年		4 学年	5~8 学年
				总计	讲课	实习	其他	1 学期	2 学期	3 学期	4 学期	5 学期	6 学期	7 学期	8~16 学期
								16 周	16 周	18 周	18 周	18 周	18 周	24 周	
								每周学时数							
58	学位课程	17.0													17
59	非学位课程	8.0													8
60	学术活动	5.0													5
	总学分、学时及周学时	200.0		3574	2111	1075	388	27	26	27	26	27	18.5	34	30

基础医学专业（强基计划）培养方案

根据《教育部关于在部分高校开展基础学科招生改革试点工作的意见》（教学〔2020〕1 号）等文件要求，促进强基计划招生和培养的有效衔接，特制定培养方案如下。

一、基本情况

1. 专业简介

基础医学是研究人体生命和疾病现象本质及其规律的自然科学，是临床医学乃至整个现代医学发展的基石，其主要任务是用现代科学技术阐释正常人体和疾病状态的结构与功能，研究疾病的本质及防治的基础理论。北京大学基础医学专业涵盖了人体解剖与组织胚胎学、生理学、生物化学与分子生物学、细胞生物学、遗传学、神经生物学、免疫学、病原生物学、病理生理学、病理学、药理学、放射医学、系统生物医学、医学生物信息学和生物物理学 15 个二级学科。

北京医科大学（现更名为北京大学医学部）于 1977 年开始设立基础医学专业五年制，为国内最早开设该专业的学校。该专业依托生物学和基础医学两门学科，旨在培养满足现代医疗卫生事业、生物医学和高等医学教育事业发展所需要的生物医学高级科研人才和基础医学专业教师队伍。

1996 年，基础医学专业成为第四批“国家理科基础科学研究和教学人才培养基地”，2001 年率先倡导“八年一贯，本博融通”，为国内第一个开设的基础医学八年制专业，强调“加强基础，注重素质，整体优化，面向科研和教学”的培养模式，全面提升学生的综合素质。2009 年基础医学专业获北京市特色专业项目支持。2019 年基础医学专业入选国家级一流本科专业建设点，同时纳入北京大学“拔尖计划 2.0”——“未名学者计划”。现招生规模为 110 人 / 年。

经过四十余年专业建设和人才培养，基础医学院培养了大批优秀科研和教学人才，涌现出一批卓越的领军人物活跃在国内外医学研究前沿领域，如中国疾病预防控制中心原主任王宇（77 级）、清华大学医学院副院长吴励（77 级）和北京大学生命科学院院长吴虹（78 级）、清华大学基础医学系副主任胡小玉（92 级）、天津医科大学生理学与病理生理学系艾玎教授（2001 级首届八年制）等。近三年约 70% 毕业生留在生物医学领域工作，以卓越的成绩展现了专业培养的优势和特色，得到国家、用人单位和社会的广泛认可和好评。

2017 年，北京大学基础医学学科入选国家“双一流”建设学科名单。

2. 师资队伍

学院以师资力量雄厚、治学严谨著称，拥有一批国内外著名的专家学者。现有教职工 363 人，其中教授 83 人、副教授 108 人、博士生导师 140 人。中国科学院院士 3 人、工程院院士 3 人；国家杰出青年基金获得者 18 人；国家自然科学基金“优秀青年科学基金”获得者 16 人；国家“万人计划”领军人才 2 人，国家“万人计划”青年拔尖人才 5 人。国家自然科学基金委创新群体 5 个，教育部创新团队 4 个。

3. 教学及科研条件资源平台

学院为“国家理科基础科学研究和教学人才培养基地”和“基础医学学科拔尖学生培养基地”，拥有一个国家级实验教学示范中心，下设6个综合实验室，为创新型医学人才的培养提供高水平的实践创新能力培养平台。

学院现设12个系、1个教研室、2个研究所。面向“强基计划”学生开放“基础医学”“生物学”和“药学”3个博士学位授权的一级学科（涵盖15个二级学科）、7个国家重点二级学科、1个北京市重点一级学科、2个博士后流动站、全国重点实验室5种国家级科研平台，10个省（部）级重点实验室以及一批具备国际先进水平的科研基地和实验技术平台。

学院科学研究综合实力雄厚，近三年，新批各类科技项目317项，经费4亿元。发表论文合计1114篇，其中以第一或通讯作者单位发表SCI论文634篇，相关文章发表在*Science*、*Nat Med*、*N Engl J Med*及*Cell Stem Cell*等杂志。获得第一完成单位省部级科技奖4项，作为合作单位获科技奖4项。获授权国家发明专利52项。

二、培养目标及培养要求

本专业强基计划以培养引领现代医药卫生事业和高等医学教育事业发展所需的优秀人才为目标，秉承“八年一贯，本博融通”的原则，在优化综合素质教育的基础上，培养具有创新精神、国际视野、深厚医学基础的卓越医学科学家、医学教育家和医学战略家。

本专业学制为八年，培养包括本科阶段和二级学科阶段。

1. 阶段性考核和动态进出办法

强基计划设有多阶段、多元化、全面考核机制和科学动态遴选机制，保持在30人/年，定期组织联合专家组对学生进行全方位评价，依据评价考核结果动态调整学生分流。非强基计划本专业学生可以采取自愿报名和导师推荐方式参加选拔考核。同时，扩大优秀生源的补充，吸引理、工、信以及其他医学专业学生通过转专业等途径遴选加入计划学习。

2. 本研衔接的办法

本专业为八年本博一贯式培养，学生符合进入二级学科标准者，可以进入学院的相关二级学科完成博士培养。

三、毕业要求及授予学位

本专业学制八年，总学分不低于203学分，本科阶段需完成不低于173学分，二级学科阶段不低于30学分。学生完成各阶段学业、考核合格，颁发本科和博士研究生毕业证书；符合学位授予条件者，授予医学学士和医学博士或理学博士学位。特别优秀者经过认证，可以获得本科荣誉学位。

本专业培养设有淘汰机制，因成绩等原因不符合进入二级学科标准者，将进行本科分流。本专业本科分流出口在第五年末，学生可自主选择或被淘汰分流出口，考核合格，并符合学位授予条件者，颁发本科毕业证书及医学学士学位。

四、培养方式

本专业强基计划以“优质选才、精心培育、动态遴选、打造卓越”为核心，充分发挥北大教学和科研优势，厚植人才培养沃土，探索书院建设；深入实施导师制，注重大师引领，教育教学一体化；将学科交叉、科教融合作为拔尖人才培养重要途径，进一步与本部、各学院（部）、临床医院交叉合作，逐步实现各阶段纵向贯通与交叉融合；不断完善人才培养方案，优化教学方法和考核模式，推动新技术和新方法应用；提升综合素养和能力，注重实践、拓展国际视野，精心培育基础医学专业拔尖人才。

1. 厚植人才培养沃土

汇聚热爱医学教育的大师、名师以及专家，与学生深入探讨学术、交流心得、分享感悟，积极营造学术研究和拔尖人才培养的优质沃土，探索特色的管理模式，提供优质资源保障，完善激励机制和科学评价体系，促进教师潜心育人和学生健康成才。

2. 深入实施导师制，注重大师引领

注重大师引领，汇聚热爱教育、德才兼备的学术大师参与拔尖项目学生培养。在早期的导论课中，邀请国内外、大学本部、医学部及临床医院各个领域的杰出代表，对基础医学的内涵和外延、交叉学科对医学发展及人类健康的推动作用进行介绍，使学生全方位、多视角认识基础医学专业学科现状及未来发展，引发学生的家国情怀，增强使命感和责任感，激发学习兴趣和远大志向。

实施全程导师制，从本科早期开始优先给拔尖项目学生配备一对一的培养团队，包括学术大师、知名学者、资深专家担任专业导师，优秀教师担任学业导师以及优秀博士生担任益友导师，教育教学一体化，通过耳濡目染激发学生学术兴趣和创新潜力，使学生在课程学习、科学研究、职业生涯规划、政治思想教育、素质教育和心理健康等方面得到全方位引领、指导和帮助。明确培养团队职责，规定定期一对一与学生交流和指导，制定激励机制，激励导师切实指导和培养学生。

3. 夯实医学基础、实施“新时代”交叉整合课程体系

依据学科发展态势及国家发展需求，实施“新时代”交叉整合课程体系。在基础医学 +X 阶段重构课程体系，促进多学科深度融合，即信息、人文、工学、理学和医学深度融合，从初级交叉应用到高级整合应用，从理论课程到组学大数据综合实验室的建设。基础医学阶段的“新时代基础医学整合课程体系”主要由三大课程群组成，人体形态与功能课程群，包括解剖、组胚、病理、生理、神经生物、病生理和药理。分子、医学分子细胞遗传基础课程群，包括生物化学、细胞生物、医学遗传。医学病原与免疫基础课程群，包括免疫、微生物、寄生虫。课程群将教学内容和教学安排全面优化，基础与临床、课程群内、课程群间和不同教学方式全方位交叉融合，实现基础知识从结构到功能、从正常到异常、从大体到微观的推进。通过交叉融合课程体系的实施实现知识从记忆到理解到应用，再到批判和创新，螺旋式提升，技能和能力也不断丰富、充实和立体，不断夯实医学基础。

4. 打破常规，探索个性化人才培养模式

组织专家和导师团队制定个性化培养方案，对学生给予全程指导。在学习交叉融合基

础医学课程体系基础上，以“注重能力、突出创新、加强实践”为原则，结合拔尖学生培养需求，汇集最优质师资精心打造专业课程和实验课程，组学大数据实验中心实验课优先满足拔尖学生培养需求；满足不同学生学习兴趣和需求，制定特殊政策鼓励学生跨学科、跨专业、跨阶段（本博融通）选修和跨学校（国内外）选修，可以申请免修部分课程等。同时由专家组认定一定比例荣誉课程，选修荣誉课程学生可以申请荣誉学位，通过专家认定后可获荣誉学位。

5. 创新教学方法，提升综合素养和能力

以学生为中心，创新教学方法，在继续开展 PBL 小组讨论式教学与基础医学课程群互为支撑的基础上，积极探索翻转课堂、自主研讨课、研究性教学等新的教学形式和方法，激发学生学习兴趣，培养学生的自主学习能力和终身学习能力，提高发现问题、提出问题、分析问题和解决问题的能力，提高学生沟通表达能力、团队协作能力等，促进批判性思维和创新思维的形成。

6. 促进科教融合，营造学术氛围，打造系统、规范、全程的科研能力培养体系

充分发挥科研优势，促进科教融合，早期由专业导师通过学习交流，引导和激发学生科研兴趣，对拔尖学生进行基本科研素质和能力的训练；在此基础上鼓励学生积极申请本科生科研课题，深入科研实践，接受完整的科研全过程的培养和训练。开设科研思维训练课程，以专题为引导，在首席科学家、知名学者的指导下，进行课内外的小组讨论，进一步提升创新能力和科研思维；临床课程体现专业特色，加强基础与临床的交叉融合，进行基础与临床结合的科研训练，帮助学生建立转化医学思维。积极营造学术氛围，支持学术交流和活动平台的建设，例如学术沙龙、文献报告会、课题申请，中期和结题答辩会、校内外创新论坛、竞赛等，逐步形成系统、规范、全程的科研能力培养体系，为更好地进行本博融通衔接和培养打下坚实基础。

7. 拓宽国际视野，打造双向国际交流平台

引入国际学术大师参与拔尖人才培养，邀请大师、名师进行讲座、讲课和学术交流。投入专项经费支持拔尖项目学生参加国际会议交流及短期访学（暑期）；与国际一流大学合作，让学生接触国际学术前沿，感受国际学术氛围，开拓国际视野，为融入国际一流学术群体创造条件。实施卓越博士后培养项目，与国内外深度合作，拔尖项目学生进行 3 年的博士后培养项目，建立合作共赢的拔尖人才培养长效机制，培养具有国际视野、科研和创新能力强的基础医学师资和学科精英。

五、课程设置

1. 通识教育课程

注重前沿及人文交叉，主要包括高等数学、普通化学、有机化学、普通物理学、分析化学、大学英语、体育、政治理论课、医学史、医学心理学以及其他人文课程。

2. 专业教育课程

专业教育模块：大师引导专业教育，开设基础医学专业导论课。

基础医学模块：由三大课程群组成，人体形态与功能课程群，包括人体解剖学、组织

胚胎学、医学生理学、神经生物学、病理学、病理生理学和药理学。医学分子细胞遗传基础课程群，包括生物化学、医学细胞生物学、医学遗传学。医学病原与免疫基础课程群，包括医学免疫学、医学微生物学、医学寄生虫学。理论课、实验课与 PBL 案例小组讨论式教学有机组合，全方位交叉融合。

医学中的理工信模块：包括理论基础和研究方法与技术两部分，涵盖生物统计、生物信息、生物技术、生物物理、生物医学影像等多学科交叉内容。

公共卫生模块：开设预防医学、流行病学等课程。

临床医学模块：加强基础与临床融合，按器官系统整合，建立转化医学思维，包括诊断学、内科学、外科学、妇产科学、儿科学等。

3. 前沿拓展课程

基于医学发展趋势，面向国家战略需求，开设基础医学前沿拓展课程和医学中的理工信前沿拓展课程。

4. 特色课程

教学与科研结合，拓展科研创新与思维，开设创新能力培养课程、科研思维训练等课程。

详细教学进程见表 3-2。

六、配套保障

1. 组织保障

学院建立“校、院、班”三级联动的保障和管理体系，实行“3+1”管理模式，由国内外知名学者组成基地专家指导组，为强基计划人才培养提供指导和支持。学院各相关职能部门组成强基计划工作小组，从学生管理、人才培养、资源配置等方面为计划实施提供保障和支持。

2. 经费保障

基地统筹使用专项经费以及其他各级各类教学经费全力支持强基计划，全力保障学生国际交流、科研训练和创新实践、学术交流等工作的开展。

3. 师资保障

在学院雄厚师资基础上，统筹全校优质资源支持拔尖计划人才培养，打破学科壁垒，推动多学科交叉融合，开放北大其他国家重点实验室、国家临床医学中心、杰出人才平台和大数据平台等资源，搭建拔尖人才培养共享平台，从而让强基计划学生可以共享全校优质导师资源，全校优质导师资源全程参与强基计划人才培养。

4. 政策保障

设有强基计划学生奖励办法，对于优秀的学生给予更多的奖励和支持。以人才培养为中心推进教学管理制度创新，打造拔尖人才培养的绿色通道。

强基计划招生及培养工作按照教育部相关政策执行。若遇教育部政策调整，则按新政策执行。

本培养方案可能随北京大学本科教育改革有所调整。

表 3-2　北京大学基础医学专业（强基计划）教学进程表

2024 年 4 月修订

顺序	课程名称	学分	考核方式	学时数				按学年及学期分配							
				总计	讲课	实习	其他	1 学年		2 学年		3 学年		4 学年	5~8 学年
								1 学期	2 学期	3 学期	4 学期	5 学期	6 学期	7 学期	
								16 周	16 周	18 周	18 周	18 周	18 周	24 周	8~16 学期
								每周学时数							
1	高等数学	4.0		68	68			4							博士学位论文研究
2	普通化学（B）	4.0		60	60			4							
3	普通化学实验（B）	2.0		60		60		4							
4	计算概论（B）	3.0		54	54			2/2							
5	思想道德与法治	3.0		48	48			3							
6	基础医学专业导论课Ⅰ	1	考查	18	18			2×9							
7	基础医学专业导论课Ⅱ	1	考查	18	18				2×9						
8	普通物理	4.0		64	64				4						
9	有机化学（B）	4.0		68	68				4						
10	有机化学实验（B）	2.0		64		64			4						
11	中国近现代史纲要	3.0		51	51				3						
12	军事理论	2.0		34	34				2						
13	大学英语	4.0		64	64			2	2						
14	体育	4.0		140		140		2		2	2	2			
15	形势与政策	2.0		32	32					2×8					
16	医学史	2.0		36	36				2						

续表

顺序	课程名称	学分	考核方式	学时数				按学年及学期分配							
								1 学年		2 学年		3 学年		4 学年	5~8 学年
				总计	讲课	实习	其他	1 学期 16 周	2 学期 16 周	3 学期 18 周	4 学期 18 周	5 学期 18 周	6 学期 18 周	7 学期 24 周	8~16 学期
								每周学时数							
17	自主选修课	12.0	考查	192	192			12							
18	医学英语综合	2.0		36	36						2				
19	学术交流英语与实践	2.0		36	18	18						2			
20	马克思主义基本原理	3.0		54	36		18			2					
21	物理学实验	1.0		36		36				4×9					
22	人体形态与功能 - 总论	4.5		100	68	32				6					
23	人体形态与功能 - 运动系统	1.0		34	12	22				2					博士学位论文研究
24	医学分子细胞遗传基础	6.5		130	110	20				8					
25	毛泽东思想和中国特色社会主义理论体系概论	3.0		54	36		18				2				
26	习近平新时代中国特色社会主义思想概论	3.0		54	36		18				3				
27	预防医学	2.0		36	36						4×9				
28	人体形态与功能 - 神经系统	4.0		92	60	32					4				

续表

顺序	课程名称	学分	考核方式	学时数				按学年及学期分配							
								1 学年		2 学年		3 学年		4 学年	5~8 学年
				总计	讲课	实习	其他	1 学期	2 学期	3 学期	4 学期	5 学期	6 学期	7 学期	8~16 学期
								16 周	16 周	18 周	18 周	18 周	18 周	24 周	
								每周学时数							
29	人体形态与功能 - 循环系统	3.5		81	51	30					3				博士学位论文研究
30	人体形态与功能 - 淋巴系统	0.5		10	7	3					1				
31	医学中的理工信（上）	2.0		44	28	16					3				
32	医学心理学	2.0		36	36							2			
33	思想政治实践	2.0		36			36					2			
34	人体形态与功能 - 呼吸系统	1.5		42	23	19						2			
35	人体形态与功能 - 消化系统	1.5		38	26	12						2			
36	人体形态与功能 - 内分泌系统	1.0		26	20	6						2			
37	医学病原与免疫基础（一）	4.0		83	68	15						2			
38	流行病学	2.0		36	36								4 × 9		
39	医学病原与免疫基础（二）	2.0		43	22	21							5 × 9		

续表

顺序	课程名称	学分	考核方式	学时数				按学年及学期分配							
				总计	讲课	实习	其他	1 学年		2 学年		3 学年		4 学年	5~8 学年
								1 学期	2 学期	3 学期	4 学期	5 学期	6 学期	7 学期	
								16 周	16 周	18 周	18 周	18 周	18 周	24 周	8~16 学期
								每周学时数							
40	人体形态与功能 - 生殖系统	1.0		26	16	10							4 × 7		博士学位论文研究
41	人体形态与功能 - 泌尿系统	2.0		42	30	12							6 × 8		
42	医学中的理工信（下）	2.5		48	32	16							4 × 8/4 × 4		
43	创新性思维训练 I	2.0		38	38			2 × 1		2 × 1/4 × 3	4 × 3	2 × 2	2 × 1/4 × 1		
44	创新性思维训练 II	4.5		84	14		70				4 × 9	4 × 12			
45	创新性思维训练 III	2.0		36			36						3 × 12		
46	创新能力培养课程 I	2.0	考查	72			72			2					
47	创新能力培养课程 II	2.0	考查	72			72					2			
48	创新性综合实验	3.0	考查	96		96				12 × 2	4 × 2/4 × 4	4 × 10	4 × 2		
49	科研思维训练	2.0		48			48						6 × 9		
50	基础选修课	8.0	考查	144	144					8					
51	基础医学前沿拓展 I	1.0		20	20					3					
52	基础医学前沿拓展 II	1.0		20	20						3				
53	交叉学科前沿拓展	1.0		20	20							3			
54	组学大数据综合实验	1.0		36		36							4 × 9		

续表

顺序	课程名称	学分	考核方式	学时数				按学年及学期分配							
				总计	讲课	实习	其他	1 学年		2 学年		3 学年		4 学年	5~8 学年
								1 学期	2 学期	3 学期	4 学期	5 学期	6 学期	7 学期	8~16 学期
								16 周	16 周	18 周	18 周	18 周	18 周	24 周	
								每周学时数							
55	诊断学	6.0		147	68	79								9/10 × 8	博士学位论文研究
56	内科学	6.0		174	54	120								9/20 × 6	
57	外科学	8.0		185	81	104								16/21 × 5	
58	妇产科学	3.0		76	36	40								9/10 × 4	
59	儿科学	2.0		38	18	20								5/5 × 4	
60	神经病学	1.0		24	8	16								2/4 × 4	
61	劳动教育	2.0		32	16	16									
62	学位课程	17.0													17
63	非学位课程	8.0													8
64	学术活动	5.0													5
总学分、学时及周学时		203.0		3686	2187	1111	388	27	26	27	26	27	18.5	34	30

2023 级基础医学专业“2+X”教学培养方案

一、培养目标及培养要求

本专业培养德智体美劳全面发展，具有宽厚的科学基础，扎实的医学基础理论，富有创新思维，可以从事基础医学教学和科学研究实践的高级医学人才。要求本专业学生比较全面地掌握自然科学基础理论和人文社会科学知识，了解和熟悉当代医学发展的前沿，具备良好的思想品德和职业道德，有开展医学教学和科学研究的基本素质和独立工作的能力，具有与国际同行进行交流的能力，包括掌握国际学术前沿动态、语言交流技巧和外语水平等方面的能力。

二、毕业要求及授予学位类型

本专业学生毕业时须满足通识教育课程（含通识教育核心课程和专项教育课程）43 学分、专业培养课程 131 学分（含专业实习 10 学分和毕业论文 6 学分）和多元发展路径课程的修读要求，总学分不低于 198 学分（含实践学分不低于 56 学分；含美育学分不少于 2 学分，其中至少在“美学和艺术史论类”或“艺术鉴赏和评论类”课程中修读 1 学分，并至少参与一项艺术实践活动；含劳动教育不少于 32 学时，并满足劳动周教育要求），并通过复旦大学英语水平测试，方能获得本科毕业证书，达到学位要求者授予医学学士学位。选择不同学业路径将获得不同标注的学士学位证书。

留学生和港澳台侨学生的通识教育课程修读要求，以及留学生的水平测试要求，参见相应修读说明。

三、课程设置与修读要求

（一）通识教育课程（43 学分）

通识教育课程包括通识教育核心课程和专项教育课程。

1. 通识教育核心课程

要求修读 27 学分，含思想政治理论课 19 学分，七大模块课程 8 学分（每模块最多修读 1 门课程）。课程设置详见核心课程七大模块和基础医学专业修读建议。

2. 专项教育课程

要求修读 16 学分，课程设置详见专项教育课程和基础医学专业修读建议。

（二）专业培养课程（131 学分）

专业培养课程包括大类基础课程和专业核心教育课程。

1. 大类基础课程

要求修读医学学科类基础课程 22 学分，课程设置详见大类基础课程和基础医学专业修读建议。

2. 专业核心教育课程

要求修读 109 学分，设置如下。

	课程名称	课程代码	学分	周学时	含实践学分	含美育学分	含劳动教育总学时	开课学期	备注
医学基础课	基础医学导论	MED130393	1	1				2	
	细胞生物学 C	MED130183	2	2				2	
	生物化学	MED130242	4	4				3	
	人体解剖学	MED130398	3	2+2	1			3	
	基础医学分论	MED130418	5	5				3	
	核心实验技术 I	MED130419	4	6	2			3	
	卫生统计方法（一）	PHPM130058	1.5	1.5				4	
	神经系统疾病基础	MED130420	5	4+2	1			4	
	循环血液系统疾病基础	MED130421	4.5	3.5+2	1			4	
	呼吸系统疾病基础	MED130422	2.5	2+1	0.5			4	
	免疫学 B	MED130041	3	2.5+1	0.5			4	
	医学微生物学 C	MED130343	3.5	3+1	0.5			4	
	核心实验技术 Ⅱ	MED130427	4	2+4	2			4	
	医学遗传学	MED130480	1.5	1.5				4	
	寄生虫学 C	MED130012	2	1.5+1	0.5			5	
	消化系统疾病基础	MED130423	3	2+2	1			5	
	泌尿系统疾病基础	MED130424	2.5	2+1	0.5			5	
	内分泌生殖系统疾病基础	MED130425	2.5	2+1	0.5			5	
	医学伦理与法规	MED130407	1	1				5	
临床课	诊断学 B	MED130049	3.5	3+1	1			5	
	内科学 C	MED130056	6	5+2	2			6	
	外科学 C	MED130057	3	2+2	1.5			6	
	妇产科学 C	MED130058	2.5	2+1	1			6	
	儿科学 C	MED130059	2.5	2+1	1			6	

续表

	课程名称	课程代码	学分	周学时	含实践学分	含美育学分	含劳动教育总学时	开课学期	备注
临床实习	内科实习	MED130128	6		6			7	
	外科实习	MED130129	6		6			7	
	儿科实习	MED130349	4		4			7	
	妇产科实习	MED130350	4		4			7	
专业实习与论文	专业实习	MED130570	10		20			9	
	毕业论文	MED130571	6		12			10	

（三）多元发展课程

多元发展包括专业进阶（含荣誉项目）、跨学科发展（含辅修学士学位项目）和创新创业等不同路径，要求在院系专业导师指导下选择一条发展路径，按路径要求修读课程。

1. 专业进阶路径

修满 24 学分。要求在本专业进阶模块课程中修读至少 24 学分（其中专业进阶Ⅰ和专业进阶Ⅱ分别修读 14 和 10 学分，专业进阶模块Ⅰ若有多修读学分，可替代专业进阶模块Ⅱ学分）。完成专业进阶路径修读要求的学生，可以向基础医学院申请推免直研资格，并有机会获得基础医学院院长署名的推荐信，毕业时获得基础医学专业毕业证书及学士学位证书。

专业进阶课程设置如下：

（1）专业进阶模块Ⅰ（14 学分）

专业进阶课程	课程名称	课程代码	学分	周学时	含实践学分	含美育学分	含劳动教育总学时	开课学期	备注
	免疫学进阶 *	MED130432	2					秋	
	医学微生物学进阶 *	MED130569	2					秋	
	代谢分子医学和疾病 *	MED130431	2					秋	
	人体寄生虫感染的原理 *	MED130568	2					春	
	脑科学前沿 *	MED130406	2					春	
	解码疾病的医学遗传学原理 *	MED130433	2					春	
	生物医学信息学概论 *	MED130310	2					春	
	医学文献检索与利用 A	MED130046	2					秋	
	核心实验技术Ⅲ	MED130430	4	6	2			秋	

（2）专业进阶模块Ⅱ（10 学分）

专业进阶课程	课程名称	课程代码	学分	周学时	含实践学分	含美育学分	含劳动教育总学时	开课学期	备注
	医学物理实验	PHYS130088	2	3	2			2	
	医学影像深度学习	MED130428	2	1+2	1			秋	
	人工智能病理学	AIS631011	3	2+2	1			秋	
	卫生统计方法（二）	PHPM130059	1.5	1.5				春，秋	
	基因组学 - 高通量测序实验与 数据分析	MED130478	2	1.5+1	0.5			春，秋	
	细胞超微结构与电镜技术	MED130077	3					春，秋	
	疼痛生物医学	MED130354	2					春，秋	
	实验动物学	MED130162	2					春，秋	
	神经精神疾病Ⅰ	MED130311	2					春	全英语课程
	神经精神疾病Ⅱ	MED130312	2					秋	全英语课程
	免疫工程	MED130099	2					秋	
	人体的社交网络：共生微生物	MED130283	2	2				暑期	
	医学人工智能与机器学习	MED130347	3	3				暑期	
	达尔文演化论和现代医学	MED130348	2	2				暑期	
	中西医结合基础概论	MED130097	2	2				秋	
	法医学概论	MED130105	2	2				春秋	
	影像诊断学 C	MED130050	2.5	2+1	0.5			春	
	医学心理学	MED130017	1.5	1.5				春	

* 课程学分可用相应的荣誉课程学分替换；进阶课程开课学期仅供参考，可能因客观原因调整。

2. 荣誉项目路径

荣誉项目课程设置和修读要求请见基础医学专业本科“荣誉项目”实施方案。下载地址：https：//jwc.fudan.edu.cn/（复旦大学教务处）专业培养 - 常用文档。

3. 跨学科发展路径（不适用于强基班学生）

修满 32 学分。要求修读 2 个非本专业独立开设的学程，学分不足部分可在全校所有本科生课程中任意选修。完成跨学科发展路径的学生，毕业时将获得基础医学（跨学科）毕业证书及学士学位证书。

学程课程详见教务处学程项目网页，下载地址：https：//jwc.fudan.edu.cn/（复旦大学教务处）专业培养 - 常用文档。完成学程修读要求的学生可获得相应的学程证书。

4. 辅修学士学位路径（不适用于强基班学生）

要求至少修读本专业进阶课程 14 学分和 1 个辅修学士学位项目，辅修学士学位应与主修学士学位归属不同的 本科专业大类。

辅修学士学位项目课程设置详见教务处辅修学士学位项目网页，下载地址：https：//jwc.fudan.edu.cn/（复旦大学教务处）专业培养 - 常用文档。完成辅修学士学位项目修读要求，且达到学校毕业和学位授予要求的学生可获得相应的辅修学士学位证书。

5. 创新创业路径

修满 32 学分。要求修读 1 个创新创业学院开设的创新创业学程，以及 1 个非本专业独立开设的学程。学分不足部分可在全校所有本科生课程中任意选修。创新创业学程课程详见教务处学程项目网页，下载地址：https：//jwc.fudan.edu.cn/（复旦大学教务处）专业培养 - 常用文档。

6. 其他

（1）第 7 学期结束，学生需确定选课路径，毕业时将按照所选择的路径对应的修读要求进行严格审核，不满足路径对应的修读要求审核不通过。

（2）多元发展路径中，辅修学士学位项目或专业进阶课程模块均可以冲抵学程，专业培养和多元发展路径共 享的课程只计算一次学分。

（3）完成 1 个本专业进阶模块（至少 14 学分）和 1 个非本专业独立开设的学程的学生，仍被视作选择跨学科发展路径，毕业时将获得基础医学（跨学科）毕业证书及学士学位证书。

上海交通大学

生物医学科学（致远荣誉计划）培养方案

一、培养目标

立足国情，面向未来，借鉴国际一流大学的创新人才培养模式，创新体制机制，以医学院为主体，整合校内外、海内外，特别是上海市优质生物医学及其相关学科的教育资源，通过国际化办学、全程导师制，引导学生自主学习、合作学习和深度学习，并对优秀毕业生实施本 - 博连读。致力于将一批今天优秀、极具创新潜质的学生和不断超越自己、极具创新思维的优秀老师聚集在一起，勤奋进取，共同超越，造就既具有深厚的数理化功底和现代生命科学知识，又融会贯通医学知识，具备远大理想、高尚情操、创新思维、全球视野的医学研究和教育领域的领军人才。

二、培养原则

1. 汇聚国内外、校内外优秀师资，制定符合学习科学和生物医学科学学科特点的专业标准，学院与书院培养相结合，建立一流的课程体系，落实以学为中心的理念，推动学生人格养成、能力建设，以及献身全球健康、服务国家重大战略需求、探究重大医学科学问题的使命担当。

2. 依托教育部生物医学科学专业虚拟教研室和教育部“101 计划”基础医学核心实践与创新研究虚拟教研室，创建基于线上线下和知识图谱的数字化学习共同体，全面提升学生创新能力和对未来的适应能力。

3. 充分利用医学院基础医学和临床医学双 A+ 的学科优势和致远学院作为国内领先的拔尖人才培养基地的国际化学术生态，培养学生的综合学术素养，拓展全球视野、提升多元文化适应能力。

三、基本要求

A　价值引领

A1　坚定理想信念，践行社会主义核心价值观。

A2　厚植家国情怀，担当民族伟大复兴重任。服务国家重大战略需求、推进健康中国建设。

A3　立足行业领域，矢志成为国家栋梁。追求成为卓越的医学科学家和医学教育家。

A4　追求真理，树立创造未来的远大目标。成为勇于担当的未来医学科学领军人才。

A5　胸怀天下，以增进全人类福祉为己任。探究重大医学科学问题，着眼人类命运共同体建设，增进全球健康。

B　知识探究

B1　深厚的基础理论。熟悉生物化学、细胞生物学、遗传学、免疫学、微生物学等生物医学科学相关基础知识。

B2　扎实的专业核心。掌握人体正常生理和疾病状态下的分子、细胞、组织、器官和系统的形态和功能改变及其变化规律。掌握生物医学的科研思维方法和实验技术原理，熟悉计算机、生物信息和统计知识等。

B3　宽广的跨学科知识。具有坚实的医学相关学科如数学、物理、化学等自然科学知识。

B4　领先的专业前沿。具备一定的临床基础医学知识，了解医学研究的新进展和新成就。

B5　广博的通识教育。利用交大通识教育平台，全面获取文学、哲学、历史、伦理、心理学等人文社会科学知识。

C　能力建设

C1　审美与鉴赏能力。具备对文学艺术作品的品鉴能力。

C2　沟通协作与管理领导能力。具备团队合作和团队领导能力，与不同类型的人合作沟通的能力。

C3　批判性思维、实践与创新能力。具备独立发现、分析和解决问题的能力。

C4　跨文化沟通交流与全球胜任力。具备准确的语言表达能力，至少一种外语的应用能力。

C5　终身学习和自主学习能力。

D　人格养成

D1　刻苦务实、意志坚强。具有大胆假设、严谨求证、锲而不舍的科学探索精神，以及为医学新知识产生、新技能发现和知识传播做出贡献的意识。

D2　努力拼搏，敢为人先。思维敏捷、乐于创新，追求卓越。

D3　诚实守信，忠于职守。具有正义感和社会责任感，以及追求真理的独立精神。

D4　身心和谐、体魄强健。积极锻炼，身心开阔，乐观向上。

D5　崇礼明德，仁爱宽容。具有团队协作和良性竞争意识。

四、课程体系构成

根据生物医学科学专业以及当前医学科技发展特点，设置了包括通识教育、专业教育、选修课、专业实践课程、军事技能训练、专业综合训练在内的层层递进的课程体系，从基本概念、前沿研究进展、特定领域的深入研究三个层面进行系统培养和训练。

生物医学科学专业学生由致远学院和医学院共同培养，第一及第二学年在致远学院完成通识教育和自然科学等基础课程，第三及第四学年在医学院完成生物医学科学理论及实践课程。

生物医学科学专业毕业要求总学分不少于157学分，其中137学分属于必修课，选修课不低于20学分（包括必选课，选修课学分不区分人文类、基础类和专业类，鼓励学生按自身需求增加选修课学分）。

1. 通识教育及实践课程说明

按要求统一安排执行，包括中国近代史纲要、思想道德与法治、习近平新时代中国特色社会主义思想概论、毛泽东思想和中国特色社会主义理论体系概论、马克思主义基本原理、军事理论、英语、体育、通识教育实践活动等。

2. 专业基础课程说明

包括数学分析、线性代数、概率论、力学与热学、电磁学和光学、微观物质结构与导论、有机化学、生物医学科学导论、医学系统生物学、程序设计与算法导论、机器学习原理与应用等。

3. 专业核心课程说明

包括生物化学、细胞生物学、遗传学、人体结构与功能、疾病学基础、临床医学概论、生物医学科学文献导读等。

4. 选修课程说明

（1）专业选修课：医学前沿（21创新论坛）、高级免疫学、神经生物学、肿瘤生物学、大数据分析、实验室综合安全概论、科研诚信与学术规范、人工智能与医学、健康中国、全球健康与全健康、医学传播学、心理健康同伴教育等。

（2）人文选修课：演讲与口才、人与社会、文学欣赏、名画与医学、中国画基础（山水篇）、高雅音乐赏析、医学与法律、食物与疾病、人际沟通与交流、导师推荐课程。

5. 专业实践类课程说明

实践课包括与课程相关的物理、化学、生物学实验系列课程、数理化生医融通课程和探究为基础的实验课程。

6. 军事技能训练课程说明

军训。

7. 专业综合训练说明

包括海外游学、RBL（research-based learning）科研实践、教学实习、毕业设计（论文）等环节。

8. 个性化教育课程说明

学生可以选修各类学校认可的各种理论教学或实践教学课程，包括通识或专业选修课程，不做任何硬性模块要求和规定。

9. 劳动教育课程说明

按学校要求安排。

课程设置将根据课程建设的实际情况做适当的调整和补充。

五、资格、学制、学分和学位

1. 建立科学动态的专业管理体系，特别是转入转出制度。

2. 基本学制为四年。因各种原因延期最多不超过 6 年。

3. 毕业要求总学分不少于 157 学分。其中必修课程 137 学分，选修课程不低于 20 学分（包括必选课，选修课学分不区分人文类、基础类和专业类，鼓励学生按自身需求增加选修课学分）。

4. 学生按培养计划修完全部课程，满足上海交通大学医学院基本要求的，授予上海交通大学理学学位。获得理学学士学位后，优先攻读医学院相关学科的直博研究生或通过国际合作攻读海外名校博士研究生。

六、课程设置一览表

2024 年级生物医学科学（致远荣誉计划、强基计划）专业课程设置如下。

1. 通识教育课程　要求最低学分为 31 学分。

后两年培养计划学分要求以医学院实际执行情况为准。

（1）公共课程类：要求最低学分为 31 学分。

1）必修：要求最低学分为 23 学分，须修满全部。

课程代码	课程名称	学分	总学时	理论学时	实践学时	年级	推荐学期	课程性质	价值贡献	知识贡献	能力贡献	素质贡献	毕业要求	备注
MARX 1208	思想道德与法治 Cultivation of Ethics and Fundamentals of Law	3.0	48	48	0	一	1	必修	A1，A2，A5	B1，B3	C5	D4		
MARX 1205	形势与政策 Circumstance and Policy	0.5	8	8	0	一	1	必修	A1，A2，A4，A5	B1，B3	C1	D1，D2，D3		
KE 1201	体育（1） Physical Education I	1.0	32	0	32	一	1	必修	A1	B3	C5	D4		
KE 1202	体育（2） Physical Education II	1.0	32	0	32	一	2	必修	A1	B3	C5	D4		
MARX 1206	新时代社会认知实践 Social Cognitive Practice in the New Era	2.0	32	4	28	一	2	必修	A1，A2，A3，A5	B3，B4	C2，C3，C4，C5	D1，D5		
MARX 1202	中国近现代史纲要 Modern Chinese History	3.0	48	48	0	一	2	必修	A1，A2，A4，A5	B1，B3	C1	D1，D2，D3		
MIL 1201	军事理论 Military Theory	2.0	32	32	0	一	2	必修	A1，A5	B5	C4，C5			
KE 2201	体育（3） Physical Education III	1.0	32	0	32	二	1	必修	A1	B3	C5	D4		

续表

课程代码	课程名称	学分	总学时	理论学时	实践学时	年级	推荐学期	课程性质	价值贡献	知识贡献	能力贡献	素质贡献	毕业要求	备注
MARX 1203	毛泽东思想和中国特色社会主义理论体系概论 Introduction to Mao Zedong Thought and the Theoretical System of Socialism with Chinese Characteristics	3.0	48	48	0	二	1	必修	A1，A2，A4，A5	B1，B3	C1	D1，D2，D3		
MARX 1204	马克思主义基本原理 Basic Theory of Marxism	3.0	48	48	0	二	2	必修	A1，A2，A4，A5	B1，B3	C1	D1，D2，D3		
KE 2202	体育（4） Physical Education Ⅳ	1.0	32	0	32	二	2	必修	A1	B3	C5	D4		
MARX 1219	习近平新时代中国特色社会主义思想概论 Xi Jinping Thought on Socialism with Chinese Characteristics for a New Era	3.0	48	48	0	二	1	必修						
PSY 1201	大学生心理健康教育 Mental Health Education	1.0	16	16	0									
总		22.5	424	268	156									

2）英语选修：要求最低学分为 6 学分。

英语选修课。全部修业期间需修满 6 学分，且需达到学校英语培养目标基本要求，多修读学分计入个性化。

课程代码	课程名称	学分	总学时	理论学时	实践学时	年级	推荐学期	课程性质	价值贡献	知识贡献	能力贡献	素质贡献	毕业要求	备注
FL3201	大学英语（3） College English Ⅲ	3.0	48	48	0	一	1	限选	A1，A2，A4，A5	B5	C1，C2，C3，C4，C5	D1，D2，D3，D4，D5		

续表

课程代码	课程名称	学分	总学时	理论学时	实践学时	年级	推荐学期	课程性质	价值贡献	知识贡献	能力贡献	素质贡献	毕业要求	备注
FL2201	大学英语（2） College English Ⅱ	3.0	48	48	0	一	1	限选	A1，A2，A4，A5	B5	C1，C2，C3，C4，C5	D1，D2，D3，D4，D5		
FL4201	大学英语（4） College English Ⅳ	3.0	48	48	0	一	1	限选	A1，A2，A4，A5	B5	C1，C2，C3，C4，C5	D1，D2，D3，D4，D5		
FL1201	大学英语（1） College English Ⅰ	3.0	48	48	0	一	1	限选	A1，A2，A4，A5	B5	C1，C2，C3，C4，C5	D1，D2，D3，D4，D5		
FL5201	大学英语（5） College English Ⅴ	3.0	48	48	0	一	2	限选	A1，A2，A4，A5	B5	C1，C2，C3，C4，C5	D1，D2，D3，D4，D5		
总		15.0	240	240	0									

（2）通识教育核心课程：要求最低学分为 4 学分。

院系通识为必修。

1）院系通识核心课程：要求最低学分为 2 学分，必修。

课程代码	课程名称	学分	总学时	理论学时	实践学时	年级	推荐学期	课程性质	价值贡献	知识贡献	能力贡献	素质贡献	毕业要求	备注
CHN1350	学术写作与规范 Academic Writing and Ethics	2.0	48	48	0	一	2	通识核心课程	A1，A4	B1，B2		D1，D2		
总		2.0	48	48	0									

2）人文学科：要求最低学分为 0 学分，见课程组，在中选择。

3）社会科学：要求最低学分为 0 学分，见课程组，在中选择。

4）自然科学：要求最低学分为 0 学分，见课程组，在中选择。

5）艺术修养：要求最低学分为 2 学分，见课程组，在中选择。

2. 专业教育课程 要求最低学分为 94 分，后两年培养计划学分要求以医学院实际执行情况为准。

（1）基础类：要求最低学分为 36 学分。

必修：要求最低学分为 36 学分，须修满全部。

续表

课程代码	课程名称	学分	总学时	理论学时	实践学时	年级	推荐学期	课程性质	价值贡献	知识贡献	能力贡献	素质贡献	毕业要求	备注
CHEM1221	微观物质结构与导论（含分析化学） Introduction to the Microstructure of Macter	4.0	64	64	0	一	1	必修	A3，A4	B1，B5	C1，C2，C3	D1，D3，D4		
MATH1213	线性代数（荣誉） Linear Algebra（H）	4.0	64	64	0	一	1	必修	A3，A4，A5	B3，B4	C1，C2，C4	D2，D4		
MATH1214	数学分析（荣誉）Ⅰ Mathematical Analysis（H）Ⅰ	4.0	64	64	0	一	1	必修	A3，A4，A5	B3，B4	C1，C2，C4	D2，D4		
PH1212	力学与热学 Mechanics and Thermal Physics	2.0	32	32	0	一	1	必修	A3，A4，A5	B3，B5	C1，C2，C3，C5	D2，D4		
BMS1201	生物医学科学导论 -1 Introduction to Biomedical Science Ⅰ	1.0	16	16	0	一	1	必修	A2，A3，A4，A5	B1，B4	C3，C5	D1，D2		
BMS1202	生物医学科学导论 -2 Introduction to Biomedical Science Ⅱ	1.0	16	16	0	一	2	必修	A2，A3，A4，A5	B 1，B4	C3，C5	D1，D2		
MATH1608H	数学分析（荣誉）Ⅱ Mathematical Analysis（H）Ⅱ	4.0	64	64	0	一	2	必修	A3，A4，A5	B3，B4	C1，C2，C4	D2，D4		
PHY0202	电磁学和光学 Electromagnetism and Optics	3.0	48	48	0	一	2	必修	A3，A4，A5	B3，B5	C1，C2，C3，C5	D2，D4		
MATH2752	概率论 Probability	2.0	32	32	0	二	1	必修	A3，A4	B1	C2，C3	D1，D2		
MATH2752	程序设计与算法导论 Introduction to Programming and Algorithm Design	4.0	64	64	0	二	1	必修	A4	B2，B3	C3	D1		
CS1960	机器学习原理与应用 Principles and Applications of Machine Learning	3.0	48	48	0	二	2	必修	A4	B2，B3	C5	D1		

续表

课程代码	课程名称	学分	总学时	理论学时	实践学时	年级	推荐学期	课程性质	价值贡献	知识贡献	能力贡献	素质贡献	毕业要求	备注
CHEM2203	有机化学 Organic Chemistry	4.0	64	64	0	一	2	必修	A3，A4	B1	C1，C2，C3	D1，D3，D4		
总		36.0	640	640	0									

（2）专业类：要求最低学分为 58 学分。

1）必修：要求最低学分为 43 学分，须修满全部。

课程代码	课程名称	学分	总学时	理论学时	实践学时	年级	推荐学期	课程性质	价值贡献	知识贡献	能力贡献	素质贡献	毕业要求	备注
BMS1203	医学系统生物学 Medical System Biology	1.0	16	16	0	二	1	必修	A4	B1，B2，B4	C2，C3，C5	D1，D2，D5		
BIO2355	生物化学 Biochemistry	4.0	64	64	0	二	1	必修	A2，A3	B1，B2，B3	C1，C2	D1		
BMS1986	细胞生物学 Cell Biology	3.5	56	56	0	二	1	必修	A2，A3，A4	B1，B2	C3，C5	D3，D4		
MED2353	人体结构与功能 Structure and Functions of Human Body	5.0	80	80	0	二	2	必修	A3，A4	B2，B4	C3	D1，D3		
BIO2351	遗传学 Genetics	5.0	80	80	0	二	2	必修	A2，A3	B1，B2，B3	C1，C2	D1		
	疾病学基础（1） Foundation of disease（Ⅰ）	5.0	85	85	0	三	1	必修	A3，A4	B2，B4	C3	D1，D3		
BMS105	疾病学基础（2） Foundation of disease（Ⅱ）	5.0	85	85	0	三	1	必修	A3，A4	B2，B4	C3	D1，D3		

续表

课程代码	课程名称	学分	总学时	理论学时	实践学时	年级	推荐学期	课程性质	价值贡献	知识贡献	能力贡献	素质贡献	毕业要求	备注
BS02007	生物医学科学文献导读 Introduction to Biomedical Sciences Literatures	3	51	51	0	三	1	必修						
	临床医学概论 Introduction to clinical medicine	10.0	170	130	40	三	2	必修	A2，A3，A4，A5	B2，B4	C3	D1，D3		
	总	41.5	708	668	40									

2）专业选修课：要求最低学分为 15 学分。

课程代码	课程名称	学分	总学时	理论学时	实践学时	年级	推荐学期	课程性质	价值贡献	知识贡献	能力贡献	素质贡献	毕业要求	备注
BIO1350	计算生物学 Computational Biology	2.0	32	32	0	一	3		A3，A4	B1	C1，C2，C3	D1，D3，D4，D5		
MED2354	全球健康与全健康 Global Health and One Health	1.0	16	16	0	一	3	限选	A2，A3，A4，A5	B4	C2，C4，C5	D1，D5		
	药理学（海外游学） Pharmacology	1.0	20	20	0	二	1		A2，A3，A4，A5	B4	C2，C4	D1，D5		
	遗传学（海外游学） Genetics	1.0	20	20	0	二	1		A2，A3，A4，A5	B4	C2，C4	D1，D5		
	认知神经科学（海外游学） Cognitive Neuroscience	1.0	20	20	0	二	1		A2，A3，A4，A5	B4	C2，C4	D1，D5		

续表

课程代码	课程名称	学分	总学时	理论学时	实践学时	年级	推荐学期	课程性质	价值贡献	知识贡献	能力贡献	素质贡献	毕业要求	备注
	创业者工作坊（海外游学） Entrepreneur workshop	1.0	20	20	0	二	1		A2，A3，A4，A5	B4	C2，C4	D1，D5		
BMS2201	RBL 科研实践 1 Research Project Ⅰ	2.0	32	0	32	二	3	限选	A2，A3，A4，A5	B1，B2，B3，B4	C1，C2，C3，C4，C5	D1，D2，D3，D5		
	RBL 科研实践 2 Research Project Ⅱ	2.0	32	0	32	三	2	限选	A2，A3，A4，A5	B1，B2，B3，B4	C1，C2，C3，C4，C5	D1，D2，D3，D5		
	实验室综合安全概论 Introduction to Laboratory Safety	1.0	16	16	0	三	1	限选	A2，A3，A4，A5	B2		D1		
	科研诚信与学术规范 Research Integrity and Academic Norms	1.0	16	16	0	三	1	限选	A1，A2，A3，A4，A5	B5		D1，D3，D5		
	实验动物学 Experimental Zoology	2.0	32	32	0	三	1	限选	A2，A3，A4，A5	B1，B2	C3	D1		
	医学统计学 Medical Statistics	2.0	32	32	0	三	2	限选	A2，A3，A4，A5	B1，B2，B3	C3	D1		
	医学前沿（21 创新论坛） Medical Frontier（21 Innovation Forum）	2.0	32	32	0	三	2	限选	A2，A3，A4，A5	B4	C3，C5	D1，D2		
	高级免疫学 Advanced Immunology	2.0	37	37	0	三	1		A2，A3，A4，A5	B1，B2，B4	C3	D1，D2		

续表

课程代码	课程名称	学分	总学时	理论学时	实践学时	年级	推荐学期	课程性质	价值贡献	知识贡献	能力贡献	素质贡献	毕业要求	备注
	肿瘤生物学 Cancer biology	2.0	34	34	0	三	1		A2，A3，A4，A5	B2，B4	C3	D1，D2		
	神经生物学 Neurobiology	2.0	34	34	0	三	2		A2，A3，A4，A5	B2，B4	C3	D1，D2		
	大数据分析 Big Data Analysis	2.0	34	34	0	三	2		A2，A5	B2，B3	C2，C3，C5	D1，D2，D5		
总		23.0	336	272	64									

3. 专业实践类课程　要求最低学分为 25 学分，后两年培养计划学分要求以医学院实际执行情况为准。

（1）实验课程：要求最低学分为 17 学分。

1）必修：要求最低学分为 13 学分，须修满全部。

课程代码	课程名称	学分	总学时	理论学时	实践学时	年级	推荐学期	课程性质	价值贡献	知识贡献	能力贡献	素质贡献	毕业要求	备注
新课	物理学实验 Physics Laboratory	2.0	64	0	64	一	2	必修	A2，A3	B2，B3，B5	C3，C4	D1，D2，D3，D4		
新课	无机化学实验 Laboratory of Inorganic Chemistry	1.0	32	0	32	一	1	必修	A3，A4	B1，B2，B5	C1，C2，C3	D1，D3		
新课	有机化学实验 Organic Chemistry Laboratory	2.0	64	0	64	一	2	必修	A3，A4	B1，B2，B5	C1，C2，C3	D1，D3		
新课	生物学实验（1） Biology Laboratory（Ⅰ）	1.5	48	0	48	二	1	必修	A3，A4	B2，B5	C1，C2，C3	D1，D3		
新课	生物学实验（2） Biology Laboratory（Ⅱ）	1.5	48	0	48	二	2	必修	A3，A4	B2，B5	C1，C2，C3	D1，D3		
PHY1902	生物荧光光谱融通实验	1	32	0	32	一	3	必修	A3，A4	B1，B2，B3	C1，C2，C3，C5	D1，D2，D3，D5		

续表

课程代码	课程名称	学分	总学时	理论学时	实践学时	年级	推荐学期	课程性质	价值贡献	知识贡献	能力贡献	素质贡献	毕业要求	备注
CHEM1601	数字化闻诊融通实验	1	32	0	32	一	3	必修	A3，A4	B1，B2，B3	C1，C2，C3，C5	D1，D2，D3，D5		
BMS1206	生物信息学与数据科学实验	1	32	0	32	二	2	必修	A2，A3，A4，A5	B1，B2，B3，B4	C2，C3，C5	D1，D2，D3，D5		
BMS1204	分子生物学方向融通实验	1	32	0	32	二	3	必修	A2，A3，A4，A5	B1，B2，B4	C1，C2，C3，C5	D1，D2，D3，D5		
BMS1205	医学系统生物学融通实验	1	32	0	32	二	2	必修	A2，A3，A4，A5	B1，B2，B4	C1，C2，C3，C5	D1，D2，D3，D5		
总		13.0	448		448									

2）选修：要求最低学分为 4 学分。

课程代码	课程名称	学分	总学时	理论学时	实践学时	年级	推荐学期	课程性质	价值贡献	知识贡献	能力贡献	素质贡献	毕业要求	备注
新课	医学综合实验 1	1	32	0	32	三	1	选修	A2，A3，A4，A5	B1，B2，B4	C1，C2，C3，C5	D1，D2，D3，D5		
新课	医学综合实验 2	1	32	0	32	三	1	选修	A2，A3，A4，A5	B1，B2，B4	C1，C2，C3，C5	D1，D2，D3，D5		
新课	医学综合实验 3	1	32	0	32	三	1	选修	A2，A3，A4，A5	B1，B2，B4	C1，C2，C3，C5	D1，D2，D3，D5		
新课	医学综合实验 4	1	32	0	32	三	1	选修	A2，A3，A4，A5	B1，B2，B4	C1，C2，C3，C5	D1，D2，D3，D5		
总		44	1128	0	1128									

（2）军事技能训练：要求最低学分为 2 学分。

必修：要求最低学分为 2 学分，须修满全部。

课程代码	课程名称	学分	总学时	理论学时	实践学时	年级	推荐学期	课程性质	价值贡献	知识贡献	能力贡献	素质贡献	毕业要求	备注
MIL1202	军训 Military Training	2.0	112	0	112	一	1	必修	A2	B5	C2	D1		
总		2.0	112	0	112									

（3）专业综合训练：要求最低学分为 6 学分。

必修：要求最低学分为 6 学分，须修满全部。

课程代码	课程名称	学分	总学时	理论学时	实践学时	年级	推荐学期	课程性质	价值贡献	知识贡献	能力贡献	素质贡献	毕业要求	备注
	毕业设计（论文）（生物医学方向） Graduation Thesis（Biomedical Sciences）	6.0	40	0	40	四	1，2	必修	A3，A4	B3，B4	C2，C3，C4，C5	D1，D3，D5		
总		6.0	40	0	40									

4. 个性化教育课程　要求最低学分为 0 学分，后两年培养计划学分要求以医学院实际执行情况为准。

个性化教育：要求最低学分为 0 学分，除本专业培养方案中通识教育课程、专业教育课程、实践教育课程三个模块要求学分之外的所有学分均可计入。

课程代码	课程名称	学分	总学时	理论学时	实践学时	年级	推荐学期	课程性质	价值贡献	知识贡献	能力贡献	素质贡献	毕业要求	备注
ZYH1301	前沿探索实验课程 Exploratory Laboratory Course	1.0	16	0	16	一	1	限选	A4，A5	B1，B2	C1，C2	D1，D2，D3，D4，D5		
CHN1352	英文写作（进阶班） Advanced Academic Writing	2.0	32	32	0	一	3	限选	A3	B1		D1，D2，D3，D4		
CHN1351	传统文化学习与体验 Learning and Experience of Traditional Chinese Culture	1.0	16	16	0	一	3	限选	A1，A2，A5	B1		D1，D2，D3，D4		
总		4.0	203	187	16									

基础医学专业强基计划实验班人才培养计划（本科阶段）

一、培养目标

本专业培养面向生命科学医学学科前沿和国家重大战略需求，具有远大理想、国际视野、创新思维、全面的综合素质、扎实的医学知识、较强的实践能力、较大的发展潜能，能在医药卫生领域从事基础研究与应用开发，具有顶尖医学科学家潜质的基础学科领军人才。

Facing the frontier of medical sciences and major national strategic needs, this program aims at cultivating high-ranking leading talents of medical science research in basic disciplines and the medical scientist in medical science for the future. Students of this specialty should possess lofty aspirations and global insight, innovative thinking and comprehensive quality, solid medical knowledge and strong practical ability, and greater development potential to can engage in basic research and application development in the field of medicine and health.

二、基本规格要求

本专业学生应具备系统扎实的现代生命科学、基础医学、临床医学等基本理论、基本知识和基本技能，具有从事医学研究和教育工作的能力，具备良好的思想道德和职业态度，为毕业后进一步深造打下坚实的基础。

毕业生应获得以下的态度、知识和技能：

Students of this specialty should master basic theory, basic knowledge and basic skills & technology of modern life science, basic medicine, clinical medicine, and medical experiment technology. Students should have the ability to be engaged in medical scientific research and education, so as to lay a firm foundation for the continued education after graduation.

Graduates should acquire the following morals, knowledge and skills:

（一）态度要求

1. 遵纪守法。具有爱国主义和集体主义精神，愿为医学科学和教育事业发展贡献力量。
2. 树立科学的世界观、人生观和价值观，以科学方法解决生活和工作中的问题。

3. 崇尚学术，刻苦学习，勤奋工作，不断进取，追求卓越。

4. 具有严谨求实的科学研究态度，具有独立思维、批判性思维、敢于创新和独立工作的能力。

5. 具有为新知识产生、新技能发现和知识传播做出贡献的意识。

6. 具有团队协作和良性竞争意识、人际交往和与他人沟通合作的能力。

7. 树立终身学习观念，具有自主学习和终身学习能力，充分认识不断自我完善和接受继续教育的重要性。

8. 树立正确的医学伦理观念，尊重每一个人，理解其人文背景及文化价值。

1. Abide by laws and regulations. Possess patriotism and collectivism spirit, and wish to contribute to the development of medical science and education.

2. Establish scientific outlook on world, life and values, and solve problems in life and work with scientific methods.

3. Advocate academic learning, study hard, work hard, keep forging ahead and strive for excellence.

4. Establish scientific attitude of seeking truth from facts. Establish the mind habits of independent thinking and critical thinking, dare to think out of the box and work independently.

5. Establish the ideology of wishing to make contributions to the formation of new knowledge, to the discovery of new skills and to the spreading of knowledge.

6. Possess team spirit and interpersonal communications skills, a healthy sense of competition, as well as the capability of cooperating with others.

7. Establish the idea of studying throughout one's life and fully realize the importance of going on unceasing self-perfection and receiving continued education. Possess the ability of independent learning and lifelong learning.

8. Establish the idea of medical ethics, respect personal faith, respect every person, and have a good understanding of his humane background and cultural value.

（二）知识要求

1. 具有坚实的自然科学和人文社会科学的知识基础和方法，并能够用于指导未来的学习和医学科学研究及教育实践。

2. 熟悉细胞生物学、生物化学、分子生物学、遗传学、微生物学等医学相关学科的前沿知识。

3. 掌握生命各阶段人体正常生理和疾病状态下的分子、细胞、组织、器官和系统的形态和功能改变及其变化规律，及相应心理状态。

4. 掌握一定的临床医学知识及常见疾病的诊断治疗和临床思维方法，了解临床医学研究的新进展和新成就。

5. 掌握基础医学的科研思维和研究方法。

6. 掌握一定的公共卫生及预防医学知识和思维方法，临床流行病学的有关知识与方法。

7. 掌握一定的基础医学实践的教学知识和技能。

8. 掌握一门外语，掌握计算机、生物信息学知识。

1. Grasp the basic knowledge and scientific methods of bioscience, behavior science and social science and use them for guiding study and medical practice in the future.

2. Be familiar with the advanced knowledge of cell biology, biochemistry, molecular biology, genetics, microbiology and other medical related disciplines.

3. Grasp the normal structure, function and psychological condition of the human body at different stages of life. Grasp the morphological and functional changes of molecules, cells, tissues, organs and systems under normal physiological and pathological conditions.

4. Grasp certain clinical medical knowledge, diagnosis and treatment of common diseases and clinical thinking methods. Comprenend the new progress and achievements of clinical medical research.

5. Grasp the scientific thinking and research methods of basic medicine.

6. Grasp certain knowledge and thinking methods of public health and preventive medicine. Master the knowledge and methods of clinical epidemiology.

7. Master certain teaching knowledge and skills of basic medical practice.

8. Master a foreign language and master the knowledge of computer and bioinformatics.

（三）技能要求

1. 具有较强的医学科研能力，掌握基本的实验设计方法和形态学、机能学、分子生物学、实验动物学等各种实验技能以及仪器应用，具有较强的动手能力。能熟练阅读、分析实验数据和研究结果及其科学意义。

2. 具有基础医学基本的教学能力，熟悉现代常用的教学方法，熟练掌握教学中常用的现代媒体信息技术。

3. 具有利用各种信息资源和信息技术进行自主学习与研究的能力。具备较强的信息获取、分析、应用和管理能力。

4. 具有良好的中英文表达及沟通能力。中文写作文字流畅、语法正确、符合逻辑和表达习惯。具有较强的英文听、说、读、写能力，能熟练阅读和翻译英文专业文献，具备较强的英文写作能力和进行国际学术交流的能力。

1. Possess certain medical research ability and relatively strong practical ability; master fundamental experiment design methods and various experimental skills of morphology, function, molecular biology, experimental zoology and so on, and instrumentation. Be capable of reading and analyzing experimental data, research results and their scientific significance in a proficient manner.

2. Possess basic teaching ability with regard to basic medicine and master modern education technology as well as common teaching methods.

3. Possess the ability of making use of various kinds of information resources and information technology to keep on study and research independently. Possess the preliminary ability of

information acquisition, analysis, application and management.

4. Possess excellent language expression and communication skills with sound ability to listen, speak, read and write in Chinese and English. Chinese writing should be fluent, grammatically correct, logical and expressive. Capable of reading and translating English professional literature as well as carrying out international academic communication.

三、培养特色

将人文、信息、计算机、生物学知识与基础医学、临床医学知识相结合，培养基础扎实、多学科交叉背景、综合素质全面、具有创新能力的复合型人才。

配备最顶尖的师资、科研条件，全程实行导师制、小班化、个性化、国际化培养，“一生一方案”，以创新课题为载体，全面推进“三早”，将创新创业教育贯穿人才培养全过程。培养未来的顶尖医学科学家和未来引领者，以一流的国际竞争力进入世界一流大学或国内顶尖高校、科研院所。

This program integrates the knowledge of humanities, information and computer science with that of biology, basic medicine and clinical medicine so as to cultivate the medical scientist and leaders in medical science for the future.

The program aims at cultivating students a solid professional knowledge base and a multi-disciplinary background of science，improving comprehensive quality and cultivating compound talents with innovative ability. Equipped with the best teachers and the best conditions for scientific research, small classes, personalized and internationalized training will be implemented throughout the process. This class implements the training program of “ one plan for a student” . Taking the innovative subject as the carrier, we should comprehensively promote the “Three Early Projects” , run the innovative entrepreneurship education through the whole process of talent training. In the future, graduates will enter the world’s first-class universities or top universities in China with first-class international competitiveness.

四、主干学科

生物科学 biological science、基础医学 basic medical science、临床医学 clinical medicine

五、学制与学位

学制：基本学制为 5 年。

Duration: 5 years.

授予学位：医学学士。

Degrees conferred: Bachelor of Medicine.

六、学时与学分

完成学业最低课内学分（含课程体系与集中性实践教学环节）要求：209 学分。其中，专业基础课程、专业核心课程学分不允许用其他课程学分冲抵和替代。

Minimum Credits of Curricular (comprising course system and intensified internship practical training): 209 credits. Major-related basic courses and core courses cannot be covered using credits from other courses in the program.

完成学业最低课外学分要求：8 学分。

Minimum extracurricular credits: 8 credits.

1. 课程体系学时与学分

Course credits hours and units

<table>
<tr><th colspan="2">课程类别</th><th>课程性质</th><th>学时</th><th>学分</th><th>占课程体系学分比例（%）</th></tr>
<tr><td colspan="2" rowspan="2">素质教育通识课程选修</td><td>必修</td><td>636</td><td>33.0</td><td>15.8</td></tr>
<tr><td>选修</td><td>64</td><td>4.0</td><td>1.9</td></tr>
<tr><td rowspan="4">学科基础课程</td><td rowspan="2">学科大类基础课程</td><td>必修</td><td>704</td><td>41.5</td><td>19.9</td></tr>
<tr><td>选修</td><td>32</td><td>2.0</td><td>0.9</td></tr>
<tr><td rowspan="2">学科专业基础课程</td><td>必修</td><td>500</td><td>30.0</td><td>14.3</td></tr>
<tr><td>选修</td><td>64</td><td>4.0</td><td>1.9</td></tr>
<tr><td rowspan="2">专业课程</td><td rowspan="2">专业核心课程</td><td>必修</td><td>1188</td><td>58.0</td><td>27.8</td></tr>
<tr><td>选修</td><td>96</td><td>6.0</td><td>2.9</td></tr>
<tr><td colspan="2">集中性实践教学环节</td><td>必修</td><td>61 周</td><td>30.5</td><td>14.6</td></tr>
<tr><td colspan="3">合计</td><td>3284+61 周</td><td>209</td><td>100.0</td></tr>
<tr><td colspan="3">其中，总实验（实践）学时及占比</td><td>2208</td><td>60</td><td>48.5</td></tr>
</table>

<table>
<tr><th colspan="2">Course Type</th><th>Required/ Elective</th><th>Hours</th><th>Credits</th><th>Percentage(%)</th></tr>
<tr><td colspan="2" rowspan="2">Essential-qualities-oriented education General courses elective</td><td>Required</td><td>636</td><td>33.0</td><td>15.8</td></tr>
<tr><td>Elective</td><td>64</td><td>4.0</td><td>1.9</td></tr>
<tr><td rowspan="4">Discipline-related courses</td><td rowspan="2">Discipline-related general courses</td><td>Required</td><td>704</td><td>41.5</td><td>19.9</td></tr>
<tr><td>Elective</td><td>32</td><td>2.0</td><td>0.9</td></tr>
<tr><td rowspan="2">Basic sub-disciplinary courses</td><td>Required</td><td>500</td><td>30.0</td><td>14.3</td></tr>
<tr><td>Elective</td><td>64</td><td>4.0</td><td>1.9</td></tr>
<tr><td rowspan="2">Major-specific courses</td><td rowspan="2">Major-specific core courses</td><td>Required</td><td>1188</td><td>58.0</td><td>27.8</td></tr>
<tr><td>Elective</td><td>96</td><td>6.0</td><td>2.9</td></tr>
<tr><td colspan="2">Internship & practical training</td><td>Required</td><td>61W</td><td>30.5</td><td>14.6</td></tr>
<tr><td colspan="3">Total</td><td>3284+61W</td><td>209</td><td>100</td></tr>
<tr><td colspan="3">Practicum credits</td><td>2208</td><td>60</td><td>48.5</td></tr>
</table>

2. 集中性实践教学环节周数与学分

Practicum credits

实践教学环节名称	课程性质	周数	学分	占实践教学环节学分比例（%）
军事训练	必修	2	1.0	2.8
入学教育	必修	1	0.5	1.4
毕业教育	必修	1	0.5	1.4
毕业考试	必修	1	0.5	1.4
临床实习	必修	12	6.0	28.1
早期接触科研	必修	4	2.0	8.5
科学研究创新训练	必修	4	2.0	5.7
毕业设计（论文）	必修	36	18.0	50.7
合计		61	30.5	100

Internship & Practical Training	Required/Elective	Weeks	Credits	Percentage (%)
Military Training	Required	2	1.0	2.8
Admission Education	Required	1	0.5	1.4
Graduation Education	Required	1	0.5	1.4
Graduation Examination	Required	1	0.5	1.4
Clinical Intern	Required	12	6.0	28.1
Early Contact Scientific Research	Required	4	2.0	8.5
Scientific Research Innovation Training	Required	4	2.0	5.7
Undergraduate Thesis	Required	36	18.0	50.7
Total		61	30.5	100

3. 课外学分

Extracurricular credits

序号	名称	要求	课外学分
1*	早期接触临床教育	第 2 学年暑假参加 2 周医疗单位的护理工作，提交实践总结及单位证明，经考核合格者	1.0
2*	预防战略实习	第 3 学年课外及节假日实习时间累计达到 2 周 (72 学时) 以上者，提交实习论文，评审合格者	1.0
3*	思政课社会实践	完成 64 学时，提交调查报告，取得成绩	2.0
4*	国际交流	参加与生物医学学科相关的海外知名高校学术夏令营、暑期学校等 2 周及以上，获得结业证书	1.0
		参加国内外举办的国际学术会议，有海报展示或做会议报告	1.0~2.0
5*	劳动教育类课程	完成志愿服务或公益劳动等劳动教育课程满 32 学时	2.0

续表

序号	名称	要求		课外学分
6*	竞赛	校级	获一等奖者	3.0
			获二等奖者	2.0
			获三等奖者	1.0
		省级	获一等奖者	4.0
			获二等奖者	3.0
			获三等奖者	2.0
		全国	获一等奖者	6.0
			获二等奖者	4.0
			获三等奖者	3.0
7	社会实践活动	提交社会调查报告，通过答辩者		2.0
		个人被校团委或团省委评为社会实践活动积极分子者，集体被校团委或团省委评为优秀社会实践队者		1.0~2.0
8	英语及计算机考试	全国大学英语六级考试	考试成绩达到学校要求者	2.0
		托福考试	达 90 分以上者	3.0
		雅思考试	达 6.5 分以上者	3.0
		GRE 考试	达 300 分以上者	3.0
		全国计算机等级考试	获二级以上证书者	2.0
		全国计算机软件资格、水平考试	获程序员证书者	2.0
			获高级程序员证书者	3.0
			获系统分析员证书者	4.0
9	论文	在国内外正式期刊上发表论文	每篇论文	2.0~3.0
10	专利	正式获得专利公开号	每项前两名	2.0~3.0
11	学术活动	每参加 5 次同济医学论坛或其他学术讲座，上交学术讲座记录表，并选取其中感兴趣的一次讲座写成书面报告，通过学院认证者		1.0
12	科研	在科研课题组参加科研实践，通过答辩，提交课题研究报告	每项（视参与科研项目、创新实践项目的时间、科研能力、科研成果）	1.0
		完成院级大学生创新创业训练项目		1.0
		完成校级、省级大学生创新创业训练项目		2.0
		完成国家级大学生创新创业训练项目		3.0
13	科普	参与校内外各类科普推广活动	每次	0.5
		国内外正式期刊上发表科普类文章	每篇论文	1.0

注：1. 参加校体育运动会获第一名、第二名者与校级一等奖等同，获第三至第五名者与校级二等奖等同，获第六至第八名者与校级三等奖等同。

2. * 标注的项目为必须完成的项目。

续表

No.	Items	Requirements		Credits
1*	Early patient contact	Doing health care or nursing work in a medical unit for 2 weeks in summer of the 2nd academic year, submit a working summary and a unit certificate, being examined and approved		1.0
2*	Preventive medicine practice	Doing practice in a medical unit or community health center for 2 weeks (or 72 hrs) in all outside class or in holidays during the 3rd academic year and submitting a practice report, being assessed and approved		1.0
3*	Ideological and political course social practice	Submit a report and obtain a passing score		2.0
4*	International exchange	Taking part in academic summer camp or summer school in famous overseas universities related to biomedical discipline for 2 weeks or more, and getting the graduation certificate		1.0
		Taking part in international academic conference held at home and abroad, with poster display or make conference report		1.0
5*	Labor education courses	Participation of voluntary labor or service should be more than 32 class hours		2.0
6*	Competitions	University Level	Win first prize	3.0
			Win second prize	2.0
			Win third prize	1.0
		Provincial Level	Win first prize	4.0
			Win second prize	3.0
			Win third prize	2.0
6*	Competitions	National Level	Win first prize	6.0
			Win second prize	4.0
			Win third prize	3.0
7	Social practice	Submitting a report and passing the oral defense		2.0
		Individuals awarded "Active Participant" / Teams awarded "Excellent Performance" by HUST or Hubei Youth League Committee		1.0~2.0
8	Examination in English and Computer	CET-6	Students whose Band-6 exam scores accord our requirements	2.0
		TOEFL	90 points or higher	3.0
		IELTS	6.5 points or higher	3.0
		GRE	300 points or higher	3.0
		National Computer Rank Examination	Win certificate of Band-3 or higher	2.0
		National Computer Software Qualification	Win certificate of programmer	2.0
			Win certificate of Advanced programmer	3.0
			Win certificate of system analyst	4.0

续表

No.	Items	Requirements		Credits
9	Academic paper	Published in national-level journals	Each paper	2.0-3.0
10	Patent	Officially obtained patent publication number	Each program	2.0-3.0
11	Academic activities	Participate in the Learned Lecture organized by school for 5 times; submit lecture records and submit report for one lecture; obtain proof of school		1.0
12	Scientific research	Participated in scientific research practice and passed the defense	Each item (depending on both the time spent in and ability demonstrated in scientific research project)	1.0
		Innovation and entrepreneurship training program of school		1.0
		Innovation and entrepreneurship training program of university/province		2.0
		Innovation and entrepreneurship training program of nation		3.0
13	Popularization of science	Engaged in the scientific popularization	Each program	0.5
		Published popular science articles in national-level journals	Each paper	1.0

Notes: 1. In HUST Sports Meeting, the first and the second prize, the third to the fifth prize, and the sixth prize to the eighth prize are deemed respectively the first prize, the second prize and the third prize of university level.

2. "*" shows that the item and requirements must be completed by every student.

七、主要课程及创新（创业）课程

（一）主要课程 Main Courses

系统解剖学 Human Anatomy、人体组织学 Human Histology、病原生物学（一）Pathogen Biology Ⅰ、病原生物学（二）Pathogen Biology Ⅱ、医学免疫学 Medical Immunology、生物化学与分子生物学 Biochemistry and Molecular Biology、生理学 Physiology、病理学 Pathology、病理生理学 Pathophysiology、药理学 Pharmacology、诊断学 Diagnostics、内科学 Internal Medicine、外科学 Surgery、妇产科学 Gynaecology and Obstetrics、儿科学 Pediatrics、细胞与遗传学基础与进展 Foundation and Progress of Cell and Genetics

（二）创新（创业）课程 Innovation (Entrepreneurship) Courses

创新意识启迪课程 Innovative Awareness Enlightenment Course：基础医学导论 Introduction to Basic Medical Sciences；早期接触科研 1 Lab Rotation Ⅰ at Early Stage、早期接触科研 2 Lab Rotation Ⅱ at Early Stage

创新能力培养课程 Innovative Ability Training Course：机能实验 1Functional Experiments (1)、机能实验 2 Functional Experiments (2) 、生物化学与分子生物学实验技术 Experimental Technique in Medical Biochemistry and molecular Biology、医学免疫学实验技术 Experimental Technique in Medical Immunology 医学研究规范与技能 Medical Research Safety and Skills、医学科研设计与科技写作 Medical Experiment Design and Scientific Writing

创新实践训练课程 Innovative Practice Training Course：医学科研思维训练与实践 1、2、3、4 Medical Research Thinking Training and Scientific Research Practice Ⅰ、Ⅱ、Ⅲ、Ⅳ

八、主要实践教学环节（含专业实验）

临床实习 Clinical Intern，内科学实习 Internal Medicine Internship，外科学实习 Surgery Internship，妇产科学实习 Gynaecology and Obstetrics Internship，儿科学实习 Pediatrics Internship)、毕业设计（论文）Undergraduate Thesis、科学研究创新训练 Scientific Research Innovation Training、早期接触科研 1 Lab Rotation Ⅰ at Early Stage、早期接触科研 2 Lab Rotation Ⅱ at Early Stage

九、教学进程计划表

院（系）：同济医学院　　　　专业：基础医学

School(Department)：Tongji Medical College　　　　Specialty：Basic Medical Sciences

课程类别 course type	课程性质 required/ elective	课程代码 course code	课程名称 course name	学时 hrs	学分 crs	其中 Including				设置学期 semester
						大课 lecture	小课 tutoral	实验 / 实践 exp/prac	课外 extra	
素质教育通识课程 Essential-qualities-oriented education general courses	必修 Required	MAX0022	思想道德与法治 Morals, Ethics and Fundamentals of Law	40	2.5	32			8	1
	必修 Required	MAX0042	中国近现代史纲要 Survey of Modern Chinese History	40	2.5	32			8	2
	必修 Required	MAX0013	马克思主义基本原理 Introduction to Basic Principles of Marxism	40	2.5	32			8	1
	必修 Required	MAX0072	习近平新时代中国特色社会主义思想概论 Xi Jinping Thought on Socialism with Chinese Characteristics for a New Era	48	3.0	32		8	8	1

续表

课程类别 course type	课程性质 required/ elective	课程代码 course code	课程名称 course name	学时 hrs	学分 crs	其中 Including				设置学期 semester
						大课 lecture	小课 tutoral	实验 / 实践 exp/prac	课外 extra	
素质教育通识课程 Essential-qualities-oriented education general courses	必修 Required	MAX0063	毛泽东思想和中国特色社会主义理论体系概论 General Introduction to Mao Zedong Thought and the Socialist Theory with Chinese Characteristics	48	3.0	32			16	2
	必修 Required	MAX0032	形势与政策 Situation and Policy	48	1.5	18			30	5-7
	必修 Required	RMWZ0002	军事理论 Military Theory	36	2.0	32			4	1
	必修 Required	CHI0001	中国语文 Chinese	32	2.0	22			10	2
	必修 Required	SFL0001	综合英语（一） Comprehensive English（Ⅰ）	56	3.5		56			1
	必修 Required	SFL0011	综合英语（二） Comprehensive English（Ⅱ）	56	3.5		56			2
	必修 Required	NCC0051	计算机及程序设计基础（Python） Fundamentals of Computer Programming (Python)	48	3.0	40		8		2
	必修 Required	PHE0002	大学体育（一） Physical Education（Ⅰ）	60	1.5			60		1-2
	必修 Required	PHE0012	大学体育（二） Physical Education（Ⅱ）	60	1.5			60		3-4
	必修 Required	PHE0022	大学体育（三） Physical Education（Ⅲ）	24	1.0			24		5-6
	选修 Elective		人文社科类选修课程（含美育教育类课程 2.0 学分） Electives in Humanities and Social Science (including 2.0 credits for aesthetic education courses)	64	4.0	64				1-2

续表

课程类别 course type	课程性质 required/ elective	课程代码 course code	课程名称 course name	学时 hrs	学分 crs	其中 Including				设置学期 semester
						大课 lecture	小课 tutoral	实验 / 实践 exp/prac	课外 extra	
学科基础课程・学科大类基础 Discipline-related general courses	必修 Required	MAT0511	微积分（二） Calculus（Ⅱ）	80	5.0	80				1
	必修 Required	MAT0591	概率论与数理统计 Mathematical Statistics	40	2.5	40				2
	必修 Required	PHY0541	大学物理（四） Physics（Ⅳ）	64	4.0	64				2
	必修 Required	PHY0551	物理实验（一） Physics Experiments（Ⅰ）	32	1.0			32		2
	必修 Required	CHE0711	基础化学（二） Fundamental Chemistry（Ⅱ）	88	5.5	50		38		1
	必修 Required	CHE0821	有机化学（一） Organic Chemistry（Ⅰ）	96	6.0	52		44		2
	必修 Required	BMS0981	基础医学导论 Introduction to Basic Medical Sciences	24	1.5	24				1
	必修 Required	BMS0131	细胞与遗传学基础与进展 Foundation and Progress of Cell and Genetics	48	2.5	24		24		6
	必修 Required	BMS0151	脑科学基础与进展 Foundation and Progress of Brain Science	32	2.0	32				6
	必修 Required	BMS0171	肿瘤学基础与进展 Foundation and Progress of Oncology	48	2.5	32	4	12		6
	必修 Required	BMS0892	生物信息学 Bioinformatics	32	2.0	16		16		8
	必修 Required	BMS0021	智能医学 Intelligent Medicine	24	1.5	24				8
	必修 Required	BMS0791	医学发育生物学 Medical Developmental Biology	32	2.0	20		12		4
	必修 Required	PUH0582	医学统计学 Medical Statistics	64	3.5	42		22		3
	选修 Elective		医学学科大类基础选修课程 Electives in Medical Basis	32	2.0	32				3-4

续表

课程类别 course type	课程性质 required/ elective	课程代码 course code	课程名称 course name	学时 hrs	学分 crs	其中 Including				设置学期 semester
						大课 lecture	小课 tutoral	实验 / 实践 exp/prac	课外 extra	
学科基础课程·学科专业基础 Basic sub-disciplinary courses	必修 Required	SFL0201	医学英语基础 Elementary Medical English	32	2.0	32				3
	必修 Required	CHE0523	分析化学 Analytical Chemistry	60	3.0	36		24		3
	必修 Required	PUH0604	预防医学 Preventive Medicine	32	2.0	32				4
	必修 Required	PUH0592	医学心理学 Medical Psychology	24	1.5	24				4
	必修 Required	PUH0512	临床流行病学 Clinical Epidemiology	48	2.5	36		12		6
	必修 Required	CLS0642	诊断学 Diagnostics	56	3.5	50		6		4
	必修 Required	CLS0681	内科学 Internal Medicine	72	4.5	66		6		5
	必修 Required	CLS0582	外科学 Surgery	48	3.0	40		8		5
	必修 Required	CLS0691	妇产科学 Gynaecology and Obstetrics	32	2.0	28		4		6
	必修 Required	CLS0701	儿科学 Pediatrics	32	2.0	28		4		6
	必修 Required	CLS2021	传染病学 Lemology (Infectious Diseases)	32	2.0	28		4		6
	必修 Required	CLS2271	神经及精神病学 Neurology and Psychiatry	32	2.0	27			5	6
	选修 Elective		专业基础选修课程 Electives in Basic Special Science	64	4.0	64				5-6
专业课程·专业核心 Major-specific core courses	必修 Required	BMS2091	医学科研思维训练与实践 1 Medical Research Thinking Training and Scientific Research Practice Ⅰ	24	1.5	4	4	16		5

续表

课程类别 course type	课程性质 required/ elective	课程代码 course code	课程名称 course name	学时 hrs	学分 crs	其中 Including				设置学期 semester
						大课 lecture	小课 tutoral	实验/实践 exp/prac	课外 extra	
专业课程·专业核心 Major-specific core courses	必修 Required	BMS2101	医学科研思维训练与实践 2 Medical Research Thinking Training and Scientific Research Practice Ⅱ	24	1.5	4	4	16		6
	必修 Required	BMS2111	医学科研思维训练与实践 3 Medical Research Thinking Training and Scientific Research Practice Ⅲ	24	1.5	4	4	16		7
	必修 Required	BMS2121	医学科研思维训练与实践 4 Medical Research Thinking Training and Scientific Research Practice Ⅳ	40	1.5	4	4	32		8
	必修 Required	BMS0001	教育教学能力训练与实践 Educational Teaching Ability Training and Practice	80	3.0	16		24	40	8
	必修 Required	BMS0514	系统解剖学 Systematic Anatomy	96	4.5	48		48		3
	必修 Required	BMS0081	人体组织学 Human Histology	56	3.0	32		24		3
	必修 Required	BMS0597	生物化学与分子生物学 Biochemistry & Molecular Biology	88	5.5	88				3
	必修 Required	BMS0041	生理学 Physiology	88	5.5	74	12		2	4
	必修 Required	BMS0121	病原生物学（一） Pathogen Biology（Ⅰ）	48	2.0	18		30		4
	必修 Required	BMS0961	病原生物学（二） Pathogen Biology（Ⅱ）	72	3.5	48		24		4

续表

课程类别 course type	课程性质 required/elective	课程代码 course code	课程名称 course name	学时 hrs	学分 crs	其中 Including				设置学期 semester
						大课 lecture	小课 tutoral	实验 / 实践 exp/prac	课外 extra	
专业课程·专业核心 Major-specific core courses	必修 Required	BMS0805	医学免疫学 Medical Immunology	48	3.0	48				4
	必修 Required	BMS0051	病理学 Pathology	92	4.5	50		42		5
	必修 Required	BMS0531	病理生理学 Pathophysiology	56	3.5	48	6		2	5
	必修 Required	BMS0583	药理学 Pharmacology	56	3.5	48	8			5
	必修 Required	BMS0671	机能实验 1 Functional Experiments Ⅰ	32	1.0			32		4
	必修 Required	BMS0682	机能实验 2 Functional Experiments Ⅱ	72	2.0			72		5
	必修 Required	BMS2011	生物化学与分子生物学实验技术 Experimental Technique in Medical Biochemistry and molecular Biology	80	2.5			80		3
	必修 Required	BMS2021	医学免疫学实验技术 Experimental Technique in Medical Immunology	48	1.5			48		4
	必修 Required	BMS0161	医学研究规范与技能 Medical Research Safety and Skills	32	1.5	20		12		3
	必修 Required	BMS0141	医学科研设计与科技写作 Medical Experimental Design and Scientific Writing	32	2.0	32				8
	选修 Elective		专业选修课程 Electives in Special Science	96	6.0	96				5-8

续表

课程类别 course type	课程性质 required/ elective	课程代码 course code	课程名称 course name	学时 hrs	学分 crs	其中 Including				设置学期 semester
						大课 lecture	小课 tutoral	实验/实践 exp/prac	课外 extra	
实践环节 Practical training items	必修 Required	RMWZ3511	军事训练 Military Training	2W	1.0			2W		1
	必修 Required	CLF3801	入学教育 Admission Education	1W	0.5			1W		1
	必修 Required	CLF3511	毕业教育 Graduation Education	1W	0.5			1W		10
	必修 Required	CLF3521	毕业考试 Graduation Examination	1W	0.5			1W		10
	必修 Required	CLF3721	内科学实习 Internal Medicine Internship	4W	2.0			4W		7
	必修 Required	CLF3761	外科学实习 Surgery Internship	4W	2.0			4W		7
	必修 Required	CLF3614	妇产科学实习 Gynaecology and Obstetrics Internship	2W	1.0			2W		7
	必修 Required	CLF3584	儿科学实习 Pediatrics Internship	2W	1.0			2W		7
	必修 Required	BMS0101	早期接触科研 1 Lab Rotation at Early Stage Ⅰ	2W	1.0			2W		3
	必修 Required	BMS0111	早期接触科研 2 Lab Rotation at Early Stage Ⅱ	2W	1.0			2W		4
	必修 Required	BMS3611	科学研究创新训练 Scientific Research Innovation Training	4W	2.0			4W		8
	必修 Required	BMS3532	毕业设计（论文） Undergraduate Thesis	36 W	18.0			36W		9-10

十、说明

要在课程教学中把马克思主义立场观点方法的教育与科学精神的培养结合起来，提高学生正确认识问题、分析问题和解决问题的能力。要注重科学思维方法的训练和科学伦理的教育，培养学生探索未知、追求真理、勇攀科学高峰的责任感和使命感。要在课程教学中注重加强职业道德教育，教育引导学生始终把维护人民群众生命安全和身体健康放在首位，尊重生命。培养学生精益求精的精神，激发学生科技报国的家国情怀和使命担当。

精选各门课程和更新教学内容，小组讨论式、参与式教学法，强化基本理论、基本知识和基本技能的训练，加强对学生自学能力、实践能力、外语及计算机应用能力和初步科学研究能力的培养，注重理论与实践的贯通，加强职业道德和医学伦理学教育，牢固树立预防为主的观念，加强文、理知识，提高心理素质，拓宽学生的专业面和知识面，注重人际交往能力的培养，增强社会适应性，提高学生的整体素质。

1. 教学内容分课内和课外教学，课内教学包括大课、小课（讨论课、案例教学等）、课间实习等；课外教学主要是指学生通过自主学习、社会实践等形式学习教学大纲要求的教学内容（不包括学生复习）。

2. 外语教学：各门课程应安排 10% 的学时进行专业外语教学，平均每学时应至少介绍和反复应用 10 个常用专业外语词汇。每学期至少有 1~2 门课程使用外文教材，采用外语教学。

3. 科研能力训练：科研能力训练贯穿于各个教学环节中，在基础课教学阶段，参加课外科研活动或专业实践活动；专业教学阶段，结合专业知识进行以科研活动为主要内容的科研训练，还应结合假期社会实践活动开展科研性质的社会调查研究。学生选修科研素养和学术道德类选修课程和参加各类学术讲座；聆听科研报告和学术讲座并撰写学习笔记计算课外学分等。提倡在本科期间发表 1 篇独立第一作者中文或 SCI 论文。医学科研思维训练与实践以科学问题 +PBL 即 RBL 形式进行。

4. 按选课的有关规定，选课可跨院系、跨专业、跨学年或学期选课。围绕重大疾病研究和生物医学科学前沿问题，开设若干门不同发展方向的限定选修课，以开拓学生的学术视野。

5. 临床实习按临床常见病、多发病、疑难病的研究进展比较多的临床科室进行重点实习。

6. 选修课程的开设是为了加强学生的个性培养，拓宽知识面，学生可根据自己的兴趣、爱好、学习进程自由选择，且完成相应课程类别所要求的选修课程学分。

7. 课外学分除学生应完成的项目外，前 9 学期尚未修满者，第 10 学期可用选修课学分替换。

8. 第五学年为本科与研究生培养衔接阶段，学生在本科阶段及衔接阶段可以选修研究生课程并计算为研究生培养的学分。

9. 阶段（硕博阶段）培养：按学校研究生管理部门的相关规定及基础医学院硕博连读培养方案执行。

10. 实行动态进出管理：学业考核未达到强基计划培养要求的，按照培养方案规定，退出强基计划。

Combine the education of Marxist standpoint, viewpoint, and method with the cultivation of scientific spirit in the course teaching to improve students' ability to understand, analyse, and solve problems correctly. Pay attention to the training of scientific thinking methods and the education of scientific ethics and cultivate students' sense of responsibility and mission to explore the unknown, pursue the truth and climb the scientific peak bravely. Pay attention to strengthening professional ethics education in the course teaching, and guide students to maintain people's life safety and health in the first place and respect life. Cultivate students' striving for perfection and stimulate students' feelings of home and country and their mission to serve the country through science and technology.

Every course should carefully select and renew teaching content and improve teaching methods; strengthen the training of basic theory, basic knowledge and basic skills; enhance the cultivation of self-study ability, practice ability, foreign language and computer application ability, and preliminary ability in scientific research; pay attention to an early contact with clinic, the infiltration between basis and clinic and the concept of prevention first; lay stress on the imparting of knowledge of liberal arts and science, broaden students' range of specialty and knowledge; improve psychological quality and medical ethics; pay attention to interpersonal communication and promote social adaptation.

1. Teaching content is passed on both in class and outside class. Forms of in-class teaching consist of big class, small class (discussion, case analysis, etc.), experiments, extern, intern and so on; outside-class teaching indicates that students learn the teaching content of the syllabus by way of automatic study outside class, social practice and other forms (not including students' regular reviewing of their lessons).

2. Specialized foreign language teaching offers at least 10% of the class hour of foreign language studying for every courses. At least 10 common specialized foreign vocabularies should be introduced and used repeatedly within every class hours. At least 1 to 2 courses adopt foreign language textbooks or foreign language teaching in every semester.

3. Research ability training: ability training for scientific research should be carried out through all links in the teaching process. Students studying with remaining strength are encouraged to take part in research activities outside class. In conjunction with preventive medicine social practice (community practice) and holiday social practice, training in research work can be carried out. Furthermore, social investigations with a quality of scientific research can be conducted in combination with holiday social practice. Students are advised to attain the following goals:

a, take elective courses featuring scientific research and academic ethics;

b, attend various academic reports and lectures;

c, write learning notes will be recorded in extracurricular credits;

d, publish one single first author paper in Chinese or SCI during the stage of undergraduate.

4. According to the regulations concerned with course selection, courses can be selected in a way of intercollege, interdisciplinary, cross-academic year or cross-semester. Focusing on major disease research and cutting-edge issues in biomedical science, a number of limited elective courses

in different development directions are offered to broaden students & apos; academic horizons.

5. Clinical practice: focus on clinical departments with more research progress according to clinical common diseases, frequently-occurring diseases, and difficult disease.

6. The purpose of offering elective courses is to strengthen the students' individual character development and broaden their range of knowledge. Students can select any of them according to their interest, need and course schedule and finish the selective corresponding credits that required for every courses.

7. Outside-class credits: If students have finished the fixed items and haven't completed all the rest up to the 9th semester, the missing credits can be made up by those of elective course in the 10th semester.

8. The fifth academic year is the transition period between undergraduate and graduate. Students may take the postgraduate courses whose credits will be counted for the postgraduate training.

9. Training in the X stage: implement according to master-doctor consecutive education program of the School of Basic Medicine.

10. Carry out dynamic in-and-out Management: If the academic assessment fails to meet the training requirements of this program, withdraw from this program.

十一、基准学期进程安排表

课程	第一学期						课程	第二学期					
	课内			课外	总学时	学分		课内			课外	总学时	学分
	大课	小课	实验					大课	小课	实验			
思想道德与法治	32			8	40	2.5	中国近现代史纲要	32			8	40	2.5
马克思主义基本原理	32			8	40	2.5	毛泽东思想和中国特色社会主义理论体系概论	32			16	48	3.0
习近平新时代中国特色社会主义思想概论	32		8	8	48	3.0	计算机及程序设计基础（Python）	40		8		48	3.0
综合英语（一）	56				56	3.5	综合英语（二）	56				56	3.5
微积分（二）	80				80	5.0	概率论与数理统计	40				40	2.5
基础化学（二）	50		38		88	5.5	大学物理（四）	64				64	4.0
基础医学导论	24				24	1.5	物理实验（一）			32		32	1.0
大学体育（一）			30		30	0.75	大学体育（一）			30		30	0.75
军事理论	32			4	36	2.0	有机化学（一）	52		44		96	6.0
入学教育	1W				1W	0.5	中国语文	22			10	32	2.0
军事训练	2W				2W	1.0							
合计	338/3W		76	28	442/3W	27.75	合计	338		114	34	486	28.25
总计	414/3W			28	442/3W	27.75	总计	452			34	486	28.25
选修课程　2 学分					474/3W	29.75	选修课程　2 学分					518	30.25

续表

第三学期							第四学期						
课程	课内			课外	总学时	学分	课程	课内			课外	总学时	学分
	大课	小课	实验					大课	小课	实验			
医学英语基础	32				32	2.0	医学发育生物学	20		12		32	2.0
系统解剖学	48		48		96	4.5	生理学	74	12		2	88	5.5
人体组织学	32		24		56	3.0	机能实验 1			32		32	1.0
生物化学与分子生物学	88				88	5.5	医学免疫学	48				48	3.0
生物化学与分子生物学实验技术			80		80	2.5	医学免疫学实验技术			48		48	1.5
分析化学	36		24		60	3.0	病原生物学（一）	18		30		48	2.0
医学研究规范与技能	20		12		32	1.5	病原生物学（二）	48		24		72	3.5
医学统计学	42	22			64	3.5	诊断学	50		6		56	3.5
大学体育（二）			30		30	0.75	预防医学	32				32	2.0
早期接触科研 1			2W		2W	1.0	医学心理学	24				24	1.5
							大学体育（二）			30		30	0.75
							早期接触科研 2			2W		2W	1.0
合计	298	22	218/2W		538/2W	27.25	合计	264	12	176/2W	2	454/2W	23.75
总计	538/2W				538/2W	27.25	总计	452/2W			2	454/2W	23.75
选修课程　0 学分					538/2W	27.25	选修课程　0 学分					470/2W	23.75

续表

第五学期							第六学期						
课程	课内			课外	总学时	学分	课程	课内			课外	总学时	学分
	大课	小课	实验					大课	小课	实验			
病理学	50		42		92	4.5	细胞与遗传学基础与进展	24		24		48	2.5
病理生理学	48	6		2	56	3.5	脑科学基础与进展	32				32	2.0
药理学	48	8			56	3.5	肿瘤学基础与进展	32	4	12		48	2.5
机能实验 2			72		72	2.0	临床流行病学	36		12		48	2.5
内科学	66		6		72	4.5	妇产科学	28			4	32	2.0
外科学	40		8		48	3.0	儿科学	28			4	32	2.0
大学体育（三）			12		12	0.5	传染病学	28			4	32	2.0
医学科研思维训练与实践 1	4	4	16		24	1.5	神经及精神病学	27			5	32	2.0
							大学体育（三）			12		12	0.5
							医学科研思维训练与实践 2	4	4	16		24	1.5
合计	256	18	156	2	432	23.0	合计	239	8	76	17	340	19.5
总计	430			2	432	23.0	总计	323			17	340	19.5
选修课程　0 学分					432	23.0	选修课程　2 学分					372	21.5

续表

第七学期							第八学期						
课程	课内			课外	总学时	学分	课程	课内			课外	总学时	学分
	大课	小课	实验					大课	小课	实验			
内科实习			4W		4W	2.0	生物信息学	16		16		32	2.0
外科实习			4W		4W	2.0	智能医学	24				24	1.5
妇产科实习			2W		2W	1.0	医学科研设计与科技写作	32				32	2.0
儿科实习			2W		2W	1.0	科学研究创新训练			4W		4W	2.0
形势与政策	18			30	48	1.5	教育教学能力训练与实践	16		24	40	80	3.0
医学科研思维训练与实践 3	4	4	16		24	1.5	医学科研思维训练与实践 4	4	4	32		40	1.5
合计	22	4	16/12W	30	72/12W	9.0	合计	92	4	72/4W	40	208/4W	12.0
总计	42/12W			30	72/12W	9.0	总计	168/4W			40	208/4W	12.0
选修课程　4 学分					136/12W	13.0	选修课程　6 学分					304/4W	18.0
第九学期							第十学期						
课程	课内			课外	总学时	学分	课程	课内			课外	总学时	学分
	大课	小课	实验					大课	小课	实验			
毕业设计（论文）			20W		20W	10.0	毕业设计（论文）			16W		16W	8.0
							毕业教育	1W				1W	0.5
							毕业考试	1W				1W	0.5
合计			20W		20W	10.0	合计	2W		16W		18W	9.0
总计					20W	10.0	总计	18W				18W	9.0
选修课程　0 学分					20W	10.0	选修课程　0 学分					18W	9.0

注：形势与政策：5~7 学期；X 阶段（硕博阶段）培养按学校研究生管理部门的相关规定及基础医学院硕博连读培养方案执行。

中山大学

中山医学院2023级基础医学拔尖人才培养方案

一、培养目标

本专业坚持社会主义办学方向，全面落实立德树人根本任务，聚焦培养能够引领未来的人，坚持以学生成长为中心，坚持通识教育与专业教育相结合，着力提升学生的学习力、思想力、行动力，培养德智体美劳全面发展的社会主义建设者和接班人。

在学校“加强基础、促进交叉、尊重选择、卓越教学”人才培养目标引领下，深入推动“五个融合”，实施“强基计划”，依托学院学科优势，瞄准国家生物安全和生物医学领域的战略需要，选择最优秀的学生，根植于最丰富的育人“土壤”，最优秀的导师引领，给予学生最优质教学。全面实施精英化教育，打造生医、医信、医工等“医学 +X”多学科交叉融合教育体系，培养“基础厚、能力强、后劲足”，传承优秀文化、厚植家国情怀、忠诚可靠，德智体美劳全面发展，能在未来国家生物安全核心领域及生物医学前沿方向做出贡献的医学科学家。

二、毕业要求

1. 知识层面

毕业要求 1：通过公共必修和公共选修等通识通修课程群的学习，掌握较宽厚的自然科学基础知识和人文社会科学知识，对党、国家和人民无限忠诚，具备科学的世界观、人生观和价值观，以及良好的职业道德。

毕业要求 2：通过学习生物学与基础医学课程群，牢固掌握现代医学和生命科学基础理论，具备扎实的基础医学科学知识和生命科学知识体系。

毕业要求 3：通过公共卫生、预防医学及医学拓展课程群，掌握基本的预防医学及与医学相关的行为科学和社会科学知识，掌握医学相关领域的基本知识和技能，具备开阔的视野和宽广的知识面。

2. 能力层面

毕业要求 4：通过学习临床主干课程和不少于 3 个月的临床见习，掌握基本的临床知识和技能，有良好的临床思维能力，具备较扎实的临床医学理论知识。

毕业要求 5：通过相关实验技能类课程的系统学习，掌握生物医学基本技术和前沿实验技术，具备较强的实验设计和分析能力，以及科研学术活动所需的知识、技术和核心能力。

3. 价值层面

毕业要求 6：通过大学英语、医学英语、医学统计学、生物信息学、生物安全等课程的学习，掌握生物安全领域知识、外语应用能力和信息分析处理能力，具备未来从事医学科学研究的基本能力。

毕业要求 7：通过全程导师制、科研文献导读、创新性实验设计和开题、不少于一年的专业实验室课题研究和论文答辩等培养训练，掌握良好科学的思维、素养和科研创新能力，具备本硕博连读潜质，成为能在未来国家生物安全核心领域及生物医学前沿方向做出贡献的医学科学家。

三、授予学位与修业年限

1. 按要求完成学业者授予医学学士学位。
2. 修业年限：5 年。

四、毕业总学分及课内总学时

<table>
<tr><th colspan="2">课程类别</th><th>学分要求</th><th>所占比例</th></tr>
<tr><td colspan="2">公共必修课
（通识必修课）</td><td>39</td><td>15.89%</td></tr>
<tr><td colspan="2">公共选修课
（通识选修课）</td><td>8</td><td>3.26%</td></tr>
<tr><td rowspan="4">专业必修课</td><td>大类基础课</td><td>19.5</td><td rowspan="4">68.84%</td></tr>
<tr><td>专业基础课</td><td>32.5</td></tr>
<tr><td>专业核心课</td><td>30</td></tr>
<tr><td>专业实践课</td><td>87</td></tr>
<tr><td colspan="2">专业选修课</td><td>29.5</td><td>12.02%</td></tr>
<tr><td>总学分</td><td colspan="3">毕业总学分要求：245.5 学分。
其中实践教学学分（含必修类实践课程和选修类实践课程）须达到 116.1 学分</td></tr>
</table>

五、课程设置及教学计划

课程细类	课程编码	课程中文名称 / 英文名称	学分情况			学时情况			开课学期	对应毕业要求
			总学分	理论学分	实验实践学分	总学时	理论学时	实验实践学时		
公共必修课	FL101 FL102 FL201 FL202	大学外语 College Foreign Language	8	8	0	144	144	0	1~4	1、6
	PE101 PE102 PE201 PE202 PE305 PE302	体育 Physical Education	4	0	4	144	0	144	1~6	1
	MAR112	思想道德与法治 Moral Character Cultivation and Basis of Law	3	3	0	54	54	0	2	1
	MAR103	中国近现代史纲要 Contemporary History of China	3	3	0	54	54	0	1	1
	MAR207	毛泽东思想和中国特色社会主义理论体系概论 Introduction of Mao Zedong Thought and the Theoretical System of Socialism with Chinese Characteristics	3	3	0	54	54	0	4	1
	MAR202	马克思主义基本原理 The Principles of Marxism	3	3	0	54	54	0	3	1
	MAR115	习近平新时代中国特色社会主义思想概论 The Introduction of Xi Jinping Thought on Socialism with Chinese Characteristics for a New Era	3	3	0	54	54	0	2	1
	MAR111	四史（社会主义发展史） The History of Socialist Development	1	1	0	18	18	0	1	1

续表

课程细类	课程编码	课程中文名称 / 英文名称	学分情况			学时情况			开课学期	对应毕业要求
			总学分	理论学分	实验实践学分	总学时	理论学时	实验实践学时		
公共必修课	MAR114	形势与政策 Current Situation and Policy	3	1	2	90	18	72	1~10	1
	PUB199	国家安全教育 National Security Education	1	0.5	0.5	27	9	18	1~10	1
	PUB121	军事课 Military Course	4	2	2	36+2W	36	2W	1	1
	PUB178	劳动教育 Labor Education	1	0.5	0.5	36	9	27	1~10	1
	PSY199	心理健康教育 Mental Health Education	2	2	0	36	36	0	1-2	1
公共选修课	学生自主选修	（1）分为人文与社会、科技与未来、生命与健康、艺术与审美 4 个模块，最低学分要求为 8 学分，其中须包含 2 学分“艺术与审美”课程。 （2）学生自主修读且未列入本方案的跨院系课程可计入公共选修课学分	8	/	/	≥144	/	/	1~10	1
专业必修课 大类基础课	MA199	医科数学 Medical Mathematics	3	3	0	54	54	0	1	2
	MED131	生物学与细胞生物学 Biology & Cell Biology	3	2	1	72	36	36	1	2、6
	PS135	基础化学 Basic Chemistry	3	3	0	54	54	0	1	2
	CHM147	大学化学实验二（上） College Chemical Experiments Ⅱ（1）	1	0	1	36	0	36	1	2

续表

课程细类		课程编码	课程中文名称 / 英文名称	学分情况			学时情况			开课学期	对应毕业要求
				总学分	理论学分	实验实践学分	总学时	理论学时	实验实践学时		
专业必修课	大类基础课	PHY136	大学物理（医） College Physics（ for Medical Science ）	4	4	0	72	72	0	2	2
		PHY148	大学物理实验（医） College Physics Laboratory（ for Medical Science ）	1.5	0	1.5	54	0	54	2	2
		PS126	有机化学 Organic Chemistry	3	3	0	54	54	0	2	2
		CHM148	大学化学实验二（下） College Chemical Experiments Ⅱ（2）	1	0	1	36	0	36	2	2
	专业基础课	MED146	医学科研方法 Medical Scientific Research Methods	1	1	0	18	18	0	2	2、5
		MED148	正常 / 异常人体结构 Normal/Abnormal Physical Structure	4.9	3.8	1.1	108	68	40	2	2
		MED247	基础科研实验 Experiments of Basic Scientific Research	1	0	1	36	0	36	3	2、5
		MED249	神经系统整合 Integrated Nervous System	2.3	2	0.3	48	36	12	3	2
		MED250	病原与免疫 Pathogen Biology and Immunology	8	8	0	144	144	0	4	2
		MED254	病原免疫实验 Experiments of Pathogen Biology and Immunology	2	0	2	72	0	72	4	2、5
		MED260	心血管系统整合 Integrated Cardiovascular System	2.6	2.2	0.4	54	40	14	4	2

续表

课程细类		课程编码	课程中文名称 / 英文名称	学分情况			学时情况			开课学期	对应毕业要求
				总学分	理论学分	实验实践学分	总学时	理论学时	实验实践学时		
专业必修课	专业基础课	MED266	泌尿系统整合 Integrated Urinary System	2	1.8	0.2	42	34	8	5	2
		MED268	呼吸系统整合 Integrated Respiratory System	1.5	1.2	0.3	34	22	12	4	2
		MED273	基础药理学 Basic Pharmacology	3	3	0	54	54	0	5	2
		MED279	消化系统整合 Integrated Digestive System	1.5	1.3	0.2	32	24	8	5	2
		MED283	内分泌生殖系统整合 Integrated Endocrine System	1.7	1.6	0.1	32	28	4	5	2
		MED287	科研论文写作及发表 Academic Paper Writing & Presentation	1	1	0	18	18	0	5	7
	专业核心课	MED299	生物化学与分子遗传学 Biochemistry and Molecular Genetic	8	8	0	144	144	0	3	2
		AH3048	内科学理论 Theory of Internal Medicine	4	4	0	72	72	0	6	4
		AH3006	儿科学理论 Pediatrics Theory	3	3	0	48	48	0	6	4
		AH3050	外科学理论 Theory of Surgery*	4	4	0	72	72	0	6	4
		AH3054	妇产科学理论 Gynecology & Obstetrics Theory	3	3	0	48	48	0	6	4

续表

课程细类		课程编码	课程中文名称 / 英文名称	学分情况			学时情况			开课学期	对应毕业要求
				总学分	理论学分	实验实践学分	总学时	理论学时	实验实践学时		
专业必修课	专业核心课	AH3059	传染病学理论 Infectious Diseases	2	2	0	32	32	0	6	4
		MED301	分子医学前沿技术（一） Molecular Medicine Skills Ⅰ	5	0	5	180	0	180	7	5、7
		MED303	分子医学前沿技术（二） Molecular Medicine Skills Ⅱ	1	0	1	36	0	36	7	5、7
	专业实践课	MED211	基础研究训练Ⅰ Basic Research Training Program Ⅰ	3	0	3	108	0	108	3~4	5、7
		MED350	基础研究训练Ⅱ Basic Research Training Program Ⅱ	6	0	6	216	0	216	5~8	5、7
		AH4001	内科学见习 Clerkship of Internal Medicine	4	0	4	4W	0	4W	7	4
		AH4003	外科学见习 Clerkship of Surgery	4	0	4	4W	0	4W	7	4
		AH4005	儿科学见习 Clerkship of Pediatrics	2	0	2	2W	0	2W	7	4
		AH4007	妇产科学见习 Clerkship of Gynecology & Obstetrics	2	0	2	2W	0	2W	7	4
		MED412	专业实习 Special Practice	60	0	60	60 W	0	60 W	8、9、10	7
		MED415	毕业设计 Diploma Project	6	0	6	8W（56）	0	8W	10	7

续表

课程细类		课程编码	课程中文名称 / 英文名称	学分情况			学时情况			开课学期	对应毕业要求
				总学分	理论学分	实验实践学分	总学时	理论学时	实验实践学时		
专业选修课	基础选修	MED124	基础医学导论 An Introduction to Basic Medicine	1	1	0	18	18	0	1	6
		PH251	医学统计学 Medical statistics	2.5	2	0.5	54	36	18	3	3、6
		AH1094	医学伦理学 Medical Ethics	2	1.5	0.5	36	24	12	3	2、6
		MED452	Python 与医学数据分析 Python and Medical Data Analysis	2.5	2	0.5	54	36	18	4	6
		MED270	分子医学技能 Molecular Medicine Skills	2	2	0	36	36	0	4	5
		MED271	诊断学 Diagnostic	4	4	0	72	72	0	5	4
		MED456	热带病与全球健康 Tropical Diseases and Global Health	2	2	0	36	36	0	5	3
		PH262	流行病学与循证医学 Epidemiology and Evidence-based Medicine	2.5	2	0.5	54	36	18	6	3
		MED302	生物信息学 Bioinformatics	2.5	2	0.5	54	36	18	6	6
		MED313	动物实验技术 Animal Laboratory Skills	2.5	2	0.5	54	36	18	4	5
		MED311	实验室生物安全 Laboratory and Biosafety	1	1	0	18	18	0	9	6

续表

课程细类		课程编码	课程中文名称 / 英文名称	学分情况			学时情况			开课学期	对应毕业要求
				总学分	理论学分	实验实践学分	总学时	理论学时	实验实践学时		
专业选修课	基础选修	AH-6108	医学人工智能的研发与应用 The Development and Application of Medical Artificial Intelligence	2	2	0	36	36	0	7	6
		MED285	高级科研实验 Experiments of Advanced Scientific Research	1	0	1	36	0	36	5	5、6
		MED274	肿瘤学生物学 Tumor Biology	2	2	0	36	36	0	6	4、6
	拓展选修	PH409	卫生事业管理 Health Management	3	3	0	54	54	0	1	3
		PH414	卫生经济学基础 Introduction of Health Economics	2	2	0	36	36	0	2	3、6
		PH591	行为医学 Behavior Medicine	1	1	0	18	18	0	3	3
		PH482	社会医学 Social Medicine	1	1	0	18	18	0	3	3
		PH416	卫生法规与监督学 Health Law and Supervision	2	2	0	36	36	0	4	3
		PH-5152	实用医学统计方法及应用基础 Basic Medical Statistics Methods and Applications	3	3	0	54	54	0	5	5
		AH4067	临床研究方法学 Methodology in Clinical Study	2	2	0	36	36	0	5	5

续表

课程细类		课程编码	课程中文名称 / 英文名称	学分情况			学时情况			开课学期	对应毕业要求
				总学分	理论学分	实验实践学分	总学时	理论学时	实验实践学时		
专业选修课	拓展选修	AH3124	灾难医学 Disaster Medicine	1	1	0	16	16	0	5	4
		AH4171	老年医学 Geriatrics	2	2	0	36	36	0	5	4
		AH3333	临床变态反应学 Clinical Allergology	1.5	1.5	0	27	27	0	5	4
		PH402	儿少卫生学 Children and Adolescents Health	2.5	3	0	54	54	0	6	4
		PH408	营养与食品卫生学 Nutrition and Food Hygiene	5	6	0	108	108	0	6	3
		AH4091	放射肿瘤学 Radiation Oncology	2	2	0	36	36	0	7	4
		AH3111	临床研究理论与实践 Theory and Practice of Clinical Research	2	2	0	36	36	0	7	6、7
		PH400	儿童与妇女保健学 Health Care of Women and Children	3	3	0	54	54	0	8	4

六、学分分布情况表

学年	学期	公必学分	专必学分	专选开设学分	专选建议修读学分	公选学分
大一	大一上	16	10	1	1	学生自主选修
	大一下	9	15.4	0	0	
大二	大二上	5.5	14.3	5.5	5.5	
	大二下	7.5	14.1	7	7	
大三	大三上	0.5	15.2	7	7	
	大三下	0.5	16	7	7	
大四	大四上	0	18	2	2	
	大四下	0	60	0	0	
大五	大五上	0	0	0	0	
	大五下	0	6	0	0	
合计		39	169	62.5	29.5	8

基础医学（拔尖计划）本科专业培养计划

学科门类：医学　　**代　　码：**10

类　　别：基础医学　　**代　　码：**1001

专业名称：基础医学（拔尖计划）　　**专业代码：**100101K

一、培养目标

着眼于医学未来发展趋势，致力于满足生命全周期和健康全过程的需求，培养热爱基础医学，具有崇高理想信念、深厚人文底蕴、扎实专业知识、强烈创新意识、宽广国际视野，立志成为潜心医学基础研究、勇攀科学高峰的德才兼备的拔尖创新人才。

二、培养要求

本专业主要培养学生使其具有医学科学基础理论知识、临床医学基本知识、医学实验设计与操作技能、创新思维、创新意识及创新能力。毕业生应达到以下要求。

1. 具备良好的政治思想、道德品质和爱国爱校情怀。
2. 掌握基础医学及相关生命科学学科的基本理论和基本知识。
3. 掌握基础医学和相关生命科学学科实验的基本设计方法和操作技术。
4. 掌握医学文献检索、资料调查和运用计算机进行信息分析的基本方法。
5. 熟悉临床医学基本知识，了解临床医学的新进展和新成就。
6. 掌握英语，具有一定的听、说、读、写能力，能较熟练地阅读专业英语书刊。
7. 具备独立思考能力、较强的医学科学研究能力。
8. 较强的学术质疑与批判精神、创新思维与创新能力。
9. 具有坚实的自然科学知识和广博的人文社会科学知识，了解国家卫生健康领域的发展规划与方针政策。

三、专业核心课程

实验动物学、医学免疫学、病理生理学、病理学、病原生物学、机能学实验、分子生物学、生物信息学、医学教学方法、神经生物学、卫生统计学。

四、修业年限及学习年限

修业年限 5 年，学习年限 4~7 年。

五、毕业最低总学分

205。

六、授予学位

医学学士。

七、教学计划进度表

基础医学专业教学计划进度表（拔尖计划）

课程分组	课程类别		课程属性	课程号	课程名	英文课程名	开课单位	学分	总学时	理论学时	实验学时	上机学时	设计学时	自主学习学时（不包含在总学时中）	实践周数	开课学年学期	完成学分
通识教育	公共基础课	思想政治理论课程（拔尖、强基按照吴玉章学院要求执行）	必修	107421030	思想道德与法治	Ideological and Morality and the Rule of Law	马克思主义学院	3	48	40	8					1 秋	19（五史教育五选一）
				107060030	中国近现代史纲要	The Outline of Chinese Modern History	马克思主义学院	3	48	40	8					1 春	
				107448030	马克思主义基本原理	Basic Principles of Marxism	马克思主义学院	3	48	40	8					2 秋	
				107446030	毛泽东思想和中国特色社会主义理论体系概论	Mao Zedong Thought and Theoretical System of Socialism	马克思主义学院	3	48	40	8					2 春	
				107447030	习近平新时代中国特色社会主义思想概论	An Introduction to Xi Jinping Thought on Socialism with Chinese Characteristics for a New Era	马克思主义学院	3	48	40	8					2 春	
				107115000	形势与政策 -1	Situation and Policy-1	马克思主义学院	0	16	16						1 秋	
				107116000	形势与政策 -2	Situation and Policy-2	马克思主义学院	0	16	16						1 春	
				107117000	形势与政策 -3	Situation and Policy-3	马克思主义学院	0	16	16						2 秋	
				107118000	形势与政策 -4	Situation and Policy-4	马克思主义学院	0	16	16						2 春	
				107119000	形势与政策 -5	Situation and Policy-5	马克思主义学院	0	16	16						3 秋	
				107120000	形势与政策 -6	Situation and Policy-6	马克思主义学院	0	16	16						3 春	
				107121000	形势与政策 -7	Situation and Policy-7	马克思主义学院	0	16	16						4 秋	
				107122020	形势与政策 -8	Situation and Policy-8	马克思主义学院	2	16	16						4 春	
				107418020	中共党史	The History of Chinese Communist Party	马克思主义学院	2	32	30	2					1 春	

续表

课程分组	课程类别		课程属性	课程号	课程名	英文课程名	开课单位	学分	总学时	理论学时	实验学时	上机学时	设计学时	自主学习学时（不包含在总学时中）	实践周数	开课学年学期	完成学分
通识教育	公共基础课	思想政治理论课程（拔尖、强基按照吴玉章学院要求执行）	必修	107419020	社会主义发展史	Seminars on the History of Socialist Development	马克思主义学院	2	32	27	5					1 春	
				102620020	改革开放史	The History of China's Reform and Opening-up	经济学院	2	32	32						1 春	
				106812020	新中国史	History of New China	历史文化学院	2	32	32						1 春	
				106844020	中华民族发展史（中华民族的凝聚与演进）	The Development History of the Chinese Nation（The Formation and Development of the Chinese Nation）	历史文化学院	2	32	32						1 春	
		军训		900004020	军事理论	Military Theory	武装部	2	32	32						1 秋	4
				900005020	军事技能	Military Training	武装部	2	112						2 周	1 春 S	
		体育		888004010	体育 -1	Physical Education-1	体育学院	1	32	2	30					1 秋	4
				888005010	体育 -2	Physical Education-2	体育学院	1	32	2	30					1 春	
				888006010	体育 -3	Physical Education-3	体育学院	1	32	2	30					2 秋	
				888007010	体育 -4	Physical Education-4	体育学院	1	32	2	30					2 春	
		外语		603195020	基础英语写作 -1	Basic English Writing -1	外国语学院	2	32							1 秋	8 国际学术交流（英文）为任选
				603206020	基础英语写作 -2	Basic English Writing-2	外国语学院	2	32							1 春	
				603196020	学术英语写作 -1	Academic English Writing -1	外国语学院	2	32							2 秋	
				603205020	学术英语写作 -2	Academic English Writing-2	外国语学院	2	32							2 春	
		劳动教育															1 学分，32 学时

续表

课程分组	课程类别		课程属性	课程号	课程名	英文课程名	开课单位	学分	总学时	理论学时	实验学时	上机学时	设计学时	自主学习学时（不包含在总学时中）	实践周数	开课学年学期	完成学分
通识教育	公共基础课	美育	必修														2
		通识先导课		999011020	科学进步与技术革命	Progresses of Science and Revolutions of Technology	数学学院	2	32	32						工 2 秋，文理医 2 春	2（两大先导课二选一）
				999006020	中华文化（文学篇）	Chinese Culture（Literature）	文学与新闻学院	2	32	32						文理医 2 秋，工 2 春	
				999005020	中华文化（历史篇）	Chinese Culture（History）	历史文化学院	2	32	32							
				999009020	中华文化（哲学篇）	Chinese Culture（Philosophy）	哲学系	2	32	32							
				999007020	中华文化（艺术篇）	Chinese Culture（Arts）	艺术学院	2	32	32							
		心理健康		912002010	大学生心理健康	Mental Health Education	心理健康中心	1	16	16						1 秋	1
		通识核心课	选修	603579020	国际学术交流（英文）	International Academic Communication	外国语学院	2	32							3 春	9（MOOC 最高认定不超过 2 学分）国际课程周至少修读 1 学分
		实践及国际课程周课程		603508020	跨文化沟通之道	Skills of Cross-Cutural Communication	外国语学院	2	32	32						1 春	
		MOOC															
		信息素养教育		909043020	计算思维与智能方法	Computational Thinking and Intelligent Methods	计算机基础教学中心	2	36	28		8				1 春	≥ 1
		科技伦理		107044010	医学伦理学	Medical Ethics	马克思主义学院	1	20	20						2 春	
		安全教育		918002020	实验室安全与环境保护	Laboratory Safety and Environmental Protection	灾后重建与管理学院	2	32	16	16				9 周	1 春	

续表

课程分组	课程类别		课程属性	课程号	课程名	英文课程名	开课单位	学分	总学时	理论学时	实验学时	上机学时	设计学时	自主学习学时（不包含在总学时中）	实践周数	开课学年学期	完成学分
专业教育	学科基础课	大类平台课、基础学科大平台课	必修	501415010	新生研讨课	Freshman Seminars	华西基础医学与法医学院	1	16	16						1秋	14
				501406080	解剖学（Ⅰ）	Anatomy（Ⅰ）	华西基础医学与法医学院	8	160	64	96					1春	
				501111030	组织学与胚胎学（Ⅰ）（全英文）	Histology & Embryology（Ⅰ）	华西基础医学与法医学院	3	48	48						1春	
				501396020	组织学与胚胎学实验（Ⅰ）	Experiment of Histology and Embryology（Ⅰ）	华西基础医学与法医学院	2	48		48					1春	
				501416010	化生医学科简史	A Brief History of Chemistry, Life Sciences and Medical Sciences	华西基础医学与法医学院	1	16	16						2秋	1
				203321010	化生医未来技术实践课	Future Technology Practices of Chemistry, Life Sciences and Medical Sciences	化学学院	1	16		16					3春	1
				501082050	生物化学（Ⅰ）（双语）	Biochemistry（Ⅰ）	华西基础医学与法医学院	5	80	80						2秋	≥4
				204518040	生物化学（Ⅱ）（全英文）	Biochemistry（Ⅱ）	生命科学学院	4	64	64						2秋	
				204514040	生物化学（Ⅲ）	Biochemistry（III）	生命科学学院	4	64	64						3秋	
		必修		201088040	医科数学（Ⅱ）	Medical mathematics（Ⅱ）	数学学院	4	64	54	10					1秋	47
				203170020	大学化学（Ⅴ）	College Chemistry（Ⅴ）	化学学院	2	32	32						1秋	
				908053020	大学化学实验（Ⅳ）	College Chemistry Experiment（Ⅳ）	化学实验中心	2	32		32					1秋	

续表

课程分组	课程类别		课程属性	课程号	课程名	英文课程名	开课单位	学分	总学时	理论学时	实验学时	上机学时	设计学时	自主学习学时（不包含在总学时中）	实践周数	开课学年学期	完成学分
专业教育	必修	必修	必修	203314020	有机化学（Ⅳ）	Organic Chemistry（Ⅳ）	化学学院	2	32	32						1 春	47
				908023020	有机化学实验（Ⅳ）	Organic Chemistry Experiment（Ⅳ）	化学实验中心	2	32		32					1 春	
				501074050	生理学（Ⅰ）（双语）	Physiology（Ⅰ）	华西基础医学与法医学院	5	80	80						2 秋	
				501393030	生物分子基础实验（Ⅰ）	Biological Molecular Technology（Ⅰ）	华西基础医学与法医学院	3	64		64					2 春	
				501370040	病原生物学（Ⅰ）（双语）	Pathogen Biology（Ⅰ）	华西基础医学与法医学院	4	64	64						2 春	
				501385020	病原生物学实验（Ⅰ）	Experiments of Pathogenic Biology（Ⅰ）	华西基础医学与法医学院	2	48		48					2 春	
				501097050	药理学（Ⅰ）（双语）	Pharmacology（Ⅰ）	华西基础医学与法医学院	5	80	80						3 秋	
				502213040	诊断学（Ⅱ）	Diagnostics（Ⅱ）	华西临床医学院	4	80	32						3 秋	
				502741080	系统整合临床课程（Ⅲ）	Organ-based Clinical Medicine（Ⅲ）	华西临床医学院	8	64	64						3 春	
				502046020	妇产科学（Ⅳ）	Obstetrics and Gynecology（Ⅳ）	华西临床医学院	2	32	32						3 春	
				502402020	儿科学（Ⅳ）	Pediatrics（Ⅳ）	华西临床医学院	2	32	32						3 春	
		选修	选修	202033030	大学物理（医学物理）（Ⅱ）	Medical Physics（Ⅱ）	物理科学与技术学院	3	48	48						1 春	6
				204128030	细胞生物学（双语）	Cell Biology	生命科学学院	3	48	48						1 春	

续表

课程分组	课程类别		课程属性	课程号	课程名	英文课程名	开课单位	学分	总学时	理论学时	实验学时	上机学时	设计学时	自主学习学时（不包含在总学时中）	实践周数	开课学年学期	完成学分
专业教育	必修	选修	选修	204311020	细胞生物学实验	Cell Biology Experiment	生命科学学院	2	48		48					1春	6
				502200030	医学影像诊断学（Ⅱ）	Radiology（Ⅱ）	华西临床医学院	3	48	32						3秋	
				501119020	基础医学英语	English of Basic Medicine	华西基础医学与法医学院	2	32	32						2春	
				201080030	线性代数（理工）	Linear Algebra	数学学院	3	64	64						2春	
				902006010	信息素养与终身学习	Information Literacy and Lifelong Learning	图书馆	1	16	8		8				2秋	
				902009010	文献检索与论文写作（医学类）	Literature Retrival and Academic Writing（Medical Science）	图书馆	1	16	8		8				3秋	
				502019030	传染病学	Infectious Disease	华西临床医学院	3	48	24					24	3春	
				401295030	逻辑学导论	Introduction to Logic	公共管理学院	3	48	48						3春	
				201010040	多元统计分析（含统计软件）	Multivariate Statistical Analysis	数学学院	4	64	48	16					2春	
				502081010	精神病学（Ⅱ）	Psychiatry（Ⅱ）	华西临床医学院	1	24	16					8	3春	
				502035020	耳鼻咽喉科学（Ⅰ）	Otorhinolaryngology（Ⅰ）	华西临床医学院	2	32	24	8					5秋	
				502036010	耳鼻咽喉科学（Ⅱ）	Otorhinolaryngology（Ⅱ）	华西临床医学院	1	24	16	8					4春	
				502181010	眼科学（Ⅱ）	Ophthalmology（Ⅱ）	华西临床医学院	1	16	16						4春	
				403087010	实验室生物安全	Laboratory Biosafety	灾后重建与管理学院	1	16	10	3				4周	1春	

续表

课程分组	课程类别		课程属性	课程号	课程名	英文课程名	开课单位	学分	总学时	理论学时	实验学时	上机学时	设计学时	自主学习学时（不包含在总学时中）	实践周数	开课学年学期	完成学分
专业教育	专业核心课	必修	必修	501376030	实验动物学	Laboratory Animal Science	华西基础医学与法医学院	3	48	20	28					2 秋	30.5
				501102030	医学免疫学（Ⅰ）（双语）	Medical Immunology（Ⅰ）	华西基础医学与法医学院	3	48	48						2 春	
				501006040	病理生理学（Ⅰ）	Pathophysiology（Ⅰ）	华西基础医学与法医学院	4	64	64						2 春	
				502016050	病理学（Ⅱ）	Pathology（Ⅱ）	华西临床医学院	5	96	48	48					3 秋	
				501389035	机能学实验（Ⅰ）	Experiments of Functional Science（Ⅰ）	华西基础医学与法医学院	3.5	80		80					3 秋	
				501029020	分子生物学	Molecular Biology	华西基础医学与法医学院	2	32	32						3 秋	
				204077020	生物信息学	Bioinformatics	生命科学学院	2	32	32						3 春	
				501101020	医学教学方法	Teaching Methods for Medical Education	华西基础医学与法医学院	2	32	32						4 秋	
				501072020	神经生物学	Neurobiology	华西基础医学与法医学院	2	32	32						4 秋	
				504129040	卫生统计学（Ⅱ）	Medical Statistics（Ⅱ）	公共卫生学院	4	64	44	20					3 春	
	专业选修课	选修	选修	501110010	肿瘤表观遗传学	Epigenetics of Carcinogenesis	华西基础医学与法医学院	1	16	16						4 秋	14.5
				501109020	医学遗传学	Medical Genetics	华西基础医学与法医学院	2	32	32						2 秋	
				501380020	常见妇科疾病的前生今世	The Cause and Effect of Common Gynecological Diseases	华西基础医学与法医学院	2	32	32						3 春	

续表

课程分组	课程类别		课程属性	课程号	课程名	英文课程名	开课单位	学分	总学时	理论学时	实验学时	上机学时	设计学时	自主学习学时（不包含在总学时中）	实践周数	开课学年学期	完成学分
专业教育	专业选修课	选修	选修	501213020	基础医学科研实践	Practice in Basic Medical Science	华西基础医学与法医学院	2	48						8周	3秋	14.5
				501361020	生物医学工程学	Biomedical Engineering	华西基础医学与法医学院	2	32	32						4秋	
				501038030	基础医学研究前沿与挑战	Advance and Challenge in Basic Medical Sciences	华西基础医学与法医学院	3	48	48						3秋	
				501214010	开放式医学创新讲坛	Open Forum of Innovative Medicine	华西基础医学与法医学院	1	16	16						4秋	
				205097020	虚拟现实技术	Virtual Reality Technology	电子信息学院	2	32	32						4春	
				501048010	酶基因工程	Enzyme Gene Egineering	华西基础医学与法医学院	1	16	16						4秋	
				204188030	干细胞生物学（全英文）	Stem Cell Biology	生命科学学院	3	48	48						4春	
				501424030	机器学习在医学诊断中的应用原理与实践——以冠心病为例	Principles and Practice of Application of Machine Learning in Coronary Artery Disease Diagnosis	华西基础医学与法医学院	3	48	36	12					4秋	
				204130030	发育生物学（双语）	Developmental Biology	生命科学学院	3	48	48						4秋	
				502302020	神经科学模块（Ⅱ）	Neuroscience（Ⅱ）	华西临床医学院	2	32	32						4春	
				502852015	临床流行病学与循证医学	Evidence-based Medicine	华西临床医学院	1.5	24	24						4春	

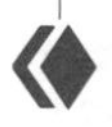

续表

课程分组	课程类别		课程属性	课程号	课程名	英文课程名	开课单位	学分	总学时	理论学时	实验学时	上机学时	设计学时	自主学习学时（不包含在总学时中）	实践周数	开课学年学期	完成学分
专业教育	专业选修课	选修	选修	504443020	流行病学（Ⅲ）	Epidemiology（Ⅲ）	华西公共卫生学院	2	32	16	16					5 秋	
				308143020	生物材料技术	Technology of Biological Material	化学工程学院	2	32	32						4 秋	
				604012020	脑科学与脑疾病	Brain Science and Brain Disease	生物治疗国家重点实验室	2	32	32						3 春	
				310077020	从科幻到现实：组织再生与智慧诊疗	From Fictional Science to Reality: Tissue Regeneration and Intelligent Diagnosis and Treatment	生物医学工程学院	2	32	32						2 春	
				202492020	格物致理：从量子到宇宙	Exploring the Principles of Nature: From Quanta to the Universe	物理学院	2	32	32						2 春	
				604013010	生物治疗科学导论	Introduction to Biotherapeutic Science	生物治疗国家重点实验室	1	16	16						3 秋	
				504342020	全球卫生概论	Global Health	华西公共卫生学院	2	32	32						2 春	
				314011020	大数据分析及隐私保护	Big Data Analysis and Privacy Protection	网络空间安全学院	2	32	32						2 秋	
				205338020	深度学习与创新设计	Deep Learning and Innovative Design	电子信息学院	2	32	32						3 秋	

续表

课程分组	课程类别			课程属性	课程号	课程名	英文课程名	开课单位	学分	总学时	理论学时	实验学时	上机学时	设计学时	自主学习学时（不包含在总学时中）	实践周数	开课学年学期	完成学分
跨学科专业教育	学生自由修读的跨学科课程	必修		必修		非本学科专业类的专业课程												至少 4
实践教育	实践教育	创新创业教育		必修					4									32
		实习实训			501377010	基础医学实验技能培训	Skill Training of Basic Medicine	华西基础医学与法医学院	1	16		16					2 春 S	
					502456020	内科实习（基础医学）	Internship（Internal Medicine）	华西临床医学院	2	128						10 周	4 春	
					502457020	外科实习（基础医学）	Internship（Surgery）	华西临床医学院	2	128						10 周	4 春	
					501378050	毕业实习与毕业论文 -1（基础医学）	Final Practice&Graduation Thesis-1	华西基础医学与法医学院	5	80						12 周	3 春	
					501379080	毕业实习与毕业论文 -2（基础医学）	Final Practice&Graduation Thesis-2	华西基础医学与法医学院	8	128						15 周	4 秋	
		毕业环节			501004100	毕业实习与毕业论文 -3（基础医学）	Final Practice&Graduation Thesis-3	华西基础医学与法医学院	10	160						33 周	5 春	
小计					课程类别	通识教育	专业教育	实践教育				毕业总学分						
					学分	50	118	74.313				205						
					占总学分比例	24.39%	57.56%	36.25%										

2023级基础医学专业（求是科学班）培养方案

一、培养目标

构建世界一流大学的人才培养模式，整合国内外优质教育资源并注重学科交叉，实施国际化联合培养，培育具有扎实医学理论知识，具备科学研究创新实践能力和医学教学潜质，拥有国际化视野并饱含人文家国情怀，兼备正确人生观和价值观的医学科学研究与实践创新的复合型拔尖人才。

二、毕业要求

遵循学校的办学原则，通过系统的培养和训练，使毕业生在素质、知识和技能等方面达到如下基本要求。

1. 思想道德与职业素质要求

（1）树立科学的世界观、人生观和价值观，具有家国情怀和理想情操，遵纪守法，廉洁自律，有国际视野和远大抱负，愿为医学事业发展贡献力量。

（2）具有严谨求实的科学研究态度并遵守学术道德规范，树立依法进行科学研究的观念，具有独立思维、创新精神和敢于怀疑与分析批判的精神，具有为新知识产生和新技能发现做出贡献的意识。

（3）具有自主学习和终身学习观念，充分认识到不断自我完善和持续学习的重要性，以科学方法解决实际问题。

（4）尊重他人并理解他人的人文背景及文化价值；尊重同仁，具有团队协作、国际合作和竞争意识。

2. 知识要求

（1）掌握宽厚的自然科学基础知识和人文社会科学知识。

（2）扎实掌握基础医学相关学科的基本理论，基本知识和基本技能。

（3）掌握基本的临床医学知识和常见疾病的诊治方法，具备基本的临床思维。

（4）掌握基础医学的科研思维和研究方法；掌握医学科学发展方向及国际研究前沿。

（5）掌握基本的公共卫生及预防医学及与医学相关的行为科学和社会科学知识。

（6）具有基本的高等基础医学教育的理念和知识。

3. 能力要求

（1）掌握医学实验技能，掌握医学研究的先进方法，具有良好的科学文化素养和独立

从事创造性科学研究及实际工作的能力。

（2）较强的科学思维、分析和表达能力。

（3）较强的实验设计和实验实施能力。

（4）较强的项目管理能力。

（5）具有基本的基础医学知识教学能力，具备以口头或书面的形式进行沟通和展示的国际学术交流能力；能用英文交流、写作和演讲，能熟练阅读和翻译英文专业文献。

（6）具有与团队成员、同行和其他人员进行有效交流和团队协作的能力。

（7）结合研究实际，能独立利用图书馆和网络资源研究基础医学问题，并获取新知识与相关信息；具备初步的信息获取、分析、应用和管理能力。

三、专业核心课程

细胞与生物分子Ⅰ、细胞与生物分子Ⅱ、遗传与发育Ⅰ、遗传与发育Ⅱ、人体结构与功能学、感染与免疫学、重要疾病的临床与研究Ⅲ、疾病基础、基础药理学、生命科学基础、神经科学、重要疾病的临床与研究Ⅰ、重要疾病的临床与研究Ⅱ

推荐学制　5 年　　最低毕业学分　190+8　　授予学位　医学学士

学科专业类别　基础医学类　　支撑学科　生物学、基础医学、临床医学

四、课程设置与学分分布

1. 通识课程　73.5 学分

（1）思政类　18.5 学分

1）必修课程　17 学分

课程号	课程名称	学分	周学时	年级	学期
371E0010	形势与政策Ⅰ	1.0	0.0~2.0	一	秋冬 / 春夏
551E0070	思想道德与法治	3.0	2.0~2.0	一	秋冬
551R0010	中国近现代史纲要（H）	3.0	3.0~0.0	一	春夏
551E0100	马克思主义基本原理	3.0	3.0~0.0	二	秋冬 / 春夏
551E0110	习近平新时代中国特色社会主义思想概论	3.0	2.0~2.0	三	秋冬 / 春夏
551E0120	毛泽东思想和中国特色社会主义理论体系概论	3.0	3.0~0.0	三	秋冬 / 春夏
371E0020	形势与政策Ⅱ	1.0	0.0~2.0	四	春夏

2）选修课程　1.5 学分

在以下课程中选择一门修读。

课程号	课程名称	学分	周学时	年级	学期
551E0080	中国共产党历史	1.5	1.5~0.0	二	秋 / 冬 / 春 / 夏
041E0010	新中国史	1.5	1.5~0.0	二	秋 / 冬 / 春 / 夏

011E0010	中国改革开放史	1.5	1.5~0.0	二	秋 / 冬 / 春 / 夏
551E0090	社会主义发展史	1.5	1.5~0.0	二	秋 / 冬 / 春 / 夏

（2）军体类　　　　　　　　　　11 学分

体育Ⅰ、Ⅱ、Ⅲ、Ⅳ、Ⅴ、Ⅵ为必修课程，要求在前 3 年内修读；四年级修读体育Ⅶ——体测与锻炼，五年级修读体育Ⅷ——体测与锻炼。详细修读办法参见《浙江大学 2019 级本科生体育课程修读办法》。学院单独开设游泳课程，作为学生大一学年体育必修课程，学生可选择一秋冬或一春夏学期修读，也可通过考核申请免修。同时单独开设水上运动（481Z0041、481Z0042、481Z0043、481Z0044）、形体舞蹈（481Z0051、481Z0052、481Z0053、481Z0054）、素质拓展（481Z0011、481Z0012、481Z0013、481Z0014）三个系列课程供学生选修；连续修读完任一课程的Ⅰ、Ⅱ，可获得浙江大学体育技能中级证书，连续修读完任一课程的Ⅰ、Ⅱ、Ⅲ、Ⅳ，可获得浙江大学体育技能高级证书。

课程号	课程名称	学分	周学时	年级	学期
03110021	军训	2.0	+2	一	秋
031E0011	军事理论	2.0	2.0~0.0	二	秋冬 / 春夏
481E0030	体育Ⅰ	1.0	0.0~2.0	一	秋冬
481E0040	体育Ⅱ	1.0	0.0~2.0	一	春夏
481E0050	体育Ⅲ	1.0	0.0~2.0	二	秋冬
481E0060	体育Ⅳ	1.0	0.0~2.0	二	春夏
481E0070	体育Ⅴ	1.0	0.0~2.0	三	秋冬
481E0080	体育Ⅵ	1.0	0.0~2.0	三	春夏
481E0090	体育Ⅶ——体测与锻炼	0.5	0.0~1.0	四	秋冬 / 春夏
481E0100	体育Ⅷ——体测与锻炼	0.5	0.0~1.0	五	秋冬 / 春夏

（3）外语类　　　　　　　　　　5.5 学分

外语类课程最低修读要求为 5.5 学分，其中 4.5 学分为外语类课程选修学分，1 学分为“英语水平测试”或“小语种水平测试”必修学分。建议一年级学生的课程修读计划是“大学英语Ⅳ”，学生也可根据自己的兴趣爱好修读其他外语类课程（课程号带“F”的课程）；二年级起学生可申请学校“英语水平测试”或“小语种水平测试”。详细修读办法参见《浙江大学本科生“外语类”课程修读管理办法》（2018 年 4 月修订）（浙大本发〔2018〕14 号）。

1）必修课程　　　　　　　　　　1 学分

课程号	课程名称	学分	周学时	年级	学期
051F0600	英语水平测试	1.0	0.0~2.0		

2）选修课程　　　　　　　　　　4.5 学分

修读以下课程或其他外语类课程（课程号带“F”的课程）。

课程号	课程名称	学分	周学时	年级	学期
051R0030	大学英语Ⅳ（H）	3.0	2.0~2.0	一	秋冬
051F0660	托福听力	1.5	1.5~0.0	二	秋 / 冬 / 春 / 夏
051F0670	托福写作	1.5	1.5~0.0	二	秋 / 冬 / 春 / 夏
051F0680	托福口语	1.5	1.5~0.0	二	秋 / 冬 / 春 / 夏

051F0690	托福阅读	1.5	1.5~0.0	二	秋 / 冬 / 春 / 夏

（4）计算机类　　5 学分

课程号	课程名称	学分	周学时	年级	学期
211R0020	计算机科学基础（H）	2.0	2.0~0.0	一	秋冬
211G0200	Python 程序设计	3.0	2.0~2.0	一	春夏

（5）自然科学类　　20 学分

课程号	课程名称	学分	周学时	年级	学期
061R0430	普通化学（H）	3.0	3.0~0.0	一	秋冬
771T0080	普通化学实验（甲）	2.0	0.0~4.0	一	秋冬
821R0070	微积分Ⅰ（H）	5.0	4.0~2.0	一	秋冬
761T0050	大学物理（丙）	4.0	4.0~0.0	一	春夏
761T0070	大学物理实验（丙）	1.0	0.0~2.0	一	春夏
821R0080	微积分Ⅱ（H）	5.0	4.0~2.0	一	春夏

（6）创新创业类　　1.5 学分

在创新创业类课程中任选一门修读。鼓励有兴趣的同学在完成创新创业类通识课程修读的基础上，进一步选修创新创业类专业课程（培养方案中标注“△”的课程）。

（7）通识选修课程　　10.5 学分

通识选修课程下设“中华传统”“世界文明”“当代社会”“文艺审美”“科技创新”“生命探索”及“博雅技艺”等 6+1 类。每一类均包含通识核心课程和普通通识选修课程。满足以下三点修读要求后，在通识选修课程中自行选择修读其余学分，若 1）项所修课程同时也属于第 2）或 3）项，则该课程也可同时满足第 2）或 3）项要求。

通识选修课程修读要求为：

1）至少修读 1 门通识核心课程。

2）至少修读 1 门“博雅技艺”类课程；本专业要求在以下《大学写作》课程中必修 1 门。

课程号	课程名称	学分	周学时	年级	学期
0417N006	大学写作——写作・人	1.5	1.0~1.0	一	春夏
0417N007	大学写作——写作・自然	1.5	1.0~1.0	一	春夏
0417N008	大学写作——写作・社会	1.5	1.0~1.0	一	春夏
0417N009	大学写作——创意写作	1.5	1.0~1.0	一	春夏

3）理工农医学生在“中华传统”“世界文明”“当代社会”“文艺审美”4 类中至少修读 2 门。

（8）美育类

要求学生修读 1 门美育类课程。可修读通识选修课程中的“文艺审美”类课程、“博雅技艺”类中艺术类课程以及艺术类专业课程。

（9）劳育类

要求学生修读 1 门劳育类课程。可修读学校设置的公共劳动平台课程或院系开设的专业实践劳动课程。

2. 专业基础课程　5.5 学分

课程号	课程名称	学分	周学时	年级	学期
061B0380	大学化学实验（O）	1.5	0.0~3.0	一	春夏
061B9010	有机化学	4.0	4.0~0.0	一	春夏

3. 专业课程　106.5 学分

（1）专业模块课程　68 学分

1）生物类课程　20 学分

课程号	课程名称	学分	周学时	年级	学期
18198100	医学生命基础	2.5	2.0~1.0	一	秋冬
72120380	医学科学素养Ⅰ	1.0	1.0~0.0	一	春
72190040	医学科学英语基础	1.0	1.0~0.0	一	夏
18122790	细胞与生物分子Ⅰ	3.0	3.0~0.0	二	秋
18122800	细胞与生物分子Ⅱ	5.0	5.0~0.0	二	秋冬
18122810	遗传与发育Ⅰ	3.0	3.0~0.0	二	冬
18122950	基础医学科学研究技能Ⅰ	1.5	0.0~3.0	二	冬
18122820	遗传与发育Ⅱ	3.0	3.0~0.0	二	春

2）基础医学类课程　23 学分

课程号	课程名称	学分	周学时	年级	学期
18122830	人体结构与功能学	6.0	5.0~2.0	二	春夏
18122840	感染与免疫学	5.0	4.0~2.0	三	秋冬
18122930	疾病基础	6.0	5.0~2.0	三	秋冬
18122940	基础药理学	3.0	2.0~2.0	三	春夏
72120420	神经科学	3.0	3.0~0.0	三	春夏

3）公共卫生与预防医学类课程　7 学分

课程号	课程名称	学分	周学时	年级	学期
72120450	实验动物与伦理学	2.0	2.0~0.0	二	秋
72120401	医学科学素养Ⅱ	2.0	1.5~1.0	三	秋
73120120	临床流行病学与循证医学	3.0	3.0~0.0	三	秋冬

4）临床医学类课程　11.5 学分

课程号	课程名称	学分	周学时	年级	学期
72120480	重要疾病的临床与研究Ⅰ	4.5	4.5~0.0	四	秋
72120510	重要疾病的临床与研究Ⅱ	4.0	4.0~0.0	四	冬
18122921	重要疾病的临床与研究Ⅲ	3.0	2.5~1.0	四	春

5）交叉性课程　6.5 学分

课程号	课程名称	学分	周学时	年级	学期
72120390	医学生物物理学	3.0	3.0~0.0	二	春
72120440	医学大数据与应用	2.0	2.0~0.0	二	夏
72120430	脑与脑机融合	1.5	1.5~0.0	三	夏

（2）专业选修课程　　　　7.5 学分

课程号	课程名称	学分	周学时	年级	学期
18198090	演化医学理论及应用	2.0	2.0~0.0	一	夏
061B9030	物理化学	4.0	4.0~0.0	一	春夏
72120530	肿瘤生物学	2.0	2.0~0.0	二	春
021A0010	法理学	3.0	3.0~0.0	二	春夏
201A0020	管理学	3.0	3.0~0.0	二	春夏
03123590	教育统计学	2.0	2.0~0.0	二	夏
18120590	卫生学	2.0	1.5~1.0	二	夏
72120580	临床肿瘤学概论	2.0	2.0~0.0	二	夏
03120281	教育心理学	2.0	2.0~0.0	三	春
18120571	卫生事业管理	1.5	1.5~0.0	三	春
73120070	医学伦理学与卫生法学	1.5	1.5~0.0	三	春
18121850	法医学	1.5	1.5~0.0	三	夏
18198000	新药研发	1.5	1.5~0.0	三	夏
72120550	肿瘤研究策略与应用	2.0	2.0~0.0	三	夏
72120460	干细胞与再生医学	1.5	1.5~0.0	四	秋
72120590	微生物学与免疫学前沿技术	2.0	2.0~0.0	四	秋
72120600	基因、环路与行为	2.0	2.0~0.0	四	秋
72120610	神经系统疾病的分子基础	2.0	2.0~0.0	四	秋
18120542	卫生毒理学	3.5	2.5~2.0	四	冬
18122030	全球环境改变与人类健康	1.5	1.5~0.0	四	冬
72120540	神经建模与数据分析	2.0	1.5~1.0	四	冬
72120560	生物医学工程学概论	2.5	2.5~0.0	四	冬
72120570	重要传染病的防治基础	2.5	2.5~0.0	四	冬
15192460	医学人工智能	2.0	2.0~0.0	四	春
18120444	社会医学（乙）	1.5	1.5~0.0	四	春
18197061	临床免疫学	1.5	1.5~0.0	四	春
72120520	衰老生物学导论	2.0	2.0~0.0	四	春
73120090	环境卫生学	4.0	3.0~2.0	四	春夏
73120100	营养与食品卫生学	4.0	3.0~2.0	四	春夏

（3）实践教学环节　　　　15 学分

课程号	课程名称	学分	周学时	年级	学期
72120490	基础医学科学研究技能Ⅱ△	1.0	0.0~2.0	二	春夏
72188060	基础医学科研实践	4.0	+4	三	春
72188070	基础医学教育见习	4.0	+4	三	夏
72188030	临床实习	6.0	+6	四	夏

（4）毕业论文（设计）　　16 学分

课程号	课程名称	学分	周学时	年级	学期
72189010	毕业论文	16.0	+16	五	秋冬

4. 个性修读课程　　6 学分

个性修读课程学分是学校为学生设置的自主发展学分。学生可利用个性修读课程学分，自主选择修读感兴趣的本科课程（通识选修课程认定不得多于 2 学分）、研究生课程或经认定的境内、外交流的课程。学生需至少修读 1 门由其他学院开设的课程类别为“专业课”或“专业基础课程”且不在本专业培养方案内的课程。

5. 第二课堂　　+4 学分

6. 第三课堂　　+2 学分

7. 第四课堂　　+2 学分

2023 级基础医学（强基计划）本博贯通培养方案

一、学科简介

浙江大学基础医学院始建于 1956 年，于 1996 年获批“国家理科基础科学研究与教学人才培养基地”，2017 年和 2022 年连续两轮入选教育部“双一流”建设学科名单。作为国内基础医学研究领域的主力军，基础医学院瞄准世界科技前沿，勇于攻坚克难，追求卓越，科学研究水平和学科影响力持续提升。学院拥有一支学术出色、师德高尚、国际化程度高、年轻富有活力的师资队伍。学院积极开展多元化、全方位的国内外合作，推进人才联合培养和合作研究。依托浙江大学多学科交叉优势，学院全力推动基础医学前沿研究、成果转化、全球合作，为人民生命健康和社会经济发展贡献浙大力量。

二、培养定位

发挥基础医学学科的综合优势，突出基础医学在拔尖创新人才培养中的支撑引领作用，以服务国家重大战略和重大需求为导向，培养一批学术志向坚定、专业兴趣浓厚、具有家国情怀、德才兼备的未来基础医学科学家或与基础医学关联性强的国家急需专业领域科技创新领军人才。

三、学制模式

采用 4+1+X 的学制模式，其中 4 为本科阶段，X 为直博或硕博阶段，中间的 1 为衔接阶段。4+1 为完整的本科培养阶段，1+X 为完整的研究生培养阶段。

四、培养特色

1. 本博贯通培养。实施一体化设计、全周期评价、多元出口的本博贯通培养。本科阶段坚持厚基础、强专业导向，加强专业基础教育、学术前沿引领和科教深度融合培养，强化学生学习使命感，夯实逐梦未来的坚实基础。博士阶段依托前沿科学中心等平台基地，结合国家重大研究项目，在顶尖科学家的全过程指导下，开展沉浸式、实战化的创新能力培养。

2. 一对多发展导向。在本科培养基础上设置“1+3+N”的一对多博士培养方向，其中“1”表示学生可在基础医学学科方向继续攻读博士研究生，“3”表示鼓励学生进入人工智能、公共卫生学、传染病诊治方向进行交叉培养，“N”表示学生可根据专业志趣并结合实际情况，申请到国家关键领域方向进行交叉培养。

3. 全员国际化培养。充分发挥学校办学优势，加强与世界一流大学、顶尖学科的深度合作，面向国家需求、指向国际前沿，为每一位学生创造与世界顶尖大学、顶尖学科、顶尖学者进行合作培养或交流的机会，加深学生对全球学术与科技前沿的理解认识，增强学生的创新能力和全球格局，引领学生将个人价值与家国情怀、全球担当相融并进。

4. 多元出口管理。实施全周期评价、多元出口的动态调整管理机制。本科阶段，前 2 学年每学年开展一次综合评估，不适合继续本博贯通培养的学生转入预防医学专业学习；第 4 学年结束后开展转段评估，通过的学生可免试进入相应学科方向攻读博士学位。博士培养阶段按现有博士研究生评估机制开展评估。

五、分阶段培养方案

（一）本科阶段培养方案

培养目标

将人文家国情怀和奉献精神厚植于学生人生观和价值观的塑造，培养具有扎实医学理论基础、科学研究创新实践能力及医学教育潜质，展现良好的学科前沿交叉视野和国际竞争力，具备出色的沟通能力、领导能力和终身学习能力，为成为国家医学健康战略需求的关键岗位中从事科学研究、技术研发和临床转化等方面工作的高水平、高素质专业人才打下坚实基础。

毕业要求

遵循学校的办学原则，通过系统的培养和训练，使毕业生在素质、知识和技能等方面达到如下基本要求。

1. 思想道德与职业素质要求

（1）树立科学的世界观、人生观和价值观，具有家国情怀和理想情操，遵纪守法，廉洁自律，有国际视野和远大抱负，为国家健康产业发展和重大疾病防治、攻克医学难题奉献自己的智慧和力量。

（2）具有严谨求实的科学研究态度并遵守学术道德规范，树立依法进行科学研究的观念，具有独立思维、创新精神和敢于怀疑与分析批判的精神，具有为新知识产生和新技能发现做出贡献的意识。

（3）具有自主学习和终身学习观念，充分认识到不断自我完善和持续学习的重要性，以科学方法解决实际问题。

（4）尊重他人并理解他人的人文背景及文化价值；尊重同仁，具有团队协作、国际合作和竞争意识。

2. 知识要求

（1）掌握宽厚的自然科学基础知识和人文社会科学知识。

（2）扎实掌握基础医学相关学科的基本理论、基本知识和基本技能。

（3）掌握基本的临床医学知识和常见疾病的诊治方法，具备基本的临床思维。

（4）掌握基础医学的科研思维和研究方法，掌握医学科学发展方向及国际研究前沿。

（5）掌握基本的公共卫生及预防医学及与医学相关的行为科学和社会科学知识。

（6）具有基本的高等基础医学教育的理念和知识。

3. 能力要求

（1）掌握医学实验技能，掌握医学研究的先进方法，具有良好的科学文化素养和独立从事创造性科学研究及实际工作的能力。

（2）较强的科学思维、分析和表达能力。

（3）较强的实验设计和实验实施能力。

（4）较强的项目管理能力。

（5）具有基本的基础医学知识教学能力，具备以口头或书面的形式进行沟通和展示的国际学术交流能力；能用英文交流、写作和演讲，能熟练阅读和翻译英文专业文献。

（6）具有与团队成员、同行和其他人员进行有效交流和团队协作的能力。

（7）结合研究实际，能独立利用图书馆和网络资源研究基础医学问题，并获取新知识与相关信息；具备初步的信息获取、分析、应用和管理能力。

专业核心课程

细胞与生物分子Ⅰ、细胞与生物分子Ⅱ、遗传与发育Ⅰ、遗传与发育Ⅱ、人体结构与功能学、感染与免疫学、重要疾病的临床与研究Ⅲ、疾病基础、基础药理学、生命科学基础、神经科学、重要疾病的临床与研究Ⅰ、重要疾病的临床与研究Ⅱ

推荐学制　5年　　最低毕业学分　192+8

授予学位　医学学士　　学科专业类别　基础医学类　　支撑学科　基础医学

课程设置与学分要求

1. 通识课程　69.0学分

（1）思政类　18.5学分

1）必修课程　17.0学分

课程号	课程名称	学分	周学时	建议学年学期
371E0010	形势与政策Ⅰ	1.0	0.0~2.0	一（秋冬）+一（春夏）
551E0070	思想道德与法治	3.0	2.0~2.0	一（秋冬）
551R0010	中国近现代史纲要（H）	3.0	3.0~0.0	一（春夏）
551E0100	马克思主义基本原理	3.0	3.0~0.0	二（秋冬）/二（春夏）
551E0110	习近平新时代中国特色社会主义思想概论	3.0	2.0~2.0	三（秋冬）/三（春夏）
551E0120	毛泽东思想和中国特色社会主义理论体系概论	3.0	3.0~0.0	三（秋冬）/三（春夏）
371E0020	形势与政策Ⅱ	1.0	0.0~2.0	二、三、四

2）选修课程　1.5学分

在以下课程中选择一门修读。

课程号	课程名称	学分	周学时	建议学年学期
011E0010	中国改革开放史	1.5	1.5~0.0	二（秋）/二（冬）/二（春）/二（夏）

041E0010	新中国史	1.5	1.5~0.0	二（秋）/二（冬）/二（春）/二（夏）
551E0080	中国共产党历史	1.5	1.5~0.0	二（秋）/二（冬）/二（春）/二（夏）
551E0090	社会主义发展史	1.5	1.5~0.0	二（秋）/二（冬）/二（春）/二（夏）

（2）军体类　　11.0 学分

体育Ⅰ、Ⅱ、Ⅲ、Ⅳ、Ⅴ、Ⅵ为必修课程，要求在前 3 年内修读；四年级修读体育Ⅶ——体测与锻炼，五年级修读体育Ⅷ——体测与锻炼。详细修读办法参见《浙江大学 2019 级本科生体育课程修读办法》。

在体育Ⅰ、Ⅱ、Ⅲ、Ⅳ、Ⅴ、Ⅵ中，学校为强基班学生开设游泳课程，作为一学年体育必修课程，学生可选择一秋冬或一春夏学期修读，也可通过考核申请免修；同时开设水上运动、形体舞蹈、素质拓展（481Z0011、481Z0012、481Z0013、481Z0014）三个系列课程供学生选修；连续修读完任一课程的Ⅰ、Ⅱ，可获得浙江大学体育技能中级证书，连续修读完任一课程的Ⅰ、Ⅱ、Ⅲ、Ⅳ，可获得浙江大学体育技能高级证书。

课程号	课程名称	学分	周学时	建议学年学期
03110021	军训	2.0	+2.0	一（秋）
481E0030	体育Ⅰ	1.0	0.0~2.0	一（秋冬）
481E0040	体育Ⅱ	1.0	0.0~2.0	一（春夏）
031E0011	军事理论	2.0	2.0~0.0	二（秋冬）/二（春夏）
481E0050	体育Ⅲ	1.0	0.0~2.0	二（秋冬）
481E0060	体育Ⅳ	1.0	0.0~2.0	二（春夏）
481E0070	体育Ⅴ	1.0	0.0-2.0	三（秋冬）
481E0080	体育Ⅵ	1.0	0.0~2.0	三（春夏）
481E0090	体育Ⅶ——体测与锻炼	0.5	0.0~1.0	四（秋冬）/四（春夏）
481E0100	体育Ⅷ——体测与锻炼	0.5	0.0~1.0	五（秋冬）/五（春夏）

（3）外语类　　4.0 学分

外语类课程最低修读要求为 4 学分，其中 3 学分为外语类课程选修学分，1 学分为“英语水平测试”或“小语种水平测试”必修学分，二年级起学生可申请学校“英语水平测试”或“小语种水平测试”。

1）必修课程　　1.0 学分

课程号	课程名称	学分	周学时	建议学年学期
051F0600	英语水平测试	1.0	0.0~2.0	

2）选修课程　　3.0 学分

学校建议学生根据新生入学分级考试的建议修读相应级别的“大学英语”课程，也可根据自己的兴趣爱好修读其他外语类课程。

（4）计算机类　　5.0 学分

课程号	课程名称	学分	周学时	建议学年学期
211R0020	计算机科学基础（H）	2.0	2.0~0.0	一（秋冬）
211G0200	Python 程序设计	3.0	2.0~2.0	一（春夏）

（5）自然科学通识类　　20.0 学分

课程号	课程名称	学分	周学时	建议学年学期
061R0430	普通化学（H）	3.0	3.0~0.0	一（秋冬）
771T0080	普通化学实验（甲）	2.0	0.0~4.0	一（秋冬）
821R0070	微积分Ⅰ（H）	5.0	4.0~2.0	一（秋冬）
761T0050	大学物理（丙）	4.0	4.0~0.0	一（春夏）
761T0070	大学物理实验（丙）	1.0	0.0~2.0	一（春夏）
821R0080	微积分Ⅱ（H）	5.0	4.0~2.0	一（春夏）

（6）通识选修课程　　10.5 学分

通识选修课程下设“中华传统”“世界文明”“当代社会”“文艺审美”“科技创新”“生命探索”及“博雅技艺”等 6+1 类。满足以下三点修读要求后，在通识选修课程中自行选择修读其余学分，若 1）项所修课程同时也属于第 2）或 3）项，则该课程也可同时满足第 2）或 3）项要求。

1）至少修读 1 门通识核心课程。

2）至少修读 1 门“博雅技艺”类课程，本专业要求在以下《大学写作》课程中必修 1 门。

课程号	课程名称	学分	周学时	建议学年学期
0417N006	大学写作——写作・人	1.5	1.0~1.0	一（春夏）
0417N007	大学写作——写作・自然	1.5	1.0~1.0	一（春夏）
0417N008	大学写作——写作・社会	1.5	1.0~1.0	一（春夏）
0417N009	大学写作——创意写作	1.5	1.0~1.0	一（春夏）

3）在“中华传统”“世界文明”“当代社会”“文艺审美”4 类中至少修读 2 门。

2. 专业基础课程　　5.5 学分

课程号	课程名称	学分	周学时	建议学年学期
061B0380	大学化学实验（O）	1.5	0.0~3.0	一（春夏）
061B9010	有机化学	4.0	4.0~0.0	一（春夏）

3. 专业课程　　95.5 学分

（1）专业方向课程　　6.0 学分

1）感染与免疫学方向

课程号	课程名称	学分	周学时	建议学年学期
72120590	微生物学与免疫学前沿技术	2.0	2.0~0.0	四（秋）
72120570	重要传染病的防治基础	2.5	2.5~0.0	四（冬）
18197061	临床免疫学	1.5	1.5~0.0	四（春）

2）分子肿瘤学方向

课程号	课程名称	学分	周学时	建议学年学期
72120530	肿瘤生物学	2.0	2.0~0.0	二（春）
72120580	临床肿瘤学概论	2.0	2.0~0.0	二（夏）
72120550	肿瘤研究策略与应用	2.0	2.0~0.0	三（春）

（2）专业模块课程　　68.0 学分

1）生物类课程　　20.0 学分

课程号	课程名称	学分	周学时	建议学年学期
18198100	医学生命基础	2.5	3.0~0.0	一（秋冬）
72120380	医学科学素养Ⅰ	1.0	1.0~0.0	一（春）
72190040	医学科学英语基础	1.0	1.0~0.0	一（夏）
18122790	细胞与生物分子Ⅰ	3.0	3.0~0.0	二（秋）
18122800	细胞与生物分子Ⅱ	5.0	5.0~0.0	二（秋冬）
18122810	遗传与发育Ⅰ	3.0	3.0~0.0	二（冬）
18122950	基础医学科学研究技能Ⅰ	1.5	0.0~3.0	二（冬）
18122820	遗传与发育Ⅱ	3.0	3.0~0.0	二（春）

2）基础医学类课程　　23.0 学分

课程号	课程名称	学分	周学时	建议学年学期
18122830	人体结构与功能学	6.0	5.0~2.0	二（春夏）
18122840	感染与免疫学	5.0	4.0~2.0	三（秋冬）
18122930	疾病基础	6.0	5.0~2.0	三（秋冬）
18122940	基础药理学	3.0	2.0~2.0	三（春夏）
72120420	神经科学	3.0	3.0~0.0	三（春夏）

3）公共卫生与预防医学类课程　　7.0 学分

课程号	课程名称	学分	周学时	建议学年学期
72120450	实验动物与伦理学	2.0	2.0~0.0	二（秋）
72120401	医学科学素养Ⅱ	2.0	1.5~1.0	三（秋）
73120120	临床流行病学与循证医学	3.0	3.0~0.0	三（秋冬）

4）临床医学类课程　　11.5 学分

课程号	课程名称	学分	周学时	建议学年学期
72120480	重要疾病的临床与研究Ⅰ	4.5	4.5~0.0	四（秋）
72120510	重要疾病的临床与研究Ⅱ	4.0	4.0~0.0	四（冬）
18122921	重要疾病的临床与研究Ⅲ	3.0	2.5~1.0	四（春）

5）交叉性课程　　6.5 学分

课程号	课程名称	学分	周学时	建议学年学期
72120390	医学生物物理学	3.0	3.0~0.0	二（春）
72120440	医学大数据与应用	2.0	2.0~0.0	二（夏）
72120430	脑与脑机融合	1.5	1.5~0.0	三（夏）

（3）专业选修课程　　6.5 学分

课程号	课程名称	学分	周学时	建议学年学期
18198090	演化医学理论及应用	2.0	2.0~0.0	一（夏）
061B9030	物理化学	4.0	4.0~0.0	一（春夏）
021A0010	法理学	3.0	3.0~0.0	二（春夏）

201A0020	管理学	3.0	3.0~0.0	二（春夏）
03123590	教育统计学	2.0	2.0~0.0	二（夏）
18120590	卫生学	2.0	1.5~1.0	二（夏）
03120281	教育心理学	2.0	2.0~0.0	三（春）
18120571	卫生事业管理	1.5	1.5~0.0	三（春）
73120070	医学伦理学与卫生法学	1.5	1.5~0.0	三（春）
18121850	法医学	1.5	1.5~0.0	三（夏）
18198000	新药研发	1.5	1.5~0.0	三（夏）
18120542	卫生毒理学	3.5	2.5~2.0	四（冬）
18122030	全球环境改变与人类健康	1.5	1.5~0.0	四（冬）
15192460	医学人工智能	2.0	2.0~0.0	四（春）
18120444	社会医学（乙）	1.5	1.5~0.0	四（春）
73120090	环境卫生学	4.0	3.0~2.0	四（春夏）
73120100	营养与食品卫生学	4.0	3.0~2.0	四（春夏）

（4）实践教学环节　　15.0 学分

课程号	课程名称	学分	周学时	建议学年学期
72120490	基础医学科学研究技能Ⅱ△	1.0	0.0~2.0	二（春夏）
72188060	基础医学科研实践	4.0	+4	三（春）
72188070	基础医学教育见习	4.0	+4	三（夏）
72188030	临床实习	6.0	+6	四（夏）

4. 个性修读课程　　6.0 学分

衔接阶段的课程修读纳入本科的个性修读课程。

5. 第二课堂　　+4 学分

6. 第三课堂　　+2 学分

7. 第四课堂　　+2 学分

8. 其他必修环节　须完成美育类、劳育类、创新创业类课程修读各 1 门，修读的课程学分仍计入原有模块学分。

（二）衔接阶段培养方案

培养目标

通过学科交叉、课程递阶衔接、研究方向连续一贯等举措，着力培养学生创新意识和创新能力，为学生后续博士阶段培养打下良好学科基础、养成较好科研规范。

修读要求

1. 课程修读　　6.0 学分

学生根据转段方向，在导师指导下个性化修读相关课程。所修课程学分可计入本科阶段个性学分，其中所修研究生课程学分可同时计入研究生学习阶段的学分。

推荐修读以下课程

（1）基础医学方向

1）衰老与再生医学

课程号	课程名称	学分	周学时	建议学年学期
新增	干细胞与再生医学	1.5	1.5~0.0	五（秋）
新增	生物医学工程学概论	2.5	2.5~0.0	五（冬）
新增	衰老生物学导论	2.0	2.0~0.0	五（春）

2）脑医学

课程号	课程名称	学分	周学时	建议学年学期
新增	基因、环路与行为	2.0	2.0~0.0	五（秋）
新增	神经建模与数据分析	2.0	1.5~1.0	五（秋）
新增	神经系统疾病的分子基础	2.0	2.0~0.0	五（冬）

3）疾病机制与精准干预

课程号	课程名称	学分	周学时	建议学年学期
1812059	分子医学Ⅰ	3.0	2.0~0.0	五（秋冬）
1812074	分子医学Ⅱ	3.0	2.0~0.0	五（秋冬）
18198000	新药研发	1.5	1.5~0.0	五（夏）

（2）人工智能

课程号	课程名称	学分	周学时	建议学年学期
21188210	人工智能引论	3.5	3.0~1.0	五（秋冬）
21121520	认知神经科学导论	3.0	3.0~0.0	五（秋冬）
21121960	脑启发人工智能导论	3.0	3.0~0.0	五（春夏）

（3）公共卫生学

课程号	课程名称	学分	周学时	建议学年学期
18122030	全球环境改变与人类健康	1.5	1.5~0.0	五（冬）
18120381	流行病学	5.0	4.0~2.0	五（春夏）
18120581	卫生统计学	4.0	3.0~2.0	五（春夏）
18120571	卫生事业管理	1.5	1.5~0.0	五（春）
73120070	医学伦理学与卫生法学	1.5	1.5-0.0	五（春）

（4）传染病诊治

课程号	课程名称	学分	周学时	建议学年学期
18198240	病原生物学	3.0	2.5~1.0	五（冬）
1811010	传染病学专题	2.0	2.0~0.0	五（夏）
1811051	分子病原学	2.0	2.0~0.0	五（春）

（5）其他

学生可修读相关学科本科生或研究生专业课程，所修课程学分可计入本科阶段个性学分，其中所修研究生课程学分可同时计入研究生学习阶段的学分。

2. 毕业论文（设计）　　　　　　16学分

在导师指导下，加强本科阶段与研究生阶段研究课题的贯通，将本科毕业论文（毕业设计）与博士阶段研究计划统筹安排，从而提升学生创新研究能力。

课程号	课程名称	学分	周学时	建议学年学期
72189010	毕业论文	16.0	+16	五（秋冬春夏）

（三）博士阶段培养方案

培养目标

培养具有正确的世界观、人生观和价值观，具有良好的学术道德、较强的批判思维和创新思维、广阔的国际视野，能够立志服务于国家重大战略需求，解决基础医学领域前沿关键问题的未来基础医学科学家或与基础医学关联性强的国家急需专业领域科技创新领军人才。

重点举措

1. 紧密结合国家战略科研创新任务，探索与国家实验室、全国重点实验室、科研院所以及科技领军企业等建立联合培养育人机制，鼓励学生依托高水平科研平台和创新实践平台，开展高水平科学研究，提升原始创新能力。

2. 以服务国家战略需求为导向，设置探索性或多学科交叉性研究项目，引导学生在导师（导师组）指导下开展自由探索。

3. 依托国家公派留学、浙江大学资助研究生开展国际合作研究与交流项目等，鼓励学生依托重大国际科技合作计划，赴世界顶尖大学、顶尖学科学习，师从顶尖学者，开展深度联合培养。

各领域方向的博士培养方案

1. 基础医学

（1）培养目标：培养热爱祖国、品德优秀，具有正确的世界观、人生观和价值观，实事求是、学风严谨，具有良好的学术道德、严谨治学的态度，具有扎实的基础医学方面的理论知识与动手能力，具有科学创新的思维能力，能够一定程度上独立从事基础医学相关学术研究的专门人才。

（2）课程修读：总学分不低于30学分，其中公共学位课不低于7学分，专业课不低于15学分（其中专业学位课不低于9学分），公共素质类课程至少1学分。学生在导师（导师组）指导下，制订个性化的“一人一策”的个人学习计划。具体课程设置详见基础医学各学科博士研究生培养方案。

2. 人工智能

（1）培养目标：培养热爱祖国、品德优秀，具有正确的世界观、人生观和价值观，实事求是、学风严谨，具有良好的学术道德、严谨治学的态度，具有扎实的医学人工智能方面的理论知识与动手能力，具有科学创新的思维能力，能够一定程度上独立从事医学人工智能相关学术研究的专门人才。

（2）课程修读：总学分不低于30学分，其中公共学位课不低于7学分，专业课不低于 17 学分（其中专业学位课不低于 13 学分），公共素质类课程至少 1 学分。学生在导师（导师组）指导下，制订个性化的“一人一策”的个人学习计划。具体课程设置详见强基博士研究生培养方案。

3. 公共卫生学

（1）培养目标：培养热爱祖国、品德优秀，具有正确的世界观、人生观和价值观，实事求是、学风严谨，具有良好的学术道德、严谨治学的态度，具有扎实的公共卫生学理论知识与动手能力，具有科学创新的思维能力，能够一定程度上独立从事公共卫生学相关学术研究的专门人才。

（2）课程修读：总学分不低于 30 学分，其中公共学位课不低于 7 学分，专业课不低于 15 学分（其中专业学位课不低于 12 学分），公共素质类课程至少 1 学分。学生在导师（导师组）指导下，制订个性化的“一人一策”的个人学习计划。具体课程设置详见强基博士研究生培养方案。

4. 传染病诊治

（1）培养目标：培养热爱祖国、品德优秀，具有正确的世界观、人生观和价值观，实事求是、学风严谨，具有良好的学术道德、严谨治学的态度，具有扎实的传染病诊治理论知识与动手能力，具有科学创新的思维能力，能够联系临床实际问题，在一定程度上独立从事传染病诊治相关学术研究的专门人才。

（2）课程修读：总学分不低于 30 学分，其中公共学位课不低于 7 学分，专业课不低于 22 学分（其中专业学位课不低于 14 学分），公共素质类课程至少 1 学分。学生在导师（导师组）指导下，制订个性化的“一人一策”的个人学习计划。具体课程设置详见强基博士研究生培养方案。

5. 其他

培养目标、课程修读等按照有关学科的博士研究生培养要求执行。

毕业和授予学位标准

1. 修完必修课程且达到本专业培养方案最低课程学分要求。
2. 完成所有培养过程环节考核并达到相关要求。
3. 通过学位论文答辩。
4. 创新成果达到本学科相关要求。

中南大学

2023版基础医学专业本科培养方案

一、专业简介

基础医学是一门运用自然科学手段，研究人体健康和疾病发生、发展关系的学科。基础医学学科是临床医学各学科的基石与源泉所在，对临床医学的发展起到核心推动作用。

中南大学基础医学院秉承百年湘雅精英教育理念，治学严谨，具有深厚底蕴和实力，是我国现代基础医学的发祥地之一，已成为集教学、科研和社会服务于一体的国家基础医学高级专门人才培养和科学研究基地，是教育部“基础学科拔尖学生培养计划2.0基地”，是基础医学与生物医学拔尖人才、医学领域教育家以及科学家的摇篮。近年来，学院在科学研究、人才培养、师资队伍、教学基本条件和科研平台建设等方面发展迅速，在国内外享有较高声誉。

学院基础医学专业是国家级一流本科专业建设点。本专业依托综合性大学办学优势和创新人才培养体系，学生主要学习现代自然科学、生命科学、基础医学和临床医学等学科的基本理论，强化对学生生物医学研究思维和技能的培养，注重基础与临床融通、医学教学与科研相结合。学生毕业后能够胜任高等医学院校、科研机构及临床相关实验室的教学和科学研究工作。

二、培养目标

服务健康中国战略和人类健康事业，立德树人，医教协同，以培养引领现代医药卫生事业和高等医学教育事业发展所需的拔尖人才为目标，培养具有时代使命感和社会责任感，较高人文素养，宽厚自然科学和生命科学知识，扎实基础医学科学基本理论和现代生物医学技术，熟悉临床医学基本知识和技能，具备良好信息和数字素养，较强创新精神和实践能力，在多学科交叉领域承担前沿性基础科学研究，拥有国际视野和前沿意识，能适应现代生物医学科学研究和高等医学教育发展需要，具有成为行业领军人才发展潜能，在医学科研机构和高等医学院校等部门从事医学教学、科学研究和医药开发的拔尖创新人才。

三、毕业要求

1. 知识要求

（1）人文社会科学知识：具有一定的文学、哲学、历史、法学、伦理和心理学等人文社会科学知识。

（2）自然科学知识：具有比较扎实的数学、物理、化学、计算机及信息科学等基础知识。

（3）专业知识：掌握正常人体形态与机能、代谢，器官、组织、分子；熟悉细胞生物学、分子生物学、遗传学、进化生物学、发育生物学、神经生物学等医学相关学科知识与研究技能；具备较好的临床医学和预防医学知识，熟悉内科、外科、妇产科和儿科常见病的流行病学特征，发病机制与诊疗原则，了解临床思维方法和流行病学特征，了解临床医学研究的新进展和新成就；掌握基础医学的科研思维方法，常用研究方法及其原理。

2. 能力要求

（1）具有扎实的人文社会科学、自然科学和基础医学相关专业知识，具备一定的医学科研能力，掌握基本的实验设计方法和实验操作技术，并具有较强的动手能力。掌握机能、形态、分子生物学、实验动物学等各种实验技能以及仪器分析和使用技能。能熟练阅读、分析实验数据、研究结果及分析其科学意义。具备较好的信息获取、分析、应用和管理能力。

（2）具有基础医学相关学科的基本教学能力，熟悉现代常用的教学方法，熟练掌握教学中常用的现代媒体信息技术。

（3）具有良好的中英文表达及沟通能力。中文写作文字流畅、语法清楚、符合逻辑和中文表达习惯。具有较好的英文听、说、读、写能力，能熟练阅读和翻译英文专业文献，具备较强的英文写作能力和国际学术交流能力。

3. 素质要求

（1）高尚的思想道德与科学文化素质：热爱祖国，树立正确的政治方向，遵纪守法，诚信为人，廉洁自律，崇尚科学，具有正确的人生观与价值观，具备良好的文化素养。

（2）优秀的专业素质：具有自主学习、终身学习意识，崇尚学术，刻苦学习，勤奋工作，不断进取，追求卓越；具备独立思考能力、批判性思维，及勇于创新的精神。

（3）良好的身心素质：具有健康的体魄、良好的心理素质和生活习惯。具备团队意识，具有建立良好的人际关系和与他人合作的能力。

四、毕业学分要求

达到学校对本科毕业生提出的德、智、体、美等方面的要求，完成培养方案课程体系中各教学环节的学习，最低修满230学分，毕业设计（论文）答辩合格，方可准予毕业。

课程模块类别		必修课		选修课		合计		占总学分比例（%）
		学分	学时（周）	学分	学时（周）	学分	学时（周）	
理论教学	课堂讲授	103.3	1818+0周	19	300+0周	122.3	2118+0周	56.31%
	课内实践	28.9	546+5周	1	32+0周	29.9	578+5周	13.77%
	合计	132.2	2364+5周	20	332+0周	152.2	2696+5周	70.07%
实践教学	集中实践环节	44	32+57周	6	0+12周	50	32+69周	23.02%
	单独设课实验课	15	476+0周	0	0+0周	15	476+0周	6.91%
	个性培养	0	0+0周	0	0+0周	0	0+0周	0%
	合计	59	508+57周	6	0+12周	65	508+69周	29.93%
合计		191.2	2872+62周	26	332+12周	217.2	3204+74周	100%

五、毕业条件及授予学士学位条件

标准学制：5 年，学习年限 4~7 年。
授予学位：医学学士。

六、专业核心课程

基础医学器官系统课程（基础医学总论、运动系统、呼吸系统、生殖系统、内分泌系统、循环系统、消化系统、神经系统、泌尿系统、能代与内环境），人体形态学实验 C1，人体形态学实验 C2，局部解剖学，机能实验学 C1，机能实验学 C2，机能实验学 A3，医学免疫学 A，微生物学 A，医学寄生虫学 A，药理学 C，药理学实验，神经生物学，医学超微结构与超微病理 A，病毒学，人类组学概论，比较医学，内科学，外科学，儿科学，妇产科学等。

七、课程体系

课程类别		课程编号	课程名称	课程属性	学分	总学时（周）	开课学期	学分要求
通识教育课程	思政类	210103T10	思想道德与法治	必修	3	48 （含 16 学时实践）	1	必修 19 学分 （含 6 学分为实践学分）
		210202T10	中国近现代史纲要	必修	3	48 （含 16 学时实践）	2	
		210302T10	马克思主义基本原理	必修	3	48 （含 16 学时实践）	3	
		210402T10	毛泽东思想和中国特色社会主义理论体系概论	必修	3	48 （含 16 学时实践）	4	
		210601T10	习近平新时代中国特色社会主义思想概论	必修	3	48	5	
		210104T10	大学生心理健康教育	必修	2	32 （含 16 学时实践）	2	
		210502T10	形势与政策	必修	2	64 （含 32 学时实践）	1~8	
	军体类	410004T11	军事技能	必修	2	3 周	1	必修 8.5 学分 （含 2.5 学分实践）
		410005T10	军事理论	必修	2	36 （4 学时实践）	1	
		660003T10	体育（一）	必修	1	36 （4 学时实践）	1	

续表

<table>
<tr><th colspan="2">课程类别</th><th>课程编号</th><th>课程名称</th><th>课程属性</th><th>学分</th><th>总学时（周）</th><th>开课学期</th><th>学分要求</th></tr>
<tr><td rowspan="17">通识教育课程</td><td rowspan="6">军体类</td><td>660003T20</td><td>体育（二）</td><td>必修</td><td>1</td><td>36
（4 学时实践）</td><td>2</td><td rowspan="6">必修 8.5 学分（含 2.5 学分实践）</td></tr>
<tr><td>660003T30</td><td>体育（三）</td><td>必修</td><td>1</td><td>36
（4 学时实践）</td><td>3</td></tr>
<tr><td>660003T40</td><td>体育（四）</td><td>必修</td><td>1</td><td>36
（4 学时实践）</td><td>4</td></tr>
<tr><td>660004T11</td><td>体育课外测试（一）</td><td>必修</td><td>0.2</td><td>3</td><td>5</td></tr>
<tr><td>660004T21</td><td>体育课外测试（二）</td><td>必修</td><td>0.2</td><td>3</td><td>6</td></tr>
<tr><td>660004T31</td><td>体育课外测试（三）</td><td>必修</td><td>0.1</td><td>2</td><td>7</td></tr>
<tr><td rowspan="7">外语类</td><td>180545T10</td><td>大学英语</td><td>必修</td><td>4</td><td>64</td><td>1</td><td rowspan="7">必修 4 学分，选修 4 学分（限定选修 2 学分）</td></tr>
<tr><td>180546T10</td><td>综合英语</td><td>选修</td><td>2</td><td>32</td><td>2</td></tr>
<tr><td>180533T10</td><td>高级英语（一）</td><td>选修</td><td>2</td><td>32</td><td>2</td></tr>
<tr><td>180534T10</td><td>高级英语（二）</td><td>选修</td><td>2</td><td>32</td><td>3</td></tr>
<tr><td>180543T10</td><td>高级医学英语（一）</td><td>选修</td><td>1</td><td>16</td><td>4</td></tr>
<tr><td>180543T20</td><td>高级医学英语（二）</td><td>选修</td><td>1</td><td>16</td><td>5</td></tr>
<tr><td>180540T10</td><td>高级英语口语与写作</td><td>选修</td><td>2</td><td>32</td><td>3</td></tr>
<tr><td rowspan="3">信息技术类</td><td>950612T10</td><td>大学计算机基础 B</td><td>必修</td><td>3</td><td>32</td><td>1</td><td rowspan="3">必修 3 学分
选修 4 分</td></tr>
<tr><td>091209T10</td><td>多媒体技术与应用</td><td>选修</td><td>3</td><td>48</td><td>8</td></tr>
<tr><td>450311X10</td><td>信息检索 B</td><td>选修</td><td>1</td><td>24</td><td>3</td></tr>
<tr><td>文化素质类</td><td colspan="7">具体课程见全校性文化素质课选课指南。
选修不少于 6 学分，每名学生须修读 4 学分其他学科门类课程和 2 学分的艺术类课程</td></tr>
<tr><td rowspan="7">学科教育课程</td><td rowspan="7">公共基础课</td><td>130720X10</td><td>高等数学 C2</td><td>必修</td><td>5</td><td>80</td><td>1</td><td rowspan="7">必修 21 学分
选修课
4 学分（其中实验课为集中实践环节）</td></tr>
<tr><td>140104X10</td><td>医用物理学</td><td>必修</td><td>4.5</td><td>72</td><td>2</td></tr>
<tr><td>150406X10</td><td>基础化学 A</td><td>必修</td><td>3.5</td><td>56</td><td>1</td></tr>
<tr><td>150407X11</td><td>基础化学实验 A</td><td>必修</td><td>1.5</td><td>48</td><td>1</td></tr>
<tr><td>170198X10</td><td>大学语文（一）</td><td>选修</td><td>2</td><td>32</td><td>1</td></tr>
<tr><td>430103X10</td><td>管理学原理</td><td>选修</td><td>3</td><td>48</td><td>1</td></tr>
<tr><td>430122Z10</td><td>公共关系学</td><td>选修</td><td>2</td><td>32</td><td>1</td></tr>
</table>

续表

课程类别		课程编号	课程名称	课程属性	学分	总学时（周）	开课学期	学分要求
学科教育课程	公共基础课	140203X11	医用物理实验	必修	1.5	40	2	必修 21 学分 选修课 4 学分（其中实验课为集中实践环节）
		150606X10	有机化学 C	必修	3.5	56	2	
		150607X11	有机化学实验 C	必修	1.5	48	2	
		230031T10	医学简史	选修	1	16	2	
		430119Z10	申论与公文写作	选修	2	32	2	
	学科基础课	230021T10	新生课	必修	1	16	1	必修 23 学分， 选修课 36 分， 任选 16 学分（其中实验课为集中实践环节）
		280105X10	细胞生物学 C	必修	2	32	2	
		280106X11	细胞生物学实验 C	必修	1	32	2	
		280205X10	生物化学 C	必修	3.5	54	2	
		280206X11	生物化学实验 C	必修	1.5	48	2	
		280305X10	分子生物学 C	必修	1.5	32	3	
		280306X11	分子生物学实验 C	选修	0.5	32	3	
		280107X10	生物学进展	选修	1	16	3	
		280207X10	生物技术概论	选修	1	16	3	
		280307X10	现代分子生物学专题讲座	选修	1	16	4	
		430302X10	医学伦理学	必修	2	32	5	
		230203Z12	医学发育生物学	选修	1	16	4	
		221001X10	实验动物学	选修	2	32	4	
		260203Z10	医学统计学 B	必修	2	32	3	
		450213Z10	生物信息学概论	必修	1	16	5	
		010621Z10	数据库与医学存储	必修	2.5	40	6	
		231406G10	医学文献鉴赏	必修	1.5	24	5	
		230305X10	整合生理学	选修	1	16	9	
		260502Z10	健康教育学	选修	1	16	7	
		010609Z10	医学图像处理	必修	3.5	56	6	
		221002Z10	耳鼻咽喉头颈外科学 B	选修	1	16	6	
		222002Z10	口腔科学 B	选修	1	16	6	
		220903Z10	眼科学	选修	1	16	6	
		221301Z10	中医学	选修	1.5	40	5	

续表

课程类别		课程编号	课程名称	课程属性	学分	总学时（周）	开课学期	学分要求
学科教育课程	学科基础课	221801Z10	行为医学	选修	1	16	8	必修 23 学分，选修课 36 分，任选 16 学分（其中实验课为集中实践环节）
		221701Z10	医学心理学	选修	1	16	6	
		221902Z10	老年病学	选修	1	16	7	
		260706X10	社会医学 B	选修	1	16	7	
		260702X10	卫生法学 B	选修	1	16	7	
		221402Z10	急诊医学	选修	1	16	8	
		221201Z10	神经病学 A	选修	2	40	7	
		222203Z10	精神病学 B	选修	1	16	7	
		221601Z10	康复医学	选修	1	16	7	
		230901Z10	法医学 A	选修	1	16	5	
		260205Z10	医学统计软件及其应用	选修	1	16	6	
		260104Z10	科技论文写作	选修	1	16	6	
		260603Z10	药物毒理学	选修	1	16	6	
		220103Z10	交流技能学	选修	1	16	6	
		230029Z11	计算神经科学基础	选修	1.5	24	9	
		230204Z10	血管生物学研究进展	选修	1	16	9	
		231501X10	干细胞与再生医学基础	选修	1.5	24	8	
	集中实践环节	220021Z11	临床实习 B	必修	20	20 周	8	必修 20 学分
		230021Z10	基础医学总论	必修	4.5	96	3	必修 91.5 学分（含实践环节 10 学分和课程实践环节）
		230003Z10	运动系统	必修	1.5	28	3	
		230004Z10	呼吸系统	必修	1.5	24	3	
		230005Z10	生殖系统	必修	1	12	3	
		230006Z10	内分泌系统	必修	1.5	24	3	
		230007Z10	循环系统	必修	2	34	4	
		230008Z10	消化系统	必修	2	30	4	
		230009Z10	神经系统	必修	2	38	5	
		230010Z10	泌尿系统	必修	1.5	23	4	
		230011Z10	能代与内环境	必修	2.5	40	5	
		230103Z10	局部解剖学	必修	3.5	80	5	

续表

课程类别	课程编号	课程名称	课程属性	学分	总学时（周）	开课学期	学分要求
	230605Z11	机能实验学 C1	必修	1.5	48	4	必修 91.5 学分（含实践环节 10 学分和课程实践环节）
	230606Z11	机能实验学 C2	必修	1.5	48	5	
	231303Z11	人体形态学实验 C1	必修	2.5	80	3	
	231304Z11	人体形态学实验 C2	必修	2.5	77	4	
	230012Z10	器官系统综合讨论（一）	必修	1.5	24	3	
	230013Z10	器官系统综合讨论（二）	必修	1.5	24	4	
	260203Z10	医学统计学 B	必修	2	32	3	
	230106Z10	神经生物学	必修	2	32	5	
	230601Z10	医学免疫学 A	必修	3.5	64	4	
	230701Z10	医学微生物学 A	必修	3.5	68	4	
	230801Z10	人体寄生虫学	必修	2	48	5	
	280401Z10	医学遗传学	必修	1.5	24	4	
	260204X10	流行病学 B	必修	2	32	4	
	240103Z10	药理学 C	必修	3.5	56	5	
	230607Z11	机能实验学 A3- 药理学实验	必修	1	32	5	
	231401X10	肿瘤学基础	必修	2	32	5	
	231402G10	比较医学	必修	3	64	6	
	231404Z10	病毒学	必修	2	40	5	
	220201Z10	医学影像学 A	必修	2.5	56	6	
	220501Z10	外科学总论	必修	2	40	6	
	220101Z10	诊断学 A	必修	5	96	6	
	220602Z10	妇产科学 B	必修	1.5	32	6	
	221202Z10	神经病学 B	必修	1	16	7	
	220402Z10	内科学 B	必修	4	80	7	
	220702Z10	儿科学 B	必修	1.5	32	7	
	220503Z11	外科学 B	必修	3	64	7	
	220802Z10	传染病学 B	必修	1.5	32	7	
	231101Z10	医学超微结构与超微病理 A	必修	1.5	32	5	
	231403G10	人类组学概述	必修	1.5	24	8	
	230040Z11	医学科研训练	必修	6		3-8	
	260206Z10	医学科学研究与设计	必修	1	16	5	

续表

课程类别		课程编号	课程名称	课程属性	学分	总学时（周）	开课学期	学分要求
学科教育课程	集中实践环节	230029Z11	专业实习	必修	20	20	9	必修 26 学分
		230030Z11	毕业论文	必修	16	16 周	10	
		410004T11	毕业教育	必修	0	1 周	0	
个性培养课程	创新创业课	430601G10	创新创业导论	必修	2	32	6	必修 2 学分
	课外研学	全校统一课外研学类项目（具体要求：课外研学 4 学分，其中须修 2 学分创新创业实践，1 学分实验室技术安全与环境保护知识学习培训与考核）						

八、教学进程安排

课程编号	课程名称	课程属性	学分	总学时（周）	学时分配		备注
					讲课（含研讨）	实践	
230021T10	新生课 Introductory Course for Freshmen	必修	1	16	16	0	
410004T11	军事技能 Military Skills	必修	2	3 周	0	3 周	含入学教育
410005T10	军事理论 Military Theory Course	必修	2	36	36	0	其中 4 学时课外进行
210103T10	思想道德与法治 Ideology and Morality and Rule of Law	必修	3	48	32	16	
210502T10	形势与政策 Situation and Policy	必修	2	64	4	4	
180543T10	大学英语 College English	必修	4	64	64	0	

续表

课程编号	课程名称	课程属性	学分	总学时（周）	学时分配		备注
					讲课（含研讨）	实践	
660003T10	体育（一） Physical Education（Ⅰ）	必修	1	36	32	4	
130720X10	高等数学 C2 Advanced Mathematics C2	必修	5	80	80	0	
150406X10	基础化学 A Basic Chemistry A	必修	3.5	56	56	0	
150407X11	基础化学实验 A Basic Chemistry Experiment A	必修	1.5	48	0	48	
950612T10	大学计算机基础 B The Fundamental of Computers B	必修	3	64	32	32	
430103X10	管理学原理 Introduction of Management	选修	3	48	48	0	
430125Z10	公共关系学 Public Relations	选修	2	32	32	0	
170198X10	大学语文（一） College Chinese（Ⅰ）	选修	2	32	32	0	
第一学期建议最低修读 33 学分，其中必修课程：28 学分，选修课程：5 学分							
210502T10	形势与政策 Situation and Policy	必修	0	64	4	4	
210104T10	大学生心理健康教育 Mental Health Education	必修	2	32	16	16	
660003T20	体育（二） Physical Education（Ⅱ）	必修	1	36	32	4	
150606X10	有机化学 C Organic Chemistry C	必修	3.5	56	56	0	
150607X11	有机化学实验 C Organic Chemistry Experiment C	必修	1.5	48	0	48	
140104X10	医用物理学 Medical Physics	必修	4.5	72	72	0	
140203X11	医用物理学实验 Medical Physics Experiment	必修	1.5	40	0	40	

续表

课程编号	课程名称	课程属性	学分	总学时（周）	学时分配		备注
					讲课（含研讨）	实践	
210202T10	中国近现代史纲要 Modern Chinese History	必修	3	48	32	16	
280105X10	细胞生物学 C Cell Biology C	必修	2	32	32	0	
280106X11	细胞生物学实验 C Cell Biology Experiment C	必修	1	32	0	32	
280205X10	生物化学 C Biochemistry C	必修	3.5	54	54	0	
280206X11	生物化学实验 C Biochemistry Experiment C	必修	1.5	48	0	48	
180533T10	高级英语（一） Advanced English（Ⅰ）	选修	2	32	32	0	
180543T20	综合英语 Integrated English	选修	2	32	32	0	
430117Z10	申论与公文写作 Essay and Official Document Writing	选修	2	32	32	0	
230031X10	医学简史 Brief History of Medicine	选修	1	16	16	0	
第二学期建议最低修读 29 学分，其中必修课程：25 学分，选修课程：4 学分							
210502T10	形势与政策 Situation and Policy	必修	0	64	4	4	
210302T10	马克思主义基本原理 Basic Theory of Marxism	必修	3	48	32	16	
180534T10	高级英语（二） Advanced English（Ⅱ）	选修	2	32	32	0	
660003T30	体育（三） Physical Education（Ⅲ）	必修	1	36	32	4	
280305X10	分子生物学 C Molecular Biology C	必修	1.5	24	24	0	

续表

课程编号	课程名称	课程属性	学分	总学时（周）	学时分配		备注
					讲课（含研讨）	实践	
280306X11	分子生物学实验 C Experiment of Molecular Biology C	选修	0.5	16	0	16	
230021Z10	基础医学总论 Basic Medicine Subjects	必修	4.5	96	60	36	
230003Z10	运动系统 Motion System	必修	1.5	28	28	0	
230004Z10	呼吸系统 Respiratory System	必修	1.5	24	24	0	
230005Z10	生殖系统 Reproductive System	必修	1	12	12	0	
230006Z10	内分泌系统 Endocrine System	必修	1.5	24	20	4	
231303Z11	人体形态学实验 C1 Human Morphology Experiment C1	必修	2.5	80	0	80	
230012Z10	器官系统综合讨论（一） Comprehensive Discussion of Organ Systems（Ⅰ）	必修	1.5	24	24	0	
260203Z10	医学统计学 B Medical Statistics B	必修	2	32	32	0	
280107X10	生物学进展 Advances in Biology	选修	1	16	16	0	
280207X10	生物技术概论 Introduction to Biotechnology	选修	1	16	16	0	
450311X10	信息检索 B Information Retrieval B	选修	1.5	24	24	0	
230040Z11	医学科研训练 Medical Scientific Training	必修	0	12 周	0 周	2 周	
180540T10	高级英语口语与写作 Advanced English Speaking and Writing	选修	2	32	32	0	国际交流预备课程

续表

课程编号	课程名称	课程属性	学分	总学时（周）	学时分配		备注
					讲课（含研讨）	实践	
第三学期建议最低修读 26 学分，其中必修课程：21.5 学分，选修课程：4.5 学分							
210502T10	形势与政策 Situation and Policy	必修	0	64	4	4	
210401T10	毛泽东思想和中国特色社会主义理论体系概论 Introduction to Mao Zedong Thought and the Theoretical System of Socialism with Chinese Characteristics	必修	3	48	32	16	
660003T40	体育（四） Physical Education（Ⅳ）	必修	1	36	32	4	
180543T10	高级医学英语（一） Advanced Medical English（Ⅰ）	选修	1	16	16	0	
230203Z10	医学发育生物学 Medical Developmental Biology	选修	1	16	16	0	
230007Z10	循环系统 Circulatory System	必修	2	34	34	0	
230008Z10	消化系统 Digestive System	必修	2	30	30	0	
230010Z10	泌尿系统 Urinary System	必修	1.5	23	23	0	
230013Z10	器官系统综合讨论（二） Comprehensive Discussion of Organ Systems（Ⅱ）	必修	1.5	24	24	0	
230605Z11	机能实验学 C1 Functional Experimentation C1	必修	1.5	48	0	48	
231304Z11	人体形态学实验 C2 Human Morphology Experiment C2	必修	2.5	77	0	77	
280401Z10	医学遗传学 Medical Genetics A	必修	1.5	24	24	0	
230601Z10	医学免疫学 A Medical Immunology A	必修	3.5	64	48	16	

续表

课程编号	课程名称	课程属性	学分	总学时（周）	学时分配		备注
					讲课（含研讨）	实践	
230701Z10	医学微生物学 A Medical Microbiology A	必修	3.5	68	40	28	
230801Z10	人体寄生虫学 Human Parasitology	必修	2	48	24	24	
260705X10	卫生经济学 Health Economics	选修	1	16	16	0	
260707X10	卫生事业管理学 A Health Service Management A	选修	1	16	16	0	
280134Z10	实验动物学 Laboratory Animal Science	选修	1	16	16	0	
230040Z11	医学科研训练 Medical Scientific Training	必修	0	12 周	0 周	2 周	
280307X10	现代分子生物学专题讲座 Modern Molecular Biology Seminars	选修	1	16	16	0	
第四学期建议最低修读 29.5 学分，其中必修课程：25.5 学分，选修课程：4.0 学分							
210502T10	形势与政策 Situation and Policy	必修	0	64	4	4	
210601T10	习近平新时代中国特色社会主义思想概论 Introduction to Xi Jinping Socialist Thought with Chinese Characteristics in the New Era	必修	3	48	48	0	
180543T20	高级医学英语（二） Advanced Medical English（Ⅱ）	选修	1	16	16	0	
430302X10	医学伦理学 Medical Ethics	必修	2	32	32		
660004T11	体育课外测试（一） Physical-fitness test（Ⅰ）	必修	0.2	3	0	3	
230009Z10	神经系统 Nervous System	必修	2	38	38	0	

续表

课程编号	课程名称	课程属性	学分	总学时（周）	学时分配		备注
					讲课（含研讨）	实践	
230011Z10	能代与内环境 Generation and Internal Environment	必修	2.5	40	40	0	
230103Z10	局部解剖学 Topographic Anatomy	必修	3.5	80	32	48	
230606Z11	机能实验学 C2 Functional Experimentation C2	必修	1.5	48	0	48	
240103Z10	药理学 C Pharmacology C	必修	3.5	56	56	0	
231101Z10	医学超微结构与超微病理 A Ultrastructural and Ultrastructural Pathology of Medicine A	必修	1.5	32	16	16	
260204X10	流行病学 B Epidemiology B	必修	2	32	32	0	
280405X10	医学遗传学研究进展 B Research Advances in Medical Genetics B	选修	1	16	16	0	
231401Z10	肿瘤学基础 Basic of Oncology	必修	2	32	32	0	
230607Z11	机能实验学 A3- 药理学实验 Functional Experiment A3	必修	1	32	0	32	
260206Z10	医学科学研究与设计 Medical Scientific Research and Design	必修	1	16	16	0	
220102Z10	诊断学 B Diagnostics B	必修	4	80	48	32	
260707Z10	卫生法学 A Health Law A	选修	1.5	24	24	0	
231406G10	医学文献鉴赏 Instruction for Medical Literatures	必修	1.5	24	24	0	
230106Z10	神经生物学 Neurobiology	必修	1.5	24	24		

续表

课程编号	课程名称	课程属性	学分	总学时（周）	学时分配		备注
					讲课（含研讨）	实践	
231404Z10	病毒学 Virology	必修	2	40	24	16	
450333Z10	生物信息学概论 Introduction to Bioinformatics	必修	1	16	16	0	
221301Z10	中医学 Traditional Chinese Medicine	选修	1.5	40	24	16	
230040Z11	医学科研训练 Medical Scientific Training	必修	0	12 周	0 周	2 周	
230901Z10	法医学 A Forensic Medicine A	选修	1	16	16	0	
第五学期建议最低修读 37.7 学分，其中必修课程：34.7 学分，选修课程：2.0 学分							
210502T10	形势与政策 Situation and Policy	必修	0	64	4	4	
260205Z10	医学统计软件及其应用 Application for Medical Statistical Software	选修	1	16	16		
660004T21	体育课外测试（二） Physical-fitness Test（Ⅱ）	必修	0.2	3	0	3	
220501Z10	外科学总论 The General Introduction of Surgery	必修	2	40	24	16	
220101Z10	诊断学 A Diagnostics A	必修	5	96	40	56	
220201Z10	医学影像学 A Medical Imaging A	必修	2.5	56	22	34	
231402G10	比较医学 Comparative Medicine	必修	3	64	32	32	
260603Z10	药物毒理学 Drug Toxicology	选修	1	16	16	0	
220103Z10	交流技能学 Communication Skills	选修	1	16	16	0	

续表

课程编号	课程名称	课程属性	学分	总学时（周）	学时分配		备注
					讲课（含研讨）	实践	
010609Z10	数字图像处理 Digital Image Processing	必修	3	48	36	12	
010621Z10	数据库与医学存储 Database and Medical Storage	必修	3	48	32	16	
260104Z10	科技论文写作 Research Paper Writing	选修	1	16	16		
220103Z10	交流技能学 Communication Skills	选修	1	16	16		
230040Z11	医学科研训练 Medical Scientific Training	必修	0	12 周	0 周	2 周	
430601G10	创新创业导论 Innovation and Entrepreneurship Introduction	必修	2	32	32		
第六学期建议最低修读 22.7 学分，其中必修课程：20.7 学分，选修课程：2 学分							
660004T31	体育课外测试（三） Physical-fitness Test（Ⅲ）	必修	0.1	2		2	
210502T10	形势与政策 Situation and Policy	必修	2	64	4	4	
220402Z10	内科学 B Internal Medicine B	必修	4	80	40	40	
220602Z10	妇产科学 B Obstetrics and Gynecology B	必修	1.5	32	16	16	
220702Z10	儿科学 B Pediatrics B	必修	1.5	32	16	16	
220802Z10	传染病学 B Infectious Diseases B	必修	1.5	32	16	16	
220503Z11	外科学 B Surgery B	必修	3	64	32	32	
221202Z10	神经病学 B Neurology B	必修	1	16	16		

续表

课程编号	课程名称	课程属性	学分	总学时（周）	学时分配		备注
					讲课（含研讨）	实践	
222203Z10	精神病学 B Psychiatry B	选修	1	16	16		
221002Z10	耳鼻咽喉科学 B Otolaryngology B	选修	1	16	16		
221201Z10	神经病学 A Neurology A	选修	2	40	20	20	
221601Z10	康复医学 Rehabilitation Medicine	选修	1	16	16	0	
221902Z10	老年病学 Geriatrics	选修	1	16	16	0	
221701Z10	医学心理学 Medical Psychology	选修	1	16	16	0	
260502Z10	健康教育学 Health Education	选修	1	16	16	0	
260706X10	社会医学 B Social Medicine B	选修	1	16	16	0	
230040Z11	医学科研训练 Medical Scientific Training	必修	0	12 周	0 周	2 周	
260702X10	卫生法学 B Health Law B	选修	1	16	16	0	
第七学期建议最低修读 16.6 学分，其中必修课程：14.6 学分，选修课程：2 学分							
210502T10	形势与政策 Situation and Policy	必修	2	64	4	4	
231403G10	人类组学概论 Introduction to Human Omics	必修	1.5	24	24	0	
221801Z10	行为医学 Behavioral Medicine	选修	1	16	16	0	
220021Z11	临床实习 B Clinical Practice B	必修	20	20 周	0 周	20 周	

续表

课程编号	课程名称	课程属性	学分	总学时（周）	学时分配		备注
					讲课（含研讨）	实践	
091209T10	多媒体技术与应用 Multimedia Technology and Application	选修	3	48	28	20	
230040Z11	医学科研训练 Medical Scientific Training	必修	0	12 周	0 周	2 周	
221402Z10	急诊医学 Emergency Medicine	选修	1	16	16	0	
231501G10	干细胞与再生医学基础 Basic of Stem Cells and Regenerative Medicine	选修	1.5	24	24	0	
第八学期建议最低修读 28 学分，其中必修课程：23.5 学分，选修课程：4.5 学分							
230020Z11	专业实习 Professional Practice	必修	20	20 周	0 周	20 周	
230305X10	整合生理学 Integrated Physiology	选修	1	16	16	0	
230204Z10	血管生物学研究进展 Vascular Biology Research Progress	选修	1	16	16	0	
260705Z10	卫生经济学 Health Economics	选修	1	16	16		
230029G10	计算神经科学基础 Foundations of Computational Neuroscience	选修	1.5	24	24	0	
第九学期建议最低修读 21 学分，其中必修课程：20 学分，选修课程：1 学分							
230030Z12	毕业论文 Graduation Thesis	必修	16	16 周	0 周	16 周	
410003T11	毕业教育	必修	0	1 周	0	1 周	
第十学期建议最低修读 16 学分，其中必修课程：16 学分，选修课程：0 学分							

注：实践包括实验、上机等。

九、毕业要求对培养目标的支撑

毕业要求	培养目标					
	培养具有时代使命感和社会责任感，较高的人文素质	具备良好的信息和数字素养，较强的创新精神和实践能力	在多学科交叉领域承担前沿性基础科学研究，拥有国际视野和创新意识	能适应现代生物医学科学研究和高等医学教育发展需要	具有成为行业领军人才的发展潜能	能够在医学科研机构和高等医学院校等部门从事医学教学、科学研究和医药开发的拔尖创新人才
毕业要求 1	●	●	●	●		
毕业要求 2	●	●	●	●	●	
毕业要求 3	●	●	●	●	●	●

十、课程体系对毕业要求的支撑

课程体系	毕业要求		
	毕业要求 1	毕业要求 2	毕业要求 3
思想道德与法治	H	L	L
中国近现代史纲要	H	L	L
马克思主义基本原理	H	L	L
毛泽东思想和中国特色社会主义理论体系概论	H	L	L
习近平新时代中国特色社会主义思想概论	H	L	L
大学生心理健康教育	H	L	L
形势与政策	H	L	L
军事技能	H	L	L
军事理论	H	H	L
体育（一）	M	M	L
体育（二）	M	H	M
体育（三）	M	M	M
体育（四）	H	L	L
体育课外测试（一）	M	H	M
体育课外测试（二）	M	L	L

续表

课程体系	毕业要求		
	毕业要求 1	毕业要求 2	毕业要求 3
体育课外测试（三）	H	L	L
大学英语	H	M	M
综合英语	H	M	M
高级英语（一）	H	H	M
高级英语（二）	H	H	M
高级医学英语（一）	H	H	M
高级医学英语（二）	H	H	M
高级英语口语与写作	H	H	M
大学计算机基础 B	H	H	M
多媒体技术与应用	H	H	M
信息检索 B	H	H	M
高等数学 C2	H	H	M
医用物理学	H	H	M
基础化学 A	H	H	M
基础化学实验 A	H	H	M
大学语文（一）	H	M	M
管理学原理	H	M	M
公共关系学	H	M	M
医用物理学实验	H	M	M
有机化学 C	H	M	M
有机化学实验 C	H	M	M
医学简史	M	H	M
申论与公文写作	H	H	M
新生课	H	H	H
细胞生物学 C	H	H	H
细胞生物学实验 C	H	H	H
生物化学 C	H	H	H
生物化学实验 C	H	H	H
分子生物学 C	H	H	H
分子生物学实验 C	M	M	M
生物学进展	M	M	M
生物技术概论	M	M	M

续表

课程体系	毕业要求		
	毕业要求 1	毕业要求 2	毕业要求 3
现代分子生物学专题讲座	M	M	M
医学伦理学	M	M	M
医学发育生物学	M	M	M
实验动物学	M	M	M
医学统计学 B	M	M	M
生物信息学概论	M	M	M
数据库与医学存储	M	M	M
医学文献鉴赏	M	M	M
整合生理学	M	M	M
健康教育学	M	M	M
数字图像处理	M	M	M
耳鼻咽喉头颈外科学 B	M	M	M
中医学	M	M	M
口腔科学 B	M	M	M
眼科学	M	M	M
中医学	M	M	M
行为医学	M	M	M
医学心理学	M	M	M
老年病学	M	M	M
皮肤性病学	M	M	M
老年病学	M	M	M
社会医学 B	M	M	M
卫生法学 B	M	M	M
急诊医学	M	M	M
神经病学 A	M	M	M
精神病学 B	M	M	M
康复医学	M	M	M
法医学 A	M	M	M
医学统计软件及其应用	M	M	M
科技论文写作	M	M	M
药物毒理学	M	M	M
交流技能学	M	M	M

续表

课程体系	毕业要求		
	毕业要求 1	毕业要求 2	毕业要求 3
计算神经科学基础	M	M	M
血管生物学研究进展	M	M	M
干细胞与再生医学基础	M	M	M
基础医学总论	H	H	H
运动系统	H	H	H
呼吸系统	H	H	H
生殖系统	H	H	H
内分泌系统	H	H	H
循环系统	H	H	H
消化系统	H	H	H
神经系统	H	H	H
泌尿系统	H	H	H
能代与内环境	H	H	H
局部解剖学	H	H	H
机能实验学 C1	H	H	H
机能实验学 C2	H	H	H
人体形态学实验 C1	H	H	H
人体形态学实验 C2	H	H	H
器官系统综合讨论（一）	H	H	H
器官系统综合讨论（二）	H	H	H
医学统计学 B	H	H	H
神经生物学	H	H	H
医学免疫学 A	H	H	H
医学微生物学 A	H	H	H
人体寄生虫学	H	H	H
医学遗传学	H	H	H
流行病学 B	H	H	H
药理学 C	H	H	H
机能实验学 A3- 药理学实验	H	H	H
肿瘤学基础	H	H	H
比较医学	H	H	H
病毒学	H	H	H

续表

课程体系	毕业要求		
	毕业要求 1	毕业要求 2	毕业要求 3
医学影像学 A	H	H	H
外科学总论	H	H	H
诊断学 A	H	H	H
妇产科学 B	H	H	H
神经病学 B	H	H	H
内科学 B	H	H	H
儿科学 B	H	H	H
传染病学 B	H	H	H
医学超微结构与超微病理 A	H	H	H
人类组学概论	H	H	H
医学科研训练	H	H	H
医学科学研究与设计	H	H	H
临床实习	H	H	H
专业实习	H	H	H
毕业论文	H	H	H
毕业教育	H	M	M

基础医学本科专业（院士创新班）培养方案

专业名称： 基础医学（Basic Medical Sciences）

专业门类： 基础医学类（1001）　　**专业代码：** 100101K

基本学制： 5 年　　**授予学位：** 医学学士

一、培养目标

培养适应我国社会主义现代化建设需要、德智体美全面发展、生物医学技术发展和高等医学教育事业发展所需要的，具有全面的综合素质、扎实的基础医学知识、较强的创新精神和实践能力、较大的发展潜能，能在高等医学院校从事教学与科研，能在医药卫生领域从事基础研究与应用开发的专业人才。

二、基本培养要求

本专业学生主要掌握现代自然科学、生命科学和基础医学各学科的基本理论知识，基本掌握临床医学的基本知识，接受基础医学各学科实验技能的基本训练，重点掌握基本的生物医学实验技术，熟悉当代医学发展的前沿，具备良好的思想品德和职业道德，具有开展基础医学教学和创新性开展科学研究的基本素质和独立工作的能力。

（一）思想道德与职业素质要求

1. 素质要求　较好地掌握马克思主义基本原理，树立正确的世界观与价值观，以科学的方法解决问题。热爱祖国、诚信友善、遵纪守法、廉洁自律，有献身于科学的强烈事业心和创新精神，遵守学术道德规范，不弄虚作假。具有崇高的敬业精神，勤奋的学习态度，刻苦的工作精神，严谨的科研作风，强烈的团队意识，优秀的教师风范。具备自主学习和终身学习能力。

2. 能力要求　具有独立从事生物医学科学研究的能力，掌握基础医学基本的实验设计方法和各种实验技能，并具有较强的动手能力。能熟练阅读、分析实验数据及其科学意义。具备信息获取、分析、应用和管理的能力。具有创新性思维和实践的能力。具有承担基础医学教学的能力，熟练应用现代教育技术和常用的教学方法；熟练掌握英语，能熟练阅读和翻译英文专业文献，具有较强的英文写作能力和进行国际学术交流的表达能力；具有较强的计算机应用能力，能熟练应用统计软件进行科研数据的统计、分析和处理及利用网络进行文献检索。

（二）知识要求

1. 具有坚实的自然科学知识和较广博的社会人文学科的知识基础。
2. 充分掌握人体生命科学各有关学科的基础理论、基本知识和基本技能。
3. 深入掌握人体生命科学各有关学科的科研思维和研究方法。
4. 掌握一定的临床医学知识和常见疾病的诊断治疗方法和临床思维方法。
5. 掌握一定的公共卫生及预防医学知识和思维方法。
6. 初步掌握基础医学实践的教学知识、教学技能与教育教学方法。
7. 了解生物医学和相关学科的新进展和新成果。
8. 了解发展生物医学研究技术与临床疾病防治之间的密切关系。

（三）身心素质要求

1. 具有较好的文化修养、优良的道德情操和健康的心理素质，行为端庄、举止文明，具有较强的历史责任感和事业心。

2. 了解体育运动的基本知识，掌握锻炼身体的基本技能，了解体育活动组织的基本方法，达到国家规定的体育锻炼合格标准。

3. 人格健全，意志坚定，有正确的自我意识和良好的人际关系，具有一定团队组织和领导能力。

4. 能与社会和环境发展变化相协调，具有较强的情绪自控能力，具有强健的体质和良好的心理素质。

三、学时与学分

毕业总学分：239 分，课内总学时 4879 学时，其中：

必修课：158.5 学分，占总学分的 66%，课内总学时为 3423 学时。

专业选修课：8 学分，占总学分的 3%，课内总学时数为 176 学时。

公共选修课：18 学分，占总学分的 7%，课内总学时数为 270 学时。为确保学生的全面发展，每个学生必须选修 8 个学分的人文类课程。

专业实习：科研实习 44 学分，占总学分的 18%。

创新实践：4 学分；军事训练：2 学分。创新课程、军事训练的学分占总学分的 1%。

课程体系学时学分安排：

课程类型	学分	总学时	理论学时	实验（践）学时
公共基础课程	47.5	1020	663	357
专业基础课程	43	804	590	214
专业必修课程	79.5	1813	385	1428

续表

课程类型	学分	总学时	理论学时	实验（践）学时
专业选修课程	69	1242	1017	225
小计	239	4882	2655	2227
公共选修课	18	270	—	—
创新实践课程	4	—		—
军事训练	2	112		—
社会实践	2	2 周		
临床实习	4	4 周		
专业实习	42	42 周		—

四、时间分配

学年 \ 周数 \ 内容	上课	考试	入学教育	军事教育	实习	毕业工作	假期	合计
第一学年	33	4	1	2			12	52
第二学年	36	4					12	52
第三学年	36	4					12	52
第四学年	32	4			4		12	52
第五学年		1			42	1		42
合计	137	17	1	2	44	1	48	250

五、专业主干学科和核心课程

主干学科：生物医学，基础医学，临床医学。

核心课程：基础医学导论、数学、物理学、化学、人体解剖学、组织学与胚胎学、生物化学与分子生物学、生理学、医学免疫学、病原生物学、医学遗传学、细胞生物学、神经生物学、病理生理学、药理学、病理学、计算机应用、流行病学、卫生统计学，临床医学（临床医学概论、诊断学、医学影像学、内科学、外科学、妇产科学、儿科学等）。

六、课程设置、学时分配及教学进度

具体详见附表。

七、主要实践教学环节安排

学生从大学一年级开始实行科研导师制，进入科研实验室开展科研实践与训练。第一至八学期每学期安排学生在导师指导下在实验室见习，时间每学年累计不少于 8 周，并进行实验室轮转，熟悉科研环境、学会使用科研仪器，了解科研的步骤和过程。第八学期末 6~8 月进行临床实习，获得基本的临床知识和技能。

第五学年安排科研实习 42 周。采取集中定点专业实习，不轮转实习。承担实习任务的实验室应为省级（含）以上重点学科、重点实验室，有较好的实验设备和技术平台，指导老师应有省级以上在研科研项目，具有硕士导师资格。确保学生掌握扎实的科学研究能力和教学能力。实习的前 20 周进行科研的基本训练，进行文献学习及课题选题，完成开题报告和综述；后 22 周进行课题研究并完成一篇毕业论文。通过实习使学生具备教学基本素质和能力，掌握系统的科研工作规范、程序及相关技能，基本掌握科研论文的撰写。要认真抓好实习的计划、实施、检查和总结工作，以确保学生的实习质量。

八、学业考核与学位授予

1. 学生修完培养方案规定的全部课程，通过课程考试和毕业论文答辩，成绩合格，修满规定的学分方可准予毕业。

2. 符合《中华人民共和国学位条例》规定和学校学士学位授予标准者，经学校学位评审委员会批准，授予医学学士学位。

九、就业方向

通过考核继续连读本专业硕士研究生及博士研究生，毕业后主要在各类医学院校、教学医院、科研院所、生物医药公司等单位从事基础医学教学和科学研究工作。

十、实施要求

1. 在教学组织和实施过程中，要以培养方案为依据，主动适应教育部基础学科拔尖学生培养计划要求，对照基础医学专业的本科医学教学质量国家标准，全面提高学生的综合素质。在执行培养方案的过程中不断探讨改革人才培养模式，初步形成具有特色的基础医学学科拔尖人才培养体系，培养一批勇攀科学高峰、推动科研发展的优秀拔尖人才。

2. 从培养基础医学拔尖创新人才的目标出发，精选教学内容，注重吸取现代医药科学技术新成就，反映医药科学发展的新水平，拓展学生的知识面；妥善处理好基础医学、生物学、临床医学以及科研方法与技术课程及相关课程内容的衔接和分工，实现课程结构的整合优化；要加强科研训练环节，增加综合性和探索性实验内容，培养学生科学思维和独立工作的能力，突出实验技能训练和科学思维的培养。

3. 改革教学方法和教学手段。坚持“以学生为中心”和“自主学习”的教育方式，注重批判性思维和终身学习能力的培养，建立和完善教学相长互动关系，采取小班和小组教学方式，采用案例式、探究式、讨论式、交互式、基于问题的学习法、基于小组的学习法以及科研为导向法等教学方式，积极探索跨学科的整合式教学模式。加强专业精品课程建设，部分专业课程采用全英教学模式，提倡和推广网络教学，不断提高教学效益和教学效果。

4. 采用研究型教学模式，为学生开设学术讲座及组织科研小组等，积极开展科研能力与创新能力培养活动，鼓励学生早期接触科研，尽早进行科学方法、科研素质及教学能力的学习和实践，为学生学习提供必要的条件、指导和支持。

5. 建立学生学业成绩全过程评定体系和标准，注重形成性评价与终结性评价相结合，注重能力考核及考核方式的创新性、多样化，全面评价学生的综合素质、知识和能力。进行分阶段的综合考试，鼓励学生个性发展，促进学生主动学习能力的形成。

6. 加强外语和计算机信息技术教学。重点培养英语实际应用能力，特别是要加强听、说、写的训练，强化英语的表达能力和交流能力，并加强专业英语文献检索和阅读能力的培养。充分利用优质网络教学资源，促进信息技术和教育教学深度融合，培养学生发现问题、分析问题、解决问题能力和自主学习能力。

7. 采用“辅导员 + 双导师制”：辅导员主要负责了解学生思想动态、生活状况、组织参加各项课余文化活动和协助相关部门做好学生的培养工作。学业导师主要负责对学生在校期间的学习、专业选择、学习进程规划、生涯规划等方面进行指导。科研导师主要负责从科研启蒙、科研训练、科研方法、科研方向等方面进行指导。科研导师原则上以硕士生、博士生导师为主。

8. 加强素质教育，要积极组织学生开展课外科研和社会实践活动。注重科学精神和人文精神培养的统一，注重培养学生的科学思维能力，重视创新精神、创业技能和创造能力的培养，把素质教育的思想贯穿于教学全过程，落实到教学的每一个环节，保证学生知识、能力、素质的协调发展。

9. 创造条件为学生提供多种形式的国内、国际交流与合作的机会。通过学术交流专设基金及筹措各方资金，使本专业学生在读期间至少有一次赴国（境）外交流经历。将采取灵活多样的国际交流形式，比如聘请国外导师讲学、双学位、联合课程、联合实习和短期交流活动等，开阔学生视野。

10. 注重医学教育整体性，坚持医学精英教育模式，合理调整招生规模与生源，结合本专业培养目标和专业特点积极探索学生分流淘汰办法，在免试推荐攻读研究生、学生国际交流、大学生创新创业训练计划、学生发表学术论文等方面加大倾斜力度，加强与硕士阶段的有机衔接，至少有 80% 的学生可以通过推免继续攻读硕士学位。要求本科阶段学生发表一篇论文。

2023 级基础医学（院士创新班）教学进度表

序号	课程名称	学分	学时			课程类别	课程性质	第一学年				第二学年				第三学年				第四学年				第五学年			
			总学时	理论学时	实践学时			1		2		3		4		5		6		7		8		9		10	
								理论	实践	理论	实践	理论	实践	理论	实践	理论	实践	理论	实践	理论	实践	理论	实践	理论	实践	理论	实践
	一、公共课程																										
1	体育（二）	1	36	0	36	公共基础课	必修			0	36																
2	综合高级英语	2	32	32	0	公共基础课	必修									32	0										
3	体育（四）	0.5	18	0	18	公共基础课	限选							0	18												
4	体育（一）	0.5	24	3	21	公共基础课	必修	3	21																		
5	体育（三）	0.5	18	0	18	公共基础课	必修					0	18														
6	大学英语（一）	2	32	32	0	公共基础课	必修	32	0																		
7	大学英语（二）	4	64	64	0	公共基础课	必修			64	0																
8	大学英语（三）	2	32	32	0	公共基础课	限选					32	0														
9	大学英语（四）	3	48	48	0	公共基础课	限选							48	0												
10	军事理论教育	2	36	36	0	公共基础课	必修	36	0																		
11	军事技能训练	2	112	0	112	公共基础课	必修	0	112																		
12	大学生职业生涯规划	1	16	16	0	公共基础课	必修	16	0																		
	二、思想道德修养课程																										
13	思政课社会实践	2	64	0	64	公共基础课	必修	0	64																		
14	思想道德与法治	4	64	56	8	公共基础课	必修	56	8																		

续表

序号	课程名称	学分	学时			课程类别	课程性质	第一学年				第二学年				第三学年				第四学年				第五学年			
			总学时	理论学时	实践学时			1		2		3		4		5		6		7		8		9		10	
								理论	实践	理论	实践	理论	实践	理论	实践	理论	实践	理论	实践	理论	实践	理论	实践	理论	实践	理论	实践
15	劳动教育	1	32	4	28	公共基础课	必修									4	28										
16	马克思主义基本原理概论	3	48	48	0	公共基础课	必修			48	0																
17	毛泽东思想和中国特色社会主义理论体系概论	4	64	64	0	公共基础课	必修									64	0										
18	就业指导概论	1	16	16	0	公共基础课	限选															16	0				
19	大学生心理健康教育	2	36	24	12	公共基础课	必修	24	12																		
20	形势与政策	2	80	80	0	公共基础课	必修	80	0																		
21	中国近现代史纲要	3	48	48	0	公共基础课	必修					48	0														
22	马克思主义中国化进程与青年学生使命担当	1	20	20	0	公共基础课	限选	20	0																		
	三、自然科学课程																										
23	计算机（一）（文化基础）	2	40	20	20	公共基础课	限选	20	20																		

续表

序号	课程名称	学分	学时			课程类别	课程性质	第一学年				第二学年				第三学年				第四学年				第五学年			
			总学时	理论学时	实践学时			1		2		3		4		5		6		7		8		9		10	
								理论	实践	理论	实践	理论	实践	理论	实践	理论	实践	理论	实践	理论	实践	理论	实践	理论	实践	理论	实践
24	计算机（二）（Python）	2	40	20	20	公共基础课	限选			20	20																
25	基础化学	3.5	64	48	16	学科基础课	必修	48	16																		
26	医用物理学	2.5	50	40	10	学科基础课	限选			40	10																
27	生物医学工程概论	2	36	36	0	学科基础课	限选															36	0				
28	高等数学（一）	3.5	56	56	0	学科基础课	必修	56	0																		
29	有机化学	3.5	64	48	16	学科基础课	必修			48	16																
30	高等数学（二）	1.5	24	24	0	学科基础课	限选			24	0																
	四、医学基础课程模块																										
31	基础中医学	2	32	32	0	学科基础课	限选													32	0						
32	基础医学专业导论	1	16	12	4	学科基础课	必修	12	4																		
33	基础医学新进展讲座	3.5	60	60	0	学科基础课	限选													60	0						
34	医学信息获取与管理	1.5	32	20	12	专业基础课	限选											20	12								
35	发育生物学	2	48	24	24	专业基础课	必修											24	24								
36	医学细胞生物学	3.5	64	48	16	专业基础课	必修	48	16																		

续表

序号	课程名称	学分	学时			课程类别	课程性质	第一学年				第二学年				第三学年				第四学年				第五学年			
			总学时	理论学时	实践学时			1		2		3		4		5		6		7		8		9		10	
								理论	实践	理论	实践	理论	实践	理论	实践	理论	实践	理论	实践	理论	实践	理论	实践	理论	实践	理论	实践
37	神经生物学	3	48	40	8	专业基础课	限选									40	8										
38	组织学与胚胎学	4	80	48	32	专业基础课	必修			48	32																
39	系统解剖学	6.5	120	90	30	专业基础课	必修			90	30																
40	分子生物学	3	48	48	0	专业基础课	限选							48	0												
41	生物化学实验	1	32	0	32	专业基础课	必修					0	32														
42	医学遗传学	2.5	48	40	8	专业基础课	限选					40	8														
43	生物化学	4	64	64	0	专业基础课	必修					64	0														
44	分子生物学实验	1	32	0	32	专业基础课	必修							0	32												
45	医学免疫学	3.5	64	52	12	专业基础课	必修					52	12														
46	生理学	6	100	100	0	专业基础课	必修					100	0														
47	医学寄生虫学	2	40	30	10	专业课	限选							30	10												
48	药物毒理学与安全性评价	2.5	40	40	0	专业课	限选													40	0						
49	医学微生物学	3	60	40	20	专业课	必修							40	20												
50	生物信息学	2.5	48	32	16	专业课	限选											32	16								
51	药理学	4	64	64	0	专业课	必修									64	0										
52	病理学	6	128	72	56	专业课	必修							72	56												

续表

序号	课程名称	学分	学时			课程类别	课程性质	第一学年				第二学年				第三学年				第四学年				第五学年			
			总学时	理论学时	实践学时			1		2		3		4		5		6		7		8		9		10	
								理论	实践	理论	实践	理论	实践	理论	实践	理论	实践	理论	实践	理论	实践	理论	实践	理论	实践	理论	实践
53	组织工程学	2	32	32	0	专业课	限选													32	0						
54	病理生理学	4.5	72	72	0	专业课	必修							72	0												
55	法医学	2	32	30	2	专业课	限选													30	2						
56	系统肿瘤学	2	48	40	8	专业课	限选									40	8										
	五、临床医学课程																										
57	临床诊断学	3.5	72	40	32	专业课	限选									40	32										
58	神经精神病学	2	32	32	0	专业课	限选															32	0				
59	儿科学	2	36	30	6	专业课	限选													30	6						
60	妇产科学	2	32	30	2	专业课	限选													30	2						
61	医学影像学	2	32	32	0	专业课	限选													32	0						
62	临床医学概论（上）	4	72	60	12	专业课	限选											60	12								
63	临床医学概论（下）	4	64	50	14	专业课	限选											50	14								
64	基础医学实践课程	4	128	0	128	专业课	必修															0	128				
65	放射医学	2	40	24	16	专业课	限选											24	16								
66	实验诊断学	3.5	56	40	16	专业课	限选									40	16										

续表

序号	课程名称	学分	学时			课程类别	课程性质	第一学年				第二学年				第三学年				第四学年				第五学年			
			总学时	理论学时	实践学时			1		2		3		4		5		6		7		8		9		10	
								理论	实践	理论	实践	理论	实践	理论	实践	理论	实践	理论	实践	理论	实践	理论	实践	理论	实践	理论	实践
	六、社会医学课程																										
67	医学伦理学	2	32	32	0	专业基础课	限选															32	0				
	七、科学方法教育课程																										
68	科研设计与方法	2	36	36	0	专业基础课	必修									36	0										
69	机能实验学（一）	1	32	6	26	专业课	必修							6	26												
70	机能实验学（二）	2	64	0	64	专业基础课	必修									0	64										
71	机能实验学（三）	1	40	4	36	专业课	限选											4	36								
72	细胞培养技术	1.5	45	6	39	专业课	必修											6	39								
73	科技论文写作	1	18	18	0	专业基础课	必修											18	0								
74	免疫学实验技术	1	40	4	36	专业课	必修											4	36								
75	现代仪器分析与应用	2	36	36	0	专业课	限选											36	0								

续表

序号	课程名称	学分	学时			课程类别	课程性质	第一学年				第二学年				第三学年				第四学年				第五学年			
			总学时	理论学时	实践学时			1		2		3		4		5		6		7		8		9		10	
								理论	实践	理论	实践	理论	实践	理论	实践	理论	实践	理论	实践	理论	实践	理论	实践	理论	实践	理论	实践
	八、预防医学课程																										
76	传染病学	2	32	30	2	专业课	限选															30	2				
77	流行病学	2.5	48	33	15	专业课	限选													33	15						
78	医学统计学	2.5	48	24	24	专业课	必修													24	24						
79	卫生学	3	64	43	21	专业基础课	必修															43	21				
	九、实践课程																										
80	基础医学科研训练（一）	4	120	0	120	学科基础课	必修	0	120																		
81	基础医学科研训练（三）	4	120	0	120	学科基础课	必修					0	120														
82	基础医学科研训练（四）	4	120	0	120	学科基础课	必修							0	120												
83	基础医学科研训练（六）	4	120	0	120	学科基础课	必修											0	120								
84	基础医学科研训练（七）	4	120	0	120	学科基础课	必修													0	120						
85	基础医学科研训练（八）	4	120	0	120	学科基础课	必修															0	120				
86	基础医学科研训练（二）	4	120	0	120	学科基础课	必修			0	120																

续表

序号	课程名称	学分	学时			课程类别	课程性质	第一学年				第二学年				第三学年				第四学年				第五学年			
			总学时	理论学时	实践学时			1		2		3		4		5		6		7		8		9		10	
								理论	实践	理论	实践	理论	实践	理论	实践	理论	实践	理论	实践	理论	实践	理论	实践	理论	实践	理论	实践
87	基础医学科研训练（五）	4	120	0	120	学科基础课	必修									0	120										
88	临床实习	12	12	0	12	专业课	必修															0	12				
89	毕业设计（毕业论文）	0	0	0	0	专业课	必修																			0	0
90	专业实习	0	42	0	42	专业课	必修																	0	42		
合计		239	4879	2655	2224	学期总学时		451	393	382	264	336	190	316	282	360	276	278	325	343	169	189	283	0	42	0	0
								844		646		526		598		636		603		512		472		42		0	
必修课程		158.5	3423	2480	2051			公共选修课由学校教务处统一安排。学生毕业前修完不少于 18 学分，其中人文、社会科学类课程不低于 8 学分，体育类课程不超过 4 学分																			
专业选修课程		8	208	—	—																						
公共选修课程		18	270	—	—																						
专业实习		42	42 周					第五学年安排科研实习 42 周。采取集中定点专业实习，不轮转实习科室。实习的前 18 周进行科研的基本训练，完成一篇综述及开题报告；后 24 周完成一篇论文																			
临床实习		4	4 周					第八学期末 6~8 月进行临床实习																			
创新创业		4						具体要求详见《南方医科大学创新学分实施细则》																			

基础医学专业（拔尖计划）2023 版培养方案

一、专业介绍

基础医学是研究人类生命和疾病现象的本质及其规律的自然科学，是医学教育的支撑、医学科研的引擎与医学发展的基石。基础医学拔尖班秉持“生医并重、多科融通，巨擘托领、学界精英”的培养理念，按照“强化基础、注重交叉、重视能力、拓宽视野”的思路，建设基础医学人才培养特区，选拔优质生源，配置优秀师资，提供“三制三化”（书院制、导师制、学分制，小班化、个性化、国际化）育人环境，通过激发学生学术志趣和内在动力，培养具有扎实基础知识、严谨科学思维、卓越创新能力、开阔国际视野、深厚人文情怀，能够服务国家重大需求，应对人类未来重大挑战，探索重大医学科学问题的基础医学青年英才，未来进一步成长为一流的医学科学家。

西安交通大学基础医学学科实力雄厚，生理学获国家首批硕 / 博士学位授予资格，基础医学为一级学科博士点，临床医学、药理学与毒理学、生物与生物化学、神经科学与行为学、分子生物学与遗传学、免疫学等 6 个学科进入 ESI 全球前 1% 行列。学校医学研究基础扎实，拥有环境与疾病相关基因教育部重点实验室以及国家与地方联合工程中心，9 个省部级重点实验室，从教学和科研上为基础医学拔尖班的培养提供了优越的条件和坚实的基础。

二、培养目标

本专业以解决重大医学科学问题为导向，培养可成长为未来医学科学家的医学研究人才。

目标 1：培养的专业人才具有扎实的数学与基础科学、生物学、基础医学和临床医学基础知识，以及理工生信等交叉学科知识。

目标 2：培养的专业人才具有严谨的科研思维、敏锐的批判性思维及卓越的原始创新能力。

目标 3：培养的专业人才富有家国情怀、人文精神和社会责任心。

目标 4：培养的专业人才具有国际视野、优秀的国际学术交流能力。

三、毕业要求

A. 思想道德与职业素质要求

A1. 具有崇高价值追求和奉献精神。

A2. 具有正确的世界观、价值观、人生观、生命伦理观及医学人文情怀。
A3. 具有批判性思维、创新精神及终身学习能力。
A4. 具有良好的沟通及团队协作能力。
A5. 具有实事求是的科学态度，遵循学术规范。
B. 知识目标要求
B1. 掌握基础医学及自然科学等相关学科基本理论及知识。
B2. 掌握基本的临床医学知识及思维方法。
B3. 掌握交叉学科基础知识和思维方法。
C. 实践技能要求
C1. 具有较强的医学科研能力。
C2. 具有较好的实验信息获取、管理和应用能力。
C3. 具有较好的跨文化交流能力。
D. 创新研究能力要求
D1. 熟悉相关领域国内外研究工作。
D2. 了解交叉学科前沿，可进行相应的应用。
D3. 熟练应用生物及医学研究相关软件。

四、主干学科与相关学科

主干学科：基础医学、生物学。
相关学科：临床医学、预防医学、人文社会科学及理工交叉学科。

五、学制、学位授予与毕业条件

学制：五年。

授予学位：医学学士学位。

毕业条件：完成专业培养方案规定的 194 学分及课外实践 8 学分（“创新创业”类课程不少于 2 学分，美育课程不少于 2 学分，劳动教育不少于 32 学时）方能毕业，可以根据个人志趣和特长选择常规型、科学研究型、交叉融合型和创新创业型四种路径毕业。德、智、体、美、劳达到毕业要求，且符合《西安交通大学本科生劳动教育培养细则》《西安交通大学大学英语课程修读实施细则》《西安交通大学体育教育实施细则》《西安交通大学创新创业课程修读实施细则》《西安交通大学通识类课程修读实施细则》要求，且需通过西安交通大学本科生国际化培养经历的要求及认定后，准予毕业并获得毕业证书；符合《西安交通大学本科生学籍管理与学位授予规定》的，授予学位并获得学位证书。

六、学分结构

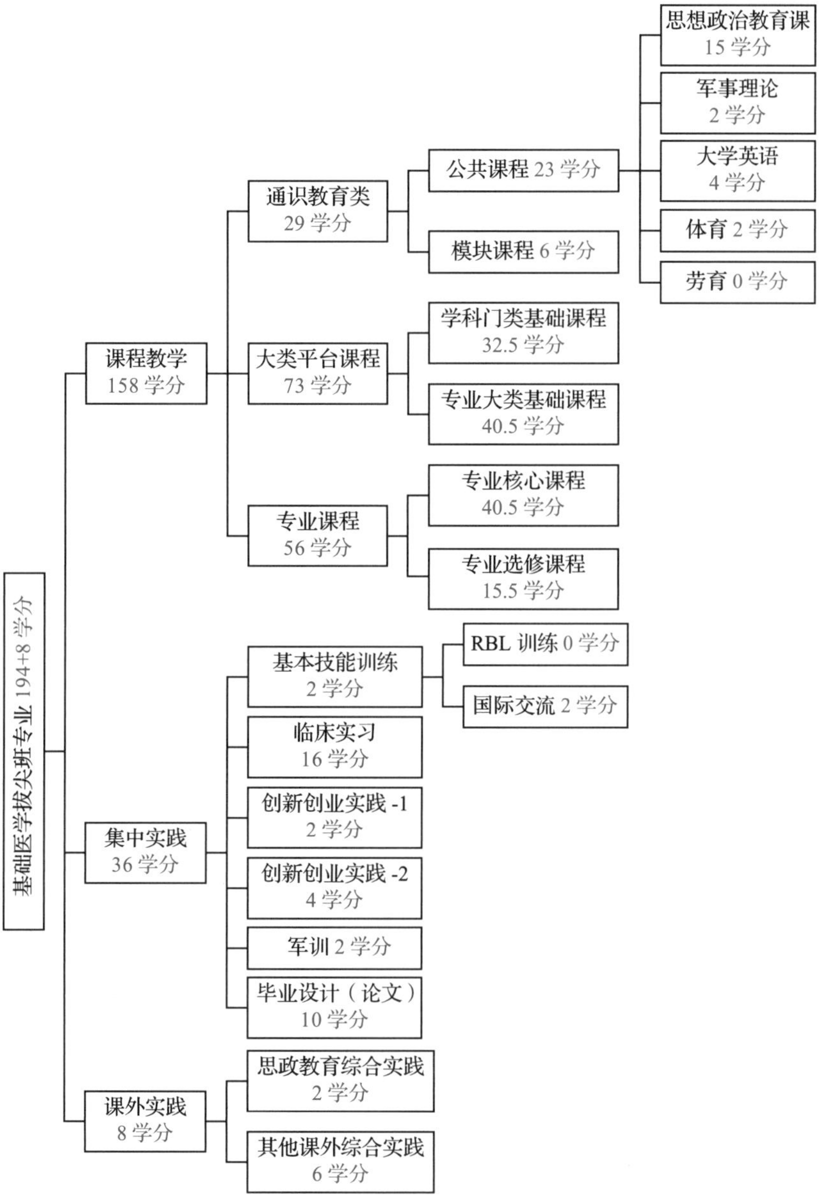

- 基础医学拔尖班专业 194+8 学分
  - 课程教学 158 学分
    - 通识教育类 29 学分
      - 公共课程 23 学分
        - 思想政治教育课 15 学分
        - 军事理论 2 学分
        - 大学英语 4 学分
        - 体育 2 学分
        - 劳育 0 学分
      - 模块课程 6 学分
    - 大类平台课程 73 学分
      - 学科门类基础课程 32.5 学分
      - 专业大类基础课程 40.5 学分
    - 专业课程 56 学分
      - 专业核心课程 40.5 学分
      - 专业选修课程 15.5 学分
  - 集中实践 36 学分
    - 基本技能训练 2 学分
      - RBL 训练 0 学分
      - 国际交流 2 学分
    - 临床实习 16 学分
    - 创新创业实践 -1 2 学分
    - 创新创业实践 -2 4 学分
    - 军训 2 学分
    - 毕业设计（论文）10 学分
  - 课外实践 8 学分
    - 思政教育综合实践 2 学分
    - 其他课外综合实践 6 学分

基础医学专业（拔尖计划）课程体系及学分结构要求表

<table>
<tr><th colspan="4">课程类别</th><th>学分</th><th>学分小计</th><th>占比</th></tr>
<tr><td rowspan="14">课程教学</td><td rowspan="6">通识教育类课程</td><td rowspan="5">公共课程
23+（2）</td><td>思想政治教育课</td><td>15+（2）</td><td rowspan="6">29</td><td rowspan="6">14.9%</td></tr>
<tr><td>军事理论</td><td>2</td></tr>
<tr><td>大学英语</td><td>4</td></tr>
<tr><td>体育</td><td>2</td></tr>
<tr><td>劳育</td><td>0
（32 学时）</td></tr>
<tr><td>模块课程</td><td>核心课程
选修课程</td><td>6</td></tr>
<tr><td rowspan="6">大类平台课程</td><td rowspan="5">数学和基础科学课程</td><td>数学类
（含实验）</td><td>10</td><td rowspan="5">32.5
（生命类、化学类为可选）</td><td rowspan="5">16.8%</td></tr>
<tr><td>物理类
（含实验）</td><td>10</td></tr>
<tr><td>化学类
（含实验）</td><td>9.5</td></tr>
<tr><td>生命类
（含实验）</td><td></td></tr>
<tr><td>计算机类
（含实验）</td><td>3</td></tr>
<tr><td colspan="2">专业大类基础课程</td><td rowspan="2">81</td><td rowspan="3">96.5</td><td rowspan="3">49.7%</td></tr>
<tr><td rowspan="2">专业课程
（每门课必须≥2 学分）</td><td colspan="2">专业核心课程</td></tr>
<tr><td colspan="2">专业选修课程</td><td>15.5</td></tr>
<tr><td rowspan="7">集中实践
（该部分除毕业设计和军训外，可由自主实践项目替代）</td><td colspan="3">基本技能训练</td><td>2</td><td rowspan="7">36</td><td rowspan="7">18.6%</td></tr>
<tr><td colspan="3">临床实习</td><td>16</td></tr>
<tr><td colspan="3">课程（项目）设计</td><td>2</td></tr>
<tr><td colspan="3">科研训练</td><td rowspan="2">4</td></tr>
<tr><td colspan="3">专业综合性实验（践）</td></tr>
<tr><td colspan="3">军训</td><td>2</td></tr>
<tr><td colspan="3">毕业设计（论文）</td><td>10</td></tr>
<tr><td rowspan="2">课外实践</td><td colspan="3">思政教育综合实践</td><td>（2）</td><td rowspan="2">（8）</td><td rowspan="2"></td></tr>
<tr><td colspan="3">其他课外综合实践</td><td>（6）</td></tr>
<tr><td>毕业要求</td><td colspan="3">学分总计</td><td colspan="3">194 +（8）</td></tr>
</table>

七、课程体系与设置

（一）通识教育课程 29+2 学分

1. 思想政治教育课 15+2 学分（思政教育综合实践 2 学分）

MLMD196514	思想道德与法治	3 学分
MLMD100214	中国近现代史纲要	2 学分
MLMD193514	毛泽东思想和中国特色社会主义理论体系概论	2 学分
MLMD196614	马克思主义基本原理	3 学分
MLMD199314	习近平新时代中国特色社会主义思想概论	3 学分
MLMD191014	形势与政策	2 学分
	* 思政教育综合实践	2 学分

修读说明：思政教育综合实践 2 学分在课外 8 学分中实施。

2. 军事理论 2 学分

MILI100554	国防教育	2 学分

3. 大学英语 4 学分

ENGL206812	学术英语素养	2 学分	
ENGL532812	国际交流演讲与辩论	2 学分	四选一
ENGL533012	英语学术写作与展示	2 学分	四选一
ENGL532912	托福强化	2 学分	四选一
JAPN111012	日语基础	2 学分	四选一

修读说明：根据《钱学森学院试验班大学英语课程教学方案（2023 年版）》，从 2023 级新生起，基础医学试验班英语课程学分由原来的 6 学分降为 4 学分，其中《学术英语素养》（ENGL206812）为必修课程，其他 4 门课程任选一门。

4. 体育 2 学分

体育必修课程

PHED109050	体育 -1	0.5 学分
PHED109150	体育 -2	0.5 学分
PHED109250	体育 -3	0.5 学分
PHED109350	体育 -4	0.5 学分

体育目标课程（不计学分）

PHED900150	长跑	四选一
PHED900250	200 米游泳	四选一
PHED900350	24 式太极拳	四选一
PHED900750	陆上赛艇	四选一

修读说明：体育 -1、体育 -2、体育 -3、体育 -4 为必修，体育目标课程（24 式太极拳、长跑、200 米游泳、陆上赛艇）为四选一，考核通过方可毕业（详见《西安交通大学本科生体育教育实施细则》）。

5. 劳育 0 学分

LABO100191	劳育	0 学分

修读说明：全日制本科生须在毕业前完成 32 学时劳育课程学习（劳动理论教育 16 学时，劳动实践教育 16 学时），考核通过方可毕业，不计学分（详见《西安交通大学本科生劳动教育培养细则》）。

6. 通识教育课 6 学分

基础通识类核心课程和选修课程任选 6 学分。

修读说明：基础医学拔尖班学生需修读钱学森学院设置的专题通识课程模块，从数学类、物理类、工程技术类中修读不少于 2 门课程，每门课程计 1 学分。

（二）大类平台课程

1. 数学和基础科学课 32.5 学分

MATH297607	高等数学Ⅳ -1	4 学分
MATH297707	高等数学Ⅳ -2	4 学分
MATH200807	概率论	2 学分
PHYS281509	大学物理Ⅱ -1	4 学分
PHYS200328	大学物理Ⅱ -2	4 学分
PHYS281809	大学物理实验Ⅰ -1	1 学分
PHYS281909	大学物理实验Ⅰ -2	1 学分
CHEM250009	基础化学	3 学分
CHEM250209	基础化学实验	1 学分
CHEM250109	医用有机化学	4 学分
CHEM250309	医用有机化学实验	1.5 学分
COMP200927	大学计算机 - 人工智能	3 学分

2. 专业大类基础课 40.5 学分

BASM000148	医学导论	2 学分
BASM305748	人体分子与细胞 -1	4 学分
BASM305048	人体分子与细胞 -2	4 学分
CLIM402648	诊断学	4 学分
CLIM403748	内科学Ⅰ	3.5 学分
CLIM401248	内科学Ⅱ	4.5 学分
CLIM404248	外科学Ⅰ	6 学分
CLIM403548	妇产科学	4 学分
CLIM402248	儿科学	3.5 学分

PHLS100914　　医学伦理学　　2 学分
STAT300141　　生物统计学　　1.5 学分
BASM305848　　基本科研素养　　1.5 学分

修读说明：基本科研素养涵盖实验室安全、科研伦理、临床思维、创新思维等内容，为学生奠定科研工作的基础，计 1.5 学分，在第一学年第二学期（1-2）开课。

（三）专业课程

1. 专业核心课 40.5 学分

新建课　　人体解剖学Ⅱ【荣誉课程】　　4.5 学分
新建课　　组织学与胚胎学Ⅱ　　2 学分
新建课　　免疫学Ⅱ　　3 学分
新建课　　医学微生物学Ⅱ　　2 学分
新建课　　病理学Ⅱ　　3 学分
新建课　　人体寄生虫学Ⅱ　　1.5 学分
新建课　　生理学　　4 学分
BASM314140　　病理生理学　　3 学分
新建课　　药理学　　3.5 学分
BASM400648　　神经生物学　　2 学分
BASM311140　　医学实验动物学　　1.5 学分
BASM305548　　整合实验Ⅰ　　3.5 学分
BASM305248　　整合实验Ⅱ　　3.5 学分
BASM305348　　整合实验Ⅲ　　3.5 学分

修读说明：整合实验包括人体分子与细胞、系统解剖学、组织学与胚胎学、生理学、病理生理学、病理学、药理学、医学微生物学、医学免疫学、人体寄生虫学等医学基础课程的实验内容。按照“去掉重复，相互支撑，注重实践，突出创新”的理念，将实验内容重新组合，形成一个涵盖基本科研素养、基础实验与创新实践，注重能力培养的全新实践教学体系。整合实验Ⅰ包括系统解剖学、组织胚胎学、人体分子与细胞（部分）等内容，整合实验Ⅱ包括机能实验学、病理学、人体分子与细胞（部分）等内容，整合实验Ⅲ包括机能综合实验、免疫学、医学微生物学及人体寄生虫等内容。

2. 专业选修课 15.5 分

新建课　　医学大数据与人工智能【前沿交叉】【教学改革】　　2.5 学分
新建课　　结构生物学【教学改革】　　2.5 学分
新建课　　医学前沿专题【创】【前沿交叉】【荣誉课程】　　3 学分
CLIM401448　　医学影像学　　2 学分
PUBH301641　　公共卫生学　　2 学分

MATL403102	材料科学基础	四选一	2.5 学分
MATL402602	材料研究方法	四选一	2 学分
CHEM451109	材料化学基础	四选一	2 学分
BIME412513	生物材料	四选一	2 学分
CHEM451209	化学生物学基础		2 学分
BIOL521113	合成生物学		2 学分
MATH201207	复变函数		2 学分
BIME411613	生物医学传感与仪器	三选一	3 学分
BIME412213	医学信号处理	三选一	3 学分
BIME411913	医学成像与系统	三选一	2 学分
PHMA500148	新药开发的药理研究	二选一	1 学分
PHMA500348	临床药学研究进展	二选一	2 学分
新建课	数据库技术及应用	二选一	2 学分
BASM612415	生物信息学【研究生进阶】【本研研讨】	二选一	2 学分
BASM401548	学科交叉专题【前沿交叉】【项目驱动】		2 学分
BASM640315	Advanced Medical Research Initiation【研究生进阶】【本研研讨】【全英文课程】		2 学分
BASM612215	干细胞基础及应用【研究生进阶】		2 学分

修读说明：

（1）医学前沿专题是必选课程，需要在课程内选修专题单元。该课程由导师团队围绕相关研究开设，在第一学年末小学期（1-3）进行，引导学生了解导师团队研究方向，确定研究兴趣，实现早实践、早科研。课程每个专题单元至少 8 课时，计 0.5 学分，学生根据兴趣选择 6 个单元，共计 3 学分。专题单元每学年动态更新，目前专题单元如下。

单元 1	免疫相关疾病机制与转化	0.5 学分
单元 2	脑功能与疾病基础	0.5 学分
单元 3	炎症生物学	0.5 学分
单元 4	心血管病理生理学及药理学	0.5 学分
单元 5	肿瘤生物学基础与转化	0.5 学分
单元 6	精准医学与医工交叉基础	0.5 学分
单元 7	智能制药技术	0.5 学分
单元 8	大数据与人群健康	0.5 学分

（2）导师团队可根据研究方向和学生潜力，在全校范围内指定 4 学分的选修课程，不限定于本培养方案提供的选修课列表。

（四）集中实践 36 学分

MILI100654	军训	2 学分
JZSJ400748	临床实习	16 学分

新建课	国际交流	2 学分
新建课	RBL（research based learning）训练	0 学分
新建课	创新创业实践 -1【创新创业】	2 学分
新建课	创新创业实践 -2【创新创业】	4 学分
JZSJ400142	毕业设计（论文）	10 学分

修读说明：

1.《创新创业实践 -1》设置 4 个综合性创新实验项目，每个 0.5 学分，共计 2 学分，在第四学年第一学期（4-1）进行。

2.《创新创业实践 -2》由导师组安排，学生进入导师团队进行训练，在第一学年第一学期（1-1）开始，第五学年第一学期（4-1）学期结束。完成导师团队培训课程计 1 学分；完成研究方向相关综述或报告，计 1 学分；主持大学生创新实践项目 1 项并结题，计 1 学分；参与导师团队主持的一项重大科技项目，计 1 学分。

3. 临床实习在第四学年第二学期及小学期（4-2、4-3）进行，时长 18 周，计 16 学分。毕业设计在第五学年进行，导师团队指导，完成毕业设计（论文）答辩，计 10 学分。

4. 国际交流学分认定见附件 5《西安交通大学“基础医学拔尖班”国际化培养毕业要求细则》。

（五）课外实践 8 学分

学生处统一提出课外 8 学分要求以及实施办法。

修读说明：思政教育综合实践和思政类实践课 6 学分，4 学分为马克思主义学院负责的钱学森学院特色思政教育实践环节，2 学分为教务处和马克思主义学院共同负责的思政类实践课。具体课程列表如下：钱学森学院特色思政教育实践环节（4 学分），依托伦理与人生、中国近现代史纲要、马克思主义基本原理、毛泽东思想和中国特色社会主义理论体系概论 4 门课进行，每门课额外增加 1 学分的教育实践环节，其考核纳入以上课程进行考核。

（六）课程要求

1. 本专业学生每学期修读课程原则上不超过 25 学分，前一学期学分绩点高于 4.0 的学生可适当超出 3 学分。

2. 专业实践课总学时 772，等效学分 24.3，学分占比 12.5，其中课内实验学时 292，独立设课实验学时 480。

注：专业实践包含课内及课外实践环节，不包含思政教育综合实践及军训，实践类环节按 32 学时等效 1 学分计算。

3. 专业开设的全英文课程清单（课程编码系统录入时统一编制）

BASM640315	Advanced Medical Research Initiation （研究生进阶 & 本研研讨）	2 学分

八、专业课程先修关系图

要求：清晰列出课程先修关系及修读学期的说明。

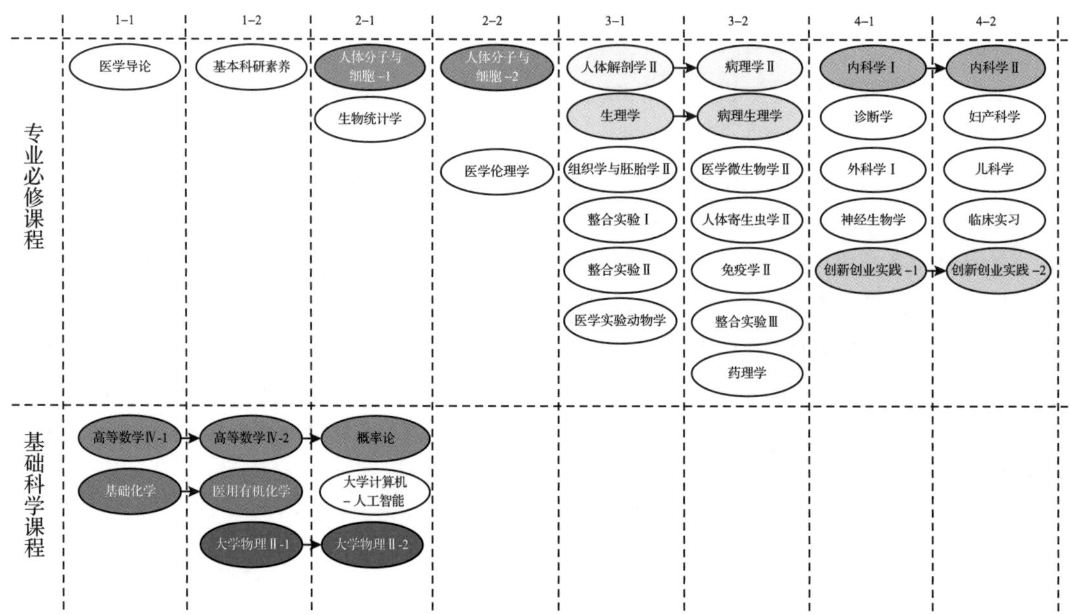

附件：

1. 基础医学专业（拔尖计划）课程设置详表。
2. 基础医学专业（拔尖计划）指导性教学计划。
3. 基础医学专业（拔尖计划）必修课与毕业要求的关联矩阵。
4. 基础医学专业（拔尖计划）专业知识点梳理图标。
5. 西安交通大学基础医学专业（拔尖计划）国际化培养毕业要求细则。

附件 1

基础医学专业（拔尖计划）课程设置详表

课程类型	课程编码	中文课程名称		英文课程名称	学分	总学时	课内授课	课内实验	课内机时	课外实践	必修/选修	开课学期	开课单位	授课语言（汉语/英语/双语/其他）	课程信息备注
公共课程	MLMD196514	思想政治理论	思想道德与法治	Moral and Legal Education	3	48	48	0	0	0	必修 15 学分	1-1	马克思主义学院	汉语	
	MLMD100214		中国近现代史纲要	Outline of Modern Chinese History	2	32	32	0	0	0		1-2	马克思主义学院	汉语	
	MLMD193514		毛泽东思想和中国特色社会主义理论体系概论	An Introduction to Mao Zedong Thought and the Theoretical System of Socialism with Chinese Characteristics	2	32	32	0	0	0		2-1	马克思主义学院	汉语	
	MLMD196614		马克思主义基本原理	Basic Principles of Marxism	3	48	48	0	0	0		2-2	马克思主义学院	汉语	
	MLMD199314		习近平新时代中国特色社会主义思想概论	Introduction to Xi Jinping Thought on Socialism with Chinese Characteristics for a New Era	3	48	48	0	0	0		2-2	马克思主义学院	汉语	
	MLMD191014		形势与政策	Situation and Policy	2	32	32	0	0	0		1-1 至 4-1	马克思主义学院	汉语	
	MILI100554	国防	国防教育	National Defense Education	2	32	32	0	0	0	必修 2 学分	1-1（或 1-2）	军事教研室	汉语	

续表

课程类型	课程编码	中文课程名称	英文课程名称	学分	总学时	课内授课	课内实验	课内机时	课外实践	必修/选修	开课学期	开课单位	授课语言（汉语/英语/双语/其他）	课程信息备注
公共课程	PHED109050	体育 -1	Sports-1	0.5	32	32	0	0	0	必修 2 学分	1-1，2-1	体育部	汉语	
	PHED109150	体育 -2	Sports-2	0.5	32	32	0	0	0		1-2，2-2	体育部	汉语	
	PHED109250	体育 -3	Sports-3	0.5	32	32	0	0	0		1-1，2-1	体育部	汉语	
	PHED109350	体育 -4	Sports-4	0.5	32	32	0	0	0		1-2，2-2	体育部	汉语	
	PHED900150	长跑	Long-distance Run	0	16	16	0	0	0	四选一，不计学分	3-1 至 4-2	体育部	汉语	
	PHED900250	200 米游泳	200 Meter Swimming	0	16	16	0	0	0		3-1 至 4-2	体育部	汉语	
	PHED900350	24 式太极拳	24 Form Tai Ji Quan	0	16	16	0	0	0		3-1 至 4-2	体育部	汉语	
	PHED900750	陆上赛艇	Indoor Rowing	0	16	16	0	0	0		3-1 至 4-2	体育部	汉语	
	大学英语			必修 4 学分							1-1 至 2-2	外国语学院	英语	
	LABO100191	劳育	Labor Education	0	32	16	16	0	0	必修 0 学分		团委	汉语	
模块课程				基础通识类核心课与选修课任选 6 学分										
通识教育类小计				必修 23 学分，选修 6 学分，共计 29 学分										

续表

课程类型	课程编码	中文课程名称	英文课程名称	学分	总学时	课内授课	课内实验	课内机时	课外实践	必修 / 选修	开课学期	开课单位	授课语言（汉语 / 英语 / 双语 / 其他）	课程信息备注
数学和基础科学类课程	CHEM250009	基础化学	Fundamental Chemistry	3	48	48	0	0	0	必修 32.5 学分	1-1	化学学院	汉语	
	CHEM250209	基础化学实验	Fundamental Chemistry Experiment	1	32	0	32	0	0		1-1	化学学院	汉语	
	MATH297607	高等数学Ⅳ -1	Advanced mathematics Ⅳ -1	4	64	64	0	0	0		1-1	数学与统计学院	汉语	
	MATH297707	高等数学Ⅳ -2	Advanced mathematics Ⅳ -2	4	64	64	0	0	0		1-2	数学与统计学院	汉语	
	PHYS281509	大学物理Ⅱ -1	University Physics Ⅱ -1	4	64	64	0	0	0		1-2	物理学院	汉语	
	PHYS200328	大学物理Ⅱ -2	University Physics Ⅱ -2	4	64	64	0	0	0		2-1	物理学院	汉语	
	PHYS281809	大学物理实验Ⅰ -1	University Physics Experiments Ⅰ -1	1	32	0	32	0	0		1-2	物理学院	汉语	
	PHYS281909	大学物理实验Ⅰ -2	University Physics Experiments Ⅰ -2	1	32	0	32	0	0		2-1	物理学院	汉语	
	CHEM250109	医用有机化学	Medical Organic Chemistry	4	64	64	0	0	0		1-2	化学学院	汉语	
	CHEM250309	医用有机化学实验	Medical Organic Chemistry Experiment	1.5	48	0	48	0	0		1-2	化学学院	汉语	
	MATH200807	概率论	Probability	2	32	32	0	0	0		2-1	数学与统计学院	汉语	
	COMP200927	大学计算机 - 人工智能	University Computers-Artificial Intelligent	3	56	40	0	16	0		2-1	电子与信息学部	汉语	
数学和基础科学类课程				必修 32.5 学分，共计 32.5 学分										

续表

课程类型	课程编码	中文课程名称	英文课程名称	学分	总学时	课内授课	课内实验	课内机时	课外实践	必修/选修	开课学期	开课单位	授课语言（汉语/英语/双语/其他）	课程信息备注
专业大类基础课程	STAT300141	生物统计学	Biostatistics	1.5	32	20	12	0	0	必修 40.5 学分	2-1	医学部	汉语	
	BASM000148	医学导论	Introduction to Medicine	2	44	24	20	0	0		1-1	医学部	汉语	
	BASM305848	基本科研素养	Basic Scientific Research Literacy	1.5	24	24	0	0	0		1-2	医学部	汉语	
	BASM305748	人体分子与细胞 -1	Human Molecules and Cells-1	4	64	64	0	0	0		2-1	医学部	汉语	
	BASM305048	人体分子与细胞 -2	Human Molecules and Cells-2	4	64	64	0	0	0		2-2	医学部	汉语	
	CLIM402648	诊断学	Diagnostics	4	84	52	32	0	0		4-1	医学部	汉语	
	CLIM403748	内科学Ⅰ	Internal Medicine-Ⅰ	3.5	72	48	24	0	0		4-1	医学部	汉语	
	CLIM401248	内科学Ⅱ	Internal Medicine-Ⅱ	4.5	96	48	48	0	0		4-2	医学部	汉语	
	CLIM404248	外科学Ⅰ	Surgery-Ⅰ	6	120	72	48	0	0		4-1	医学部	汉语	
	CLIM403548	妇产科学	Obstetrics and Gynecology	4	88	48	40	0	0		4-2	医学部	汉语	
	CLIM402248	儿科学	Pediatrics	3.5	72	44	28	0	0		4-2	医学部	汉语	
	PHLS100914	医学伦理学	Medical Ethics	2	32	32	0	0	0		2-2	马克思主义学院	汉语	
专业大类基础课程小计				必修 40.5 学分，共计 40.5 学分										

续表

课程类型	课程编码	中文课程名称	英文课程名称	学分	总学时	课内授课	课内实验	课内机时	课外实践	必修/选修	开课学期	开课单位	授课语言（汉语/英语/双语/其他）	课程信息备注
专业核心课程	新建课	人体解剖学Ⅱ	Anthropotomy Ⅱ	4.5	88	56	32	0	0	必修 40.5 学分	3-1	医学部	汉语	荣誉课程
	新建课	组织学与胚胎学Ⅱ	Histology and Embryology Ⅱ	2	32	32	0	0	0		3-1	医学部	汉语	
	新建课	生理学	Physiology	4	64	64	0	0	0		3-1	医学部	汉语	
	新建课	免疫学Ⅱ	Immunology and Molecular Immunology	3	48	48	0	0	0		3-2	医学部	汉语	
	新建课	医学微生物学Ⅱ	Medical Microbiology Ⅱ	2	40	40	0	0	0		3-2	医学部	汉语	
	新建课	病理学Ⅱ	Pathology Ⅱ	3	48	48	0	0	0		3-2	医学部	汉语	
	BASM314140	病理生理学	Pathophysiology	3	48	48	0	0	0		3-2	医学部	汉语	
	新建课	药理学	Pharmacology	3.5	56	56	0	0	0		3-2	医学部	汉语	
	新建课	人体寄生虫学Ⅱ	Human Parasitology Ⅱ	1.5	24	24	0	0	0		3-2	医学部	汉语	
	BASM400648	神经生物学	Neurobiology	2	32	32	0	0	0		4-1	医学部	汉语	
	BASM311140	医学实验动物学	Medical Laboratory Animal Science	1.5	32	24	8	0	0		3-1	医学部	汉语	
	BASM305548	整合实验Ⅰ	Integrated Experiment-Ⅰ	3.5	112	0	112	0	0		3-1	医学部	汉语	
	BASM305248	整合实验Ⅱ	Integrated Experiment-Ⅱ	3.5	112	0	112	0	0		3-1	医学部	汉语	
	BASM305348	整合实验Ⅲ	Integrated Experiment-Ⅲ	3.5	112	0	112	0	0		3-2	医学部	汉语	
		科学研究型：研究生课程												
		交叉融合型（填写可选专业范围）												
专业核心课程小计				必修 40.5 学分，共计 40.5 学分										

续表

课程类型	课程编码	中文课程名称	英文课程名称	学分	总学时	课内授课	课内实验	课内机时	课外实践	必修/选修	开课学期	开课单位	授课语言（汉语/英语/双语/其他）	课程信息备注
专业选修课程	新建课	数据库技术及应用	Database Technology and Application	2	32	32	0	0	0	选修 15.5 学分	1-2	电子与信息学部	汉语	
	MATH201207	复变函数	Complex Analysis	2	32	32	0	0	0		1-1	数学与统计学院	汉语	
	新建课	医学大数据与人工智能	Medical Big Data and Artificial Intelligence	2.5	48	32	16	0	0		3-2	医学部	汉语	教学改革前沿交叉
	新建课	结构生物学	Structural Biology	2.5	48	32	16	0	0		3-2	医学部	汉语	教学改革
	CLIM401448	医学影像学	Radiology	2	48	24	24	0	0		4-1	医学部	汉语	
	PUBH301641	公共卫生学	Public Health	2	40	24	16	0	0		2-2	医学部	汉语	
	BASM612415	生物信息学	Introduction to Medical Bioinformatics	2	36	16	0	20	0		2-2	医学部	汉语	研究生进阶本研研讨
	新建课	医学前沿专题	Special Topics on Medical Frontier	3	48	48	0	0	0		1-3	医学部	汉语	前沿交叉荣誉课程

续表

课程类型	课程编码	中文课程名称	英文课程名称	学分	总学时	课内授课	课内实验	课内机时	课外实践	必修/选修	开课学期	开课单位	授课语言（汉语/英语/双语/其他）	课程信息备注
专业选修课程	MATL403102	材料科学基础	Fundamentals of Materials Science	2.5	40	40	0	0	0		2-1	材料科学与工程学院	汉语	
	MATL402602	材料研究方法	Characterization Techniques in Materials Science Research	2	32	32	0	0	0		2-1	材料科学与工程学院	汉语	
	CHEM451109	材料化学基础	Basic of Materials Chemistry	2	32	32	0	0	0		2-1	化学学院	汉语	
	CHEM451209	化学生物学基础	Fundamentals of Chemical Biology	2	32	32	0	0	0		2-1	化学学院	汉语	
	BIOL521113	合成生物学	Synthetic Biology	2	32	32	0	0	0		2-2	生命科学与技术学院	汉语	
	BIME411613	生物医学传感与仪器	Biomedical Sensing and Instrumentation	3	48	48	0	0	0		2-2	生命科学与技术学院	汉语	
	BIME412213	医学信号处理	Medical Signal Processing	3	48	48	0	0	0		2-1	生命科学与技术学院	汉语	
	BIME411913	医学成像与系统	Medical Imaging and System	2	40	32	8	0	0		2-1	生命科学与技术学院	汉语	

续表

课程类型	课程编码	中文课程名称	英文课程名称	学分	总学时	课内授课	课内实验	课内机时	课外实践	必修/选修	开课学期	开课单位	授课语言（汉语/英语/双语/其他）	课程信息备注
专业核心课程	BIME412513	生物材料	Biomaterials	2	32	32	0	0	0		2-1	生命科学与技术学院	汉语	
	PHMA500148	新药开发的药理研究	Pharmacology of New Drugs	1	16	16	0	0	0		3-2	医学部	汉语	
	PHMA500348	临床药学研究进展	The Progress in Clinical Pharmacy Research	2	32	32	0	0	0		4-2	医学部	汉语	
	BASM401548	学科交叉专题	Interdisciplinary Topics	2	32	32	0	0	0		3-2，4-1	医学部	汉语	前沿交叉项目驱动
	BASM640315	Advanced Medical Research Initiation	Advanced Medical Research Initiation	2	32	32	0	0	0		4-2	医学部	英语	研究生进阶本研研讨全英文课程
	BASM612215	干细胞基础及应用	Basic Research and Application of Stem Cell	2	32	32	0	0	0		3-2	医学部	汉语	研究生进阶
专业选修课程小计				选修 15.5 学分，共计 15.5 学分										

续表

课程类型	课程编码	中文课程名称	英文课程名称	学分	总学时	课内授课	课内实验	课内机时	课外实践	必修 / 选修	开课学期	开课单位	授课语言（汉语 / 英语 / 双语 / 其他）	课程信息备注
集中实践	MILI100654	军训	Military Skill Training	2	32	32	0	0	0	必修 36 学分	1-1	军事教研室	汉语	
	JZSJ400748	临床实习	Clinical Teaching Practice	16	512	0	512	0	0		4-2，4-3	医学部	汉语	
	新建课	国际交流	International Exchange	2	64	0	0	0	64		1-1 至 5-2		英语	
	新建课	RBL 训练	RBL Training	0	32	0	32	0	0		3-3	医学部	汉语	
	新建课	创新创业实践 -1	Innovation Ability Training-1	2	64	0	64	0	0		4-1	医学部	汉语	创新创业
	新建课	创新创业实践 -2	Innovation Ability Training-2	4	128	0	128	0	0		1-3，2-3，3-3，4-3，5-1	医学部	汉语	创新创业
	JZSJ400142	毕业设计（论文）	Graduation project（Thesis）	10							5-2	医学部	汉语	
集中实践小计				必修 36 学分，共计 36 学分										
总计				194 学分（必修 172.5 学分，选修 21.5 学分）										

附件 2

基础医学专业（拔尖计划）指导性教学计划

第一学期：1-1			第二学期：1-2			小学期（1）：1-3		
课程编码	课程名称	学分	课程编码	课程名称	学分	课程编码	课程名称	学分
MLMD196514	思想道德与法治	3	MLMD100214	中国近现代史纲要	2	新建课	医学前沿专题	3
ENGL206812	学术英语素养	2	4 选 1	外语	2	新建课	创新创业实践 -2	0
MATH297607	高等数学Ⅳ -1	4	MATH297707	高等数学Ⅳ-2	4	新建课	国际交流	0
CHEM250009	基础化学	3	PHYS281509	大学物理Ⅱ-1	4			
CHEM250209	基础化学实验	1	PHYS281809	大学物理实验Ⅰ-1	1			
BASM000148	医学导论	2	CHEM250109	医用有机化学	4			
MILI100654	军训	2	CHEM250309	医用有机化学实验	1.5			
PHED109050	体育 -1	0.25	BASM305848	基本科研素养	1.5			
PHED109250	体育 -3	0.25	MILI100554	国防教育	2			
			PHED109150	体育 -2	0.25			
			PHED109350	体育 -4	0.25			
合计	必修 17.5 学分，选修 3~6 学分		合计	必修 22.5 学分		合计	必修 3 学分	
* 本学期选课具体要求 * 本学期总学分 20.5~23.5 学分			* 本学期选课具体要求 * 本学期总学分 22.5 学分			* 本学期选课具体要求 * 本学期总学分 3 学分		

续表

第三学期：2-1			第四学期：2-2			小学期（2）：2-3		
课程编码	课程名称	学分	课程编码	课程名称	学分	课程编码	课程名称	学分
MLMD193514	毛泽东思想和中国特色社会主义理论体系概论	2	MLMD196614	马克思主义基本原理	3	新建课	创新创业实践 -2	0
MATH200807	概率论	2	MLMD199314	习近平新时代中国特色社会主义思想概论	3	新建课	国际交流	0
PHYS200328	大学物理Ⅱ-2	4	BASM305048	人体分子与细胞 -2	4			
PHYS281909	大学物理实验Ⅰ-2	1	PHLS100914	医学伦理学	2			
BASM305748	人体分子与细胞 -1	4	PHED109150	体育 -2	0.25			
STAT300141	生物统计学	1.5	PHED109350	体育 -4	0.25			
MLMD191014	形势与政策	2						
COMP200927	大学计算机 - 人工智能	3						
PHED109050	体育 -1	0.25						
PHED109250	体育 -3	0.25						
合计	必修 20 学分，选修 1~3 学分		合计	必修 12.5 学分，选修 8~10 学分		合计		
* 本学期选课具体要求 * 本学期总学分 21~23 学分 * 形势与政策在 1-1 至 4-1 学期进行			* 本学期选课具体要求 * 本学期总学分 20.5~22.5 学分			* 本学期选课具体要求 * 本学期总学分 0 学分		

续表

第五学期：3-1			第六学期：3-2			小学期（3）：3-3		
课程编码	课程名称	学分	课程编码	课程名称	学分	课程编码	课程名称	学分
BASM311140	医学实验动物学	1.5	BASM314140	病理生理学	3	新建课	RBL 训练	0
新建课	生理学	4	新建课	药理学	3.5	新建课	创新创业实践 -2	0
新建课	组织学与胚胎学Ⅱ	2	新建课	病理学Ⅱ	3	新建课	国际交流	2
新建课	人体解剖学Ⅱ	4.5	新建课	医学微生物学Ⅱ	2			
BASM305548	整合实验Ⅰ	3.5	新建课	人体寄生虫学Ⅱ	1.5			
BASM305248	整合实验Ⅱ	3.5	新建课	免疫学Ⅱ	3			
			BASM305348	整合实验Ⅲ	3.5			
合 计	必修 19 学分		合 计	必修 19.5 学分		合 计	必修 2 学分	
* 本学期选课具体要求 * 本学期总学分 19 学分			* 本学期选课具体要求 * 本学期总学分 19.5 学分			* 本学期选课具体要求 * 本学期总学分 2 学分		

续表

第七学期：4-1			第八学期：4-2			小学期（4）：4-3		
课程编码	课程名称	学分	课程编码	课程名称	学分	课程编码	课程名称	学分
CLIM402648	诊断学	4	CLIM401248	内科学 Ⅱ	4.5	JZSJ400748	临床实习	6
CLIM403748	内科学 Ⅰ	3.5	CLIM403548	妇产科学	4	新建课	创新创业实践 -2	0
BASM400648	神经生物学	2	CLIM402248	儿科学	3.5			
CLIM404248	外科学 Ⅰ	6	JZSJ400748	临床实习	10			
新建课	创新创业实践 -1	2						
合计	必修 17.5 学分，选修 2~4 学分		合计	必修 22 学分		合计	必修 6 学分	
* 本学期选课具体要求 * 本学期总学分 19.5~21.5 学分			* 本学期选课具体要求 * 本学期总学分 22 学分			* 本学期选课具体要求 * 本学期总学分 6 学分		

续表

第九学期：5-1			第十学期：5-2		
课程编码	课程名称	学分	课程编码	课程名称	学分
JZSJ400142	毕业论文设计	0	JZSJ400142	毕业论文设计	10
新建课	创新创业实践 -2	4			
合计	必修 4 学分，选修 6~8 学分		合计	必修 10 学分，选修 4~6 学分	
* 本学期选课具体要求 * 本学期总学分 10~12 学分			* 本学期选课具体要求 * 本学期总学分 14~16 学分		

附件 3

基础医学专业（拔尖计划）必修课与毕业要求的关联矩阵

毕业要求 专业必修课	A1	A2	A3	A4	A5	B1	B2	B3	C1	C2	C3	D1	D2	D3
人体解剖学Ⅱ	H	H	H	H	H	H	H	H	H	H	H	H	H	H
组织学与胚胎学Ⅱ	H	H	H	H	H	H	H	H	H	H	H	H	H	H
生理学	H	H	H	H	H	H	H	H	H	H	H	H	H	H
免疫学Ⅱ	H	H	H	H	H	H	H	H	H	H	H	H	H	H
医学微生物学Ⅱ	H	H	H	H	H	H	H	H	H	H	H	H	H	H
病理学Ⅱ	H	H	H	H	H	H	H	H	H	H	H	H	H	H
病理生理学	H	H	H	H	H	H	H	H	H	H	H	H	H	H
药理学	H	H	H	H	H	H	H	H	H	H	H	H	H	H
人体寄生虫学Ⅱ	H	H	H	H	H	H	H	H	H	H	H	H	H	H
神经生物学	H	H	H	H	H	H	H	H	H	H	H	H	H	H
医学实验动物学	H	H	H	H	H	H	L	H	H	H	H	H	H	H
整合实验Ⅰ	H	H	H	H	H	H	L	H	H	H	H	H	H	H
整合实验Ⅱ	H	H	H	H	H	H	L	H	H	H	H	H	H	H
整合实验Ⅲ	H	H	H	H	H	H	L	H	H	H	H	H	H	H

注：毕业要求中 A、B、C、D、E、F、G……对应毕业要求中各项具体内容。

附件 4

基础医学拔尖班专业知识点梳理图表

序号	毕业能力要求	培养方案对应模块	一级知识点	二级知识点	三级知识点	是否新增知识点	对应课程
1	A 思想道德与职业素质要求 B 知识目标要求	通识教育	思想政治教育类	思想道德修养与法治	思想道德修养与法律	现有	思想道德与法治
2					形势与政策基本知识以及当前国内外重大、热点问题	现有	形势与政策
3				中国特色社会主义与哲学理论	中国近代史	现有	中国近现代史纲要
4					马克思主义中国化的历史进程和理论成果、社会主义的本质和根本任务、初级阶段理论	现有	毛泽东思想和中国特色社会主义理论体系概论
5					“八个明确”的主体内容、“十四个坚持”的基本方略	现有	习近平新时代中国特色社会主义思想概论
6					马克思主义经典著作和基本原理	现有	马克思主义基本原理
7			军事理论	国防教育	国防教育	现有	国防教育
8			大学英语	基础英语	英语素养与论文写作	现有	学术英语素养、国际交流演讲与辩论、英语学术写作与展示、托福强化
9				基础日语	日语基础	现有	日语基础
10			体育	体育	合理的体育教育和科学的体育锻炼	现有	体育 -1、体育 -2、体育 -3、体育 -4、长跑、200 米游泳、24 式太极拳、陆上赛艇
11			劳育	劳育	劳动锻炼	现有	劳育
12		数学和基础学科知识	数学	基础数学	高等数学基础知识	现有	高等数学Ⅳ -1、高等数学Ⅳ -2
13				概率与统计	概率与统计知识	现有	概率论

续表

序号	毕业能力要求	培养方案对应模块	一级知识点	二级知识点	三级知识点	是否新增知识点	对应课程
14	A 思想道德与职业素质要求 B 知识目标要求	数学和基础学科知识	物理	大学物理	大学物理基础知识	现有	大学物理Ⅱ-1、大学物理Ⅱ-2
15					大学物理知识应用	现有	大学物理实验Ⅰ-1、大学物理实验Ⅰ-2
16			化学	基础化学	基础化学知识	现有	基础化学
17					基础化学知识应用	现有	基础化学实验
18				医用化学	医用化学知识	现有	医用有机化学
19					医用化学知识应用	现有	医用有机化学实验
22			计算机科学与技术	计算机应用技术	人工智能前沿	现有	大学计算机—人工智能
23	A 思想道德与职业素质要求 B 知识目标要求 C 实践技能要求	专业大类基础知识	医学人文	医学导论	医学教育和医学学习的要点	现有	医学导论
24				科研素养	科研能力基础	现有	基本科研素养
25				医学人文	评价人类的医疗行为和医学研究	现有	医学伦理学
26			基础医学	生物化学与分子生物学	生命的分子	现有	人体分子与细胞
27				细胞生物学	细胞的结构	现有	
28				遗传学	细胞物质与能量代谢	现有	
29			数学类	统计学	生物学与统计学相关知识与应用	现有	生物统计学
30			临床医学	诊断学	运用医学基本理论、基本知识和基本技能对疾病进行诊断	现有	诊断学
32				内科学	内科常见病、病因、发病机制等基本知识	现有	内科学Ⅰ、内科学Ⅱ
33					基本理论和实践技能	现有	内科学Ⅰ、内科学Ⅱ

续表

序号	毕业能力要求	培养方案对应模块	一级知识点	二级知识点	三级知识点	是否新增知识点	对应课程
34	A 思想道德与职业素质要求 B 知识目标要求 C 实践技能要求	专业大类基础知识	临床医学	外科学	疾病的诊断、预防以及治疗的知识和技能	现有	外科学 I
35					疾病的发生和发展规律研究	现有	外科学 I
36				妇产科学	女性生殖器官疾病的病因、病理、诊断及防治	现有	妇产科学
37					妊娠、分娩的生理和病理变化	现有	妇产科学
38				儿科学	儿科学理论	现有	儿科学
40	B 知识目标要求 D 创新研究能力要求	专业核心知识	生物学	生理学	人体的稳态	现有	生理学
41					细胞的基本功能	现有	生理学
42					人体各系统的功能及其调节	现有	生理学
43				神经生物学	神经系统分子细胞基础与神经发育	现有	神经生物学
44					神经系统功能	现有	神经生物学
45					神经损伤修复与脑疾病基础	现有	神经生物学
46			基础医学	人体解剖与组织胚胎学	头颈、躯干、四肢的局解	现有	人体解剖学 Ⅱ
47					基本组织及系统的重要器官超微结构、胚胎学胚胎发育和各系统发生	现有	人体解剖学 Ⅱ
48					运动系统、内脏及心血管系统、感官及神经系统	现有	组织学与胚胎学 Ⅱ
49				免疫学	免疫学基础	现有	免疫学 Ⅱ
50					免疫与疾病	现有	免疫学 Ⅱ
51				病原生物学	病原微生物的形态结构	现有	医学微生物学 Ⅱ 、人体寄生虫学 Ⅱ
52				基础医学	病原微生物的致病物质与所致疾病	现有	医学微生物学 Ⅱ 、人体寄生虫学 Ⅱ
53					病原微生物的微生物检查与防治原则	现有	医学微生物学 Ⅱ 、人体寄生虫学 Ⅱ

续表

序号	毕业能力要求	培养方案对应模块	一级知识点	二级知识点	三级知识点	是否新增知识点	对应课程
54	B 知识目标要求 D 创新研究能力要求	专业核心知识	基础医学	病理学	组织细胞的损伤与修复	现有	病理学Ⅱ
55					炎症与肿瘤	现有	病理学Ⅱ
56					系统疾病	现有	病理学Ⅱ
57				病理生理学	基本病理过程	现有	病理生理学
58					系统病理生理学	现有	病理生理学
59			药学	药理学	药物作用机制	现有	药理学
60					药物临床应用	现有	药理学
61					药物不良反应	现有	药理学
62			医学基础理论和方法	医学实验动物学	实验动物学基本理论	现有	实验动物学
63					人类疾病动物模型	现有	实验动物学
64					动物实验技术与实践	现有	实验动物学
65				整合实验	机能和形态实验基础	现有	整合实验 - Ⅰ、整合实验 - Ⅱ、整合实验 - Ⅲ
				医学影像学	影像知识与应用	现有	医学影像学
			公共卫生学	公共卫生与管理	行政和卫生管理行为相关知识	现有	公共卫生学
66			创新交叉	计算机	计算机与医学	新增	医学大数据与人工智能
67					数据分析与应用	新增	数据库技术及应用
68				数学	复变函数知识	现有	复变函数
69				医工交叉	电工电子学与医学应用	新增	生物医学传感与仪器、医学信号处理、医学成像与系统
70					材料科学基础知识	现有	材料科学基础、材料化学基础
71					材料化学基础知识	现有	材料化学基础

续表

序号	毕业能力要求	培养方案对应模块	一级知识点	二级知识点	三级知识点	是否新增知识点	对应课程
72	B 知识目标要求 D 创新研究能力要求	专业核心知识	创新交叉	医工交叉	化学生物学基础知识	现有	化学生物学基础
73					前沿交叉应用	新增	学科交叉专题
74				学科前沿	学科前沿知识	新增	结构生物学、医学前沿专题、合成生物学、生物材料、新药开发的药理研究、临床药学研究进展
75			前沿进阶	学科进阶拓展	学科知识进阶拓展	新增	生物信息学
77				科研素养	基本科研素养培养	现有	Advanced Medical Research Initiation
78	C 实践技能要求	专业实践	军训	军训	学风和生活作风养成，掌握基本军事知识和技能	现有	军训
79			临床医学	RBL 训练	以实际案例作为跨领域与学科的整合平台，以获得基本知识，培养有效运用已有知识	现有	RBL 训练
80				临床教学实习	临床基本能力学习	现有	临床实习
81			科研能力	基本科研能力培养	实验方法与技能	现有	创新创业实践 -1【创新创业】、创新创业实践 -2【创新创业】、毕业设计（论文）
82				论文、项目写作	文献综合调研方法	现有	创新创业实践 -1【创新创业】、创新创业实践 -2【创新创业】、毕业设计（论文）
83					项目总结与汇报方法	现有	创新创业实践 -1【创新创业】、创新创业实践 -2【创新创业】、毕业设计（论文）
84				科研素养	面向国际交流的科研能力培养	现有	国际交流

附件 5

西安交通大学基础医学专业（拔尖计划）
国际化培养毕业要求细则

根据学校有关本科生国际化培养的要求，本次培养方案修订将国际化培养环节（总计 2.0 学分）纳入毕业要求。培养方案中关于“国际化”具体修读与认定细则如下。

1. 参加联合培养项目　包括国家公派或根据学校 / 学院与境外高校、机构签署的交流与合作协议赴国（境）外学习项目，或自主联系赴国（境）外高校或机构长期学习（不超过一年），记 2.0 学分；赴国（境）外长、短期学习、实习实践、创新创业交流、科研项目等，大于 3 个月，记 1.5 学分；寒暑假赴国（境）外高校或机构进行短期学习、实习实践等（如国际暑期学校），小于 3 个月，记 1.0 学分。能够提供相应交流经历证明及成绩证明。

2. 参加各类国际学术会议　赴国（境）外参加高水平国际会议（会议名录可参考研究生院公布的社会评价期刊目录和会议名录），参加会议的论文以学生为第一作者或导师为第一作者，学生为第二作者，一次记 0.5 学分，总分不超过 1.0 学分。能够提供相应会议邀请函、学术会议主题发言证明等。

3. 发表高水平外文论文　在国际高水平期刊（期刊名参考研究生院公布的社会评价期刊目录和会议名录）发表外文论文。发表的论文以学生为第一作者；导师为第一作者时，学生可为第二作者。第一作者发表论文，记 1.0 学分；共同第一作者，记 0.5 学分，第二作者，记 0.25 学分，总学分不超过 1.0 学分。能够提供相应论文索引、录用证明等。

4. 参加用外语举行的国际竞赛　参加大学生国际竞赛项目，获得国际性比赛（含邀请赛）优胜奖以上。特等奖及一等奖记 1.0 学分，优胜奖及以上记 0.5 学分，总学分不超过 1.0 学分。能够提供相应参赛经历和获奖证明。

5. 修读我校组织开设的全外文课程　学生修读我校组织开设的中、外方教师全外文讲授的国际化课程、国际联盟暑期学校课程等，且成绩合格。每门课程及每次暑校记 0.5 学分，总学分不超过 1.0 学分。

6. 修读学校认可的在线外文课程　包括学校认可的线上教育平台（国家高等教育智慧教育平台、中国大学 MOOC、学堂在线、智慧树、中国高校外语慕课平台等）上的全外文课程，或修读国外在线慕课平台（Coursera、Udacity、edX 等）上的学术外文课程。每门课程记 0.5 学分，总学分不超过 1.0 学分。能够提供课程学习经历认证，且成绩合格。

7. 参加我校组织的外文学术讲座、报告、论坛　包括各学院（部、中心）或研究中心组织的全外文学术讲座、报告、论坛累计 5 场及以上。每场记 0.1 学分，总学分不超过 0.5 学分。能够提供相关参加证明及英文版心得体会报告（不少于 1000 字），且成绩合格。心得体会报告由学生所在学院组织专家定期进行评价审核。

学生需持相关证明至各学院完成认证，满足毕业要求。

基础医学专业（天元创新班）培养方案

一、基本信息

所属学科门类：医学　　**专业代码：**100101K
授予学位门类：医学　　**学　　制：**5 年

二、基础医学专业（天元创新班）简介

我校基础医学教育始于 1934 年建校之初，2014 年开始招收基础医学专业，是江苏省首个基础医学本科专业；拥有基础医学国家级实验教学示范中心、基础医学国家级虚拟仿真实验教学中心。2017 年，基础医学专业依托生殖医学国家重点实验室，通过校内二次选拔试点国家重点实验室创新班（国重创新班），以导师制、小班化、个性化、国际化探索拔尖创新人才培养新模式；2020 年获批国家一流专业建设点；2021 年获批教育部基础学科拔尖学生培养计划 2.0 基地；2023 年，在国重创新班的基础上，通过高考招收“天元创新班”，本博贯通培养，以导师制、学分制、书院制、小班化、个性化、国际化的培养模式，推动多学科交叉，科教协同育人，构建整合课程体系和混合式教学模式，引导学生自主学习、个性发展，提升学生专业素养及创新实践能力。

三、培养目标

基础医学专业（天元创新班）旨在培养厚植家国情怀，具有宽博的自然科学和人文社会科学知识，扎实的生物医学、基础医学、公共卫生和预防医学及临床医学等多学科知识与基本技能，具备良好的社会责任感与职业素养、信息素养，具有较强的自主学习能力、批判性思维能力、科研实践能力，具有创新引领意识和自我发展潜质，能勇于创新实践，潜心重大原创，勇攀科学高峰，堪当民族复兴大任的，德智体美劳全面发展的高素质复合型创新拔尖医学专门人才，为其成为医学教育、医学研究领域的未来领军人才奠定扎实基础。

四、培养要求

1. 素质养成要求

（1）能够应用辩证唯物主义和历史唯物主义的基本原理、基本观点认识、分析和解决问题；具有正确的世界观、人生观和价值观，良好的思想道德修养和崇高的社会责任感；

热爱祖国，忠于人民，遵纪守法。

（2）能够理解医学人文、医学伦理和职业精神的内涵及其意义，遵守医学研究基本的道德规范、伦理原则和法律观念，能够以严谨求实、科学创新的态度进行科学研究和学术活动。

（3）能够理解批判性思维、自主学习和终身学习能力对个人发展、职业发展和社会发展的重要性，通过自我反思、自主学习持续自我完善，不断追求卓越。

（4）能够认识到心理健康、体育锻炼、职业防护对自身健康的重要性，掌握心理健康、体育锻炼、职业防护的基本要领和技能，养成体育锻炼习惯和个体防护意识；达到国家大学生体育锻炼和军事训练合格标准。

（5）能够结合自己的兴趣爱好和个性特点，积极参加艺术实践活动，具备一定的文化理解、审美感知、艺术表现、创意实践等核心审美素养。

（6）能够理解并形成正确的劳动观，认同并践行勤俭、奋斗、创新、奉献的劳动精神，热爱劳动，具备满足生存发展需要的基本劳动能力和劳动习惯。

2. 知识转化要求

（1）具备医学相关的自然科学、人文社会科学、生命科学、临床医学、预防医学等学科的基本理论、基本知识，并能用于指导未来的学习和实践。

（2）能够描述并分析人体生命全周期各阶段的正常结构和功能、异常病理结构和发病机理、病原体致病机制和药物作用机制。

（3）能够理解现代健康观和生态健康模式，能够从个体和群体水平描述、分析并评价健康全过程中常见疾病发生、发展、转归的主要影响因素和干预策略。

（4）能够理解并应用生物统计学、临床流行病学和循证医学基本原理和方法，开展医学研究的设计、测量和评价。

（5）能够了解大数据与人工智能、先进生物材料等新兴科学技术的基本知识及其在医学领域的应用。

（6）能够持续关注本学科发展的前沿和热点，充分了解国内外最新进展和最新研究成果。

3. 技能应用要求

（1）具有自主获取知识的能力，并且具有批判性地评价现有知识、技术的能力，以及在专业活动中开展科学研究的基本能力。

（2）具有批判性思维、自主学习、终身学习和元认知能力。

（3）具有应用英语进行交流沟通、阅读专业文献、英文写作和国际学术交流的能力，应用计算机、互联网、人工智能等现代信息技术进行信息管理和数字化学习的能力。

（4）具有较好的沟通交流技巧，能够与不同背景的团队成员合作，建设性解决问题的能力。

（5）具有良好的教学意识和基础医学基本的教学能力，能够了解医学高等教育新发展，熟练应用现代教育技术和常用教学方法。

（6）具备良好的学术表达和学术交流能力，能够运用口头、书面、多媒体等多种方法，通过各种学术报告、学术论文、学术演讲等多种形式清晰地表达学术见解和学术思想。

五、主干学科和核心课程

1. 专业主干学科

基础医学、公共卫生与预防医学、临床医学。

2. 通识核心课程（学分）

化学（8）、医学与伦理（3）、医学与社会（3）、医学与历史（3）、医学与哲学（3），医学大数据与人工智能（2）、先进医学生物材料（2），共 7 门课计 24 学分。

3. 专业核心课程（学分）

人体细胞与分子（4）、人体结构与功能（19）、病原生物与免疫学（4）、细胞与分子实验（2）、医学形态学实验（5）、医学机能学实验（5）、疾病基础综合实验（7）、流行病学（3）、医学统计学（3）、临床基础（5）、内科学（6）、细胞与分子生物学（2）、细胞与分子免疫学（2）、分子遗传学（2），14 门课计 69 学分。

六、课程设置和学分要求

1. 课程模块

课程体系包括必修课程和选修课程。

本科阶段必修课程包括"通识教育""专业基础"和"专业教育"3 个模块和 7 个子模块。其中，通识教育课程包括"思想政治与人文素质""自然科学与公共基础""医学理工信"3 个子模块，24 门课；专业基础课程包括"生命科学与基础医学""预防医学与医学研究""临床医学"3 个子模块，23 门课；专业教育课为基础医学专业课程模块，4 门课。

选修课包括"公共选修"和"专业选修"两个模块，以及第二课堂"素质拓展"及"国际化培养"。

2. 课程设置和学分

（1）必修课程：必修课程共 51 门，课内 2350 学时，课外 814 学时，合计 3164 学时，201 学分。其中，课内讲授 / 研讨 1754 学时、实验 / 见习 596 学时，合计 2350 学时、147 学分；课外社会实践 128 学时、自主学习 686 学时，合计 814 学时。

课程类别	课程模块	课程名称 （"#"为通识核心课程、"*"为专业核心课程）	课内学时	课外学时	总学时	学分
通识教育	思想政治与人文素养	军事理论	16	20	36	2
		大学生心理健康	16	16	32	2
		劳动教育	8	24	32	2
		形势与政策	16	16	32	2
		体育	114	30	144	8
		思想道德与法治	16	32	48	3

续表

课程类别	课程模块	课程名称（"#"为通识核心课程、"*"为专业核心课程）	课内学时	课外学时	总学时	学分
通识教育	思想政治与人文素养	毛泽东思想和中国特色社会主义理论体系概论	16	32	48	3
		习近平新时代中国特色社会主义思想概论	16	32	48	3
		马克思主义基本原理	16	32	48	3
		中国近现代史纲要	16	32	48	3
		医学学习导论	12	4	16	1
		医学与伦理 #	28	12	40	3
		医学与社会 #	28	12	40	3
		医学与哲学 #	24	16	40	3
		医学与历史 #	24	16	40	3
	自然科学与公共基础	综合英语	120	56	176	11
		大学医科数学 01—02	96	24	120	8
		化学 01—02#	116	24	140	8
		物理 01—02	110	12	122	7
		计算思维与程序设计	54	12	66	4
	医学理工信	生物信息学	36	12	48	3
		医学大数据与人工智能 #	24	0	24	2
		医疗机器人概论	24	0	24	2
		先进医学生物材料 #	24	0	24	2
专业基础	生命科学与基础医学	人体细胞与分子 *	48	12	60	4
		人体结构与功能 01—03*	260	56	316	19
		病原生物与免疫学 *	48	12	60	4
		细胞与分子实验 *	32	0	32	2
		医学形态学实验 *	72	0	72	5
		医学机能学实验 *	80	0	80	5
		疾病基础综合实验 *	110	0	110	7
		双向整合案例（PBL）01—04	84	14	98	6
	预防医学与医学研究	流行病学 *	32	16	48	3
		医学统计学 *	36	12	48	3
		预防医学	58	14	72	4
		RBL01：文献检索与导读	16	0	16	1
		RBL02：学术规范与实验室安全	16	0	16	1
		RBL03：实验动物学	20	0	20	1
		RBL04：批判性思维与写作	16	0	16	1
		科研基础实践	32	32	192	16

续表

课程类别	课程模块	课程名称 （“#”为通识核心课程、“*”为专业核心课程）	课内学时	课外学时	总学时	学分
专业基础	临床医学	内科学 *	48	0	48	3
		外科学	48	0	48	3
		妇产科学	32	0	32	2
		儿科学	32	0	32	2
		传染病学	32	0	32	2
		临床基础 *	32	32	64	4
		临床整合案例 CBL	24	0	24	2
专业教育	专业课程	细胞与分子生物学 *	32	0	32	2
		细胞与分子免疫学 *	32	0	32	2
		分子遗传学 *	32	0	32	2
		神经生物学	32	0	32	2
合计			2350	814	3164	201

（2）选修课程：学校每学期按时开设选修课，学生根据学校列出的选修课菜单自行选修。公共选修课分为 4 类，学生每类别至少选修 1 门，其中“四史”专题课、职业规划课、大学生安全教育、美育课程（2 学分）为必选；专业选修课涉及专业学科知识拓展和深化，可将研究生课程作为专业选修课，学生至少选修 2 门；共须选修满 26 学分方可毕业。

	课程名称	学时	学分
专业选修课	肿瘤生物学	32	2
	生殖生物学	32	2
	脑科学前沿	32	2
	药学分子生物学	32	2
	发育生物学	32	2
	功能基因组信息学	32	2
	高级病原生物学	32	2
	研究生课程		

（3）第二课堂：根据对“天元创新班”综合素质及国际视野培养的要求，将第二课堂“素质拓展”（5 学分）及国际化培养（2 学分）学分纳入人才培养方案要求，共需修满 7 学分方可毕业，具体参照学校团委相关文件及国际化培养毕业要求细则执行。

第二课堂“素质拓展”学分实施要求

序号	类别	学时要求（前三年级）	学时认定内容
1	思想道德修养	≥28	参加团支部 / 班级思想引领、心理健康类教育主题活动 参加院级思想引领、心理健康类教育培训或主题活动 参加校级思想引领、心理健康类教育培训或主题活动 参加江苏省委 / 团省委 / 教育厅等组织的省级思想引领类培训活动 参加院级党校 / “青马工程” 培训等 参加校级党校 / “青马工程 “培训等 个人思想成长方面奖项
2	社会实践	≥16	自主实践 院级实践团队 校级实践团队 省级实践团队 国家级实践团队 省级表彰 国家级表彰
3	志愿公益服务	≥16	参加院级志愿服务 / 红十字类活动 参加校级志愿服务 / 红十字类活动 志愿公益服务 / 红十字类个人奖项
4	日常劳动教育	≥4	参加院级劳动服务 / 教育活动 参加校级劳动服务 / 教育活动
5	创新创业实践	≥6	参加院校两级创新创业、就业指导、职业规划类讲座、培训、竞赛等 参加创新创业训练营 参加暑期科研实践活动 参加省级及以上“互联网 +”“挑战杯”临床技能大赛等 参加其他省级及以上“大创”结项项目、竞赛，技能操作赛等（非白皮书所列） 学生在校期间开展创业实践，并实际运行一年以上
6	文化艺术与体育运动	≥10	观看院级文化艺术 / 参加院级体育活动 组织、参演院级文化艺术活动 观看校级文化艺术 / 参加校级体育活动 组织、参演校级及以上文化艺术活动 参加市厅级及以上文化艺术 / 体育比赛等 参加校级、省级艺术团体 参加校队体育训练 文化艺术 / 体育赛事奖项
7	社会工作履历	/	参加院级、校级服务类学生社团学生（不含社团负责人）
总计		≥80 学时	≥5 学分

七、学年教学与实践环节

1. 学年教学

第一学年：通识教育，自然科学和生命科学教育，科研入门（RBL 系列）。

第二学年：基础医学教育，基础和临床整合学习（PBL 案例），基础科研训练。

第三学年：基础医学教育，预防医学教育，基础科研训练，临床理论及见实习。

第四学年：基础医学专业教育，科研训练，研究生课程学习。

第五学年：专业实习及毕业论文撰写。

2. 实践环节

（1）分散性实践（1 周以内，课堂实验、实践等）

课内实验 / 见习：596 学时，37 学分。

课外社会实践：128 学时，8 学分。

合计：724 学时，45 学分。

（2）集中性实践（1 周以上，不含选修课、第二课堂）

序号	实践环节	学期	周数	学分	实施途径
1	军训	第一学期	2	2	学校统一安排
3	互动与评价	第一 ~ 八学期	4	4	课程评教与反馈（≥ 80% 课程）
4	临床见实习	第六学期	20	20	驻点医院安排
5	专业实习	第九 ~ 十学期	40	40	导师科研实验室
合计			66	66	

3. 实践环节（分散 + 集中）学分占专业总学分比例（不含选修、第二课堂学分）

（1）专业总学分：必修课程学分（201）+ 集中实践学分（66）=267。

（2）实践环节学分：分散性实践学分（45）+ 集中性实践学分（66）=111。

（3）实践环节学分占专业总学分比例 111/267=41.6%。

八、教学方法与学业评价

1. 教学方法

采用教师启发引导、学生自主学习和师生互动为主要特征的教学模式。讲授 / 研讨和实验 / 见习相结合，课内教学和课外自主学习、社会实践相结合，针对各阶段课程特点和培养目标要求，采取问题式、启发式、探究式、互动式等教学方法，激发、引导学生的学习兴趣，培养学生的自主学习能力，强化综合素质培养。

通识教育和专业基础教育阶段强化核心课程和核心知识的“精讲多练”，以课堂讲授 / 研讨、实验实践教学为主，辅以自主学习、第二课堂和社会实践。

专业教育阶段着重强化学生基础医学基本理论与实践能力和职业素质的培养。

科研训练通过冬令营的“小组式学习（TBL）”“项目式学习（PBL）”和“体验式学习（EBL）”，让学生掌握文献检索和文献阅读的基本方法，实验室安全和实验室动物的基本要求。通过导师制，掌握基础科研的基本方法、科研思维，实验操作技能等。

2. 学业评价

（1）评价方式：“天元创新班”课程考核由反映平时学习情况的过程考核和学习结果的期末考核两部分组成，考核结果构成学生所学课程总评成绩。过程考核包括课程作业、学习表现和阶段考试三个环节，侧重考核学生在课程学习过程中的态度和行为、阶段性学习结果及持续改进情况。

根据课程特点、教学形式和学习目标，采用多元、综合评价方式，注重过程考核和能力考核。

（2）评价要求：按国家和学校要求，通过各阶段国家和学校组织的统一考试，达到要求者方可进入下一阶段的学习。

学校组织的考试考核按《南京医科大学全日制本科课程成绩评定与考试管理办法》要求进行。

九、毕业与学位授予

须完成必修课 201 学分、选修课 26 学分；第二课堂“素质拓展”5 学分、国际化培养 2 学分；临床见实习 20 学分、专业实习 40 学分、毕业答辨 2 学分；军事训练 2 学分；互动与评价 4 学分；合计 302 学分，方可获得本科毕业证书。通识核心课程和专业核心课程平均学分绩点（GPA）不低于 2.0，并通过全国大学英语四级考试，方能授予医学学士学位。

十、主要课程与培养要求关系矩阵图（关联性强 H，关联性中 M）

课程名称（“#”为通识核心课程，“*”为专业核心课程）	培养要求																	
	素质养成要求						知识转化要求						技能应用要求					
	1.1	1.2	1.3	1.4	1.5	1.6	2.1	2.2	2.3	2.4	2.5	2.6	3.1	3.2	3.3	3.4	3.5	3.6
军事理论	M			H										M				
医学学习导论	M	H	M											M				
大学生心理健康	M			H										M				
劳动教育	M					H								M				
形势与政策	H													M				
体育				H										M				
思想道德与法治	H		M											M				
毛泽东思想和中国特色社会主义理论体系概论	H		M											M				
习近平新时代中国特色社会主义思想概论	H		M											M				
马克思主义基本原理	M		H											M				
中国近现代史纲要	H		M											M				
医学与哲学 #	H	H	M				H							M				
医学与历史 #	M	H	H				H							M				
医学与伦理 #	M	H	M				H							M				
医学与社会 #	M	H	M				H							M				

续表

课程名称（“#”为通识核心课程，“*”为专业核心课程）	培养要求																	
	素质养成要求						知识转化要求						技能应用要求					
	1.1	1.2	1.3	1.4	1.5	1.6	2.1	2.2	2.3	2.4	2.5	2.6	3.1	3.2	3.3	3.4	3.5	3.6
综合英语	M		M				H							M	H			
大学医科数学 01—02	M		M				H							M				
化学 01—02#	M		M				H		H					M				
物理 01—02	M		M				H		H					M				
计算思维与程序设计	M		M				H							M				
生物信息学	M		M				H				H			M	H			
医疗机器人概论	M		M								H			M				
先进医学生物材料 #	M		M								H			M				
医学大数据与人工智能 #	M		M								H			M	H			
人体细胞与分子 *	M		M		H		H	H				H	M	M			M	
人体结构与功能 01—03*	M		M		H		H	H				H	M	M			M	
病原生物与免疫学 *	M		M	M	H		H	H				H	M	M			M	
细胞与分子实验 *	M	M	M	M	M	M	H	H				H	M	M		M	M	
医学形态学实验 *	M	M	M	M	H	M	H	H				H	M	M		M	M	
医学机能学实验 *	M	M	M	M	M	M	H	H				H	M	M		M	M	
疾病基础综合实验 *	M	M	M	M	M	M	H	H				H	M	M		M	M	
双向整合案例（PBL）01—04*	M	H	M				H	H				M	M	H		H	H	H
流行病学 *	M		M				H			H			M	M		M		
医学统计学 *	M		M				H			H			M	M				

续表

课程名称（“#”为通识核心课程，“*”为专业核心课程）	培养要求																	
	素质养成要求						知识转化要求						技能应用要求					
	1.1	1.2	1.3	1.4	1.5	1.6	2.1	2.2	2.3	2.4	2.5	2.6	3.1	3.2	3.3	3.4	3.5	3.6
预防医学	M		M				H			H				M		M		
文献检索与导读	M		M										H	M	M			
学术规范与实验室安全	M	H	M											M				
实验动物学	M	H	M											M				
批判性思维与写作	M	H	H										H	M				H
医学基础科研实践	M	H	M			M						M	H	M	M			H
内科学 *	M		M				H		H			M		M				
外科学	M		M				H		H			M		M				
妇产科学	M		M				H		H			M		M				
儿科学	M		M				H		H			M		M				
传染病学	M		M	H			H		H			M		M				
临床基础 *	M		M				H		M			M		M				
临床整合案例 CBL	M	H	M						H			M		M		H		H
细胞与分子生物学 *	M		M				H					H	M	M			M	
细胞与分子免疫学 *	M		M				H					H	M	M			M	
分子遗传学 *	M		M				H					H	M	M			M	
神经生物学	M		M				H					H	M	M			M	

十一、课程体系拓扑图

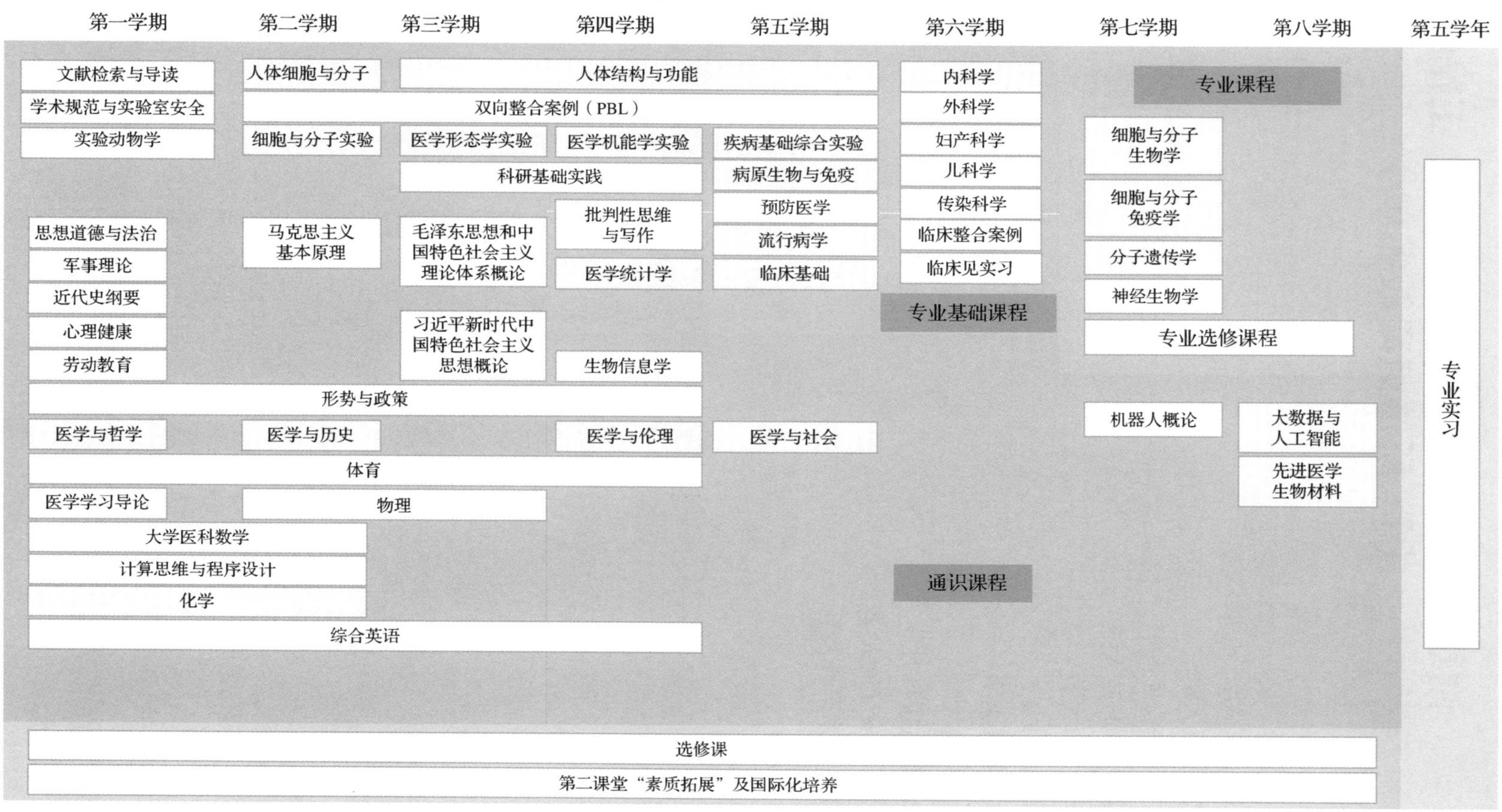

第一学期　第二学期　第三学期　第四学期　第五学期　第六学期　第七学期　第八学期　第五学年

第一学期

文献检索与导读
学术规范与实验室安全
实验动物学
思想道德与法治
军事理论
近代史纲要
心理健康
劳动教育
医学与哲学
医学学习导论

第二学期

人体细胞与分子
细胞与分子实验
马克思主义基本原理
医学与历史

第一、二学期

大学医科数学
计算思维与程序设计
化学

第二、三学期

物理

第二至五学期

双向整合案例（PBL）

第三学期

医学形态学实验
毛泽东思想和中国特色社会主义理论体系概论
习近平新时代中国特色社会主义思想概论

第三至五学期

人体结构与功能

第三、四学期

科研基础实践

第一至四学期

形势与政策
体育
综合英语

第四学期

医学机能学实验
批判性思维与写作
医学统计学
生物信息学
医学与伦理

第五学期

疾病基础综合实验
病原生物与免疫
预防医学
流行病学
临床基础
医学与社会

第六学期

内科学
外科学
妇产科学
儿科学
传染科学
临床整合案例
临床见实习

专业基础课程

第七、八学期

专业课程
细胞与分子生物学
细胞与分子免疫学
分子遗传学
神经生物学
专业选修课程
机器人概论
大数据与人工智能
先进医学生物材料

通识课程

第五学年

专业实习

选修课
第二课堂“素质拓展”及国际化培养

附录 A　基础医学“101 计划”工作组（11 所试点高校名单）

1. 北京大学
2. 复旦大学
3. 上海交通大学
4. 华中科技大学
5. 中山大学
6. 四川大学
7. 浙江大学
8. 中南大学
9. 南方医科大学
10. 西安交通大学
11. 南京医科大学

附录 B　核心课程体系建设参与人员名单

1. 医学分子细胞遗传基础

乔　杰　高国全　左　伋　汤其群　倪菊华　白晓春　白　云　吴　丹　杨云龙
杨　玲　刘　婷　卓　巍　杨　霞　姚成果　李　兵　顾鸣敏　黄　雷　袁　栎
乐　珅　李正荣　罗海玻　刘　戟　李冬民　侯　妮　杨　娟　孟列素　潘星华
熊　符　孙　军　李传洲　张树冰　何海伦　段然慧　杨翠兰　陈　军　冯嘉汶
韩丽敏　黄　昱　贾竹青　李　莉　李淑艳　李　烁　李　扬　罗建沅　马利伟
宋书娟　王海英　王小竹　吴聪颖　徐　君　杨　华　杨　洋　杨玉霞　易　霞
俞文华　张　页　赵红珊　赵心亮　赵　颖　周士新　田　婵　邵根泽　甄红英
杨笑菡　韦日升

2. 医学病原与免疫基础

袁正宏　王青青　彭宜红　苏　川　王月丹　罗　涛　饶贤才　王　迪　王　炜
徐　雯　吴　砂　翁秀芳　张保军　朱　帆　邓　凯　韩　俭　赖小敏　梅　帆
吕志跃　赵　卫　邹清华　陈利玉　刘　畅　钟照华　陈捷亮　安　静　张芳琳
沈　弢　卢　春　潘冬立　杨恩策　徐文岳　鱼艳荣　程训佳　王兆军　贾默稚
陈广洁　邹义洲　王　霞　初　明　储以微

3. 人体形态与功能总论

王　韵　闫剑群　陈建国　钱睿哲　罗建沅　张卫光　霍福权　冯丹丹　李宏莲
朱永红　刘　颖　毛峥嵘　王宽松　曾朝阳　吴　砂　匡　铭　章　真　王玉芳
张保军

4. 循环系统

王庭槐　孔　炜　吴英理　郑　铭　毛峥嵘　王　凯　牛　挺　冯丹丹　卢　莹
刘　玮　朱旭冬　向秋玲　刘利梅　汤慧芳　刘传绪　张　艳　张　莉　沈　静
杜艳华　陆立鹤　郑俊克　周　虹　孟　丹　周　菁　冼勋德　周　蕊　贺　明
战　军　洪澍彬　谈　智　席姣娅　阎　骅　蔡晓红

5. 呼吸系统

罗自强　胡清华　韩安家　田新霞　向　阳　陈　旦　方　璇　刘　琼　魏潇凡
袁东志　付　毅　韩　仰　向若兰　贺　明　王瑾瑜　朱莉萍　裴　斐　蒋莉莉
王　华　刘　杨　李　媛　朱　翔　吴鹏飞　毛一卿　杨宝学　杨素荣　唐可京

6. 运动系统

张卫光　黄文华　潘爱华　齐建国　李文生　方　璇　贺　军　姜裔恒　康利军
李俊平　刘怀存　刘建新　石献忠　史尉利　宋德懋　徐　刚　徐　健　杨邵敏
张　琳　张永杰　张　璋　栾丽菊　丁慧如

7. 消化系统

梁　莉　张晓明　许文燮　姜长涛　蒋碧梅　刘秀萍　庞瑞萍　王作云　肖德胜
杨桂枝　易智慧　张红河　张　莉　张永杰　朱　玲

8. 泌尿系统

陆利民　杨　莉　张爱华　杨宝学　张　春　肖新莉　张晓田　李春凌　暨　明
李晓波　贺　明　程恒辉　吴慧娟　周　虹

9. 生殖系统

乔　杰　李　和　丁之德　赵小阳　郭雪江　罗孟成　陈春花　靳　辉　项　鹏
李宏莲　张卫光　迟晓春　蔡　艳　霍涌玮　田　婵　沙　莎　康继宏　张　丹
高　路　杜美蓉　赵　涵　伍静文　吴　俊　钟近洁　孙　颖　刘从容　王宽松
王玉湘　刘　岩　贺慧颖　苏　静　柳剑英　闫丽盈　李　默　张曜耀　洪　锴
杨　蕊　严　杰　胡　炅　胡壮丽　王晓晔

10. 内分泌系统

陈学群　张炜真　管茶香　戎伟芳　谭焕然　余沛霖　赖欣怡　高志华　赵　阳
陆新江　孟卓贤　李乃适　潘　燕　梅　放　李　欣　李　刚　强　力　洪天配
魏　蕊　尹　悦　沃　雁　麻　静　王　昊　陈荪红　梅文瀚　董　莉　周　勇
胡永斌　张　政　陈莉娜

11. 神经系统

王　韵　鲁友明　徐天乐　王　芳　张卫光　田　波　郭家松　张　瑛　韩芸耘
李　岩　欧阳钧　秦丽华　张卫光　秦丽华　吕海侠　高志华　霍福权　杨　巍
黄志力　方马荣　周煜东　王　昊　范　益　韩慧霞

12. 基础医学核心实践与创新研究

郭晓奎　李昌龙　李冬民　倪菊华　顾鸣敏　仇晓春　冯　颖　郭敬宾　郭晓华
胡优敏　霍福权　焦联营　李　凌　李擎天　刘　燕　马利伟　毛一卿　孙岳平
谭焕然　田国宝　王　炜　王玉芳　夏伟梁　许伟榕　杨旭东　杨　扬　易　霞
袁东智　张培培　张义磊　赵　卫　赵　蔚　钟　怡　朱泳璋

13. 基于理工信的人体系统仿真与功能检测

高兴亚　王慷慨　康继宏　谭红梅　王觉进　崔　宇　杜　鹃　杜立萍　郭建红
汉建忠　韩　仰　韩　莹　胡　浩　胡优敏　可　燕　李　皓　李　烁　刘　蓉
潘　燕　沈　静　唐　影　王华东　王　萍　王玉芳　吴春生　羡晓辉　严钰峰
臧　颖　郑云洁　张　敏　张鸣号　周宇轩

14. 基于理工信的医学数据采集与分析

沈百荣　杨恩策　林　伟　王超龙　云彩红　马文姬　王　姣　史际帆　孙家瑜
杜立萍　李昊旻　李津臣　李淼新　李婷婷　杨　伟　杨　杰　余光创　冷思阳
张汝阳　张　昕　陈　雯　林江莉　周　源　宗　辉　赵东宇　陶昶煜　黄金艳
梁宝生　蒋　苹　魏永越

参考文献

［1］寇瑾，冯超，高超．本科生科研训练与创新的现实启示［J］．高教学刊，2023，9（35）：13-17.

［2］陈进华，张晨．建立多点支撑的本科生科研能力训练新格局［J］．中国高等教育，2019（17）：54-56.

［3］张云，乔敏．医学课程模式的改革与思考［J］．中国高等医学教育，2006（1）：87-89.

［4］Dent J A，Harden R M. 医学教师必读——实用教学指导：第 3 版［M］．程伯基，译．北京：北京大学医学出版社，2012：203-209.

［5］中华医学会卫生管理学会卫生管理教育委员会．全国卫生管理教学会专辑［C］．南宁：中华医学会卫生管理学会卫生管理教育委员会，1986：10.

［6］孙鹏，黄继东，柏杨，等．整合课程教学在医学教育中的历程与展望［J］．中国高等医学教育，2012（5）：62-63.

［7］Peters A S，Greenberger-Rosovsky R，Crowder C，et al．Long-term outcomes of the New Pathway Program at Harvard Medical School：a randomized controlled trial［J］．Acad Med，2000，75(5)：470-479.

［8］Wiener C M. “从基因到社会”——约翰·霍普金斯大学医学院新型课程体系的设计逻辑与实施进程［J］．汪青，殷侃骅，译．复旦教育论坛，2012，10（3）：90-96.

［9］刘瑞梓，鲁映青．伦敦大学玛丽女王学院基于系统整合的医学课程体系及其对我国医学课程改革的启示［J］．复旦教育论坛，2008（5）：90-93.